Pathobiologie oraler Strukturen

Für Jutta, Alice und Ulla

«Aber, bey Gott, so ist es!
Wer aus den Büchern nichts mehr lernt, als was in den Büchern steht,
der hat die Bücher nicht halb genuzt.
Wen die Bücher nicht fähig machen,
dass er auch das verstehen und beurtheilen lernt, was sie nicht enthalten;
wessen Verstand die Bücher nicht überhaupt schärfen und aufklären,
der wäre schwerlich viel schlimmer dran,
wenn er auch gar keine Bücher gelesen hätte.»

Lessing
(Sogenannte Briefe an verschiedene Gottesgelehrten, 1779)

Inhalt

Vorwort zur 3. Auflage IX
Vorwort zur 2. Auflage X
Vorwort zur 1. Auflage XII

1 Methoden und Nomenklatur 1

2 Numerische und morphologische Anomalien der Zähne ... 5

3 Zahnentwicklungsstörungen 17
3.1 Genetisch bedingte Dysplasien 17
3.1.1 Amelogenesis imperfecta 18
3.1.2 Dysplasien des Dentins 25
3.1.2.1 Dentinogenesis imperfecta 26
3.1.2.2 Dentindysplasie 30
3.1.3 Gleichzeitige Schmelz- und Dentindysplasien .. 32
3.1.4 Systemische Erkrankungen und Syndrome 32
3.2 Schmelz- und Dentinhypoplasien 33
3.2.1 Schmelzhypoplasien 33
3.2.2 Dentinhypoplasien 49
3.3 Paraplasien 52

4 Alternsveränderungen 57

5 Zahnfrakturen und Zahnluxationen 63
5.1 Zahnfrakturen 63
5.2 Zahnluxationen 69

6 Zahnverfärbungen und Zahnbeläge 72
6.1 Zahnverfärbungen 72
6.2 Zahnbeläge 76

7 Karies und Erosion 79
7.1 Schmelzkaries 79
7.2 Dentinkaries 88
7.3 Wurzelkaries 96
7.4 Erosion 99

8 Externe und interne Wurzelresorption und Ankylose 101
8.1 Externe Wurzelresorption 101
8.2 Interne Wurzelresorption 109

9 Pulpaveränderungen 112
9.1 Regressive und reparative Veränderungen 113
9.2 Infektion und Entzündung 122
9.3 Therapeutisch bedingte Veränderungen 127

10 Parodontale Veränderungen 137
10.1 Periapikale Läsionen 137
10.2 Gingivitis 153
10.2.1 Gingivitis acuta 154
10.2.1.1 Gingivitis acuta simplex 154
10.2.1.2 Gingivitis acuta ulcerosa necroticans (Plaut-Vincent-Gingivitis) .. 154
10.2.1.3 Initiale Gingivitis chronica simplex 157
10.2.2 Gingivitis chronica 160
10.2.2.1 Gingivitis chronica simplex 160
10.2.2.2 Hormonal modulierte Gingivitis chronica simplex . 166
10.2.2.3 Phenytoinwucherung 168
10.2.2.4 Ciclosporinwucherung 169
10.2.2.5 Nifedipinwucherung 170
10.2.2.6 Gingivitis chronica hyperplastica 170
10.2.2.7 Lokalisierte Wucherungen der Gingiva 171
10.2.2.7.1 Granuloma pyogenicum 172
10.2.2.7.2 Fibröse Hyperplasie 172
10.2.2.7.3 Peripheres Riesenzellgranulom 173
10.3 Parodontitis 174
10.4 Gingivoparodontale Atrophie 194
10.5 Okklusales parodontales Trauma 194

11 Parodontale Regeneration
(«Reattachment / New Attachment / Repair») 196

12 Wundheilung und Regeneration in der Mundhöhle 205

Literatur 215
Sachregister 249

Vorwort zur 3. Auflage

Die 2. Auflage dieses Textes erschien 1991. Sie war das Ergebnis einer grundlegenden Überarbeitung, Erweiterung und Neufassung aller Kapitel und ihrer Abbildungen, so dass «ein Vergleich dieses Textes mit dem der 1. Auflage nur noch historisch sinnvoll» erschien. Auch die 2. Auflage ist nunmehr vergriffen.

Die hier vorgelegte 3. Auflage hat nicht derart grundlegende Veränderungen erforderlich gemacht. Die bewährte Gliederung und die Anlage des Lerntextes wurden beibehalten, die Abbildungen wurden nicht, die Tabellen nur teilweise geändert. Hingegen wurden aus allen Kapiteln viele ältere, früher nützliche, aber heute überholt erscheinende Literaturhinweise entfernt und der Text mit neuen Originalarbeiten aus der internationalen Literatur angereichert. Dementsprechend wurden die Aussagen sachlich angepasst. Das Resultat dieser Überarbeitung dürfte ein Lehr- und Lerntext sein, der in seinen Aussagen wiederum auf die Höhe des heutigen Wissenstandes angehoben wurde.

Der Autor hat auch diesmal einigen seiner Mitarbeiter zu danken. Wie seit der 1. Auflage lag die formale Manuskriptherstellung und die Umgestaltung des Literaturverzeichnisses in den bewährten Händen von Frau *R. Kröni*, der dafür herzlicher Dank gebührt. Herr Dr. *P.N.R. Nair* stellte seine Befunde zur Proportionalität von periapikalen Zysten und Granulomen zur Verfügung, mit denen frühere, weniger bekannte Aussagen ergänzt und bestätigt wurden.

Auch dieser Text wird nur für eine begrenzte Zahl von Jahren Gültigkeit beanspruchen dürfen, Jahre, in denen der Autor sein Amt niederlegen, seine Archive und Ressourcen verlassen und sich aus dem Berufsleben zurückziehen wird. Für die freundschaftliche Verbundenheit, mit der Herr Dr. *Thomas Karger* und die Mitarbeiter des Verlags Karger diese Neuauflage anregten und die dafür erforderliche Hilfe bereitstellten, empfinde ich hochachtende Dankbarkeit. Und so fortan.

Vorwort zur 2. Auflage

Seit Herbst 1983, als die 1. Auflage der «Pathobiologie oraler Strukturen» erschien, sind mehr als 7 Jahre vergangen, in denen dieses Buch sich jährlich einen wachsenden Stamm deutschsprachiger Leser eroberte und 1987 sowohl in französischer (Editions EDP, Paris) wie auch italienischer (Masson, Milano) Übersetzung erschien. Eine neue und verbesserte Ausgabe diese Buches war angezeigt, da die Erstauflage vergriffen ist und seit ihrem Erscheinen eine Fülle neuer, biologisch und klinisch relevanter Forschungsergebnisse veröffentlicht wurden, die alle Kapitel dieses Lerntextes betreffen. Ein solcher Lerntext, der möglichst kurz und prägnant das für Studenten der Zahnmedizin und bereits praktizierende Zahnärzte klinisch Wesentliche an pathobiologischer Basisinformation präsentieren soll, darf zwar nicht handbuchartig auswuchern, muss jedoch in seinen Aussagen auf der Höhe des objektiven Wissens bleiben und daher von Zeit zu Zeit überdacht und entsprechend geändert werden. Die Fülle der neuen Information bewirkte, dass bei dieser Überarbeitung die Aussagen einzelner Kapitel, so z.B. über die Zahnentwicklungsstörungen, die Schmelzkaries, die Zementkaries und die Parodontitis, völlig neu formuliert werden mussten, so dass ein Vergleich dieses Textes mit dem der 1. Auflage nur noch historisch sinnvoll ist. Manches, was vor 8 Jahren erst angedeutet oder nur vermutet werden konnte, erscheint heute in wesentlich klarerem, schärferem Licht.

Die hier vorgelegte Neuauflage hat die ursprüngliche Anlage des Lerntextes beibehalten, wurde jedoch um zahlreiche Abbildungen erweitert, textlich überarbeitet oder abschnittsweise ganz neu geschrieben. Als Informationsquellen dienten wiederum sowohl die international erschienene Literatur als auch Forschungsergebnisse der Zürcher Abteilung für Orale Strukturbiologie. Daher musste das Literaturverzeichnis am Ende des Buches erweitert werden, wobei jede der aufgeführten Quellen als wesentlich angesehen werden kann. Die Zitationsweise der Literatur wurde nur insoweit heute international propagierten Regeln angepasst, als diese das Informationsbedürfnis und die Arbeit des wissensdurstigen Lesers nicht erschweren oder unnötig einschränken.

Auch diese Neuauflage, für die der Autor die Verantwortung alleine trägt, ist nicht ohne die Hilfe vieler Mitarbeiter und Kollegen entstanden. Besonderer Dank gilt zunächst dem Regierungsrat des Kantons Zürich, der dem Autor für diese Textüberarbeitung ein Freisemester zusprach. Den Oberassistenten Herrn Dr. *H.U. Luder* und Herrn Dr. *P.N.R. Nair* sei dafür gedankt, dass sie vertretungsweise alle Lehrveranstaltungen bestritten und damit dieses Freisemester ermöglichten. Ebenso gebührt besonderer Dank Frau *R. Kröni,* die, wie schon bei der Erstauflage, das Manuskript herstellte, das Literaturverzeichnis formal veränderte und erweiterte sowie den gesamten Text auf Fehler korrigierte. Zu danken ist weiterhin Frau *S. Münzel-Pedrazzoli,* die die neuen Abbildungen herstellen half, und Frau *M. Jeannottat* und Fräulein *M. Pirker* (Abteilung für Kieferorthopädie und Kinderzahnmedizin), die die neuen graphischen Abbildungen und schematischen Zeichnungen anfertigten. Sehr herzlich gedankt sei schliesslich den Kollegen Drs. *Jens Andreasen,* Kopenhagen, *Dan Dayan,* Tel Aviv, *Robert Frank,* Strassburg, *Miguel C. Madeira,* São Paulo, *Peter Schüpbach,* Zürich, *Paul Stöckli,* Zürich, und *Anders Thylstrup,* Kopenhagen, die neue Originalabbildungen zum Abdruck zur Verfügung stellten.

Trotz weiterer Fortschritte in der Wissensvermittlung und Erkenntnis bleibt dieses Kompendium nach wie vor unvollständig, vorläufig und für jegliche Kenntniserweiterung aufgeschlossen. Es ist daher nicht selbstverständlich, dass Herr Dr. *Thomas Karger* und die Mitarbeiter des Verlags Karger, denen ich sehr verbunden bin, wiederum bereit waren, diesen Text zu drucken, und alle dafür notwendige Hilfe gewährten. Ihnen danke ich sehr.

Vorwort zur 1. Auflage

Pathobiologie ist die Lehre der Extreme im breiten Spektrum biologischer Strukturen und Funktionsweisen – Extreme, die so weit vom Durchschnitt abweichen, dass sie abnorm genannt und als krankhaft betrachtet werden können. Pathobiologie ist die Lehre von den krankmachenden Entwicklungsstörungen und Lebensvorgängen und ihren Folgen, eine Wissenschaft, die die klassischen Disziplinen Epidemiologie, allgemeine und klinische Pathologie, Pathophysiologie und Pathohistologie mit der Zell- und Strukturbiologie zu integrieren und endogene und exogene Störungen und Verletzungen in ihren Auswirkungen auf die normalen Lebensäusserungen und ihre Interaktionen zu begreifen sucht.

Schon *Hermann Euler* und *Wilhelm Meyer*, die 1927 ihr Buch «Pathohistologie der Zähne mit besonderer Berücksichtigung der Pathobiologie» herausgaben, wussten: «Die heutige Wissenschaft verlangt nicht nur eine Antwort auf die Frage ‹wie›, sondern auch auf die Frage ‹wieso›.» Im Gegensatz zu diesem detailliert histopathologisch ausgerichteten und mit sehr vielen ausgezeichneten Mikrographien ausgerüsteten Buche ist das vorliegende Kompendium auf der Basis eines seit Jahren in der Ausbildung praktischer Zahnärzte verwendeten Skriptums entstanden, das nur wenige Originalabbildungen, aber auch einfache graphische Darstellungen enthält und das den übergreifenden Begleittext zu einem praktischen histopathologischen Kurs liefert. Insofern als dieser Kurs in Zürich auf einer langen Tradition gründet, die von *Alfred Gysi* über *Walter Hess* bis *Hans R. Mühlemann* und die Gegenwart reicht, ist der Inhalt des vorliegenden Kompendiums primär am Lehrstoff des Zürcher Zahnärztlichen Institutes orientiert, wenn auch um viele Aspekte erweitert und verallgemeinert worden.

Das Kompendium selbst sollte absichtlich einen Teil seines Skriptum-Charakters behalten, der den Text als Arbeitsgrundlage und als vorläufig ausweist. Die hier kurz und aus Platzgründen oft gedrängt zusammengefasste Information stammt einerseits zu grossen Teilen aus der zeitgenössischen amerikanischen, englischen, französischen und skandinavischen Literatur, die dem nur deutschsprachigen Leser nicht allgemein zugänglich ist. Auf vielen Ästen der Pathobiologie oraler Strukturen ist gerade mit dieser Literatur substantiell Neues gewachsen. Andererseits basiert der Text auf Ergebnissen, die, auch in Zusammenarbeit mit einer Reihe in- und ausländischer Kollegen, von der Abteilung für Orale Strukturbiologie selbst erarbeitet wurden, d.h. auf Material aus der Sammlung dieser Abteilung. In allen Teilen aber wurde versucht, das Material und die Information auf das Wesentliche zu beschränken, häufig vorkommende und für den praktischen Zahnarzt relevante Phänomene zu betonen und vieles andere wegzulassen. Die Literatur wurde stark selektioniert und, wenn immer möglich, in Form von kürzlich erschienenen Übersichtsarbeiten oder Monographien als Basisinformation an die Kapitelanfänge gestellt. Im Text zitierte Literatur erscheint im Literaturverzeichnis am Ende des Kompendiums. Dieses Verzeichnis enthält Originalarbeiten, deren Erwähnung unabdingbar schien.

Das vorliegende Kompendium wäre ohne Hilfe vieler Kollegen und Mitarbeiter nicht entstanden. Dank gebührt zunächst den Mitarbeitern der Abteilung für Orale Strukturbiologie: Frau *R. Kröni* für die Herstellung und Edition des Textes, Frau *M. Amstad-Jossi* und Frau *A. Dörig-Schwarzenbach* für die Anfertigung der Mikrographien und Abbildungstafeln, Frau *M. Jeannottat* (Abteilung für Kieferorthopädie und Kinderzahnmedizin) für die graphischen Darstellungen und Frau *K. Rossinsky* und Frau *I. Gyarmati* für die Herstellung ungezählter Schnitte und Schliffe. Ebenfalls grosser Dank gilt den Kollegen, Drs. *Jens Andreasen,* Kopenhagen, *Robert Frank,* Strassburg, *Christian Schulze,* Berlin, *Leon Silverstone,* Denver, *Eberhard Sonnabend,* München, *Anders Thylstrup,* Kopenhagen, und dem Verlag Munksgaard, Kopenhagen, welche Originalabbildungen zum Abdruck zur Verfügung stellten. Auch die Pathobiologie oraler Strukturen ist nur als internationale, interkontinentale, interdisziplinäre Wissenschaft zu denken, deren Gebäude aus vielen, von Vielen in aller Welt beigetragenen Bausteinen besteht und stetiger Erneuerung bedarf. In diesem Sinne ist und bleibt dieses Kompendium unvollständig und vorläufig. Ganz besonderer Dank gilt daher Herrn Dr. *Thomas Karger* und den Mitarbeitern des Verlags Karger, die diesen Text zu drucken und seine Drucklegung zu betreuen bereit waren.

1 Methoden und Nomenklatur

Die kasuistische, epidemiologische und experimentelle Untersuchung und Informationsbeschaffung, welche zum Verständnis und zur Beschreibung pathobiologischer Zustände und Strukturen unerlässlich sind, können sich heute auf eine Vielzahl von Methoden stützen, die im Einzelfall auch seriell angewendet werden müssen. Die Untersuchungsobjekte stammen häufig vom erkrankten Menschen selbst oder sind tierexperimenteller Herkunft. Da das für die Pathobiologie oraler Strukturen wichtige Material oft Hart- und Weichgewebe einschliesst oder nur aus Hartgewebe oder kristallinem Gefüge (Schmelz) besteht, sind die Untersuchungsmethoden teilweise entsprechend spezialisiert und variabel aufwendig.

Untersuchung und Datensammlung finden sowohl in der Klinik als auch im Laboratorium statt.

In der Klinik (oder im Tierstall) kommen alle heute gebräuchlichen klinischen Untersuchungsmethoden zum Einsatz, je nach Art des pathobiologischen Zustandes verschiedene, z.B. Stammbaumanalyse, makroskopisch-klinische Befunderhebung, Sondierung und Indexierung der Veränderungen, Röntgentechnik, Abstrichtechniken für Mundschleimhaut, parodontale Taschen und Pulpakammer, Dimensions- und Exsudatmessungen, mikrobiologische Schnelldiagnostik im Phasenkontrast oder mit DNS-/RNS-Sonden, bioptische Eingriffe usw. Keine dieser Methoden ersetzt den guten klinischen Diagnostiker (Arzt!).

Im Laboratorium wird das Untersuchungsgut verarbeitet. Als *Untersuchungsmaterial* fallen an:
– Abdrücke und Replika,
– extrahierte Zähne, Zahnteile mit oder ohne Weichgewebe,
– bioptisches und autoptisches Gewebe, Kieferteile usw.,
– ganze Tiere, ganze oder zerteilte Organe, Körperteile usw.,
– exfoliativ-zytologische und mikrobiologische Abstriche,
– Bakterien, Pilze, Punktate, Eiter usw.

Angaben zur Lokalisation, Herkunft, Art der Entnahme sowie zur Anamnese und zum Status praesens sind unerlässlich. Nur mit Überlegung entnommenes, gut präpariertes, identifizierbares, orientierbares und gut erhaltenes Material ist einer aufwendigen Untersuchung wert.

Die *Materialaufbereitung* stützt sich auf klassische und zum Teil sehr moderne Methoden:
– Statistische Datenanalyse, EDV-unterstützt,
– Volumenbestimmung des Untersuchungsobjekts,
– Markierung des Objekts mit Farbstoffen, Isotopen oder Enzymen,
– Fixation zur Strukturerhaltung auf zellulärer Ebene,

- Trocknung und Beschattung von Oberflächen,
- Herstellung bestimmter Bruchflächen und Anätzung, Replikation oder Beschattung derselben,
- Gefriertrocknung und Gefrierätzung,
- Herstellung nicht entmineralisierter Schliffe (10–150 µm dick) und Anätzung, Replikation, Beschattung oder mikroradiographische Darstellung derselben,
- Herstellung von Gefrierschnitten des frischen oder fixierten Materials,
- Entmineralisierung verkalkten Gewebes,
- Einbettung von orientierten Gewebeteilen in Celloidin, Paraffin oder Plastik/Epoxyharze,
- Schnittherstellung, zum Teile in Serie:
    1 Celloidinschnitte (10–25 µm dick; Metallmesser),
    2 Paraffinschnitte (2–6 µm dick; Metallmesser),
    3 Plastikschnitte (1–15 µm dick; Metall-/Glasmesser),
    4 Epoxyharzschnitte (0,5–2 µm dick; Glasmesser, Diamantmesser),
    5 Ultradünnschnitte (0,05–0,08 µm dick; Diamantmesser),
- variable histologische und histochemische Färbetechniken einschliesslich der Verwendung markierter Antikörper und cDNS- oder RNS-Sonden,
- Schnittbefilmung für autoradiographische Untersuchungen,
- Schliff- oder Schnitteindeckung (beachte Brechungsindex des Eindeckungsmittels!),
- Zell- oder Gewebefraktionierung, Sedimentierung, Sortierung,
- Partikelzählung und Grössenbestimmung,
- Ansetzen von Zell- oder Gewebekulturen aus bioptischem Gewebe.

Für histopathologische Untersuchungen dienen häufig Schliffe oder Schnitte. Bei Betrachtung solcher Präparate sind Orientierung, Schnittebene, Dicke, Fokustiefe, Vergrösserungsmassstab und Auflösungsvermögen besonders zu beachten.

Die wichtigsten *Untersuchungsmethoden,* mit denen das aufbereitete Material sichtbar gemacht, analysiert und studiert werden kann, sind folgende:
- *Morphologisch-mikroskopische Methoden*
    1 Durchlicht- bzw. Auflichtmikroskopie mit Ausnützung des sichtbaren oder ultravioletten Lichts (Phasenkontrast-, Interferenz-, Dunkelfeld-, Polarisations-, Fluoreszenzmikroskopie) sowie konfokale Laser-Scanning-Mikroskopie (LSM).
    2 Elektronenmikroskopie mit Ausnützung eines durchschlagenden (Transmissionselektronenmikroskop; TEM) oder des reflektierten (Rasterelektronenmikroskop; REM) Elektronenstrahls und Mikroradiographie.
    3 Herstellung von Schwarzweiss- oder Farbbildern.
    4 Das *Auflösungsvermögen* dieser Instrumente hängt von der Wellenlänge des verwendeten Lichtes (λ), der numerischen Apertur (NA) der Objektivlinse und der Schnittdicke ab. Es bezeichnet die minimale Distanz zwischen zwei Punkten (Punktauflösung), die noch getrennt beobachtet werden können. Diese Distanz beträgt bei Verwendung von weissem Licht 0,25 µm, von monochromatischem Licht 0,17 µm und von Elektronenstrahlen maximal 0,3 nm. Daraus ergibt sich das durchschnittliche Auflösungsvermögen für das menschliche Auge (etwa 100 µm), das Lichtmikroskop (etwa 0,2 µm), das REM (etwa 5 nm), das TEM (etwa 0,2–2,0 nm) und die Mikroradiographie (etwa 1 µm).

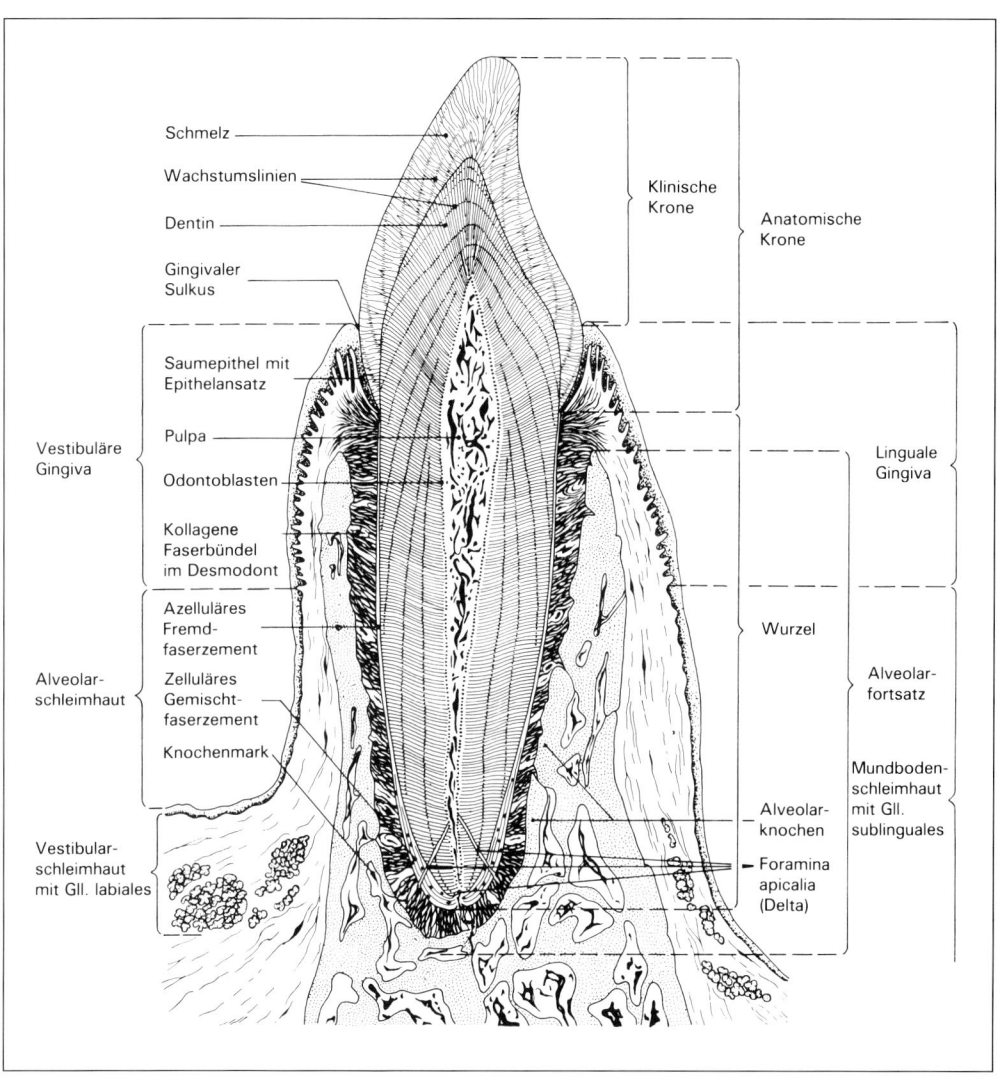

Abb. 1/1. Nomenklatorische Begriffe, dargestellt anhand eines paramedianen Schnittes durch einen unteren zentralen Schneidezahn, seinen Halteapparat und die umgebenden Weichgewebe [nach Ham 1974].

- *Morphologisch-quantitativ-analytische Methoden*
  1. Elektronen- und Röntgenbeugung.
  2. Autoradiographie nach Applikation von radioaktiven Isotopen, wie ^{14}C, ^{3}H, ^{32}P, ^{35}S usw., zur dynamischen Erfassung von Kernteilungen, Mitoseraten und der Markierung von Synthese, Exozytose, Matrixbildung usw.
  3. Mikro- und Densitometrie.
  4. Enzymhistochemie und Hybridozytochemie.
  5. Zytophotometrie (DNS, Proteine usw.).
  6. Morphometrie und Stereologie.
  7. Diffusionsweganalyse von Markierungsstoffen (Kohle, Ferritin, Peroxidasen usw.).
  8. Rezeptormarkierung.
  9. Dreidimensionale Rekonstruktion aus Serien von Schliffen oder Schnitten.
- *Chemisch-quantitativ-analytische Methoden*
  1. Biochemische und mikrochemische Methoden.
  2. Zytochemische und immunchemische Reaktionen.
  3. Gelelektrophorese.
  4. Elementanalyse im REM oder TEM.

Je nach der gewählten oder unumgänglichen Methodik kann der Weg von der Beschaffung des Untersuchungsmaterials bis zur Darstellung der gewonnenen Information ausserordentlich lang, mühselig und kostenaufwendig sein. Jede Art von Information hat ihren Preis.

Die im vorliegenden Kompendium verwendete *Nomenklatur* basiert zum grössten Teil auf international akzeptierten Begriffen, die jedoch im deutschen Sprachbereich nicht immer Verwendung finden mögen. Nomenklatorische Angaben und Begriffserklärungen, die für spezielle Bereiche oraler Strukturen gelten, finden sich in kürzlich erschienenen deutsch- und englischsprachigen Lehrbüchern und Monographien (vgl. «Basisliteratur» zu den einzelnen Kapiteln). Für den Anfänger wird hier nochmals auf die Begriffe verwiesen, die heute bei der Betrachtung normaler Strukturen der Zähne und des Parodonts verwendet werden (Abb. 1/1).

2 Numerische und morphologische Anomalien der Zähne

Anomalien der Zahl, Grösse und Form der Zähne sind relativ seltene Phänomene, die aber verschiedenartige, zum Teil hochinteressante pathobiologische Probleme und genetisch gesteuerte Zusammenhänge erkennen lassen [Dixon und Stewart 1976, Burzynski und Escobar 1983].

Die *Zahl* von normalerweise 2 × 10 Milchzähnen und 2 × 16 bleibenden Zähnen des Menschen wird erstaunlich selten über-, aber häufig unterschritten. Angeborene Variationen der Zahnzahl treten isoliert wie auch als Teilsymptom von Syndromen auf. Eine einheitliche Terminologie, z.B. Hyperodontie, Hypodontie und Anodontie als entweder umwelt- oder genetisch bedingte Phänomene, wurde von Burzynski und Escobar [1983] vorgeschlagen.
Hyperodontie (Zahnüberzahl) erscheint im Milchgebiss zu 0,2–2,0%, im bleibenden Gebiss zu 0,1–4,0% der Individuen ethnisch verschiedener Populationen. Etwa 80–90% dieser Zähne entstehen im Oberkiefer (Abb. 2/1).

– Im Milchgebiss sind überzählige Zähne bei Knaben einiger Populationen häufiger als bei Mädchen und vorwiegend im Bereich oberer lateraler Schneide- und Eckzähne, meist unilateral, lokalisiert. Form und Grösse dieser Zähne entsprechen denen regulärer Zähne, die Mehrzahl von ihnen bricht durch [Humerfelt et al 1985, Hattab et al 1994].
– Im bleibenden Gebiss sind überzählige Zähne beim männlichen Geschlecht mehr als doppelt so häufig als beim weiblichen; sie entstehen etwa 6- bis 9mal häufiger im Oberkiefer (meist zentrale Frontzahn- und Molarenregion) als im Unterkiefer [vorwiegend im Prämolarenbereich; Stafne 1932, Bodin et al 1978, Kinirons 1982, Hattab et al 1994] (Abb. 2/1). Diese Zähne sind oft kleiner und anders geformt als reguläre Zähne. Man unterscheidet:
1 *Mesiodens,* ein zapfenförmiger Zahn mit konischer Krone und kurzer Wurzel, der zwischen den oberen mittleren Schneidezähnen meist palatinal entsteht, später oft invertiert liegt und in 75% der Fälle als verlagerter Zahn nicht durchbricht; er wird röntgenologisch bei bis zu 8% chinesischer Kleinkinder und bei 0,2–2,2% der Adoleszenten gefunden [Keil und Speth-Eschenbrenner 1963, Dixon und Stewart 1976, Burzynski und Escobar 1983, Huang et al 1992]. Der

---

Basisliteratur

Euler H: Die Anomalien, Fehlbildungen und Verstümmelungen der menschlichen Zähne (Lehmanns, München 1939).
Graber LW: Congenital absence of teeth: a review with emphasis on inheritance patterns. J Am Dent Assoc 96: 266–275 (1978).
Pindborg JJ: Pathology of the dental hard tissues, pp. 15–74 (Munksgaard, Copenhagen 1970).
Schulze C: Anomalien und Missbildungen der menschlichen Zähne (Quintessenz, Berlin 1987).

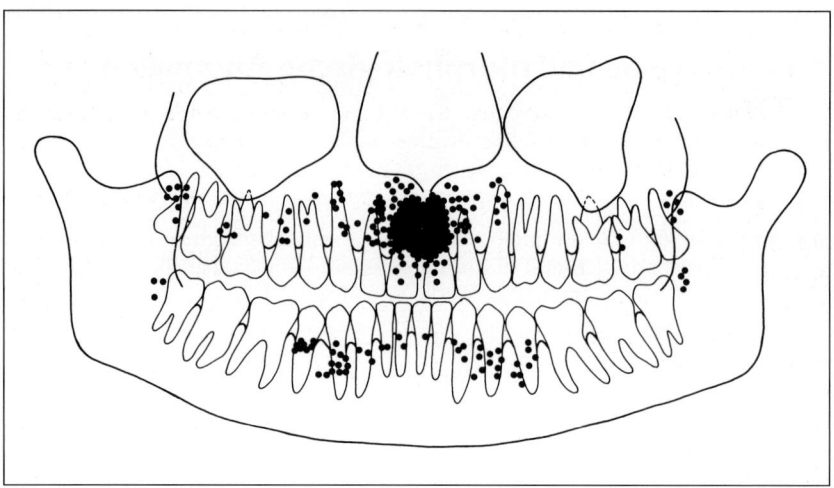

Abb. 2/1. Lokalisation überzähliger Zähne (total 422 in 344 Individuen, 288 in 210 männlichen, 134 in 128 weiblichen Individuen; Milchgebiss = 7 Individuen; Oberkiefer 85%, Unterkiefer 15%, vorwiegend obere Mesiodentes, untere Prämolaren und obere Para- und Distomolaren) in einem schwedischen Kollektiv von 21 609 Individuen im Alter von 2 bis 80 Jahren [Nach Bodin et al 1978].

Mesiodens vertritt 45–67% aller überzähligen Zähne (Abb. 2/1). Er entsteht wahrscheinlich aus einer Hyperaktivität der Zahnleiste und wird möglicherweise autosomal-dominant mit reduzierter Penetranz vererbt, da er bei ungleichgeschlechtlichen Geschwistern [Konttinen et al 1984], familiär gehäuft und in mehreren Generationen einer Familie nacheinander vorkommt [Sedano und Gorlin 1969, Dixon und Stewart 1976]. In seltenen Fällen wurde ein Mesiodens auch in Kombination mit partieller Anodontie beobachtet [Spyropoulos et al 1979].

2 *Zapfenzähne* (Tütenzähne) sind mesiodensähnlich, entstehen aber zwischen Frontzähnen lateral der Mitte, ihre Morbidität schwankt zwischen 1 und 2% [Fleischer-Peters und Quast 1970].

3 *Disto-* und *Paramolaren* sind kleine molarenähnliche Zähne, die als M4 (oder M5) distal von M3 oder meist bukkal der Interdentalräume zwischen M1 und M2 oder M2 und M3 entstehen. Distomolaren sind meist einwurzelig, besitzen eine zylindrisch-konische, doch mehrhöckrige Krone und werden mit einer Häufigkeit von 0,1 bis 0,3% gefunden. Paramolaren weisen eine Morbidität von etwa 0,1% auf [Stafne 1932, Keil und Speth-Eschenbrenner 1963, Chate 1978]. Gelegentlich werden auch 2 (d.h. M4 und M5) Distomolaren beobachtet [Chate 1978]. Sie sind als Abkömmlinge einer weit nach distal verlängerten Milchzahnleiste zu verstehen.

4 *Supplementäre bleibende Eckzähne* [besonders obere; Bodin et al 1978] (Abb. 2/1) und Prämolaren [besonders untere; Bodin et al 1978, Ranta und Ylipaavalniemi 1981] sind relativ selten, in Form und Grösse den entsprechenden regulä-

ren Zähnen aber sehr ähnlich. Überzählige Prämolaren (Vertreter einer dritten Dentition?) entstehen häufig lingual der Zahnreihe, finden sich in gleichgeschlechtlichen Geschwistern und weisen gegenüber den normalen Prämolaren eine um 6–10 Jahre verspätete Kronen- und Wurzelentwicklung auf, bleiben aber häufig impaktiert. Ein zeitlich sehr später Entwicklungsbeginn, möglicherweise traumatisch induziert (Kieferfraktur im Alter zwischen 9 und 12 Jahren), ist nicht auszuschliessen [Ranta und Ylipaavalniemi 1981, Konttinen et al 1984].
Hyperodontie wird im Zusammenhang mit Lippen-Kiefer (-Gaumen)-Spalten (Verdoppelung oberer lateraler Schneidezahnkeime, besonders im Milchgebiss, in 3–40% der Fälle) [Opitz et al 1982, Ranta 1986] beobachtet, nimmt aber mit zunehmender Ausdehnung der Spaltbildung an Häufigkeit ab. Gleichzeitig auftretende Hyperodontie und Hypodontie findet sich bei Spaltpatienten ausserhalb der Spaltregion häufiger im bleibenden als im Milchgebiss [Ranta 1988]. Bei der Dysostosis cleidocranialis tritt Hyperodontie in Form einer inkompletten 'zweiten bleibenden Dentition' auf [Jensen und Kreiborg 1990].
Hyperodontie, die nicht mit Milchzahnpersistenz verwechselt werden darf, wird nur sehr selten in extremer Form beobachtet, wobei (auch bei Geschwistern) bis zu 16 überzählige und meist impaktierte Zähne gefunden wurden [Mercuri und O'Neill 1980, Fischer-Brandies und Dielert 1984]. Überzählige Zähne haben, je nach Zahl und Lokalisation, eine Reihe von pathologischen Zuständen zur Folge: verspäteten Zahndurchbruch, medianes Diastema, Verdrängung oder Rotation, aber auch Wurzelresorption benachbarter, aber normaler Zähne, Zystenbildung [Tay et al 1984].
Zahnunterzahl (anlagebedingtes Fehlen von Zähnen, Zahnagenesie) kann die Abwesenheit einzelner (Hypodontie), vieler (Oligodontie) oder aller (Anodontie) normaler Zähne in einer der oder beiden Dentitionen bedeuten.
Anodontie ist extrem selten. Bisher wurden etwa 34 Fälle bekannt, bei denen eine totale Anodontie der bleibenden Zähne beobachtet wurde, entweder mit oder ohne vorausgegangene Hypodontie im Milchgebiss [Herman und Moss 1977, Ahmad 1989]. Die meisten Fälle sind mit ektodermaler Dysplasie assoziiert [Burzynski und Escobar 1983].
Oligodontie (eine schwere Form der Hypodontie, auch partielle Anodontie) kann, ohne Symptom eines Syndroms zu sein, autosomal-dominant vererbt werden und z.B. nur die posterioren Zähne (alle bleibenden Molaren und zweite Milch- und Prämolaren) betreffen [Ranta 1985].
Hypodontie (Abwesenheit einzelner Zähne) ist im Milchgebiss selten (0,1–0,7%) [Dixon und Stewart 1976], im bleibenden Gebiss variabel häufig [Morbidität ohne M3: 2–10% verschiedener Populationen; Clayton 1956, Gülzow und Peters 1977, Rølling 1980] (Abb. 2/2). Hypodontie könnte mit Mikrodontie, Hyperodontie mit Megadontie polygenetisch-ätiologisch assoziiert sein [Dixon und Stewart 1976, Brook 1984].
Die grosse Variabilität der Befunde beruht zum Teil auf einer nicht zufälligen Stichprobenerhebung und zum Teil auf tatsächlich vorhandenen Unterschieden im Oligodontiebefall zwischen verschiedenen Bevölkerungsgruppen und Dentitionen:
– Im Milchgebiss fehlen vorwiegend obere seitliche und untere mittlere und seitliche Schneidezähne. In diesen Fällen wird häufig auch der entsprechende Ersatzzahn nicht angelegt.

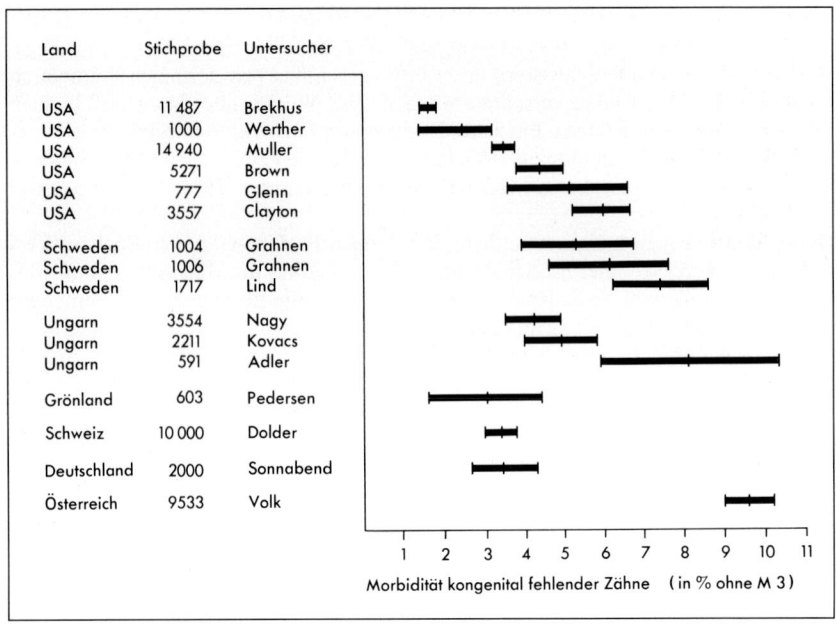

Abb. 2/2. Morbidität (in Prozent untersuchter Individuen) kongenital fehlender (Nichtanlagen) Zähne in verschiedenen Bevölkerungsgruppen: Durchschnitte und 95%-Vertrauensintervalle [nach Graber 1978].

- Im bleibenden Gebiss fehlen am häufigsten:
  der untere zweite Prämolar (1–5% der Fälle),
  der obere seitliche Schneidezahn (0,5–3% der Fälle),
  der obere zweite Prämolar (1–2,5% der Fälle),
  der untere seitliche Schneidezahn (etwa 0,5% der Fälle).
- Dritte Molaren werden bei 10–35% der Individuen nicht angelegt, bei 50% dieser Fälle symmetrisch. Bei Individuen mit nicht angelegten Weisheitszähnen sind andere Zähne häufiger auch nicht angelegt [Adler und Adler-Hradecky 1963, Sonnabend 1966].
- Bei etwa 50% der Individuen mit Nichtanlagen fehlt mehr als ein Zahn. Viele der Nichtanlagen sind bilateral symmetrisch verteilt, mit Ausnahme des oberen seitlichen Schneidezahnes, der häufiger links als rechts nicht angelegt ist.

Hypodontie (auch Oligodontie) findet sich besonders häufig in Fällen von autosomaldominant vererbten ektodermalen Dysplasien [Graber 1978], von orodigitofazialer Dysostose, Down-Syndrom und Lippen-Kiefer(-Gaumen)-Spalten [30–50% der Fälle; Opitz et al 1982]. Bei Spaltpatienten sind im Milchgebiss ausserhalb der Spaltregion fehlende Zahnanlagen, Zahnverschmelzung und zapfenartig geformte Zähne wesentlich häufiger als bei normalen Kindern [Pöyry und Ranta 1985]. Besonders interessant ist, dass im bleibenden Gebiss von Kindern mit Lippen-Kiefer(-Gaumen)-Spalten die

Prävalenz der Hypodontie mit zunehmender Ausdehnung der Spaltbildung steigt, die Entwicklung aller Zähne um 0,3–0,7 Jahre verspätet erfolgt und diese Zähne kleiner als bei normalen Kindern sind. Auch Schmelzdefekte sind häufiger [Ranta 1986]. Isolierte Hypodontie kann familiär gehäuft bei Mutter und Kindern (z.B. monozygoten Zwillingen [Dixon und Stewart 1976] und Drillingen [Möller et al 1981b]) vorkommen und daher polygen-autosomal dominant mit kompletter Penetranz und variabler Expressivität vererbt werden. Grundsätzlich scheint sich zu bestätigen, dass in einer Dentition mit Hypodontie grosse Formvariabilität bei den vorhandenen Zähnen herrscht, so dass angenommen wird, dass Abweichungen in Grösse und Form der Zahnkronen, veränderte Durchbruchzeit und Hypodontie das Resultat von Punktmutationen in einem stark vernetzten polygenen System sind.

Die *Grösse* – Volumen, Höhe und Umfang der Krone, Länge und Durchmesser der Wurzel(n) – der Zähne beider Dentitionen ist genetisch determiniert. Geschlechtsunterschiede bestehen innerhalb grosser Stichprobendurchschnitte hinsichtlich der Gesamtgrösse wie auch der Dimensionen der Zahnkronen. Auch zwischen Bevölkerungsgruppen oder Individuen mit und ohne orale Spaltbildungen werden Unterschiede in der durchschnittlichen Zahngrösse beobachtet. Die individuelle Variationsbreite ist jedoch enorm. Die Extreme dieser Variation werden als Makrodontie und Mikrodontie bezeichnet:
– *Makrodontie* kann sich generalisiert oder an Einzelzähnen manifestieren. Generalisierte Makrodontie ist sehr selten. Übergrosse Einzelzähne sind nicht häufig und dürfen nicht mit Zahnkeimpaarung verwechselt werden.
– *Mikrodontie* kann generalisiert und an Einzelzähnen auftreten. Die generalisierte Form erscheint im Zusammenhang mit kongenitalen Defekten (wie Herzerkrankung, Down-Syndrom) und ist selten. Einzelzahnmikrodontie betrifft am häufigsten den oberen lateralen Schneidezahn und die dritten Molaren.

Abnorm lange Wurzeln (Rhizomegalie) kommen bei oberen Eckzähnen (bis 45 mm lang), abnormal kurze Wurzeln (Rhizomikrie) bei oberen zentralen Schneidezähnen, Prämolaren und dritten Molaren vor.

Die *Form* der einzelnen Zahntypen ist ebenfalls genetisch bedingt und sehr variabel. Die stärkste Variabilität zeigen obere laterale Schneidezähne und dritte Molaren. Die *Schaufelform* oberer Schneidezähne (mit palatinal-lateral verlängerter wulstiger Schneidekante) ist ein Merkmal, das sich individuell häufig von der Milchdentition auf die Ersatzzahndentition fortsetzt. Es tritt zu 9% bei Weissen, 17% bei Afrikanern, 73% bei Japanern und 96–100% bei Indianern, Eskimos und mongoliden Bevölkerungsgruppen auf [Dixon und Stewart 1976] und hilft, zusammen mit anderen Merkmalen (wie Höckerzahl, Tuberculum Carabelli, Fissurenmuster), evolutionäre und migratorische Aspekte biologischer Distanz unter der menschlichen Spezies zu charakterisieren [Osborn 1981]. Das *Tuberculum Carabelli* (Georg Carabelli, 1788–1842; Dozent in Wien) des ersten oberen Molaren tritt mit einer Morbidität von etwa 6–40% auf, wird aber in vielen Fällen nur durch ein Grübchen oder eine Doppelfurche angedeutet. Form und Ausprägungsgrad des T. Carabelli wurden mehrfach zu klassifizieren versucht [Kieser und van der Merwe 1984]. Seine Konkordanz bei monozygoten Knaben und Mädchen (56 bzw. 47%) ist von der dizygoter Kinder (48 bzw. 43%) kaum verschieden [Biggerstaff 1973].

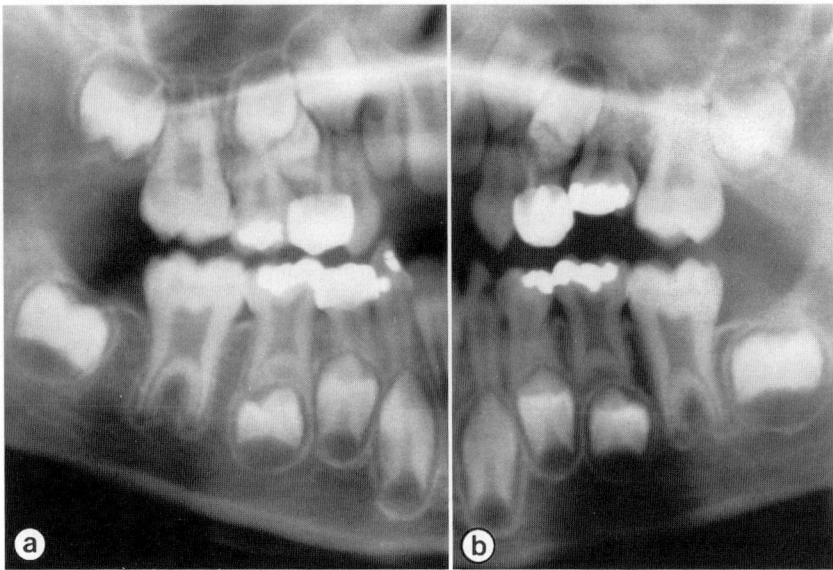

Abb. 2/3. Ausgeprägter Taurodontismus bei rechts- (**a**) und linksseitigen (**b**) Milchmolaren (Hypertaurodontismus) und ersten bleibenden Molaren (Mesotaurodontismus) des Unterkiefers eines 10jährigen Knaben [aus Dayan et al 1984; Abdruck mit Genehmigung der Autoren].

Besonders auffällige Anomalien der Zahnform entstehen bei Taurodontismus, Zahnkeimpaarung, Zwillingsbildung, Zahnverschmelzung (Fusion), Zahnverwachsung und beim Dens invaginatus (dens in dente):
- *Taurodontismus* wurde ursprünglich an fossilen Resten des *Homo sapiens neandertalensis* beobachtet und bezeichnet eine sehr typische Formveränderung von Molaren (zum Teil auch Prämolaren), bei denen das Kronenkavum der Pulpa auf Kosten der Wurzelkanäle sehr weit nach apikal verlängert erscheint (Abb. 2/3). Makroskopisch wird die normal geformte Zahnkrone von einem breiten und massiven Wurzelkörper getragen, der erst variabel weit apikal (oft gar nicht) in stark verkürzte stummelhafte Mehrwurzeligkeit übergeht. Seit Shaw [1928] unterscheidet man zwichen hypo-, meso- und hypertaurodonten Zähnen, je nach der Länge des Wurzelkörpers und der ungeteilten Pulpakammer. Taurodontismus wird heute bei Milchmolaren und bleibenden Molaren mit einer Morbidität von bis zu 0,3% bei europäischen Weissen [Fleischer-Peters und Quast 1970], 0,5% bei Japanern, 0,6–3,2% bei weissen, 4,3% bei schwarzen Amerikanern und 30–40% bei verschiedenen Afrikanern beobachtet [Jorgenson 1982] oder mit Hilfe eines quantitativen Index bestimmt [Jorgenson et al 1982]. Bei Senegalesen wurden taurodonte Molaren in 6,2% gefunden, wobei der zweite untere Molar bei Männern am häufigsten befallen war [Moreau et al 1985]. Sehr selten zeigen sowohl die Milchmolaren wie auch die ersten Molaren Taurodontismus [Dayan et al 1984; Abb. 2/3]. Taurodonte Prämolaren, mehr erste (0,42%) als zweite (0,22%), wurden nur im Unterkiefer

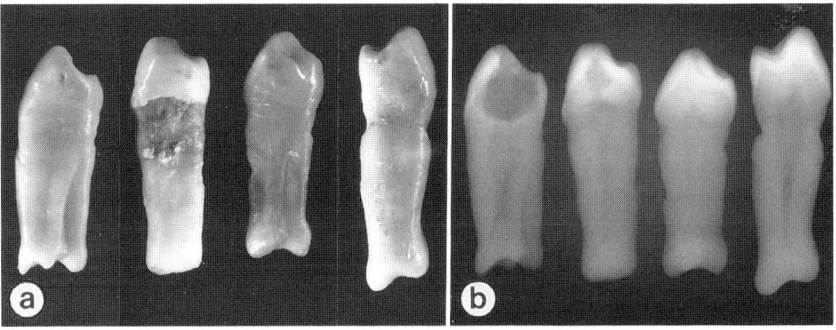

Abb. 2/4. Taurodonte erste untere Prämolaren in der distalen Aufsicht (**a**) und im Röntgenbild (**b**) [aus Madeira et al 1986; Abdruck mit Genehmigung der Autoren].

gefunden [Madeira et al 1986] (Abb. 2/4). Dieses Phänomen erscheint in aufeinanderfolgenden Generationen einer Familie, gehäuft unter Geschwistern, ist in monozygoten Zwillingen konkordant und wird daher möglicherweise autosomaldominant vererbt. Es wurde auch in Kombination mit Dens invaginatus, Odontoma, vielhöckerigen Molaren, zugespitzten Eckzahn- und Prämolarenkronen und Mikrodontie beobachtet, einem Syndrom (Lobodontie; lobos = Wolf), das ebenfalls autosomal-dominant vererbt wird, sowie in Verbindung mit Amelogenesis imperfecta (vgl. 3.2.1) und Epidermolysis bullosa [Wright und Gantt 1983]. Histologisch zeigen taurodonte Zähne eine normale Schmelz-, Dentin- und Zementstruktur [Lysell 1962]. Möglicherweise liegt ein pathogenetischer Defekt in der Hertwigschen Epithelscheide und der Proliferation des Diaphragmas vor, die stark verspätet einsetzt.

- *Zahnkeimpaarung* (Gemination; Abb. 2/5 und 2/7) stellt den gescheiterten Versuch eines Zahnkeimes, sich zu teilen, dar. Gepaarte Zähne sind bis zu doppelt so breit wie der entsprechende Einzelzahn und finden sich bei 0,1–0,3% der Fälle [Ruprecht et al 1985, Hagman 1988], sowohl in der ersten als in der zweiten Dentition, vorwiegend unter Schneide- und Eckzähnen. Die unvollständige Paarung resultiert häufig in einer zentral eingekerbten Schneidekante bzw. in einer sehr seichten, axial verlaufenden Furche entlang der Teilungsebene, die die gepaarten, etwa gleich grossen (normal grossen) Zahnkronen äusserlich demarkiert. Röntgenologisch fällt auf, dass nur eine gemeinsame Pulpakammer vorliegt, die sich allerdings koronal aufzweigen kann. Wird der gepaarte Zahn als Einheit betrachtet, so ist die Zahnzahl dieses Kiefers normal [Tannenbaum und Alling 1963].
- *Zwillingsbildung* (Schizodontie; Abb. 2/5) ist das Resultat einer erfolgreichen und vollständigen Zahnkeimteilung. Sie resultiert in einem überzähligen Zahn, der in Form und Grösse ein Spiegelbild seines Zwillingspartners ist. Zwillingszähne sind vollständig voneinander getrennte Einzelzähne [Tannenbaum und Alling 1963].
- *Zahnverschmelzung* (Fusion; unechte Zahnkeimpaarung; Abb. 2/5) ist die Folge einer Vereinigung zweier ursprünglich getrennt angelegter benachbarter Zahnkeime zu irgendeinem Zeitpunkt während der Zahn-(Kronen-, Wurzel-)bildung. Je

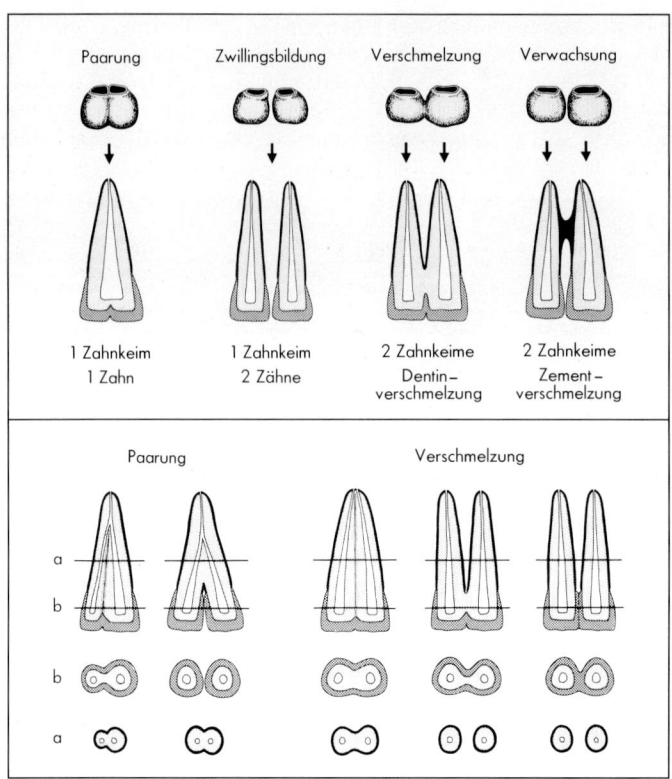

Abb. 2/5. Schematische Darstellung der Entstehung und der Art verschiedener Zahnanomalien [nach Schmuziger 1948, und Tannenbaum und Alling 1963].

nachdem, wann diese Vereinigung erfolgt, kann die Verschmelzung total oder partiell sein, d.h. im Kronen- und/oder Wurzelbereich stattfinden [Schmuziger 1948]. Unabhängig davon, ob Schmelz und Dentin oder nur Dentin verschmolzen sind, weisen die Zähne röntgenologisch zwei getrennte Pulpakammern auf. Eine Zahnverschmelzung hat immer zur Folge, dass der entsprechende verschmolzene Zahn als Einzelzahn fehlt (Zahnunterzahl), sofern die verschmolzenen Zähne als Einheit betrachtet werden. Zahnverschmelzungen wurden in verschiedenen Populationen mit einer Morbidität von 0,14 bis 0,85% bei Weissen, aber von 2,5 bis 3,0% bei Japanern beobachtet, häufiger im Milch- als im bleibenden Gebiss. Die Verschmelzung kommt vorwiegend zwischen normalen Schneidezähnen, Schneidezähnen und Eckzähnen, aber auch zwischen Schneidezähnen und überzähligen Frontzähnen zustande [Ruprecht et al 1985, Hagman 1988, Stillwell und Coke 1986, Nik-Hussein und Salcedo 1987]. Bei Patienten mit verschmolzenen lateralen Milchschneide- und Milcheckzähnen besteht in 75% der Fälle die Aussicht, dass der bleibende laterale Schneidezahn nicht angelegt ist, bei Patienten mit verschmolzenen Schneidezähnen fehlt in weniger als 20% der Fälle ein bleibender Schneidezahn [Hagman 1988]. Zahnverschmelzungen treten familiär gehäuft, nicht selten bilateral, auf und dürften autosomal-dominant vererbt werden. In der klinischen Praxis lässt sich die Zahnverschmelzung nur schwer von der Zahnkeimpaarung unterscheiden. Wenn diese Differentialdiagnose zu stellen nicht möglich ist, spricht man von «Doppelzähnen», deren Morbidität 0,1–1,0% beträgt [Brook und Winter 1970].

Viel häufiger ist die Verschmelzung der Wurzeln einzelner Molaren, die bereits röntgenologisch diagnostizierbar ist und im Verhältnis 1:2,5, d.h. mit einer Morbidität von 50 (Unterkiefer) bis 70% (Oberkiefer) auftritt [Ross und Evanchik 1981]. Obere dritte Molaren zeigen am häufigsten (85%), untere dritte und obere zweite Molaren am zweithäufigsten (50%) verschmolzene Wurzeln.

– *Zahnverwachsung* (Abb. 2/5) ist eine Verkoppelung zunächst getrennt entstandener benachbarter Zähne infolge Vereinigung des zellulären Wurzelzementes, die bei topographisch sehr eng benachbarten Zähnen oder infolge entzündlich verursachter Hyperzementose nur im Bereich der Zahnwurzeln erfolgt.

– *Dens invaginatus* (dens in dente) ist nicht, wie ursprünglich angenommen, ein «Zahn im Zahne». Es handelt sich vielmehr «um eine durch Einstülpung seiner Oberfläche (Invagination) zustandegekommene Missbildung eines Einzelzahnes». Diese Einstülpung «kann schon zur Zeit der Kronenentwicklung (koronale Invagination) oder erst bei der Entwicklung der Zahnwurzel (radikuläre Invagination; radix in radice) zustandekommen. In seltenen Fällen gibt es beide Formen an ein und demselben Zahn» [Schulze und Brand 1972]. Die Pathogenese ist von Kronfeld [1934], Gustafson und Sundberg [1950], Schulze [1972] und Schulze und Brand [1972] erläutert worden und erlaubt, «physiologische Faltungen» (vom Foramen caecum bei der Bildung des Tuberculum dentis ausgehend) von «pathologischen Faltungen» (sogleich bei der Formung des Zahnkeimes entstanden) abzugrenzen. Erstere kommen bei allen Zähnen mit Tuberculum dentis, d.h. vor allem bei oberen, mittleren und lateralen Schneidezähnen und Eckzähnen, letztere vor allem bei oberen lateralen Schneidezähnen und beim Mesiodens vor. Erstere lassen die ursprüngliche Kronenform weitgehend intakt, letztere resultieren in stiftförmigen Zähnen, bei denen der Eingang in die Invaginationshöhle auf oder neben der Zahnspitze liegt (Abb. 2/6 und 2/7).

Die koronale Form des Dens invaginatus wird beim oberen lateralen Schneidezahn (Abb. 2/7) nicht selten bilateral mit einer Häufigkeit von 0,3 bis 10% beobachtet, wobei nur bis zu 3% der Fälle röntgenologisch eine deutlich markierte, variabel tiefe Schmelzinvagination aufweisen [Gotoh et al 1979]. In seltenen Fällen ähnelt der Dens invaginatus einer Zwillingsbildung [Schulze 1972]. Die radikuläre Form ist äusserst selten [Oehlers 1975, Soames und Kuyebi 1982, Payne und Craig 1990]. Der Dens invaginatus kommt familiär gehäuft, bei monozygoten Zwillingen und aufeinanderfolgenden Generationen vor und dürfte autosomal-dominant mit reduzierter Penetranz vererbt werden [Dixon und Stewart 1976]. Die eingefalteten Zahnhartsubstanzpartien weisen normal strukturierten, hoch Ca- und P-angereicherten Schmelz und tubuläres Orthodentin auf, die Pulpa bleibt vom Faltungsraum getrennt, der Reste des reduzierten Schmelzorgans enthält [De Smit et al 1984, Morfis 1992].

Die *palatinale Wurzelfurche*, ebenfalls eine entwicklungsbedingte Anomalie, erscheint bei oberen bleibenden Schneidezähnen (2–21% der Fälle), häufiger bei lateralen (2–14% der Fälle) als bei zentralen Inzisivi. Sie entspringt vom Foramen caecum, durchbricht den palatinalen Schmelzwall und erstreckt sich variabel tief und weit der Wurzel entlang nach apikal. Solche Furchen bilden Prädilektionsstellen für lokale Parodontitis [Hou und Tsai 1993].

Natale und *neonatale Zähne* sind in der Regel ein Zeichen abnormen Zahndurchbruchs und nicht abnormer Zahnzahl. Natale oder kongenitale Zähne sind bereits bei der Geburt mindestens teilweise durchgebrochen, neonatale Zähne erscheinen bis zum 30. Lebenstag in der Mundhöhle. Natale und neonatale Zähne werden mit einer Häufigkeit von ungefähr 1:800 bis 1:3000 Geburten beobachtet. Sie repräsentieren fast ausschliesslich untere zentrale Milchschneidezähne, oft (bei etwa 60% der Fälle) auch bilateral, und nur in wenigen Fällen (etwa 5%) überzählige Zähne [Massler und

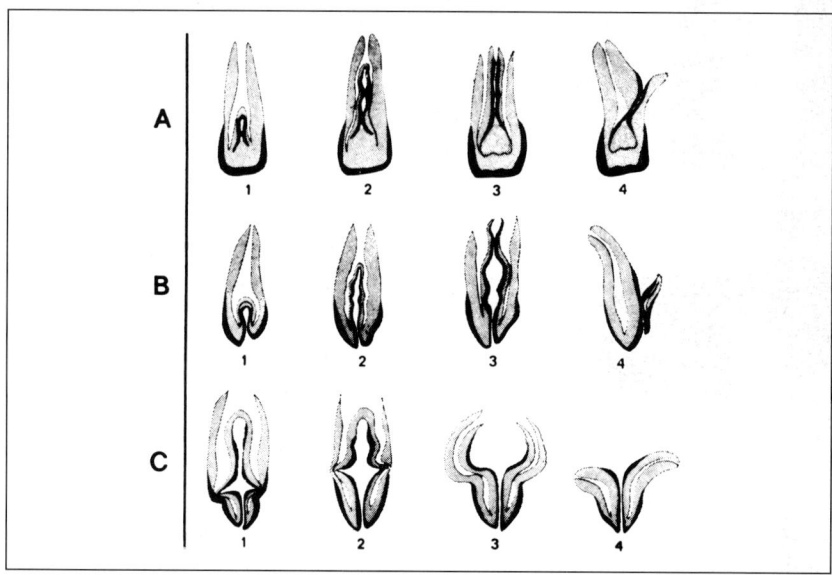

Abb. 2/6. Schematische Darstellung der verschiedenen koronalen Invaginationsformen beim Dens invaginatus. **A** Typische Kronenform ist intakt. **B** Atypische, stiftartige Kronenform. **C** Atypische Invaginationshöhle mit starker Veränderung der Zahnform. 1–4 = Variationen der Form und Tiefe der Invaginationshöhle [aus Schulze und Brand 1972; Abdruck mit Genehmigung der Autoren].

Abb. 2/7. Zahnpaarung und Dens invaginatus. **a** Gepaarter oberer rechter Eckzahn eines 11jährigen Kindes in vestibulärer, röntgenologischer, oraler und okklusaler Sicht. **b** Oberer linker seitlicher Schneidezahn eines 12jährigen Kindes als Dens invaginatus. **c** Oberer linker seitlicher Schneidezahn eines 12jährigen Kindes mit beidseitiger Lippen-Kiefer-Gaumen-Spalte als Dens invaginatus. **d** Oberer linker seitlicher Schneidezahn als stark aufgetriebener Dens invaginatus. Alle invaginierten Zähne (**b, c, d**) sind von koronal eingefaltet und in vestibulärer, röntgenologischer, mesialer und oraler Sicht abgebildet.

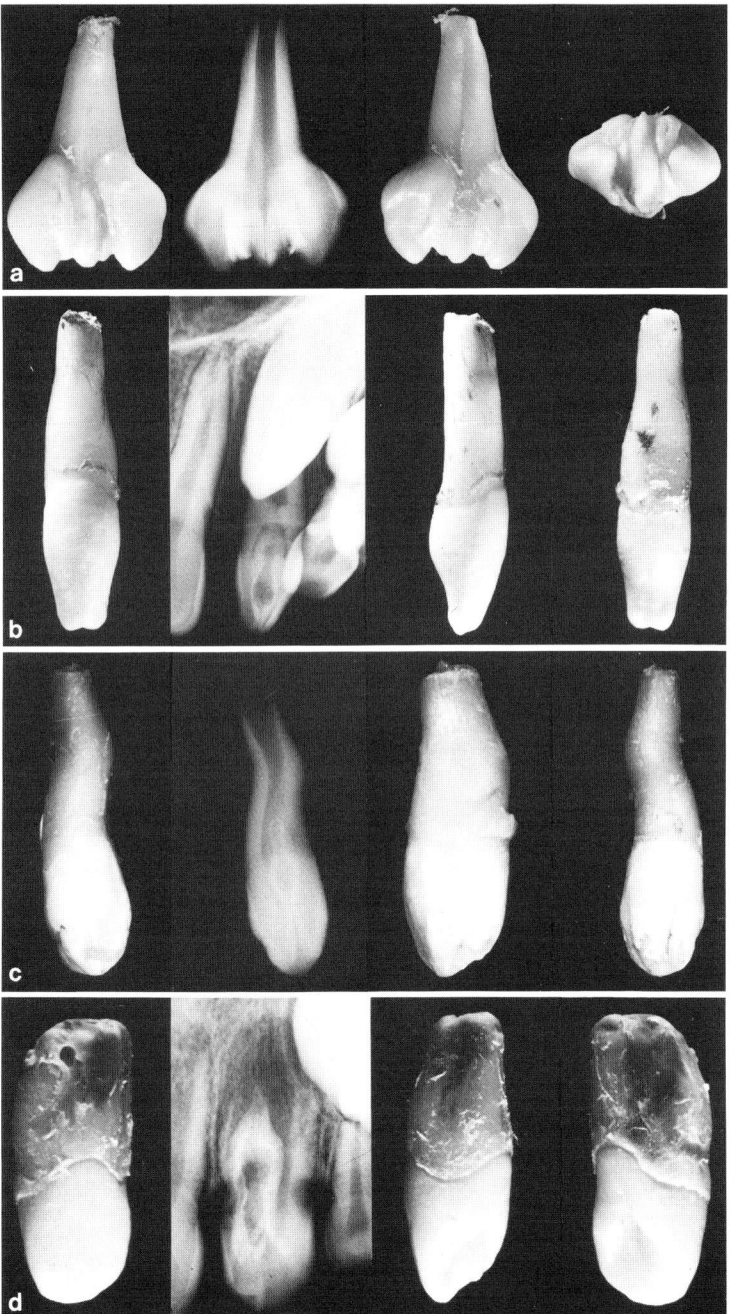

2 Numerische und morphologische Anomalien der Zähne

Savara 1950, Kates et al 1984]. Diese Zähne sind sehr beweglich, weisen eine nur partiell gebildete Wurzel auf, können sich aber weiter entwickeln und entweder mit dem Zahnwechsel ausgestossen werden oder darüber hinaus erhalten bleiben. Sie treten familiär gehäuft auf und könnten autosomal-dominant vererbt werden [Kates et al 1984]. Der Schmelz dieser Zähne ist meist dysplastisch, hinsichtlich des Kindesalters normal entwickelt, aber noch unvollständig mineralisiert. Daher nehmen diese Zähne kurz nach der Geburt eine gelbbraune Farbe an. Auch das Dentin weist nur die Hälfte des Mineralgehaltes (Ca, P) des normalen Milchzahndentins auf [Knychalska-Karwan et al 1988]. Natale und neonatale Zähne haben klinische Komplikationen zur Folge: Jeder leichte Druck auf diese Zähne schmerzt, die Kinder verweigern das Saugen oder verletzen die Brustwarze, die Gefahr der Zahnexfoliation mit anschliessender Aspiration oder Verschlucken ist gross, sublinguale Ulzerationen können entstehen [Massler und Savara 1950].

3 Zahnentwicklungsstörungen

Die normale Zahnentwicklung ist ein sich über lange Zeiträume (3–4 Jahre für Milchzähne, 7–12 Jahre für Ersatz- und Zuwachszähne) erstreckender komplexer Prozess, der auf vielfältige Weise – durch genetische Fehlsteuerungen, traumatisch, entzündlich, chemisch, durch Stoffwechselstörungen oder im Rahmen von Allgemeinerkrankungen, prä- und postnatal – gestört werden kann.

3.1 Genetisch bedingte Dysplasien

Definition: Genetisch bedingte Dysplasien sind hereditäre Erkrankungen, bei denen primär der Schmelz und/oder das Dentin betroffen werden und die meist isoliert, aber auch im Zusammenhang mit systemischen Erkrankungen und Syndromen auftreten.

Diagnose: Die exakte Diagnosestellung verlangt folgende Befunde:
1. Klinische und röntgenologische, in der Regel bilateral-symmetrische Zeichen der Erkrankung an mehr als einem Zahn und mehr als einer Zahngruppe, meist an allen Zähnen einer oder beider Dentitionen.
2. Familienanamnestische Zeichen für das Auftreten der gleichen Erkrankung bei Geschwistern und/oder in der Eltern- bzw. Grosselterngeneration.
3. Wenn möglich strukturbiologische Daten der Zahnveränderungen.

Allgemeines

Erinnere: Die Zahnentwicklung wird durch wechselseitige Induktionsvorgänge zwischen ektomesenchymaler Zahnpapille und ektodermalem Schmelzorgan gesteuert. Aus undifferenzierten Zellen dieser Strukturen entwickeln sich einerseits Odontoblasten, anderseits Ameloblasten. Diese Zellen bilden je in bestimmten Phasen der Zahnentwicklung Hartsubstanz von spezifischer Zusammensetzung und Struktur, so dass Zähne mit charakteristischer Form entstehen.

Basisliteratur

Bixler D: Heritable disorders affecting dentin; in Stewart, Prescott, Oral facial genetics, pp. 227–261 (Mosby, St. Louis 1976).
Schulze C: Anomalien und Missbildungen der menschlichen Zähne (Quintessenz, Berlin 1987).
Sofaer JA: Single gene disorders; in Jones, Mason, Oral manifestations of systemic diseases, 2nd ed, pp. 61–111 (Baillière Tindall/Saunders, London 1990).
Witkop CJ, Sauk JJ: Heritable defects of enamel; in Stewart, Prescott, Oral facial genetics, pp. 151–226 (Mosby, St. Louis 1976).

Die Zahnentwicklung wird von einer grossen Zahl von Genen gesteuert, die, sofern defekt, Zahnmissbildungen hervorrufen können. Heute werden 18 (oder mehr) verschiedene genetisch bedingte Zahndysplasien unterschieden. Ihre Klassifizierung beruht auf genetischen, klinischen, histologischen und biochemischen Kriterien [Shields 1983, Witkop 1989]. Die klinischen Manifestationen reflektieren jedoch nicht unbedingt eine typische mikroradiographische oder strukturelle Veränderung [Bäckman et al 1993, Bäckman und Angmar-Mansson 1994].

Die hereditären Zahndysplasien werden meist *autosomal-dominant* (AD), aber auch *autosomal-rezessiv* (AR) oder *geschlechtsgebunden* (XL) vererbt. Expressivität und Penetranz variieren teilweise sehr stark. Zahndysplasien, die nicht beide Dentitionen betreffen und nicht an allen Zähnen auftreten, die auch nicht in ähnlicher Form bei Verwandten in auf- und absteigender Linie vorkommen, sind wahrscheinlich traumatisch, chemisch, entzündlich usw., aber nicht genetisch bedingt (vgl. 3.2).

Die hereditären Zahndysplasien beruhen im wesentlichen auf Einzelgendefekten. Daneben gibt es *hereditäre generalisierte Erkrankungen* und Syndrome (vgl. 3.1.4), die Schmelz- und/oder Dentindefekte einschliessen. Bei diesen Erkrankungen treten an den Zähnen histopathologisch dieselben Strukturdefekte auf, die auch die Phänotypen der Einzelgendefekte charakterisieren.

3.1.1 Amelogenesis imperfecta

Allgemeines

Genetisch bedingte Dysplasien des Schmelzes werden seit Weinmann et al [1945] als Amelogenesis imperfecta bezeichnet [Witkop 1989].
– Durch den genetischen Defekt werden ein Schritt oder mehrere Schritte der Differenzierung und/oder die Funktion des Schmelzbildungsorgans gestört, so dass chemisch, quantitativ und/oder strukturell abnormer Schmelz gebildet wird.
  Die Dentinstruktur ist normal.
– Genetisch bedingte Dysplasien des Schmelzes wurden ursprünglich in drei [Winter und Brook 1975], später auch in zwei [Shields 1983] oder vier [Witkop 1989] Gruppen eingeteilt:
  I   (1) Auf Hypoplasie,
  II (2) auf Unreife («hypomaturation»),
  III (2) auf Unterverkalkung («hypocalcification»),
  IV (–) auf partielle Unreife und Unterverkalkung, kombiniert mit Taurodontismus (vgl. Kap. 2)
  beruhende Amelogenesis imperfecta. Jede dieser Gruppen wird in verschiedene Erscheinungsbilder unterteilt, die bei verschiedenen Autoren in unterschiedlicher Reihenfolge genannt werden [Winter und Brook 1975, Melnick et al 1982, Shields 1983, Witkop 1989]. Eine völlig andere Art der Unterteilung der hypoplastischen und hypomineralisierten Formen der Amelogenesis imperfecta wurde von Sundell und Koch [1985] vorgeschlagen und von Sundell und Valentin [1986] auf die entsprechend verschiedenen Arten der Vererbung geprüft. Die hier verwendete Klassifikation folgt dem Vorschlag von Witkop [1989], der eine Modifikation der früheren von Winter und Brook [1975] vorgeschlagenen Einteilung ist. Daher wird

auch die von Witkop [1989] verwendete Reihenfolge der verschiedenen Formen der Erkrankung (in Abweichung zur 1. Auflage dieses Buches) hier übernommen. Dabei ist wichtig, daran zu erinnern, dass jede moderne Klassifikation der Amelogenesis imperfecta gleichermassen auf den verschiedenen klinischen und röntgenologischen Erscheinungsbildern wie auch auf dem Nachweis eines bestimmten Erbganges beruht.
– Die Morbidität aller Typen zusammen beträgt in den USA etwa 1:14 000–1:16 000, die der auf Unterverkalkung beruhenden Amelogenesis imperfecta 1:20 000 [Witkop 1958]. In Israel [Chosack et al 1979] ist die Amelogenesis imperfecta (vorwiegend vom hypoplastischen Typ) weitaus häufiger (1:8000). Am häufigsten tritt sie in Nordschweden auf (1:718) [Bäckman und Holm 1986], wobei die hypoplastische Form mit 73% am stärksten, die hypomineralisierte Form mit 6% am schwächsten vertreten sind. Erstere Form wird überwiegend (89%), letztere nur hälftig (44%) autosomal-dominant vererbt [Bäckman und Holmgren 1988]. In Mittelschweden wurde die Amelogenesis imperfecta nur mit einer Morbidität von 1:4000 gefunden, wobei 60% die hypoplastische und 40% die hypomineralisierte Form aufwiesen [Sundell und Koch 1985].

I   Auf Hypoplasie beruhende Amelogenesis imperfecta

Man unterscheidet sieben verschiedene Formen der auf Hypoplasie beruhenden Amelogenesis imperfecta, die alle eine geringere als die normale Schmelzdicke aufweisen. Glatte, rauhe, grübchenartige und lokale Formen werden autosomal-dominant vererbt, Schmelzaplasie und auch die lokale Form autosomal-rezessiv und eine weitere glatte Form geschlechtsgebunden (Tab. 3/1). Bei allen hypoplastischen Formen läuft die Zahnentwicklung gegenüber dem chronologischen Alter beschleunigt ab [Seow 1995].

I A Grübchenartig-hypoplastische Amelogenesis imperfecta (AD)
– Die Defekte treten in fast normal dickem Schmelz auf. Die Zahnkronen sind tonnenförmig, die Schmelzfarbe ist normal. Bei Milch- und bleibenden Zähnen sind die Grübchen bis stecknadelkopfgross und zufällig – in Reihen oder säulenartig – verteilt, labial aber häufiger als lingual. Infolge ihrer exogenen Verfärbung sind diese Grübchen sehr auffällig. Milchzähne können eine glatt-hypoplastische Amelogenesis imperfecta aufweisen. An den hypoplastischen Stellen verlaufen die Retzius-Linien parallel zur vertieften Oberfläche. Dies ist die häufigste Form in Schweden.
– *Differentialdiagnose:* Ähnliche Hypoplasien des Schmelzes finden sich auch bei anderen Erkrankungen, wie Rachitis, Pseudohypoparathyroidismus, Epidermolysis bullosa.

I B Lokal-hypoplastische Amelogenesis imperfecta (AD)
– Diese Form der Amelogenesis imperfecta kann der grübchenartigen Form ähneln. Horizontal verlaufende Reihen von Grübchen oder horizontal verlaufende Furchen, aber auch isolierte grosse hypoplastische Defekte in der vestibulären Kronenmitte werden beobachtet.
– Die Erkrankung tritt verstärkt im Milchgebiss, vor allem an Milchmolaren, auf, Anzahl der befallenen Zähne und Schweregrad schwanken. Die Lokalisation der Defekte ist unabhängig von den Entwicklungsperioden. Bleibende Zähne zeigen minimale Defekte.
– Die Defekte beruhen häufig auf einer Kombination von Hypoplasie und mangelnder Schmelzreifung. Schmelzprismen sind desorientiert, die Wachstumslinien zeigen verstärkte Neigung gegen die Schmelz-Dentin-Grenze. Der Schmelz unterhalb der Defekte ist unterverkalkt, tiefer gelegene Schmelzschichten sind normal mineralisiert.

Tabelle 3/1. Genetisch bedingte Dysplasien des Schmelzes (Amelogenesis imperfecta, ohne Gruppe IV)

Symptome	Hypoplasie und Aplasie (7 Formen)	Unreifer Schmelz («hypomaturation») (3 Formen)	Unterverkalkter Schmelz («hypocalcification») (2 Formen)
Genetik	AD, AR, XL	AR, XL rezessiv, AD	AD, AR
Klinik			
Farbe der Krone	weiss bis bräunlich	opak weiss (beim Durchbruch), zum Teil tiefbraun (später)	opak weissgelblich (beim Durchbruch), gelbbraunschwarz (später)
Schmelzoberfläche	glatt oder rauh, Grübchen, Furchen	matt, glatt bis porös, Furchen, Grübchen	matt, rauh
Schmelz	hart	weicher als normal	sehr weich
Zahnform vor dem Durchbruch	konisch oder zylinderförmig	normal	normal
Attrition, Abrasion	schneller als normal	hoch (auch Absplittern)	sehr hoch
Röntgenkontrast			
Schmelz	normal (falls sichtbar)	ähnlich wie Dentin oder normal	geringer als Dentin
Pathohistologie			
Schmelzdicke	$1/4$–$1/8$ der normalen Dicke oder fehlend	normal	normal
Struktur	glasig, amorph, lamellär, mit oder ohne Prismen	Prismen	Prismen
Löslichkeit in Säure	vollständig	teilweise	teilweise

I C Lokal-hypoplastische Amelogenesis imperfecta (AR)

– Diese Form ist ähnlich, aber schwerer ausgeprägt als die Form IB. Fast alle Zähne in beiden Dentitionen sind betroffen. Auch unterverkalkte Stellen der hypoplastischen Areale werden beobachtet [Witkop 1989].

I D Glatt-hypoplastische Amelogenesis imperfecta (AD; mit hoher Penetranz)

– Die Schmelzdicke ist auf etwa $1/4$–$1/8$ der normalen Dicke reduziert. An Inzisalkanten und Okklusalflächen fehlt der Schmelz häufig ganz. Die Kronen sind konisch geformt, mesiodistale Kontakte fehlen.

- Die Ameloblasten haben sich differenziert, synthetisieren jedoch Schmelzmatrix nur während kurzer Zeit. Die Schmelzprismen fehlen häufig oder sind kurz und von dicken Prismenscheiden umgeben. Dieser Schmelz kann senkrecht zu seiner Oberfläche von Kanälen durchzogen [Bäckman und Anneroth 1989, Bäckman et al 1989] oder von einer Schicht (bis 1 mm dick) parallel zur Zahnoberfläche angeordneter verkalkter Lamellen [prismenfreier Schmelz; Wright et al 1991] überlagert sein. Er ist porös und enthält 6mal mehr Protein als normal [Wright et al 1992a].
- Klinisch erscheint der Schmelz beim Durchbruch gelblich, später opak weiss bis durchscheinend gelblichbräunlich. Die Oberfläche ist glänzend, glatt und hart. Röntgenologisch ist Schmelz (sofern mengenmässig erkennbar) durch eine dünne röntgendichte Linie charakterisiert. Die Wurzeln können kürzer als normal ausgebildet sein und apikal spitz zulaufen. An nicht durchgebrochenen Zähnen treten Resorptionen mit oder ohne Reparation mit zellulärem Zement auf. Der reduzierte Schmelz kann von Zement überlagert werden. Reste des Schmelzorgans können zystisch degenerieren. Die Zähne sind kariesresistent, unterliegen aber rasch der Attrition.

I E Geschlechtsgebunden-hypoplastische Amelogenesis imperfecta (XL-dominant)
- Männer zeigen ein anderes Defektmuster als Frauen [Crawford und Aldred 1992].
- Bei Männern ist Schmelz nur $1/4$–$1/8$ der normalen Dicke vorhanden. Schmelzprismenstrukturen können fehlen. Die Schmelzoberfläche besteht häufig aus homogenem glasartigem lamelliertem Material. Die Schmelz-Dentin-Grenze ist normal gewellt. Der Schmelz erscheint glatt, glänzend, gelbbraun gefärbt, zeigt normalen Röntgenkontrast und splittert leicht ab.
- Bei heterozygoten Frauen liegen vertikale Bänder von normalem und hypoplastischem Schmelz nebeneinander. Die Verteilung ist zufällig und asymmetrisch. Diese Erscheinung wird mit der Hypothese erklärt, dass bei Frauen nur eines der beiden X-Chromosomen aktiv sei [Lyon 1961, 1962]. In der frühen Embryonalentwicklung würde individuell in jeder somatischen Zelle zufällig ein X-Chromosom inaktiviert und zum Geschlechtschromatin, so dass Frauen aus einem Mosaik von Zellklonen bestehen. Aus der zervikalen Schlinge des Schmelzorgans würden dann vertikale Bänder von Ameloblasten mit und ohne Defekt hervorgehen, welche Bänder von normalem bzw. hypoplastischem Schmelz bilden würden [Witkop 1967]. Diese Bänder sind auch röntgenologisch zu erkennen.

I F Rauh-hypoplastische Amelogenesis imperfecta (AD)
- Hier ist etwas mehr Schmelz vorhanden (auch röntgenologisch erkennbar) als bei der glatt-hypoplastischen Form. Der Schmelz ist hart, seine Farbe weisslich bis gelblichweissbräunlich. Er ist weniger attritions- als absplitterungsgefährdet, seine Oberfläche ist rauh, gefurcht oder granulär. Die Zahnkronen sind zylindrisch, mesiodistale Kontakte fehlen. Der Röntgenkontrast zwischen Schmelz und Dentin ist gross.
- Der Schmelzstruktur fehlt häufig das Prismenmuster, eine oberflächenparallele lamellierte Struktur überwiegt. Die Schmelz-Dentin-Grenze ist glatt. Bei vorhandenem Prismenmuster werden stark verzerrte Retzius-Linien beobachtet.

I G Aplastisch-rauhe Amelogenesis imperfecta (AR)
- Schmelz ist praktisch nicht vorhanden (Schmelzaplasie). Die Krone wird von atypischer Hartsubstanz – einer mineralisierten, lamellierten, glasig-granulären und oberflächlich rauhen Schicht von etwa 10 µm Dicke – bedeckt, die der glatten Schmelz-Dentin-Grenze aufliegt.
- Auf den weitgehend schmelzfreien Zustand reagiert die Pulpa posteruptiv mit der Bildung von Sekundär- und Tertiärdentin. Zusätzlich werden die Kanäle des Primärdentins obliteriert. Viele Zähne brechen nicht durch und zeigen Resorptionen.
- Klinisch erscheinen die konisch-kegelförmigen Zahnkronen beim Durchbruch gelblich (Farbe des Dentins!), später gelbbraun. Sie haben eine rauhe Oberfläche. Röntgenologisch ist kein Schmelz erkennbar. Die Zahnkronen sind kariesresistent, aber leicht abradierbar. Mesiodistale Kontaktpunkte fehlen. Die Erkrankung ist sehr selten.

II Auf Unreife («hypomaturation») beruhende Amelogenesis imperfecta

Man unterscheidet drei verschiedene Formen der auf Unreife beruhenden Amelogenesis imperfecta: die pigmentierte, die schneekappenartige und die geschlechtsgebundene, die autosomal-rezessiv und geschlechtsgebunden-rezessiv bzw. autosomaldominant vererbt werden (Tab. 3/1).
Die Ameloblasten produzieren Schmelzmatrix in normaler Menge, die Mineralisation bleibt jedoch unvollständig, weil die präeruptive Reifung (d.h. Rückresorption von Matrix und Wasser durch die Ameloblasten) ausbleibt oder unvollständig abläuft.
Daher ist der Schmelz normal dick, aber weicher als normal.

II A Pigmentiert-unreife Amelogenesis imperfecta (AR)

– Bei dieser sehr seltenen Form der Amelogenesis imperfecta zeigen die Zähne primär bräunliche Verfärbung und werden posteruptiv durch exogene Farbstoffeinlagerung noch wesentlich dunkler. Histochemisch kann in den Prismenscheiden viel nichtmineralisiertes Material ähnlich der Schmelzmatrix nachgewiesen werden. Kalzium- und Phosphorgehalt sind an der Schmelz-Dentin-Grenze normal und nehmen zur Oberfläche hin ab. In der Mitte der Schmelztiefe besteht eine bräunlich pigmentierte Schmelzregion, in der die Prismenquerstreifung sehr stark akzentuiert ist. Die Retzius-Linien können fehlen oder sind undeutlich ausgeprägt. Die Schmelzoberfläche erscheint porös, die Kariesneigung ist gering, der Proteingehalt (5%) des Schmelzes ist hoch [Wright et al 1992b, Witkop et al 1973].
– Klinisch sind die Zahnkronen beim Durchbruch normal geformt und von milchig- bis hellagarbrauner Farbe. Sie können posteruptiv eine tiefbraune Farbe annehmen. Der Schmelz ist normal dick und hat die Tendenz abzusplittern. Der Röntgenkontrast von Schmelz ist gering und gleicht dem des Dentins. Pulpa und Wurzel sind normal. Die Patienten neigen zu starker Bildung von Zahnstein, der pigmentproduzierende Mikroorganismen enthalten kann. In diesen Fällen wird eine intensiv rotviolette Fluoreszenz beobachtet.

II B Geschlechtsgebunden-unreife Amelogenesis imperfecta (XL-rezessiv)

– Die Defekte sind bei Männern und Frauen verschieden.
– Bei Männern sind die Milchzähne opak weiss, d.h. sie zeigen transparent weisse Fleckung. Die bleibenden Zähne erscheinen dunkelgelbweiss gefleckt und werden posteruptiv dunkler. Der Schmelz dieser Zähne ist relativ weich und röntgenologisch ähnlich dicht wie Dentin. Histologisch erscheinen die Prismenscheiden der äusseren Schmelzregionen defekt (verfärbt) oder fehlen, die Schmelzoberfläche ist porös.
– Bei heterozygoten Frauen tritt der hypoplastische Defekt bei Milchzähnen in Form von irregulär verteilten vertikalen Furchen auf, die an ihrer Oberfläche aus opak weissem Schmelz bestehen, der mit normalem Schmelz alterniert. Der gefurchte Schmelz ist minderverkalkt. Bei bleibenden Zähnen alternieren vertikale Bänder aus normalem oder weiss- bzw. gelbopakem verändertem Schmelz, die röntgenologisch nicht in Erscheinung treten.

II C Schneekappenzähne (AD)

– Bei dieser relativ häufigen Form der Amelogenesis imperfecta [1:2000; Witkop und Sauk 1976] verlaufen Prismenbildung und Schmelzreifung inzisal und okklusal an der Oberfläche oder bis in eine Tiefe von 1 mm unter der Schmelzoberfläche abnorm. Betroffene Zähne haben daher opak weisse Kappen, die traumatisch erworbenen weissen Flecken (vgl. 3.2.1) oder auch kariösen White-spot-Läsionen (vgl. 7.1) ähneln. Der Defekt ist unregelmässig auf die Zähne beider Dentitionen verteilt (variable Expressivität und gelegentlich fehlende Penetranz). Die Defekte sind jedoch im Oberkiefer häufiger und schwerer ausgeprägt als im Unterkiefer. Escobar et al [1981] fanden, dass nur der prismenfreie Schmelz fehlgebildet sei. Eine geschlechtsgebunden-rezessive Form der Schneekappenzähne ist umstritten [Crawford und Aldred 1992].

III Auf Unterverkalkung («hypocalcification») beruhende Amelogenesis imperfecta (AD/AR)

Merke:
- Mangelhaft ausgereifter Schmelz entsteht durch mangelhafte oder ausbleibende Rückresorption von Matrix und Wasser [Wright und Butler 1989]. Die Störung betrifft hauptsächlich die oberflächlichen Schmelzpartien.
- Mangelhaft verkalkter Schmelz beruht auf Schmelzmatrixdefekten und mangelnder Kristallitentstehung. Die Störung betrifft die gesamte Schmelzdicke.
- Differentialdiagnostisch ist unreifer Schmelz zwar weicher als normaler Schmelz, aber viel härter als unterverkalkter Schmelz. Letzterer ist so weich, dass er mit Instrumenten eingedrückt und entfernt werden kann.

III A Unterverkalkte Amelogenesis imperfecta (AD)
- Der unterverkalkte Schmelz ist beim Durchbruch normal dick, aber sehr weich (bis zu käsiger Konsistenz). Der zervikale oder linguale Schmelz kann härter und attritionsresistenter sein [Wright et al 1993a] (Tab. 3/1).
- Es wird vermutet, dass die veränderte und nichtresorbierte Schmelzmatrix eine normale Mineralisation verhindert. Der Schmelz enthält zum Teil bis 30% weniger Mineral und mehr als 10% organische Substanz (normal etwa 1%), die im histologischen Schnitt erhalten bleibt (Abb. 3/1 a, b).
- Klinisch ist der Schmelz beim Durchbruch stumpf-glanzlos, opak weiss bis honigfarben. Infolge von Attrition geht er innert weniger Monate verloren oder wird dunkelgelbbraun verfärbt. Das exponierte und auch stark verfärbte Dentin kann sehr temperaturempfindlich sein. Röntgenologisch weist Schmelz die gleiche oder eine geringere Dichte als Dentin auf. Charakteristisch ist eine starke Neigung zu rascher Zahnsteinbildung. Viele Zähne brechen stark verzögert oder gar nicht durch. Bei 60% der Fälle wird auch ein anterior offener Biss beobachtet.

III B Unterverkalkte Amelogenesis imperfecta (AR)
- Diese Form ist klinisch grundsätzlich gleich wie die Form IIA, aber bedeutend schwerer ausgeprägt [Witkop 1989].

IV Auf mangelnder Schmelzreifung und Unterverkalkung beruhende Amelogenesis imperfecta kombiniert mit Taurodontismus (AD)

- Auf mangelnder Schmelzreifung beruhende Amelogenesis imperfecta kann gleichzeitig mit Schmelzhypoplasie (zufällig angeordnete Grübchen, meist labial) und ebenfalls gleichzeitig mit einer auf Kosten der Wurzellänge nach apikal vergrösserten Pulpakammer [Taurodontismus; Hamner et al 1964, Jorgenson 1982; vgl. Kap. 2] auftreten [Crawford et al 1988].
- Der Schmelz der Zähne beider Dentitionen erscheint glänzend opak, gelblichbraun gefleckt und weist gleichen Röntgenkontrast wie Dentin auf. Diese Erkrankung wurde als separater Typ der Amelogenesis imperfecta klassifiziert [Crawford 1970, Witkop 1989], kann jedoch auch zum trichodental-osteosklerotischen Syndrom gehören, das bezüglich der Haar- und Knochendefekte – aber nur bei 30–50% der Fälle – penetrant ist [Witkop und Sauk 1976, Congleton und Burkes 1979].
- Ein weiterer Typ mit sehr dünnem Schmelz (Reduktion auf ¼ der normalen Dicke) ist umstritten [Witkop 1989].

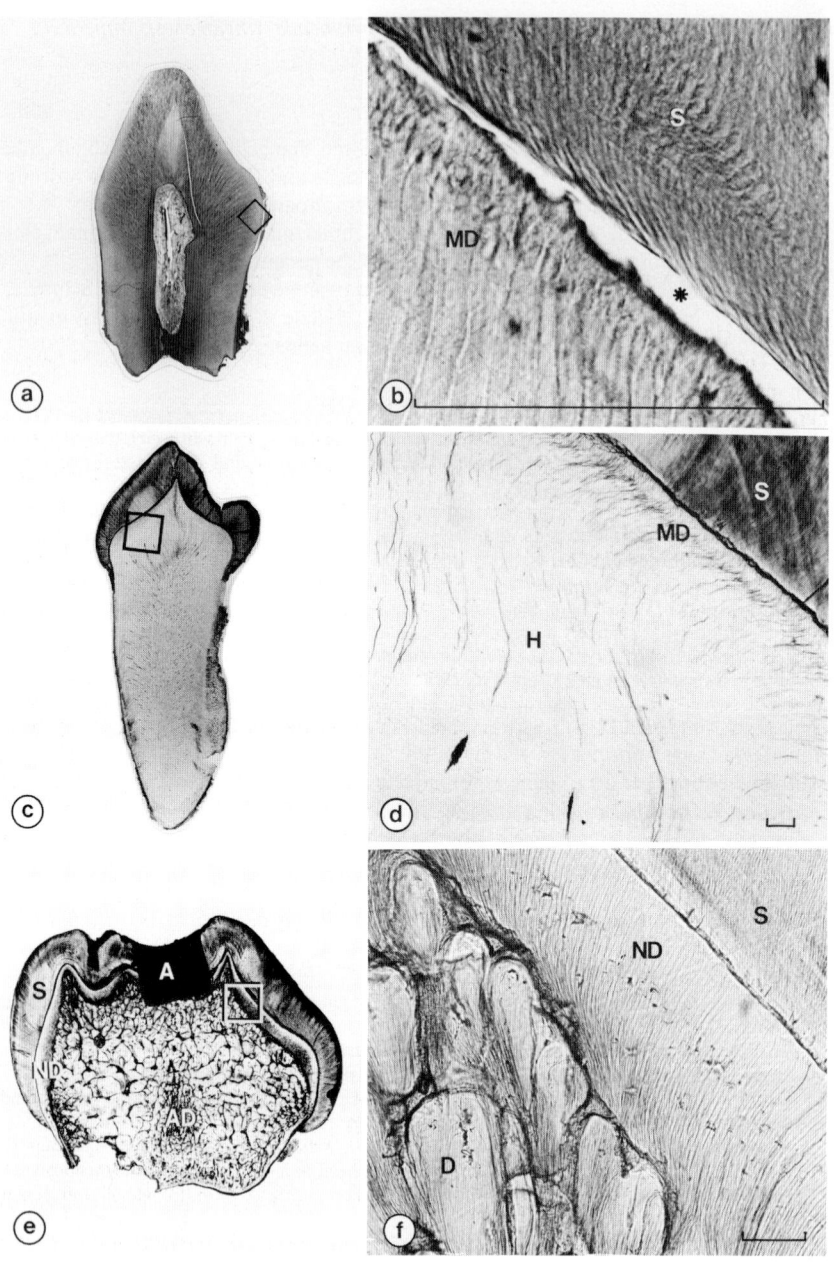

Pathobiologie oraler Strukturen

24

3.1.2 Dysplasien des Dentins

Shields et al [1973] haben erstmals eine klare und übersichtliche Klassifizierung der genetisch bedingten Dysplasien des Dentins vorgelegt, die seither internationale Anerkennung gefunden hat [Shields 1983, Witkop 1989].
Genetisch bedingte Dysplasien des Dentins werden in zwei Haupttypen eingeteilt:
– Dentinogenesis imperfecta (DI),
– Dentindysplasie (DD).
Beide Typen kommen in verschiedenen Varianten vor.
Bei allen Typen wird zunächst normales Dentin (im Bereich des Manteldentins) gebildet. Danach setzt die Dentinbildung entweder vollständig aus oder es erfolgt eine stark atypische Hartsubstanzbildung, die oft bis zur totalen Obliteration der Pulpakammer führt. Herold [1972] fand, dass das initial gebildete Dentin hinsichtlich der Dimension und Anordnung der Kollagenfibrillen (Korffsche Fasern!) in toto dem sonst dünnen Manteldentin entspricht. Daher ist anzunehmen, dass die ektodermal-ektomesenchymalen Interaktionen (Induktionsvorgänge) normal ablaufen und der Gendefekt anderswo zu suchen ist. Angesichts grosser Variationsmöglichkeiten dysplastischer Dentinstrukturen wird diese Auffassung nicht generell geteilt [Wright and Gantt 1985].
Die international weit verbreitete Einteilung der Dysplasien des Dentins, wie sie auch hier verwendet wird [Shields et al 1973], wird heute aus biologischen [Witkop 1989] und nomenklatorischen [Jorgenson 1989] Gründen kritisiert und durch eine neue Einteilung zu ersetzen versucht [Jorgenson 1989; Tab. 3/2]. Tatsächlich scheinen die Typen II und III (s.u.) der Dentinogenesis imperfecta verschiedene Phänotypen des gleichen Gendefekts zu sein [Witkop 1989] und nomenklatorische Prinzipien sprechen gegen die Einordnung der Dentinogenesis imperfecta Typ I (mit Osteogenesis imperfecta assoziiert) in die isolierten, durch Einzelgendefekte verursachten Dysplasien des Dentins [Jorgenson 1989]. Auch scheint die Dentindysplasie Typ II eher eine Form der Dentinogenesis imperfecta Typ II zu sein.

Abb. 3/1. Auf Unterverkalkung beruhende Amelogenesis imperfecta (**a, b**), Dentinogenesis imperfecta vom Typ II (**c, d**) und Dentindysplasie vom Typ I (**e, f**).
a, b Unterer Eckzahn, axialer Schnitt, Quadrat in **a** entspricht **b**. Beachte Matrix des stark minderverkalkten Schmelzes (S), normal strukturiertes Manteldentin (MD), durch Artefakt (*) von Schmelzmatrix getrennt. **a** × 5. **b** × 550.
c, d Unterer Prämolar, axialer Schliff, Quadrat in **c** entspricht **d**. Beachte normalen Schmelz (S), Manteldentin (MD) und stark atypische homogen-strukturlose Hartsubstanz (H) in total obliterierter Pulpakammer. **c** × 3. **d** × 35.
e, f Unterer Milchmolar, bukkolingualer Schliff, Quadrat in **e** entspricht **f**. Beachte normalen Schmelz (S) mit okklusaler Amalgamfüllung (A), initial gebildetes normales Dentin (ND) und atypisches dentikelhaltiges (D) Dentin (AD) mit arkadenförmigem Tubuliverlauf. **e** × 5. **f** × 90.
Der Massstab in **b, d, f** entspricht 100 µm.

Tabelle 3/2. Neue Klassifikation der Dysplasien des Dentins [Jorgenson 1989] im Vergleich zur Klassifikation nach Shields et al [1973]

Neue Klassifikation	Shields-Klassifikation
I Isolierte Erkrankung	
A Umweltbedingte Formen	
B Genetisch bedingte Formen	
1. Dentinogenesis imperfecta I	Dentinogenesis imperfecta II und III
2. Dentinogenesis imperfecta II	Dentindysplasie I (radikulär)
3. Dentinogenesis imperfecta III	Dentindysplasie II (koronal)
4. Dentinogenesis imperfecta IV	Fibröse Dentindysplasie
II Mit anderen Defekten assoziierte Erkrankung	
A Umweltbedingte Formen	
B Genetisch bedingte Formen (vgl. 3.1.4)	
1. Mit Osteogenesis imperfecta	Dentinogenesis imperfecta I
2. Mit Vitamin-D-resistenter Rachitis	
3. Mit brachioskeletalgenitalem Syndrom	
4. Mit Ehlers-Danlos-Syndrom	
5. Mit Pseudohypoparathyroidismus	
6. Mit Odontodysplasie (vgl. 3.1.3)	
7. Mit amelodentinaler Dysplasie	
8. Mit anderen	

3.1.2.1 Dentinogenesis imperfecta

Diese Erkrankung wird in drei Varianten beobachtet (Tab. 3/3):

Dentinogenesis imperfecta Typ I (AD/AR)

- Die Dentinogenesis imperfecta Typ I ist *eine* Manifestation der Osteogenesis imperfecta, einer hereditären generalisierten Skeletterkrankung, die – abgesehen von Dentindefekten – durch Knochenbrüchigkeit, Hyperextensibilität der Gelenke, blaue Skleren und progressive Taubheit charakterisiert ist. Die häufigste Form dieser Erkrankung wird autosomal-dominant vererbt, eine viel seltenere und schwerere Form autosomal-rezessiv.
- Als Ursache wird ein Defekt der Kollagenreifung (eventuell der Ersatz von Kollagen Typ I durch Typ III) bzw. der Dentinmatrix vermutet [Takagi et al 1980, Sauk et al 1980, Lukinmaa 1988]. Die Odontoblasten, die anfänglich wahrscheinlich normal funktionieren und typisches Dentin bilden, werden nicht selten vollständig durch mesenchymale Zellen ersetzt, die atypisches atubuläres Dentin bilden.
- Die Kronen erscheinen knollig, die Wurzeln verkürzt und zervikal verschmälert. Die Schmelz-Dentin-Grenze ist ausgezackt und gewellt. Das Manteldentin erscheint normal. Irreguläres Dentin bzw. völlig atypische amorphe Hartsubstanz, in welche echte Dentikel eingeschlossen sein können, obliteriert die gesamte Pulpakammer im Verlaufe mehrerer Jahre nach dem Zahndurchbruch [Lukinmaa 1988] (Abb. 3/2).

Tabelle 3/3. Genetisch bedingte Dysplasien des Dentins

	Dentinogenesis imperfecta (DI)		Dentindysplasie (DD)	
	Typen DI-I und -II	Typ DI-III	Typ DD-I	Typ DD-II
Symptome				
I:	*mit* Osteogenesis imperfecta	Brandywine-Typ, Schalenzähne	radikuläre DD	koronale DD
II:	opaleszierendes Dentin *ohne* Osteogenesis imperfecta			
Genetik				
I:	AD, AR	AD	AD	AD
II:	AD			
Klinik				
Farbe der Krone	durchscheinend bernstein-/perlmutterfarben (blaubraun schillernd)	durchscheinend bernstein-/perlmutterfarben (blaubraun schillernd)	normal	normal bis bernsteinfarben, transluzent
Besonderheiten				
	schnelle Attrition (absplitternder Schmelz)	schnelle Attrition, zerbrechlich (*cave:* Präparation, Extraktion)	hohe Zahnbeweglichkeit, fehlende Wurzeln, abnorme Zahnstellung	Milchzähne stärker betroffen, bleibende Zähne zum Teil klinisch normal
	Obliteration der Pulpakammer *nach* dem Durchbruch		Obliteration der Pulpakammer *vor* dem Durchbruch	distelförmige Pulpakammer infolge partieller Obliteration, normale Wurzeln
	Röntgenkonstrast des Dentins reduziert		Röntgenkontrast des Dentins reduziert	echte Dentikel
			periapikale Granulome und Zysten	
			echte Dentikel	
Peripher-initiales Dentin	normal	normal	normal	normal
Übriges Dentin	sehr atypisch	fehlt	Dentikelmasse mit schlingenartigen Tubuli	vor allem in der Wurzel atypisch

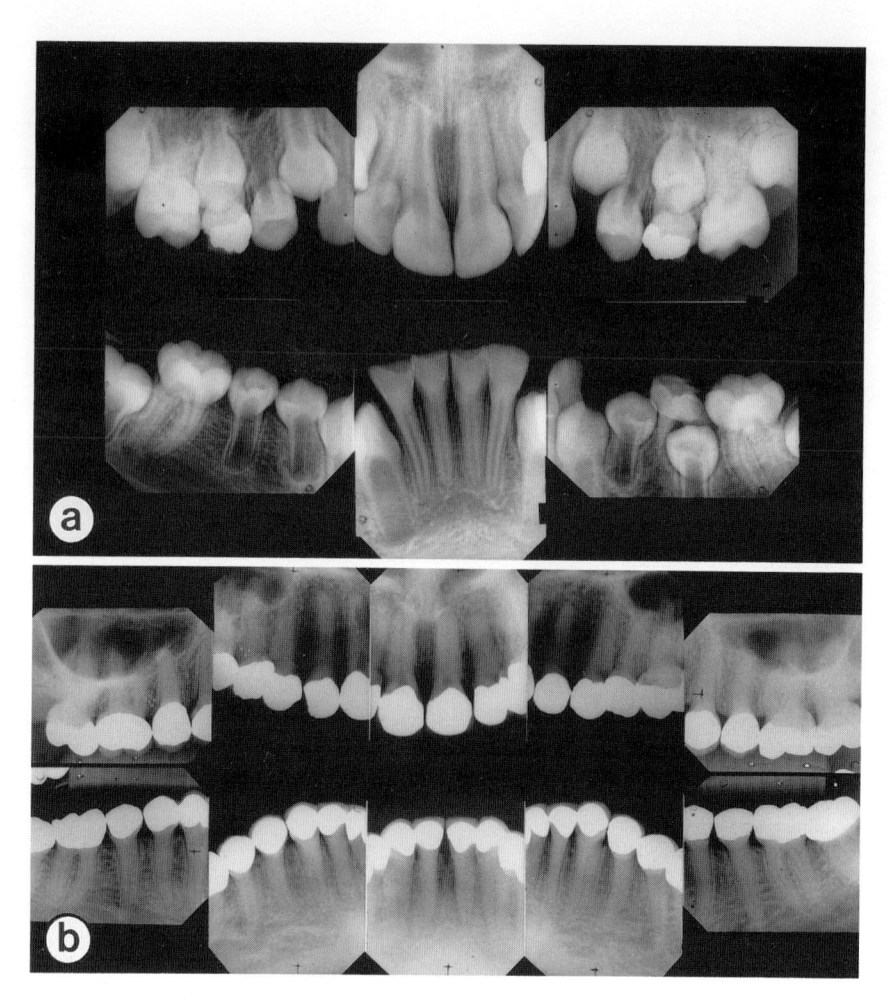

Abb. 3/2. Röntgenstatus eines Falles (Mädchen, geboren Februar 1959) von Dentinogenesis imperfecta Typ I bei Beginn (**a** = Mai 1968) und einige Jahre nach dem Durchbruch (**b** = Mai 1980) der bleibenden Zähne, d.h. im Alter von 9 und 21 Jahren (Sammlung P. Stöckli, Zürich).

- Die Dentinogenesis imperfecta vom Typ I erscheint in etwa 30–50% der Fälle mit Osteogenesis imperfecta, besonders in deren Typ IV. Die Milchzähne sind immer stärker betroffen als die bleibenden Zähne. Die Expressivität ist variabel. Auch innerhalb eines Individuums kann die ganze Skala von einer normal grossen Pulpakammer bis zur total obliterierten Pulpakammer repräsentiert sein, abhängig vom Zahntyp und Patientenalter. Klinisch und röntgenologisch normal erscheinende Zähne der Osteogenesis-imperfecta-Patienten weisen fast alle ein abnormes Dentinkollagen auf [Gage et al 1988].

- Klinisch erscheinen die Zahnkronen bernstein-/perlmutterartig durchscheinend, mit bläulich/bräunlich schillernder Farbe. Der Schmelz hat die Tendenz, in grossen Scherben abzusplittern (entlang einer veränderten Schmelz-Dentin-Grenze oder der Grenze zwischen Manteldentin und irregulärer Hartsubstanz [Sunderland und Smith 1980]). Exponiertes Dentin unterliegt rascher Attrition. Das Röntgenbild lässt die relativ kurzen, zervikal verschmälerten Wurzeln und die obliterierte Pulpakammer gut erkennen.

Dentinogenesis imperfecta Typ II (hereditär opaleszierendes Dentin; AD)

- Typ II weist die gleichen klinischen, röntgenologischen und histopathologischen Charakteristika wie Typ I auf, unterscheidet sich aber vom Typ I durch 1. die Abwesenheit der übrigen Symptome einer Osteogenesis imperfecta, 2. die hohe Übereinstimmung bezüglich der Schwere, der Art der Farbveränderungen der Zahnkronen und der Attrition innerhalb einer Familie (vollständige Penetranz im Gegensatz zum Typ I, der mit variablem Phänotyp einhergeht), 3. eine vergleichbar starke Ausprägung der Defekte in beiden Dentitionen und 4. das Fehlen völlig normaler Zähne (Abb. 3/1 c, d). Die Erkrankung kann bis über 5 Generationen verfolgt werden und ist an eine genetische Marke [Vitamin-D-bindendes Protein, Gc; Mars et al 1976, Ball et al 1982, Malmgren et al 1988] gekoppelt. Das defekte Gen ist nicht weit vom Gc-Lokus im Chromosom 4 (Gennotation 4q13) lokalisiert [Ball et al 1982].
- Verglichen mit normalem Dentin ist wie bei Typ I die Aminosäurenzusammensetzung des Kollagens verändert, Kollagen Typ III aber kaum vorhanden [Sauk et al 1980]. Das abnorme Dentin ist wasserreich, enthält vermehrt organische Matrix und ist weicher als normales Dentin. Die nichtkollagenen Matrixproteine des Dentins sind ebenfalls abnorm [Lukinmaa 1988].
- Histopathologisch und ultrastrukturell sind die Veränderungen des dysplastischen Dentins (Dichte, Verlauf, Grösse und Form der Dentinkanälchen, zelluläre Einschlüsse, Menge des kanallosen Dentins, spaltförmige Räume) sehr variabel; auch das Manteldentin ist nicht immer normal, sondern kann kanalarm oder kanallos erscheinen [Bergman et al 1956, Kerebel et al 1983, Wright und Gantt 1985]. Das koronale Dentin solcher Zähne besteht flächenmässig im Durchschnitt aus 10–13% Kanälchen, 86–89% kanallosem Dentin und bis zu 1% aus kanalisierten Spalten, wobei der Anteil Kanälchen von der Schmelz-Dentin-Grenze (etwa 11–38%) zur Zahnmitte oder Pulpakammer (1–16%) meist abfällt [Siar 1986]. Dieser Anteil steigt in normalem Kronendentin von etwa 40 auf 76% an. Ganz selten findet sich Schmelz innerhalb des atypischen Dentins [Kerebel et al 1983].
- Mit einer Morbidität von 1:8000 ist hereditär opaleszierendes Dentin eine der häufigsten autosomal-dominanten Erkrankungen, aber nur bei Weissen. Die Penetranz erreicht fast 100% [Witkop und Rao 1971].
- *Differentialdiagnose:* Die klinische Erscheinung von hereditär opaleszierendem Dentin kann sporadisch auch bei der Dentinogenesis imperfecta Typ I und III, der koronalen Dentindysplasie, bei tetrazyklinverfärbten Zähnen und bei kongenitaler Porphyrinurie auftreten. Daher ist die Diagnose auf Dentinogenesis imperfecta Typ II nur mit Hilfe genetischer, allgemein-röntgenologischer und histologischer Befunde zu sichern.

Dentinogenesis imperfecta vom Brandywine-Type (Typ III) und Schalenzähne (AD)

- Diese Formen der Dentinogenesis imperfecta wurden ungewöhnlich häufig (5,7%) in einer isoliert im Südosten des US-Staates Maryland lebenden, ethnisch dreirassigen (weiss, negroid, indianisch) Bevölkerungsgruppe (nach einer kleinen Ortschaft mit der höchsten Konzentration dieser Gruppe als «Brandywine»-Gruppe benannt) beobachtet, die starke Inzucht aufwies [Hursey et al 1956, Witkop et al 1966].
- Die Veränderungen sind ähnlich wie bei den Typen I und II, der Phänotyp variiert jedoch stärker. Als klinische Merkmale gelten: 1. Opaleszierende Verfärbung der Zahnkrone, 2. Befall beider

Dentitionen, 3. knollenförmige Gestallt der Zahnkronen; das defekte Gen ist ebenfalls am Ort 4q13 lokalisiert [Boughman et al 1986].
- *Schalenzähne* (stets Milchzähne) treten innerhalb des Typs III mit einer Häufigkeit von etwa 1:30 auf. Das Dentin besteht nur aus einer dünnen Schicht, die normales oder lamelliertes Manteldentin enthält. Die Bildung atypischer obliterierender Hartsubstanz bleibt aus. Daher zerbrechen die Zähne bei mechanischer Belastung (Präparation, Extraktion). Die Wurzelbildung wird nicht abgeschlossen, das Foramen apicale bleibt weit offen und die Pulpakammer sehr gross. Der Schmelz kann fehlen [Rushton 1954, Witkop et al 1966, Witkop 1975, Clergeau-Guerithault und Jasmin 1985].
- Diese autosomal-dominant vererbte Erkrankung könnte auch ein Allel zum Typ II oder einen homozygoten Typ II darstellen [Shields et al 1973].

3.1.2.2 Dentindysplasie

Shields et al [1973] definierten erstmals eine bis dahin nicht klassifizierte Form [Rushton 1939] der Dentindysplasie (Typ II). Daher werden seither zwei Formen dieser Erkrankung unterschieden, die sich entweder durch praktisch fehlende Zahnwurzeln oder eine abnorme, sehr eigenartige Form der Pulpakammer auszeichnen [Witkop 1975, 1989, O Carroll et al 1991] (Tab. 3/3).

Dentindysplasie Typ I (radikuläre Dentindysplasie; AD)

- Die betroffenen Zähne haben sehr kurze, stummelhafte, scharf konische oder praktisch keine Wurzeln. In Zähnen beider Dentitionen wird die Pulpakammer bereits vor dem Durchbruch völlig oder zum grössten Teil obliteriert. In Zähnen der zweiten Dentition kann ein halbmondförmiger Pulparest auf der Höhe der Schmelz-Zement-Grenze erhalten bleiben [Schübel 1969, O Carroll et al 1991]. Gewöhnlich sind zahlreiche periapikale Läsionen (meist Zysten) vorhanden, aber keine Karies [Steidler et al 1984, Kubala 1985].
- Das initial gebildete Dentin einschliesslich des Manteldentins ist bei Milchzähnen normal. Darunter, in der obliterierten Pulpakammer, befinden sich stark atypische, dentikelartig zusammengewachsene Hartsubstanz und auch echte Dentikel mit schlingenartig verlaufenden Tubuli, die von arkadenartig verschlungenen Tubuli des normalen Dentins umwoben werden [Logan et al 1962, Koçkapan et al 1981, Kubala 1985] (Abb. 3/1 e, f). Die atypischen Dentinmassen scheinen bereits vor oder gleichzeitig mit dem normalen Dentinmantel zu entstehen und die weitere Bildung normalen Dentins zu blockieren [vgl. Euler 1951]. Das histopathologische Bild des dysplastischen Dentins bleibender Zähne variiert sehr stark.
- Klinisch erscheinen die Zahnkronen hinsichtlich Form, Farbe und Konsistenz normal, obgleich sie leicht bernsteinfarbene Transluzenz aufweisen können. Auffällig ist der hohe Grad der Zahnbeweglichkeit und die abnorme Stellung und Ausrichtung der Zähne. Geringe traumatische Einwirkungen resultieren bereits in Zahnexfoliation. Röntgenologisch zeigt das abnorme Dentin einen reduzierten Kontrast, Pulpakammer und Wurzelkanäle fehlen, periapikale Aufhellungen sind häufig (Abb. 3/3). Neben dem hier beschriebenen Typ werden noch 2–3 andere Subtypen beschrieben [O Carroll et al 1991], bei denen die verkürzte oder normal lange Wurzel röntgenologisch halbmondartige Reste des pulpalen Kronenkavums oder sehr enge, von grossen Dentikeln geteilte Wurzelkanäle aufweist. Die Morbidität beträgt etwa 1:100 000.
- *Differentialdiagnose:* Periapikale Aufhellungen in Abwesenheit kariöser Defekte und die fehlenden Wurzeln sind diagnostisch pathognomonisch. Das histopathologische Bild der Dentinveränderungen tritt auch bei anderen Erkrankungen auf.

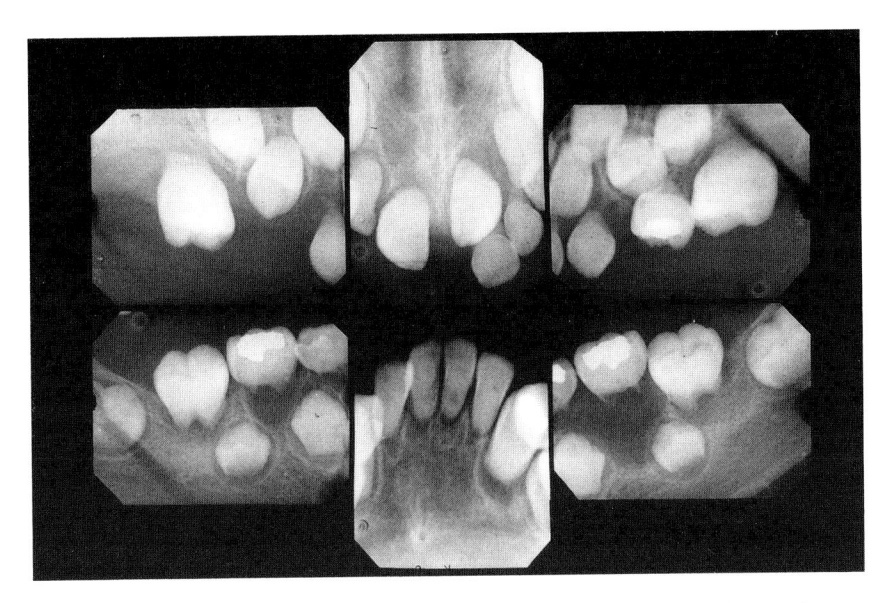

Abb. 3/3. Röntgenstatus eines Falles (Mädchen, geboren September 1973) von Dentindysplasie Typ I im Alter von 8 Jahren. Die fast wurzellosen Zähne weisen bereits präeruptiv keine Pulpakammer auf (Sammlung P. Stöckli, Zürich).

Dentindysplasie Typ II (koronale Dentindysplasie; AD)

- Die Pulpa der bleibenden Frontzähne, Eckzähne und Prämolaren erscheint im Röntgenbild distelförmig, Dentikel sind häufig. Die Erkrankung wird daher auch als Pulpadysplasie bezeichnet [Rao et al 1970]. Charakteristisch ist, dass die Milchzähne sehr viel stärker als die bleibenden Zähne betroffen werden.
- Die Distelform der Pulpakammer ist durch eine Teilobliteration mit atypischem Hartgewebe bedingt. In beiden Dentitionen erfolgt die Obliteration nach dem Zahndurchbruch und ist nicht so vollständig wie bei der Dentindysplasie vom Typ I. Die Pulpa enthält meist zahlreiche, vorwiegend echte, Dentikel. Die Wurzellänge ist normal, die Wurzelkanäle sind englumig und dünn ausgezogen. Periapikale Aufhellungen fehlen [Shields et al 1973, Jasmin und Clergeau-Guerithault 1984, Wetzel und Weckler 1985, O Carroll et al 1991].
- In Milchzähnen erscheint die Struktur des initial gebildeten peripheren Dentins normal. Letzteres geht abrupt in atubuläres oder stark irreguläres, auch amorphes, Dentin über. In bleibenden Zähnen ist das koronale Dentin praktisch normal, das zentrale Wurzeldentin wird besonders gegen apikal sehr stark irregulär.
- Klinisch erscheinen die Milchzähne deutlich bernsteinfarben transluzent, ähnlich wie bei der Dentinogenesis imperfecta vom Typ II, die bleibenden Zähne dagegen meist normal. Der Defekt wird autosomal-dominant mit hoher Penetranz vererbt. Die Morbidität ist nicht höher als bei der Dentindysplasie vom Typ I.

3.1.3 Gleichzeitige Schmelz- und Dentindysplasien

Dysplasien, welche sowohl Schmelz als auch Dentin (und Pulpa) betreffen, sind unbekannter oder wahrscheinlich genetisch bedingter, aber nicht klassifizierbarer Natur. Man kann zwei Formen unterscheiden:

Odontodysplasie

Diese relativ seltene Erkrankung [etwa 68 Fälle bis 1989; Zegarelli et al 1963, Rushton 1965, Kerebel und Kerebel 1981, 1982, Fearne et al 1986, Kinirons et al 1988, Crawford und Aldred, 1989, van Waes et al 1992] ist durch Schmelz-, Dentin- und Pulpadefekte charakterisiert, welche in einzelnen oder mehreren Zähnen meist eines Quadranten [selten in 2–4 Quadranten; Sabah et al 1992] beider Dentitionen auftreten, vorwiegend im anterioren Oberkiefer und beim weiblichen Geschlecht [Koblin und Schübel 1969, Lustman et al 1975]. Ein Gendefekt wurde nicht nachgewiesen.
Der Schmelz ist variabel dünn, hypoplastisch und unterverkalkt. Prismenstrukturen sind teilweise vorhanden oder stark gestört. Grosse, besonders oberflächliche Anteile des Schmelzes sind atypisch globulär. Das Dentin ist ebenfalls variabel dünn, enthält grosslumige abnorme Tubuli und weite Bereiche mit Interglobulardentin sowie strukturlose, aber gut mineralisierte Hartsubstanz. Das Manteldentin ist abnorm oder fehlt, sofern prismatischer Schmelz fehlt. Die fibröse Pulpa weist zahlreiche Dentikel und amorphe Verkalkungen auf. Ihr fehlt eine normale Odontoblastenreihe.
Klinisch ist der Durchbruch der befallenen Zähne verzögert, die Zahnkronen weisen zum Teil rauhe braungelbliche Verfärbungen auf. Die Kariesanfälligkeit solcher Zähne ist hoch. Röntgenologisch erscheinen die durchgebrochenen wie die nichtdurchgebrochenen Zähne geisterhaft, mit dünnem oder gefleckten Schmelz, grossen zum Teil obliterierten Pulpakammern und verzögerter Wurzelbildung. Schmelz und Dentin weisen häufig die gleiche Dichte auf, sind also schwer voneinander abzugrenzen.

Odontogenesis imperfecta

Eine Reihe von Fällen ist beschrieben worden, bei denen eindeutig autosomal-dominant oder rezessiv vererbte Gendefekte gleichzeitig zu einer Dysplasie von Schmelz und Dentin geführt haben. Solche Erkrankungen wurden daher als Odontogenesis imperfecta bezeichnet [Siirilä und Heikinheimo 1962], lassen sich aber noch nicht klassifizieren, weil ähnliche Veränderungen auch im Rahmen hereditärer generalisierter Erkrankungen auftreten (vgl. 3.1.4).

3.1.4 Systemische Erkrankungen und Syndrome

Dysplasien des Schmelzes und/oder des Dentins werden als Nebenbefund auch bei genetisch bedingten systemischen Erkrankungen und Syndromen beobachtet. *Dysplasien des Schmelzes* erscheinen bei
– dem Amelo-Onychohypohydrose-Syndrom [Witkop et al 1975],

- der Epidermolysis bullosa [Arwill et al 1965, Brain und Wigglesworth 1968, Wright und Gantt 1983, Wright et al 1993b],
- Mukopolysaccharidosen,
- der okulodentoossären Dysplasie [Zach 1975],
- dem trichodentalosteosklerotischen Syndrom [Jorgenson und Warson 1973].

Dysplasien des Dentins erscheinen bei
- der hereditären Osteodystrophie Albright (Pseudohypoparathyroidismus) [Steinbach und Young 1966],
- dem brachioskeletalgenitalen Syndrom [Elsahy und Waters 1971],
- dem Ehlers-Danlos-Syndrom [Barabas 1969, Pope et al 1992],
- der Hypophosphatämie (Vitamin-D-resistenten Rachitis) [Archard und Witkop 1966, Abe et al 1988, Seeto und Seow 1991],
- der Hypophosphatasie [Beumer et al 1973, Boraz 1988, Macfarlane und Swart 1989, Chapple 1993],
- dem trichodentalosteosklerotischen Syndrom [Jorgenson und Warson 1973, Shapiro et al 1983].

3.2 Schmelz- und Dentinhypoplasien

Im Gegensatz zu den genetisch bedingten Hypoplasien und Dysplasien des Schmelzes und des Dentins stehen die sehr viel häufigeren, meist peri- und postnatal erworbenen Hypoplasien des Schmelzes und des Dentins, die von Umweltfaktoren (physikalischen oder metabolischen Traumata, Infektionen, Pharmaka usw.) und Allgemeinerkrankungen verursacht werden. Schmelz- und Dentinhypoplasien können jedoch nur während der Entstehung dieser Strukturen, d.h. präeruptiv, niemals posteruptiv, zustandekommen. Deshalb ist die Zeitspanne, in der Hypoplasien, speziell Schmelz-(d.h. Kronen-)hypoplasien, erzeugt werden können, begrenzt: für Milchzähne auf das 1. Lebensjahr, für Ersatzzähne auf die Zeit zwischen der Geburt und dem 7. Lebensjahr.

3.2.1 Schmelzhypoplasien

Definition: Schmelzhypoplasien sind makroskopisch sichtbare Schmelzdefekte, die in verschiedenen Schweregraden (als Opazitätsänderung in Form weisslicher oder gelblichbräunlicher Flecken, ohne Formdefekt; als äussere Formdefekte in der Art von Rillen, flächenhaften Läsionen usw., mit oder ohne Opazitätsänderung) auftreten können.

Basisliteratur

Andreasen JO: Traumatic injuries of the teeth, pp. 273–316 (Munksgaard, Copenhagen 1981); deutsche Ausgabe: Traumatologie der Zähne, pp. 273–316 (Schlütersche Verlagsanstalt, Hannover 1988).
Fejerskov O, Manji F, Baelum V, Møller IJ: Dental fluorosis – a handbook for health workers (Munksgaard, Copenhagen 1988).
Nikiforuk G, Fraser D: The etiology of enamel hypoplasia: a unifying concept. J Pediat *98:* 888–893 (1981).
Pindborg JJ: Pathology of the dental hard tissues, pp. 77–202 (Munksgaard, Copenhagen 1970).

Allgemeines

Art und Form der Hypoplasie hängen weniger von der Art der Ursache als vom Zeitpunkt ihrer Einwirkung, ihrer Dauer (akut oder chronisch) und ihrer Intensität ab. Je nach dem Zeitpunkt der Schädigung und dem Entwicklungsstand der betroffenen Zähne werden unterschiedliche Formen der Hypoplasie entstehen. Verschiedene, aber zu gleichen Entwicklungsstadien einwirkende Ursachen können ähnliche oder identische Defekte hervorrufen. Daher ist retrospektiv anhand klinischer Befunde wohl der Zeitpunkt, aber nicht immer die Art der Verursachung eruierbar (Abb. 3/4).

Schmelzhypoplasien entstehen, weil das Schmelzorgan, insbesondere die Ameloblasten, lädiert oder metabolisch gestört werden. Daher müssen direkt einwirkende (lokal-physikalisches Trauma, lokale Infektion) von indirekt einwirkenden (generalisierte Stoffwechselstörungen, Vitaminmangel usw.) Ursachen unterschieden werden.

Lokal-direkt einwirkende Ursachen haben asymmetrisch verteilte (an Einzelzähnen), generell-indirekt einwirkende Ursachen symmetrisch (auf homologe Zahngruppen) verteilte Läsionen zur Folge.

Die resultierenden Schmelzdefekte sind stets irreversibel. Sie können an Inzisalkanten und Kauflächen (Gestaltveränderungen) wie auch im Glattflächenbereich (Flecken, Furchen, ringförmige Einziehungen, flächenhafte Defekte) lokalisiert sein. Die Lokalisation fleckenhafter Opazitätsänderungen ohne Formdefekt ist unabhängig von der Chronologie der Schmelz-(d.h. Kronen-)bildung, da sie während der präeruptiven Phase der Schmelzreifung verursacht werden.

Alle anderen Formen der Hypoplasie mit Formdefekten, die auf einer Störung der Schmelzbildung (Matrixsekretion, initialer Mineralisation) bzw. Läsion des Schmelzbildungsorgans basieren, spiegeln in ihrer Lokalisation den Entwicklungsstand der betroffenen Zähne zum Zeitpunkt der einwirkenden Ursache:
– Bei kurzfristig einwirkender Ursache entstehen *akute,* d.h. horizontal-linienartige scharf markierte Läsionen (Furchen, Ringe usw.).
– Langfristig einwirkende Ursachen haben *chronische* Läsionen, d.h. flächenhafte Defekte, zur Folge, deren Höhe (in der Zahnachse) die Dauer der einwirkenden Ursache spiegelt, der koronale Läsionsrand ihren Beginn, der apikale Läsionsrand ihr Ende.

Bisher wurde angenommen, dass generell-systemische Ursachen alle Zähne, deren Schmelz während der Einwirkungszeit gebildet wird, gleichartig bzw. gleich häufig betreffen. Neuere Untersuchungen [Goodman und Armelagos 1985] haben dargelegt, dass gleichzeitig entstehende Zähne sehr unterschiedlich häufig Schmelzhypoplasien aufweisen und daher in unterschiedlichem Masse anfällig für solche Defekte sein könnten.

Morbidität

Da die klinische Symptomatik nicht immer Anhaltspunkte über die Art der Ursache von Schmelzhypoplasien liefert, sind ältere Angaben zur Häufigkeit dieser Läsionen sehr unterschiedlich interpretierbar, zum Teil ungenau und irreführend. Die *Häufigkeit von Schmelzopazitätsänderungen* (weissliche Flecken als leichtester Grad der Hypoplasie), die früher als «enamel mottling» erfasst und wahllos leichter Fluorintoxi-

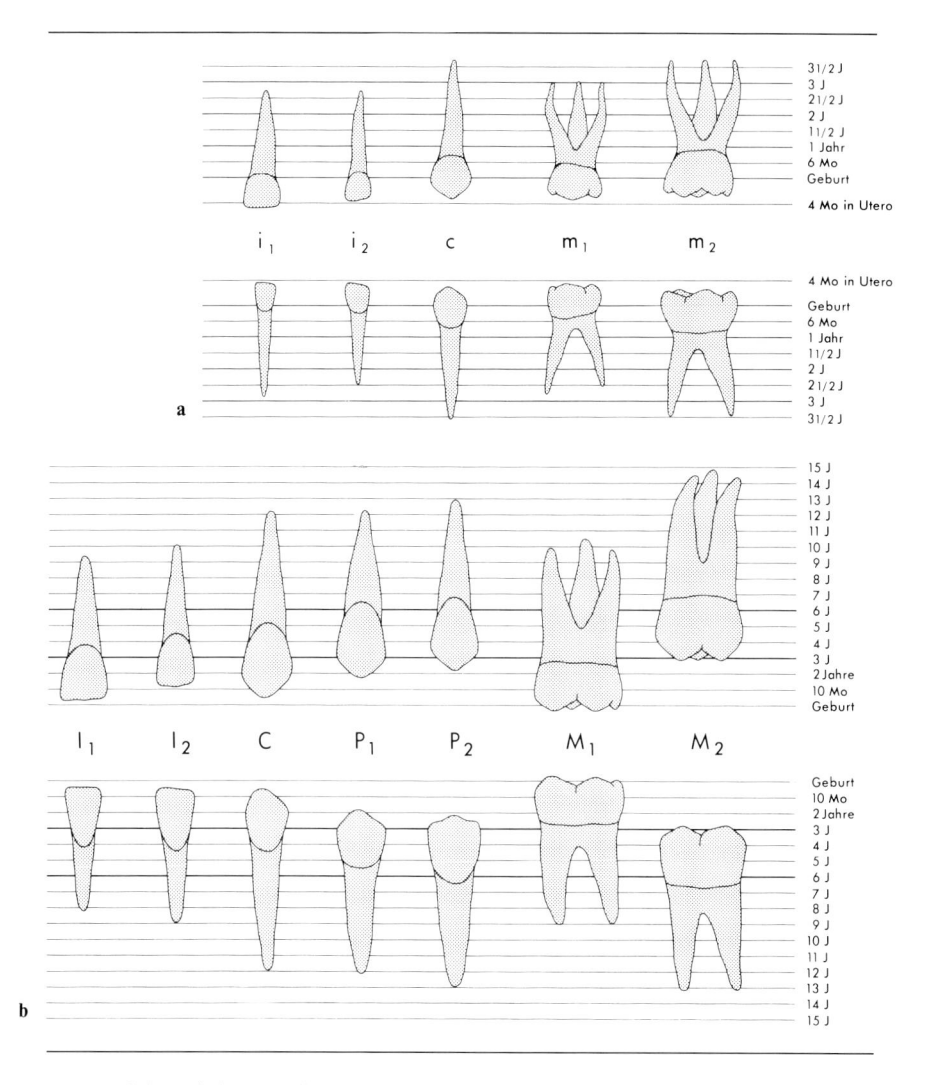

Abb. 3/4. Schematische Darstellung der Chronologie der Entstehung von Milch- (**a**) wie auch Ersatz- und Zuwachszähnen (**b**) [nach Massler et al 1941].

kation zugeschrieben wurden [Al-Alousi et al 1975], ist relativ gross. Zähne mit weissen Flecken kommen bei 40–50% der 10- bis 15jährigen Jugendlichen vor, wobei 1. die überwiegende Mehrzahl dieser Zähne obere mittlere und – weniger – seitliche Schneidezähne sind, 2. die unteren Schneidezähne 10- bis 15mal weniger befallen werden und 3. die Flecken asymmetrisch, aber vorwiegend vestibulär auftreten, sowohl mit als auch ohne Fluoridierung des Trinkwassers [Al-Alousi et al 1975]. Die Unterschiede in der Morbidität von im wesentlichen weissen Fleckhypoplasien bei minimaler oder bei optimaler Trinkwasserfluoridierung sind minimal: Der Anteil der Jugendlichen mit einem oder mehreren gefleckten Zähnen variiert je nach Population, Untersucher und Untersuchungskriterien von 15 bis 85% ohne F und von 8 bis 35% mit F. Nur auf Schneidezähne bezogen variiert die Morbidität von etwa 20 bis 50% ohne F und von 35 bis 40% mit F [Nevitt et al 1963, Weisskopf et al 1972, Goward 1976, Small und Murray 1978, Kröncke 1979]. Neue Häufigkeitsangaben [Murray und Shaw 1979, Goward 1982] bestätigen diese Aussage: Bei sehr niedrigem Fluorgehalt des Trinkwassers finden sich ein oder mehrere gefleckte Milchzähne bei 9–33%, gefleckte bleibende Zähne bei etwa 50% der Kinder. Bei 5- bis 6jährigen Kindern sind 2–3% aller Milchzähne gefleckt, unabhängig vom Fluorgehalt des Trinkwassers. Im Milchgebiss sind die oberen mittleren Schneidezähne und die zweiten unteren Molaren, im bleibenden Gebiss die oberen mittleren Schneidezähne am allerhäufigsten befallen. Bei einem Teil der Kinder mit Milch- oder bleibenden Zähnen finden sich gelblichbraun gefärbte Tupfen oder Flecken im Schmelz. Da solche Flecken, weissliche und verfärbte, zu etwa 70% auf bukkalen Glattflächen auftreten und asymmetrisch verteilt sind, dürfte der überwiegende Teil dieser Opazitätsänderungen durch ein lokales Trauma (oder eine lokale Infektion) verursacht werden [Wenzel und Thylstrup 1982, Needleman et al 1991]. Auch die oberen und unteren ersten Molaren können bei bis zu 80% der Kinder Schmelzopazitäten aufweisen [Mizrahi 1982].

Der für derartige Morbiditätsstudien verwendete Index lautet wie folgt [Murray und Shaw 1979]:

    Grad 1 = Opak weisse Tüpfel von weniger als 2 mm Durchmesser.
    Grad 2 = Opak weisse, gut demarkierte Flecken von mehr als 2 mm Durchmesser.
    Grad 3 = Verfärbte (meist gelblichbräunliche) Tüpfel oder Flecken.
    Grad 4 = Horizontal verlaufende weisse Linien ohne oberflächlichen Formdefekt.
    Grad 5 = Formdefekte (Schmelzhypoplasien) mit irgendeiner der unter Grad 1–4
            aufgeführten Opazitätsänderungen.

Wie viele andere [FDI 1982] basiert auch dieser Index auf dem Prinzip, dass der Untersucher aller Veränderungen, die er sieht, aufnehmen, aber nicht nach Ursachen unterscheiden soll. Neuere Indizes [Thylstrup und Fejerskov 1978, Horowitz et al 1984, Horowitz 1986, vgl. unten 4.] erlauben, Fluor- und Nicht-Fluor-Opazitäten getrennt zu erfassen.

Horizontal verlaufende weissliche Linien, die akzentuierte Perikymatien darstellen und als pathognomonisch für Fluorschädigungen betrachtet werden [Fejerskov et al 1977], treten bei etwa 2–3% der Jugendlichen mit bleibender Dentition auf, auch bei sehr niedriger Fluorkonzentration im Trinkwasser und ohne Tablettenfluoridierung [Goward 1976, Murray and Shaw 1979]. Bei optimaler Trinkwasserfluoridierung und fluorreicher Milchpulvernahrung oder bei Abgabe von Fluortabletten wurden solche Veränderungen bei 19–35% der Kinder gefunden [Walton und Messer 1981, Steiner und Menghini 1984; vgl. unten 4.].

Formdefekte, d.h. oberflächlich-hypoplastische Zähne mit Furchen, Ringen, flächenhaften Defekten usw. wurden in den Jahren zwischen 1920 und 1970 bei etwa 8–12% der 10- bis 15jährigen, aber nur bei etwa 2–10% der Kinder mit Milchzähnen beobachtet [Kassowitz 1924, Calteux 1934, Sjöholm 1944, Beck 1968]. Neue Studien weisen 4–5% der 6jährigen und etwa 9% der 12- bis 14jährigen Kinder als von Formdefekten (Schmelzhypoplasien) befallen aus [Murray und Shaw 1979]. Milchschneide- und Eckzähne zeigen in 14% (Unterkiefer) bis 26% (Oberkiefer) hypoplastische Formdefekte [Needleman et al 1991]. Differentialdiagnostisch sind Opazitätsänderungen (weisse Flecken) von der initialen Schmelzkaries (White-spot-Läsionen) nur aufgrund ihrer Lokalisation zu unterscheiden (vgl. 7.1). Initiale Schmelzkaries findet man häufig (bei 50% der Patienten und bei 10% der betroffenen Zähne) nach Entfernung festsitzender orthodontischer Apparaturen [Gorelick et al 1982].

Die wichtigsten heute bekannten Ursachen und die von ihnen ausgelösten Schmelz- (und auch Dentin-)hypoplasien sind folgende:

1. Traumata

Schmelzhypoplasien auslösende Traumata können lokal-direkt oder auf metabolischem Wege generalisiert-indirekt angreifen:

– *Lokale Traumata* werden vor allem über Milchzahnwurzeln (d.h. mechanisch) übertragen, aber auch mit Bestrahlung (ionisierende Strahlen) appliziert. Milchzahnwurzeln, Milchzahnapizes, befinden sich in sehr enger topographischer Nachbarschaft, bukkal (Front- und Eckzähne) oder okklusalmesiodistal (Prämolaren) der Ersatzzahnkronen.

Die *mechanische Traumatisierung* (Luxation, Intrusion, Extrusion usw.; vgl. Kap. 5) der Milchzähne ist häufig, trifft meist nur einen Zahn (Frontzähne!, besonders obere zentrale Schneidezähne) und erzeugt bei bis zu 70% der Fälle bleibend geschädigte Ersatzzähne, mit grösserer Wahrscheinlichkeit (50–60%), wenn sie sich in den ersten 4 Lebensjahren, aber noch in jedem vierten Fall (25%), wenn sie sich mit 5–7 Jahren ereignet [Brin et al 1984].

Je nach Intensität und Richtung der einwirkenden Kraft und abhängig vom Entwicklungsstand des Ersatzzahnes können verschiedenartige Schmelzhypoplasien, ja auch Zahnverstümmelungen entstehen. Eine *geringgradige* Traumatisierung, die sich im 2.–7. Lebensjahr ereignet, führt bei etwa 25–30% aller betroffenen bleibenden Zähne zu weisslichen oder gelbbräunlichen Schmelzflecken verschiedener Grösse. *Mittelschwere* extrusive oder intrusive Milchzahnluxationen, die sich um das 2. Lebensjahr abspielen, erzeugen bei 12% aller betroffenen bleibenden Zähne weisse oder gelbbraune Flecken *und* ringförmige Einziehungen der Schmelzoberfläche apikal des Schmelzfleckes. Eine *heftige* Traumatisierung bzw. kräftige Milchzahnintrusion um das 2. (1.–5.) Lebensjahr, die nichtaxial labial den Ersatzzahn trifft, resultiert bei 3–5% aller Zähne in einer Abknickung der Kronenachse gegen die Wurzelachse [Kronendilazeration; Zilberman et al 1986]. Eine leichte *Dilazeration* ist klinisch einem hypoplastischen Formdefekt (ringförmige Einkerbung des Schmelzes) sehr ähnlich und erscheint zusätzlich zu und apikal einer flächenhaften Läsion (Fleck oder flächenhafter Defekt). Die koronal gelegene Läsion spiegelt den Ort stärksten Druckes zwischen Milchzahnwurzel und Ersatzzahnkrone, die mehr apikal gelegene Einkerbung den Ort der Verschiebung, Stauchung oder Abknickung des zum Zeitpunkt des Unfalles bereits mineralisierten Kronenteiles gegen das weichgewebige Schmelz- bzw. Zahnbildungsorgan (Hertwigsche Epithelscheide, zervikales Schmelzorgan usw.). In seltenen Fällen führt eine mechanische Milchzahntraumatisierung auch zur Wurzelverdoppelung, Wurzelverstümmelung, zu einer vestibulären oder lateralen Wurzelabknickung des Ersatzzahnes bzw. zu odontomähnlicher Missbildung. Auch Milchzahnextraktion,

Kieferbrüche sowie Lippen-, Kiefer-, Gaumenspalten und ihre Behandlung können Hypoplasien oder andere Missbildungen der Milchzähne und bleibender Zähne verursachen. Der Anteil der hypoplastischen (meist Formdefekte) oberen mittleren Schneidezähne beträgt nach chirurgischer Korrektur von Lippen-/Kiefer-Spalten im Milchgebiss 22–27%, im bleibenden Gebiss 30–37% [Dixon 1968].
Die *Pathogenese* weisser Flecken wurde experimentell im Tiermodell eruiert [Andreasen 1976, Thylstrup und Andreasen 1977]. Am Ort des grössten Druckes wird das reduzierte Schmelzorgan gestaucht oder zerdrückt, d.h. die für die Schmelzreifung notwendigen Ameloblasten werden devitalisiert. Reste des Schmelzorgans können sich zu einem geschichteten Plattenepithel umwandeln. Daher bleibt an dieser Stelle die präeruptive Schmelzreifung aus und der Schmelz präsentiert nach dem Durchbruch seine zum Zeitpunkt der Traumatisierung erreichte Entwicklungsstufe. Blutungen im Gewebe lassen pigmentierte Abbauprodukte entstehen, die in den unausgereiften Schmelz eindringen und ihn verfärben können. Starke Stauchungen führen zu Schmelzrissen und flächenhaften Formdefekten, die nachträglich anresorbiert und durch Zementauflagerungen verfärbt werden können. Weiter apikal kommt es je nach Grad und Richtung der einwirkenden Kräfte zu einer topographischen Verschiebung des zervikalen, bereits mineralisierten Kronen-(Schmelz- und Dentin-)randes gegen das restliche Schmelzorgan und die Zahnpapille sowie zur traumatogenen Entzündung. Koronal dieser Verschiebung und im Bereich des gedehnten Schmelzorgans bleibt die weitere oder auch initiale Schmelzbildung aus, apikal davon kann sie wieder einsetzen (Abb. 3/5).
Klinisch imponieren die durch lokal-direkte Traumatisierung erzeugten Schmelzhypoplasien als weisslich oder gelbbräunlich verfärbte, labial oder okklusal lokalisierte Tüpfel oder Flecken, ebenfalls labial-okklusal lokalisierte flächenhafte Oberflächendefekte (meist mit gelbbräunlicher Verfärbung) und ringartige Kerben oder Eindellungen der Schmelzoberfläche. Schmelzflecken entsprechen unausgereiftem Schmelz, der histologisch normal strukturiert, aber mikroradiographisch opak ist, d.h. er weist eine zu geringe Mineraldichte und zu viel organisches Material auf. Je nach dem zur Zeit der Traumatisierung erreichten Reifungsgrad des Schmelzes kann die unausgereifte Schmelzpartie oberflächlich flach gelegen sein oder sich in die Tiefe bis dicht an die Schmelz-Dentin-Grenze ausdehnen. Flächenhafte Formdefekte können variabel tief, variabel gross und teilweise von Zement überzogen sein. Ihre Ränder sind nicht an histologische Strukturen (Schmelzprismen, Wachstumslinien usw.) gebunden. Seichte Furchen oder kerbenartige Einziehungen des Schmelzes verlaufen koronal entlang der Wachstumslinien, der apikal davon gebildete Schmelz weist irregulär verlaufende und stark quergestreifte Prismen auf (Abb. 3/5).
Ionisierende Strahlen bewirken in biologischer Materie eine Verschiebung von negativ geladenen Elektronen, so dass aus elektrisch neutralen Atomen solche mit positiver und negativer Gesamtladung entstehen [Pasler 1981]. Odontogene Gewebe (Schmelzorgan mit Ameloblasten, Hertwigsche Epithelscheide, Zahnpapille mit Odontoblasten, Zahnsäckchen mit Zementoblasten) sind gegenüber ionisierenden Strahlen unterschiedlich tolerant. Je nach der applizierten Dosis (häufig total etwa 4000 rad) und dem Entwicklungsstand der betroffenen Zähne setzt die Bestrahlung von Tumoren im Kopf-/Halsbereich irreversible Zahnschäden (Zerstörung des Zahnkeimes, Mikrodontie, Kronenverstümmelung und vor allem Arretierung der

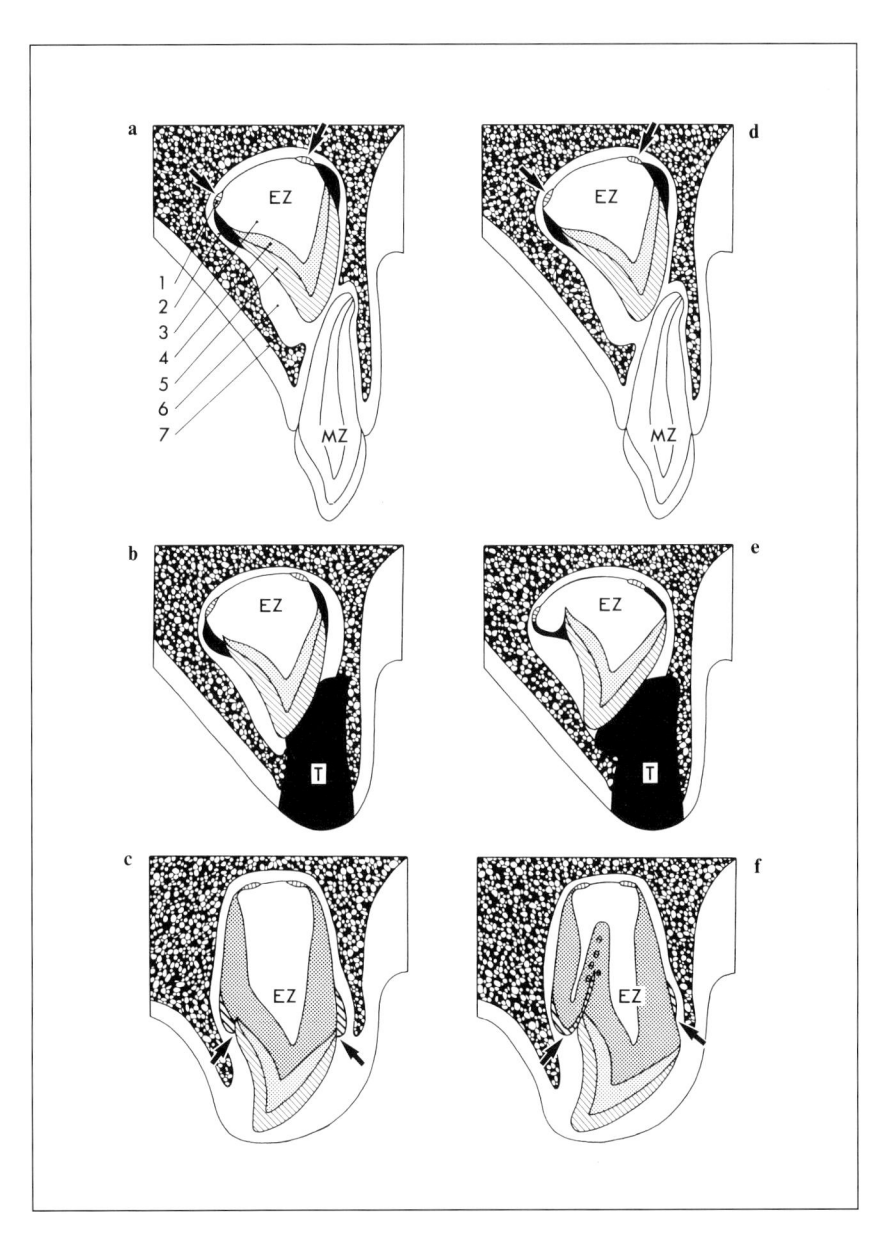

Abb. 3/5. Schematische Darstellung der traumatischen Verursachung von Schmelzhypoplasien (weisser Fleck und leichter Formdefekt, **a–c**) und Zahnverstümmelung (weissbrauner Fleck und Dilazeration, **d–f**). EZ = Ersatzzahn, MZ = Milchzahn, T = Trauma. 1 = Diaphragma (Pfeile), 2 = Schmelzorgan, 3 = Papille, 4 = prätraumatisches Dentin, 5 = prätraumatischer Schmelz, 6 = Ersatzzahnkompartiment, 7 = Alveolarfortsatz [nach Andreasen et al 1971].

3 Zahnentwicklungsstörungen

Wurzel- oder Apexbildung mit anschliessend verkürzten oder fehlenden Wurzeln bzw. weit offenen Foramina apicalia). Im Kronenbereich entstehen auch hypoplastische Formdefekte des Schmelzes (ringartige Furchenbildung). Der Zahndurchbruch kann verzögert sein [Beumer et al 1979, Burke und Frame 1979, Carl und Wood 1980, Doline et al 1980].
– *Generalisiert-metabolische Traumata* werden über pathophysiologische Mechanismen des Gesamtorganismus ausgelöst. Die wichtigsten dieser Mechanismen, welche Schmelzhypoplasien verursachen, sind Asphyxie (Sauerstoffmangel) und Hypokalzämie (erniedrigte Serumkalziumkonzentration).
Asphyxie tritt während einer Frühgeburt [etwa 10–40% der Kinder zeigen symmetrisch-hypoplastisch veränderten Milchzahnschmelz; Grahnén und Larsson 1958, Grahnén et al 1974], aber auch bei einer Normalgeburt auf. Bei Frühgeburten steigt die Häufigkeit von Opazitäten und Hypoplasien des Milchzahnschmelzes mit fallendem Geburtsgewicht. Mit 1000–1400 g werden 50–80%, mit 1500–2500 g nur noch 20–70% der Kinder mit Schmelzdefekten gefunden, wobei Hypoplasien (~ 70%) viel häufiger als Opazitäten (~ 25%) auftreten [Johnsen et al 1984, Seow et al 1987, Fearne et al 1990]. Gründe dafür sind sowohl systemische (Asphyxie, Hypokalzämie usw.) als auch lokale (z.B. Behandlungstraumata bei Intubationsbeatmung) Faktoren. Die Normalgeburt verursacht in allen Milchzähnen und den 6-Jahr-Molaren die *Neonatallinien* [Rushton 1933, Schour 1936], welche histologisch prä- und postnatal gebildeten Schmelz (und Dentin) zu unterscheiden gestatten. Die Neonatallinie entspricht einer äusserlich nicht sichtbaren internen Hypoplasie. Im Bereich dieser 5–25 µm breiten [Eli et al 1989] treppenstufenartigen Linie ist der Schmelz hypomineralisiert: Auf der pränatalen Seite unterbricht eine kristallarme Linie die Prismenachse quer, auf der postnatalen Seite sind Gestalt und Kristalldichte der Prismen wie auch ihre Orientierung gestört [Weber und Eisenmann 1971, Whittaker und Richards 1978]. Aber auch bei Normalgeburten zeigen die Milchzähne Opazitäten (4–26% der Fälle) und Hypoplasien (6–22% der Fälle) des Schmelzes [Johnsen et al 1984, Seow et al 1987, Fearne et al 1990].
Hypokalzämie ist der eigentliche Grund für prä-, peri- und postnatal verursachte Schmelzhypoplasien, die im Zusammenhang mit neo- oder postnataler Tetanie [50–100% der Kinder zeigen schwere, symmetrisch verteilte hypoplastische Formdefekte an Milchzähnen; Purvis et al 1973], ausgelöst durch chronischen Vitamin-D-Mangel der Mutter oder durch Ernährung des Kleinkindes mit Kuhmilchpräparaten [Stimmler et al 1973], mit chronischem mütterlichem Vitamin-D-Mangel ohne Erkrankungssymptome [Cockburn et al 1980], Vitamin-D-abhängiger Rachitis [Seow et al 1984], Hypoparathyreoidismus und perinatalen Zuständen, wie z.B. ideopathischer Epilepsie, Kernikterus, Debilität und anderen zerebralen Störungen [Via und Churchill 1959], beobachtet werden, auch wenn die Hypokalzämie nur wenige Tage andauert.

2. Infektion
Schmelzhypoplasien (auch Dentinhypoplasien, ja Zahnverstümmelungen) auslösende Infektionen können lokaler oder generalisierter Natur sein.
– *Lokale Infektion* des Milchzahnperiapexes verursacht den «Turner»-Zahn (I.G. Turner, englischer Zahnarzt, 1909) [Bauer 1946, Hals und Olow 1958]. Etwa 25% der entsprechenden Ersatzzähne weisen Schmelzhypoplasien (bukkal oder koro-

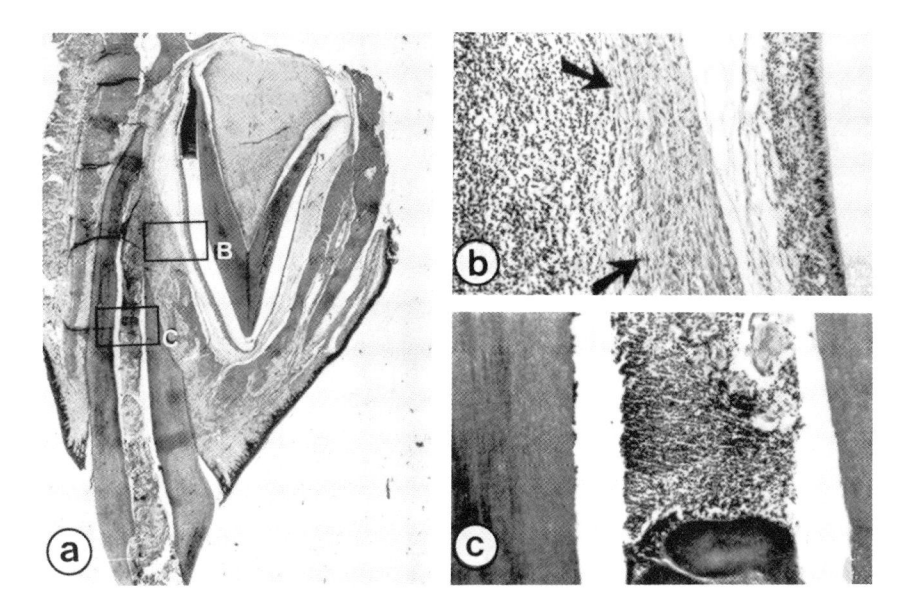

Abb. 3/6. Periapikale Entzündung infolge experimentell induzierter Nekrose am zentralen unteren Milchschneidezahn eines *Cercopithecus-aethiops*-Affen 6 Wochen nach Pulpatrauma (**a**). Beachte die intraradikuläre Grenze zwischen Entzündungsreaktion und nekrotischer Pulpa (**c**) und die fibröse Wand, welche das Schmelzepithel des bleibenden Schneidezahns von der periapikalen Entzündung abschirmt (**b**). Die Milchzahnpulpa ist nekrotisch (**c**). **a** × 7. **b** × 75. **c** × 75 [aus Andreasen und Riis 1978; Abdruck mit Genehmigung der Autoren und des Verlags Munksgaard, Kopenhagen].

nal-mesiodistal) oder mehr oder weniger unvollständige oder deformierte Kronen und Wurzeln auf. Die unteren Prämolaren sind häufig befallen, seltener obere Prämolaren und mittlere Schneidezähne [McCormick und Filostrat 1967].

Die *Pathogenese* beginnt mit Milchzahnkaries, Infektion der Milchzahnpulpa und Pulpanekrose, die ein periapikales Milchzahngranulom mit bakterieller Infektion, akute Entzündung (Abszess) und auch lokalisierte Osteomyelitis zur Folge haben können. Dieser Prozess ist bei Milchzähnen wesentlich weniger gut begrenzt, zerstört die knöcherne Wandung des Zahnkeimkompartimentes und beeinträchtigt indirekt (Ödembildung, Druck) oder direkt (Zahnkeimentzündung, Nekrose und Resorption des Schmelzorgans) die Zahnhartsubstanzbildung, sofern die Entzündung länger als einige Wochen anhält und nicht von fibrösem Gewebe eingeschränkt wird [Abb. 3/6; Matsumiya 1968, Andreasen und Riis 1978]. Von Ameloblasten entblösster unreifer Schmelz wird bei Kontakt mit dem Bindegewebe anresorbiert und danach mit Zementablagerungen überdeckt. Zusätzlich hemmt der im Entzündungsbereich auftretende Druck das Wachstum des Zahnkeimes oder dellt bereits bestehende Partien ein. Je nach dem Zeitpunkt, zu dem der periapikale Prozess auftritt, wird auch die Ersatzzahnwurzel, zumindest in ihrer Form, verändert.

Der typische Turner-Zahn (besonders seine Krone) ist kleiner als normal, hat eingedellte Inzisalkanten oder verkleinerte Höcker und weist tiefe flächenhafte Schmelzdefekte auf, die teilweise von Zementauflagerungen gefüllt und daher gelbbräunlich verfärbt sind.
- *Generalisierte Infektionen,* virale (z.b. Rubeola) wie spirochätäre oder bakterielle (z.B. *Treponema pallidum,* Salmonellen), die sich pränatal in Mutter und Kind oder postnatal im Kind abspielen, verursachen meist symmetrisch verteilte Hypoplasien.

Röteln (Rubeolainfektion der Mutter im 1. Trimester) verursachen eine Reihe teratogener Schädigungen (kongenitale Herzerkrankung, Hörverlust, Retinopathie, Enzephalopathie usw.; daher: Rubeolasyndrom) und auch Schmelzhypoplasien, Hypodontie, abnorme Morphologie und verzögerte Entwicklung der Milchzähne. Kinder mit dem Rubeolasyndrom zeigen bei bis zu 60% der Fälle abnorm geformte Zähne (d.h. bei etwa 10% aller Milchzähne). Schmelzhypoplasien alleine erscheinen bei etwa 20% der Rubeolakinder. Der Anteil der zahngeschädigten Kinder aller rubeolainfizierten Mütter ist jedoch sehr klein. Die am häufigsten geschädigten Zähne sind erste und zweite Milchmolaren [Evans 1947, Gullikson 1975].

Konnatale Lues kommt zustande, wenn der Fetus in utero von der syphilitischen Mutter infiziert wird: Die pathognomonischen Krankheitssymptome umfassen die *Hutchinsonsche Trias* (Sir J. Hutchinson, 1828–1913), nämlich Labyrinthschwerhörigkeit, Trübung der Hornhaut (Keratitis parenchymatosa) und Formdefekte an den oberen bleibenden Schneidezähnen und den 6-Jahr-Molaren. Die Zahnveränderungen treten bei 45–65% (Schneidezähne) und 22–65% (Molaren) der luetischen Kinder auf [Sarnat und Shaw 1942, Putkonen 1962, Fiumara und Lessell 1970].

Die *Pathogenese* geht von der luetisch infizierten Mutter aus. Die Plazenta wird nach der 16. Schwangerschaftswoche für *Treponema pallidum* durchlässig. Die meisten Infektionen des Fetus ereignen sich nach dem 6. Fetalmonat. Zu dieser Zeit ist die Formgebung der Milchzähne längst abgeschlossen, die Bildung der okklusalen Kronenpartien ist im Gange, während die Ersatzzahn- und die 6-Jahr-Molaren-Keime gerade das späte Glockenstadium erreicht haben und noch morphogenetisch beeinflussbar sind. Die Spirochäten gelangen via Blutbahn in die Zahnkeimregion und in das Schmelzorgan, wo infolge akuter Entzündung (Ödeme, Infiltratbildung usw.) das Schmelzorgan und die Ameloblastenreihe verformt werden [Bradlaw 1953]. Der Schmelz selbst ist normal, die Schmelz-Dentin-Grenze wird irregulär.

Die *klinischen Symptome* sind sehr charakteristisch:
1 Mittlere und seitliche Schneidezähne (meist im Oberkiefer) weisen eine zentral eingekerbte oder halbmondförmig eingebuchtete Schneidekante und im Längen- und Breitenwachstum zurückgebliebene tonnenförmige Kronen auf. Mesiale und distale Ecken der Schneidekanten sind abgerundet. Diastemata können vorhanden sein. Dieserart veränderte Frontzähne werden als *Hutchinsonsche Zähne* bezeichnet.
2 Die 6-Jahr-Molaren weisen ebenfalls stark verkleinerte, oft domartig nach okklusal eingezogene Kronen und eine variabel abnorme Kauflächengestaltung auf: Das normale Höckerrelief ist durch zahlreiche granulaartige Erhebungen

ersetzt. Dieserart veränderte Seitenzähne werden als *maulbeerförmige (Pflügersche) Molaren* bezeichnet.
Diese äusserlich sichtbar veränderten Zahnkronen wurden früher als Manifestation eines Stigmas betrachtet.
Salmonelleninfektionen des gastrointestinalen Traktes mit Diarrhöen während des 1. Lebensjahres führen ebenfalls zu Schmelzhypoplasien an Schneidezähnen, ersten Molaren und anderen bleibenden Zähnen. Die hypoplastischen Formdefekte (reduzierte Schmelzdicke) liegen allseits der Kronen, sind mit variabel grossen weisslichen Flecken kombiniert und vom zervikal anschliessenden Normalschmelz durch eine stufenförmige Rinne abgesetzt. Pathohistologisch zeigen sich typische, an Wachstumslinien gebundene V-förmige Oberflächendefekte mit prismatisch schlecht strukturiertem Schmelz apikal des Defektes und mit unausgereiften Schmelzpartien [Smith und Miller 1979].

3. Allgemeinerkrankungen
Verschiedene Erkrankungen des Gesamtorganismus haben, sofern sie sich in den ersten 7 Lebensjahren abspielen, Schmelzhypoplasien verschiedenen Grades und auch Zahnverstümmelungen an bleibenden Zähnen zur Folge:
– *Stoffwechselstörungen*
  Hypovitaminosen A, D und C,
  neonatale Hypokalzämie (vgl. Traumata),
  Asphyxie und Hypokalzämie bei Frühgeburt (vgl. Traumata).
– *Hormonale Störungen*
  Hypothyreoidismus,
  Hypoparathyreoidismus (genetisch bedingt?, vgl. 3.1.4),
  mütterlicher Diabetes.
– *Verschiedene Erkrankungen*
  fetale Erythroblastose mit Kernikterus (vgl. 6.1),
  gastrointestinale Störungen (z.B. Glutenzöliakie),
  Nephrosen,
  Down-Syndrom.

4. Pharmaka
Neben den Medikamenten (z.B. Tetrazyklin, vgl. 6.1) und Pharmaka (z.B. Überdosierung von Vitamin D), die im Kindesalter bis zum 7. Lebenjahr verabreicht werden, spielen die Spurenelemente Strontium und Fluor die bedeutendste Rolle hinsichtlich der Möglichkeit, irreversible Schmelz-(und Dentin-)hypoplasien zu verursachen.
– *Strontium* kann im Apatitkristall bis zu 4 Kalziumionen substituieren. Es wird in die Hydroxylapatitstruktur eingebaut und verändert die physikalischen Eigenschaften des Schmelzapatits. In sehr hohen Dosen dürfte es zytotoxisch wirken. Bei Kindern, die mit optimaler Trinkwasserfluoridierung (1,0–1,2 mg/l), aber mit zusätzlich variabel hohem Strontiumgehalt des Trinkwassers (0,02–34,0 mg/l) aufwachsen, zeigt sich eine mit steigendem Strontiumgehalt zunehmende Häufigkeit und Schwere hyperplastischer weisslich-linienförmiger Schmelzstreifung (pathognomonisch für Fluorose!) der oberen Frontzähne, während die geringfügige, wahrscheinlich auf traumatischen Einwirkungen beruhende weisse Fleckung in Morbidität und Schweregrad unverändert bleibt [Curzon und Spector 1977]. Die die

Perikymatien verstärkende weisse linienförmige horizontale Schmelzstreifung («mottling») wird zu geringen Graden auch bei optimaler Trinkwasserfluoridierung alleine beobachtet, so dass Strontium möglicherweise den hypoplastischen Trend verstärkt.
– *Fluor,* wenn in hohen Dosen während der Zahnbildung verabreicht, erzeugt Zahn- (und Knochen-)fluorose. Schweregrad und Häufigkeit der Zahnfluorose nehmen mit steigender Fluorkonzentration im Trinkwasser zu. Diese seit Dean [1934] klassischen Aussagen wurden in den letzten 15 Jahren mit Hilfe einer Reihe von sehr detaillierten Untersuchungen, die klinische, epidemiologische, histopathologische und chemisch-analytische Daten zu integrieren suchten [Fejerskov et al 1975, 1977, 1979, 1990, Thylstrup 1978, Thylstrup und Fejerskov 1978, 1979, Thylstrup et al 1978, Larsen et al 1987, Ishii und Suckling 1991], gleichzeitig relativiert und präzisiert:

1 «Mottling» des Schmelzes, zumindest in leichten Ausprägungsgraden, darf nicht mit Fluorose gleichgesetzt und auf keinen Fall mit traumatogener hypoplastisch-weisser Fleckung des Schmelzes verwechselt werden. Die Betrachtung der Zahnoberfläche in gut getrocknetem Zustand bei seitlichem Lichteinfall erleichtert die Diagnose.

2 Die ersten Zeichen einer fluorinduzierten Schmelzveränderung sind feine weissliche Linien, die die Perikymatien akzentuieren und eher gleichmässig über die labiale Schmelzoberfläche verteilt sind. Mit stärkerer Beeinträchtigung der Schmelzbildung werden diese Linien breiter, kräftiger weiss und fliessen zu irregulären wolkig-getupften Arealen zusammen. Noch stärkere Schweregrade zeichnen sich durch kalkweissen Schmelz aus, der schliesslich auch Formdefekte in der Art kleiner, einzelner oder multipler, zunächst zirkulärer lochartiger Vertiefungen aufweist, die später zu grösseren irregulären Flächen verschmelzen und bräunlich verfärbt werden. Alle diese Veränderungen treten bilateral symmetrisch auf (Abb. 3/7).

3 Die Morbidität der fluorinduzierten Schmelzhypoplasie, ihre Häufigkeit und ihr Schweregrad steigen mit steigender Fluorkonzentration im Trinkwasser und Trinkwasserverbrauch sowie mit der Dauer der Exposition während der Bildungsperiode des Schmelzes [Larsen et al 1987, Ishii und Suckling 1991]. Sie werden jedoch ebenso vom Verbrauch an fluorhaltigen Speisen [Milchpulver und Babynahrung; Walton und Messer 1981] und der Einnahme von Fluortabletten beeinflusst. Milchzähne scheinen generell weniger befallen zu sein als bleibende Zähne. Die Unterschiede zwischen der ersten und zweiten Dentition sind jedoch nur scheinbar: Die menschliche Plazenta bildet keine Barriere für Fluor, der schwächere Grad der Milchzahnfluorose beruht mehr auf der geringeren Dicke als auf der kürzeren Entstehungszeit des Milchzahnschmelzes [Thylstrup 1978]. Als Beispiel für die zunehmende Häufigkeit der Zahnfluorose

Abb. 3/7. Klinische und mikroskopische (Schliffe im Auf- und Durchlicht) Darstellung fluorotischer Schmelzveränderungen. **a–d** Leichte Fluorose mit akzentuierten Perikymatien. **e–h** Irregulärwolkige Opazität mit einer Zone von porösem Schmelz unterhalb der Oberfläche. **i–m** Kalkigweisser Schmelz mit breiter poröser Zone. **n–r** Kalkig-weisser und defekter («pitting») Schmelz mit stark porösen, zum Teil oberflächlich ausgebrochenen Schmelzpartien [nach Thylstrup und Fejerskov 1978].

3 Zahnentwicklungsstörungen

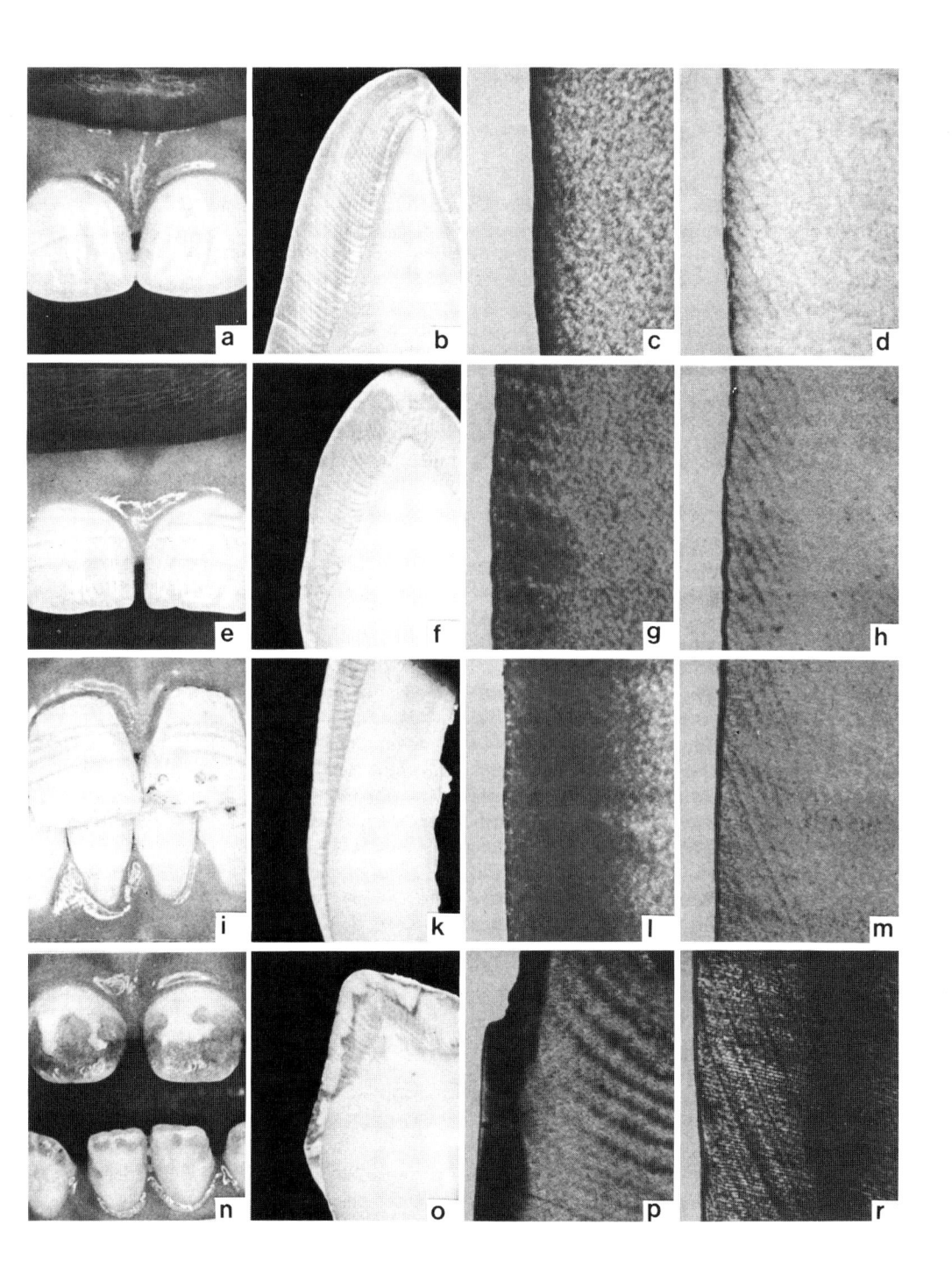

45

bei steigender Fluorkonzentration im Trinkwasser dient eine Studie an Kindern in Nord-Tansania: Mit Hilfe eines neuen detaillierten Indexes, der eine 10stufige Skala aufweist [1–4 bezogen auf den Grad weisslicher Veränderungen («mottling»), 5–9 bezogen auf den Grad des oberflächlichen Schmelzverlustes («pitting»)] und Farbveränderungen nach dunkelgelb/bräunlich nicht berücksichtigt, wurde gezeigt, dass bei 3,5, 6,0 und 21,0 ppm Fluor (1 ppm = 1 mg/l) schwere Schmelzfluorose (Dean-Index Grad 4) bei 16,7, 62,1 und 91,1 % der Kinder mit mehr als zwei durchgebrochenen bleibenden Zähnen auftritt [Thylstrup und Fejerskov 1978, Thylstrup 1978].

4 Unabhängig vom durchschnittlichen Grad der Veränderungen, der Morbidität und der Fluorkonzentration im Trinkwasser nehmen die Veränderungen des Schmelzes sowohl im Milch- wie im bleibenden Gebiss von anterior nach posterior an Schwere zu. Dieses Verteilungsmuster beruht auf der unterschiedlichen Schmelzdicke einzelner Zähne. Aus dem gleichen Grunde sind die Defekte rechts-links-symmetrisch verteilt und im Unterkiefer beider Dentitionen bukkal häufiger und schwerer als lingual.

Die *Pathogenese* fluorotischer Schmelzveränderungen ist nur annähernd bekannt. Ameloblasten, die in ihrer sekretorischen Phase mit Fluordosen zwischen 5 und 50 ppm (bezogen auf ein In-vitro-Kulturmedium) konfrontiert werden, verlangsamen oder unterbrechen ihre Matrixsekretion und akkumulieren in Kernnähe Ketten von grossen zytoplasmatischen Vakuolen sowie im apikalen Teil ihrer zytoplasmatischen Säule grosse basophile Granula, die möglicherweise aufgehäufte Schmelzmatrix enthalten. Diese Veränderungen sind reversibel, solange relativ kleine Fluordosen über nur wenige Tage einwirken [Levenson 1980]. Aber auch die Schmelzreifung und die sekundäre Mineralisation werden gestört. Richards et al [1986] konnten unter experimentellen Bedingungen bei Versuchsschweinen zeigen, dass die dem menschlichen Krankheitsbild vergleichbare Fluorose in der Schmelzreifungsphase verursacht wurde. Jede Fluoraufnahme verursacht ein vorübergehendes (d.h. innerhalb von 24 h) Absinken der Kalzium- und Phosphatkonzentration im Serum, das durch einen Anstieg der Parathormonkonzentration später kompensiert wird [Larsen et al 1978]. Bei akuter Fluorintoxikation im Verlaufe der Schmelzbildung/-reifung entsteht, während die Kalziumkonzentration kurzfristig absinkt, eine hypermineralisierte Linie (Zone) und während der Hypokalzämie und der langen Phase des Wiederanstiegs der Kalziumkonzentration eine hypomineralisierte Zone [Fejerskov et al 1979]. Diese Doppelwirkung von Hyper- und Hypomineralisation ist fluorspezifisch (d.h. Strontium verursacht nur Hypomineralisation) und kommt indirekt über den Gesamtstoffwechsel zustande. Zusätzlich könnte Fluor auch direkt retardierend oder blockierend auf die Nukleation und das Kristallwachstum einwirken. Da hyper- wie hypomineralisierte Zonen sowohl im Schmelz wie auch im Dentin entstehen, muss der Mechanismus der Fluorwirkung allgemeiner Natur sein. Bei chronischem Fluorangebot entstehen mit steigender Konzentration immer grössere Bereiche mehr und mehr hypomineralisierten Schmelzes. Warum?

Wenig Zweifel bestehen daran, dass die lochartigen Oberflächendefekte, wie sie für hochgradige Schmelzfluorose typisch sind, posteruptiv sekundär entstehen, d.h. dort, wo die Porosität des kreidig-hypomineralisierten Schmelzes bis in grosse Tiefen ein Porenvolumen von 15% überschreitet. Thylstrup [1983] hat die posterupti-

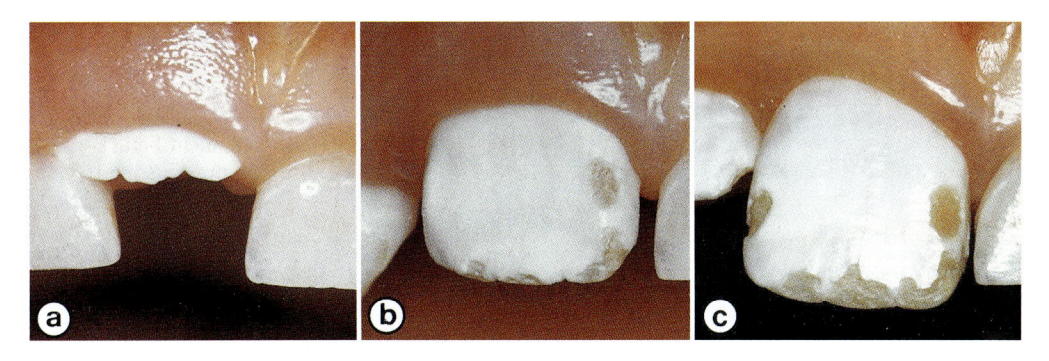

Abb. 3/8. Oberer rechter zentraler bleibender Schneidezahn mit schwerer Schmelzfluorose kurz nach Beginn des Durchbruchs (**a**) und 6 Monate (**b**) bzw. 12 Monate (**c**) nach dem Durchbruch. Die Oberflächendefekte («pitting») entstehen nach und nach posteruptiv [aus Thylstrup 1983; Abdruck mit Genehmigung des Autors und des Verlags Munksgaard, Kopenhagen].

ve Entstehung der Schmelzdefekte klinisch direkt beobachtet (Abb. 3/8). Die Vertiefungen sind scharf begrenzt und wirken wie ausgestanzt. Ihr Boden weist Spuren quer, wahrscheinlich in der Ebene von Retzius-Linien, abgebrochener Schmelzprismen auf, ihre steilen Wände verlaufen nicht entlang von Wachstumslinien, sondern erscheinen wie prismenparallele Bruchflächen. Diese Formdefekte («pitting») sind daher nicht hypoplastischer Natur, sondern dürften mechanisch entstanden, d.h. das Zeichen ausgebrochenen kreidig-hypomineralisierten Schmelzes sein [Thylstrup und Fejerskov 1979, Thylstrup 1983].

Die *histopathologischen Veränderungen* im fluorotischen Schmelz entsprechen in Ausdehnung und Schweregrad dem klinisch sichtbaren Grad des «mottling» und «pitting» (Abb. 3/7–9):

1 Leicht fluorotischer Schmelz mit akzentuierten weiss-linienartig hervortretenden Perikymatien weist leicht poröse hypomineralisierte Retzius-Linien auf, die in der zervikalen Schmelzregion zusammenfliessen (stark opaker Schmelz!) und sich an der Oberfläche zu einer kontinuierlich dünnen Zone porösen Schmelzes vereinigen können.
2 Bei stärker verändertem Schmelz mit weissen Linien und wolkig-irregulärer weiss-opaker Oberfläche findet sich unter dieser eine 80–100 µm breite Zone, die zervikal breiter wird und stark porösen Schmelz mit akzentuierten Retzius-Linien darstellt.
3 Einer kalkweissen Gesamtoberfläche mit stark akzentuierten weissen Perikymatien entspricht eine breite poröse Zone dicht unterhalb der Schmelzoberfläche, die von der Inzisalkante (Höckerspitze) bis zum zervikalen Schmelzrand durchläuft.
4 Sobald Oberflächendefekte entstanden sind, findet sich eine noch tiefere, zervikal die ganze Schmelzdicke einnehmende Zone stark porösen Schmelzes, der ein Porenvolumen von 10 bis 25% oder – unter der Oberfläche – auch mehr aufweist.

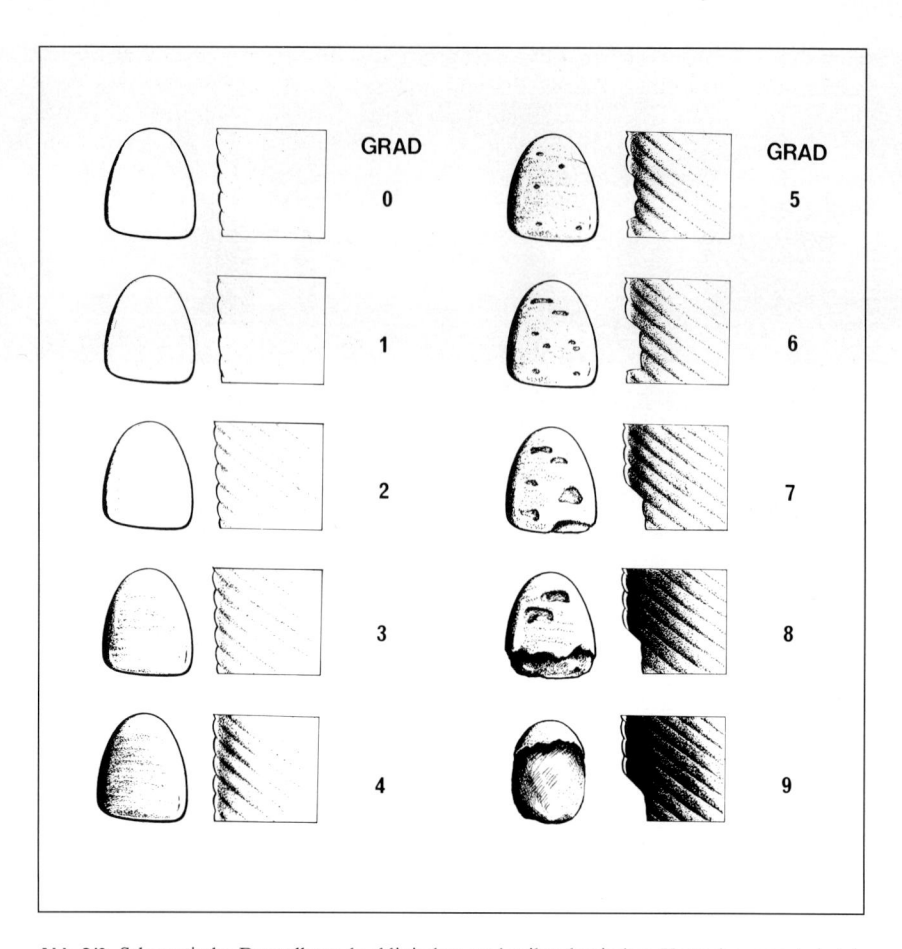

Abb. 3/9. Schematische Darstellung der klinischen und mikroskopischen Veränderungen bei steigenden Graden von Schmelzfluorose [aus Thylstrup und Fejerskov 1981; Abdruck mit Genehmigung der Autoren und des Verlags Munksgaard, Kopenhagen).

5 Diese Veränderungen sind bei Milch- und bleibenden Zähnen gleich [Thylstrup et al 1978, Thylstrup und Fejerskov 1978].
Mit steigendem Grad der Fluorose wird der Schmelz poröser, auch die Schmelzoberfläche wird rauh, zeigt variabel grosse Risse und Porositäten [Triller 1979], die poröse Zone erstreckt sich tiefer und tiefer in Richtung Schmelz-Dentin-Grenze, und je dicker die poröse Schmelzschicht wird, um so stärker weisslichopak erscheint der Schmelz klinisch. Daher werden als erstes die dünnen zervikalen Schmelzpartien von der Porosität total erfasst, während in dickeren Schmelzpartien eine dentinnahe Schmelzschicht normal bleibt. Maximale Porosität (Hypomi-

neralisation) entsteht zunächst entlang der Retzius-Linien und akzentuiert die Prismenquerstreifung [Sundström und Myhrberg 1978]. Die Schmelzoberfläche wird posteruptiv via Mundflüssigkeit zu gewissem Grade remineralisiert [Sundström et al 1980] (vgl. Karies!) und die Mineraldichte dieser Schicht verhindert weitere Remineralisation in der Tiefe.

Der poröse Schmelz weist bis etwa 100–200 nm verbreiterte irreguläre Prismenscheiden und reichlich histochemisch anfärbbare proteinhaltige Matrix auf [Triller 1979].

5. Idiopathische Schmelzhypoplasien

Trotz aller neuer Einsichten in die Natur und Pathogenese der Schmelzhypoplasien ist die Abgrenzung zwischen Fluor- und Nicht-Fluor-Opazitäten und lokal oder systemisch verursachten Veränderungen im Einzelfall klinisch oft nicht einfach. Diese Problematik wird dadurch verstärkt, dass es offensichtlich eine Reihe leichter bis schwerer Veränderungen, vor allem auch Opazitäten, gibt, die ursächlich nicht erklärbar sind. Ein Beispiel: Koch et al [1987] konnten zeigen, dass die in Schweden im Jahre 1970 geborenen Kinder doppelt bis dreifach häufiger (15,4% der Fälle) als die davor oder danach Geborenen markante Schmelzopazitäten aufwiesen. Besonders die oberen und unteren bleibenden Schneidezähne und die ersten Molaren dieser Kinder zeigten grosse tiefweisse Flecken auf den bukkalen und okklusalen Zahnflächen, für die jede Erklärung fehlt.

3.2.2 Dentinhypoplasien

Mit Ausnahme der lokal-traumatisch während der Schmelzreifung ausgelösten, nur als Schmelzopazität ohne Formdefekt erscheinenden Schmelzhypoplasie treten bei allen anderen lokal und generalisiert verursachten Hypoplasien mit oder ohne Formdefekte des Schmelzes gleichzeitig auch hypoplastische Veränderungen im Dentin auf. Das gilt ursächlich für
– schwere intrusiv-extrusive Milchzahntraumata mit oder ohne Dilazeration des bleibenden Zahnes,
– ionisierende Strahlen,
– generalisiert-metabolische Traumata, wie Frühgeburt, Geburt (Neonatallinie), Hypokalzämie, Hyperparathyreoidismus usw.,
– lokale Infektion mit Deformation des Zahnkeimes,
– Allgemeinerkrankungen, wie Rachitis, Skorbut usw.,
– Fluorintoxikationen.

Im Gegensatz zu allen Formen der Schmelzhyperplasie und mit Ausnahme der schweren, die Zahn-(Wurzel-)form verstümmelnden Anomalien sind die leichten und mittelschweren Dentinhypoplasien äusserlich und röntgenologisch unsichtbar, d.h. sie erscheinen nur im Zahnschliff oder Schnitt. Die charakteristischen Veränderungen sind:
– Variabel stark verbreiterte, zum Teil hyper- oder hypomineralisierte Wachstumslinien (Owensche Linien),
– zonenartig konzentriertes Interglobulardentin entlang der Owenschen Linien,
– irregulärer Verlauf der Dentinkanälchen.

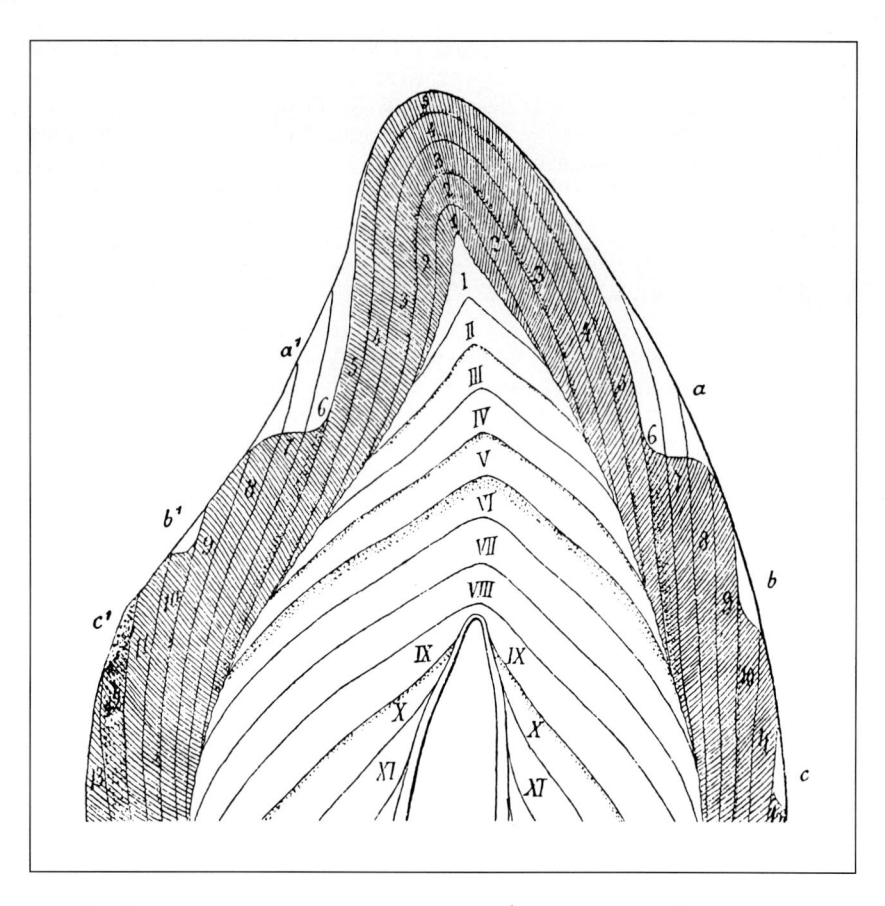

Abb. 3/10. Schematische Darstellung der im Schmelz und Dentin gleichzeitig entstehenden, an Wachstumslinien orientierten hypoplastischen Defekte: 1–13 = Chronologisch nacheinander gebildete Schmelzschichten; I–XI = chronologisch mit den entsprechenden Schmelzschichten gleichzeitig gebildete Dentinlagen; a, b, c = Formdefekte des Schmelzes [aus Berten 1895].

Diese sehr typischen, aber relativ gleichförmigen Veränderungen sind an dem Ort lokalisiert, wo sich zur Zeit der Störung die Dentinbildungsfront befindet, und bilden mit den entsprechenden Strukturänderungen im Schmelz eine topographische Einheit (Abb. 3/10–11):
– Der koronale Rand eines hypoplastischen Schmelzdefektes folgt einer Wachstumslinie, die an der Schmelz-Dentin-Grenze V-förmig mit der entsprechenden Owenschen Linie (mit oder ohne Interglobulardentin) konvergiert.
– Im Gebiet des apikalen Defektrandes (d.h. im posttraumatisch gebildeten Teil) zeigt der Schmelz verbreiterte Retzius-Linien, hervortretende Prismenquerstreifung und wellig angeordnete Prismen.

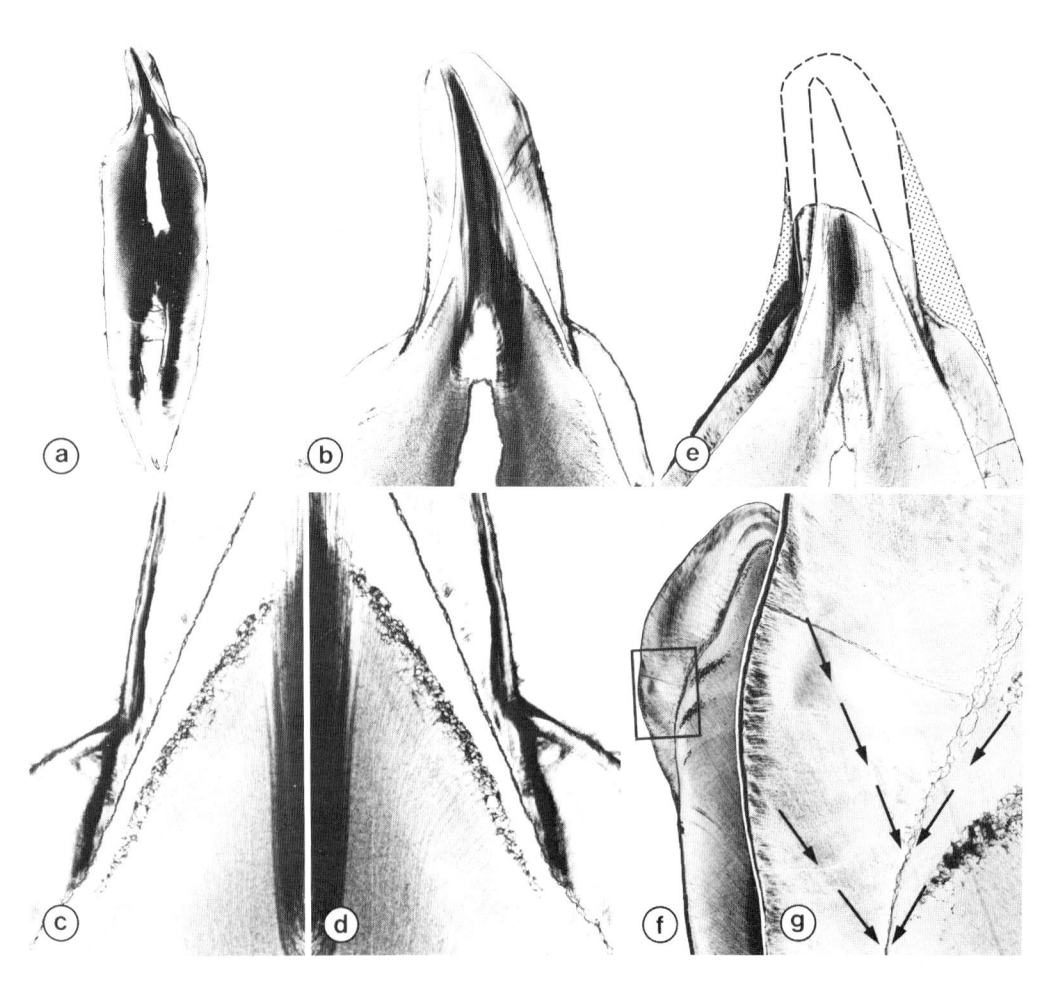

Abb. 3/11. Schmelzhypoplasie als Formdefekt (**a, b**) in Kombination mit Dentinhypoplasie (**c, d, g**) nach einmaliger (**a, b, e**) oder mehrmaliger (**f, g**) Verursachung, mit (**e**) oder ohne (**a, b**) sekundäre Attrition der Schneidekante eines unteren Schneidezahnes. Die starke vestibulär-orale Schmelzeinziehung (**a, b**) ist in **e** markiert. Der untere Prämolar (**f**) zeigt mehrere leichte Einziehungen, Quadrat in **f** entspricht **g**. Beachte das V-förmige Zusammentreffen der gestörten Retzius-Linien im Schmelz mit dem linienförmigen Interglobulardentin an der Schmelz-Dentin-Grenze (**c, d**; Pfeile in **g**). **a** ×2. **b, e** ×5. **c, d, g** ×30.

3 Zahnentwicklungsstörungen

3.3 Paraplasien

Definition: Paraplasien (παρα = neben, entlang; πλάστειν = bilden) sind «danebengeratene» Bildungen, d.h. Formen von «Miss»bildungen, bei denen typisch strukturiertes Gewebe oder Zellprodukte in atypisch-fremder Lokalisation entstehen. Paraplasien werden auch als Heterotypien bezeichnet.

Die häufigsten paraplastischen bzw. heterotopen Hartsubstanzbildungen sind Schmelzperlen, Schmelztropfen, Schmelzinseln, Schmelzsporne und koronales Zement.
Schmelzperlen wurden im ICD-DA (International Classification of Diseases, Applied to Dentistry and Stomatology) der WHO (1973) unter dem Begriff «Abnormitäten der Grösse und Form» (von Zähnen) aufgeführt (Nr. 520–27). Früher wurden sie auch als odontogene Tumoren (Enamelom) bezeichnet. Beide Klassifikationen sind irreführend.
Schmelzperlen [Kantorowicz 1904] sind rundliche, oft halbsphärische, tropfen- bzw. knotenartige Gebilde, welche bei Milchmolaren [Arys und Dourov 1987] und Zuwachszähnen (Molaren) der Zahnwurzel (Dentin) in variablem Abstand (d.h. 2,8 ± 1,0 mm; $\bar{x}$ ± s) von der Schmelz-Zement-Grenze – oder mit dieser durch einen Sporn verbunden – entlang der Wurzelnähte aufsitzen. Schneidezähne, Eckzähne und Prämolaren weisen nur sehr selten Schmelzperlen, -tropfen, -inseln oder -sporne auf [Höner und Donath 1988, Sutalo et al 1989, Grulich et al 1993]. Man unterscheidet «echte» [Euler und Meyer 1927] oder einfache von zusammengesetzten [Böhm 1938] Schmelzperlen.
- *«Echte» Schmelzperlen* (vgl. Schmelztropfen) bestehen nur aus Schmelz, der knotig-halbsphärisch direkt der relativ glatten Dentinoberfläche aufliegt. Die Schmelzprismen sind radial angeordnet. Echte Schmelzperlen sind klein (etwa 0,3 mm), häufig und histogenetisch mit Schmelzspornen (s.u.) verwandt. «Echte» Schmelzperlen werden häufig von azellulärem Fremdfaser- oder zellulärem Gemischtfaserzement um- oder partiell überlagert.
- *Schmelztropfen* (Abb. 3/12 h, i) sind «echte» Schmelzperlen, die entlang der Wurzelnähte in den Eingängen und am Pol der Bi- oder Trifurkationen lokalisiert sind [Kerebel et al 1986, Schroeder und Scherle 1987, Höner und Donath 1988]. Sie sind etwa 0,3–2 mm breit, 0,1–0,2 mm hoch und im Schliff an ihrer Prismenstruktur, im entkalkten Schnitt an der zurückbleibenden Schmelzmatrix (mit Prismenstruktur) zu erkennen [Kerebel et al 1986]. Bei Milchmolaren treten Schmelztropfen in 33% auf, doppelt so häufig in unteren (45%) als in oberen (17%) bzw. in zweiten (43%) als in ersten (18%) Milchmolaren [Arys und Dourov 1987].

Basisliteratur

Risnes S: The prevalence, location, and size of enamel pearls on human molars. Scand J Dent Res *82:* 403–412 (1974).
Schroeder HE, Listgarten MA: Fine structure of the developing epithelial attachment of human teeth; 2nd ed, Monog devl Biol, vol 2 (Karger, Basel 1977).

Bei bleibenden Molaren wurden Schmelztropfen in 1,6% gefunden [Sutalo et al 1989]. Schmelztropfen im Furkationsbereich müssen differentialdiagnostisch von drei anderen, ebenfalls am interradikulären Pol auftretenden Strukturen unterschieden werden: 1. Schräg angeschnittenen pulpodesmodontalen Kanälen, die im Schnitt als strukturlose Räume, im Rasterelektronenmikroskop aber als grosslumige Öffnungen erscheinen, 2. Zementfurchen mit eingeschlossenem Desmodontalgewebe, 3. Kalkosphäriten (kleine rundliche Verkalkungsherde), die dem Schmelztropfen aufgelagert sein und entweder schmelzartigem Material oder kleinen Zementikeln entsprechen können [Kerebel et al 1986, Schroeder und Scherle 1987]. Schmelztropfen werden anfänglich häufig von zellulärem Gemischtfaserzement umlagert, wobei bizarre Vertiefungen entstehen, später oft total überlagert. Diese bizarren, von Schmelz und Zement gebildeten Strukturen (Abb. 3/13) dürften nach Eröffnung der Furkationen infolge profunder Parodontitis hervorragende Schlupfwinkel für Ansammlungen von bakterieller Plaque abgeben, welche am und vom Furkationspol ausgehend Wurzelkaries und Pulpitis auslösen kann [Schroeder und Scherle 1987].

– *Schmelzinseln* sind ebenfalls «echte» Schmelzperlen, unterscheiden sich jedoch von den Schmelztropfen durch ihre flache, langgestreckte oder leistenartige Form (Abb. 3/13). Schmelzinseln finden sich vor allem entlang der Wurzelnähte am Eingang zu Molarenfurkationen, können aber in seltenen Fällen, z.B. bei bleibenden Molaren des Unterkiefers, von bukkal bis lingual die Furkation durchziehen [Schroeder und Scherle 1987, Höner und Donath 1988]. Ihre Häufigkeit wurde mit 0,3–5% der bleibenden Molaren angegeben [Sutalo et al 1989, Grulich et al 1993], wobei der bukkale Furkationseingang mit 4,1% als Prädilektionsstelle angesehen werden muss.

«Echte» Schmelzperlen, Schmelztropfen und Schmelzinseln entstehen, wenn sich lokal, z.B. beim Zusammenschluss der vom Diaphragma der Hertwigschen Epithelscheide induzierten zungenartigen Dentinfortsätze, die die interradikuläre Zahnregion bilden, entlang ihrer Fusionslinien [Arys und Dourov 1987] innerhalb der Epithelscheide oder des Diaphragmas das äussere vom inneren Schmelzepithel abhebt, ein Stratum intermedium und ein Stratum reticulare, d.h. ein Mikroschmelzorgan, entstehen. Dies führt zur Differenzierung von Ameloblasten, die Schmelz in Form der lokalen Auftrennung der Epithelscheide bilden. «Echte» Schmelzperlen, Schmelztropfen und Schmelzinseln sind daher nicht pathologische, sondern entwicklungsbiologisch-paraplastische Variationen.

– *Zusammengesetzte Schmelzperlen* (Abb. 3/12 a–e) bestehen aus Schmelz und Dentin und können Pulpaanteile enthalten [Euler und Meyer 1927, Böhm 1938, Cavanha 1965, Kerebel et al 1986, Bohne et al 1989]. Die Schmelzkappe sitzt einem variabel grossen Dentinkern auf, der sich zapfenartig hervorstülpt. Diese Perlen sind gross (1,0 ± 0,4 mm; $\bar{x}$ ± s) und treten mit einer Häufigkeit von 2 bis 6% aller Molaren auf (bei Eskimos 10%). Selten finden sie sich auch ausserhalb der Wurzelnähte, d.h. in Apexnähe, interradikulär und als grosse zervikal-koronale Ausstülpungen. Sie sind mehr als 4mal häufiger im Ober- als im Unterkiefer und treten an oberen Molaren meist mesial oder distal, an unteren Molaren meist lingual oder bukkal auf [Sutalo et al 1989]. Zusammengesetzte Perlen können ein prädisponierender Faktor für isolierte Furkations- oder Interdentalparodontitis sein. Ihre Entstehungsweise ist unbekannt, könnte zum Teil jedoch auf der Bildung

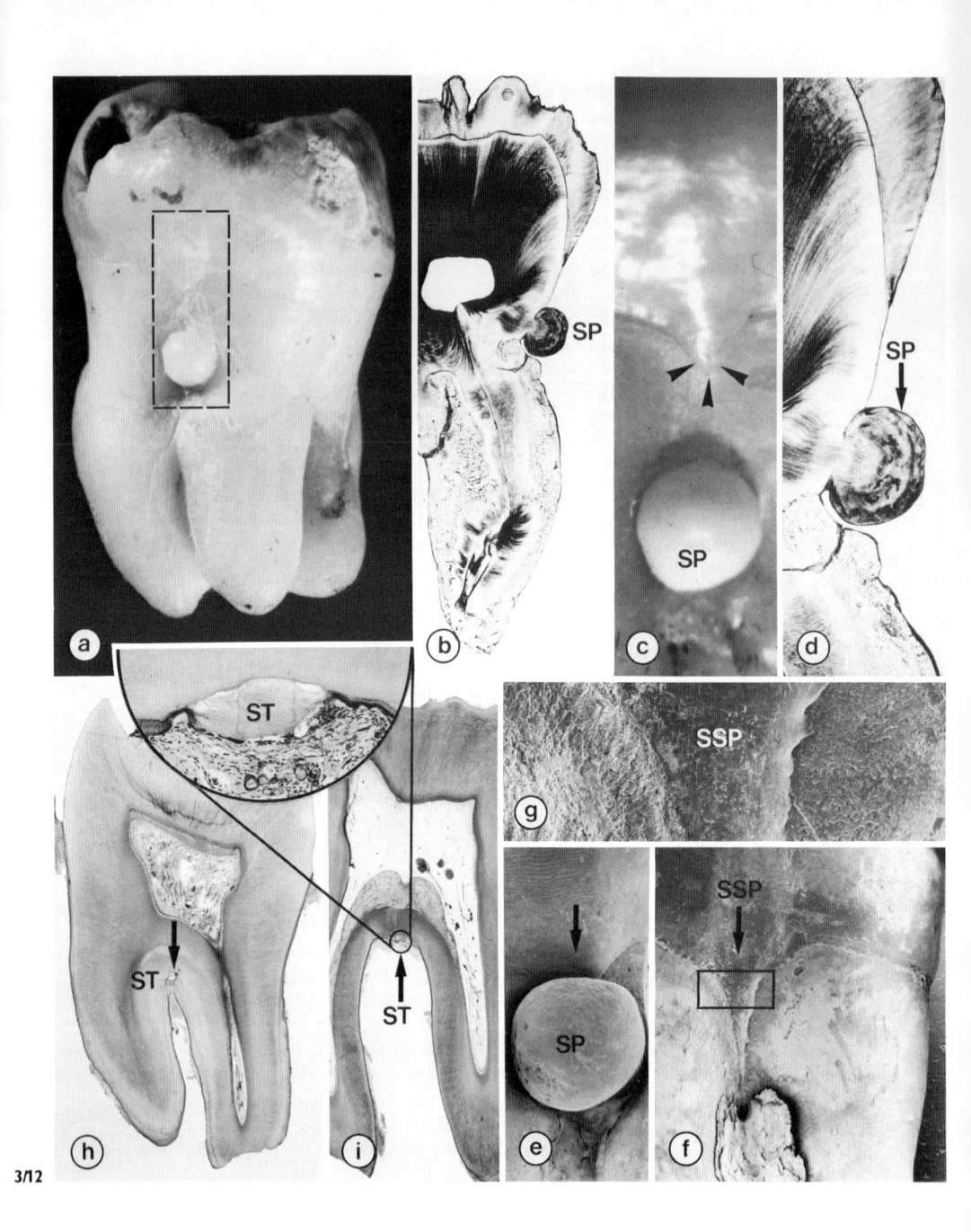

Pathobiologie oraler Strukturen 54

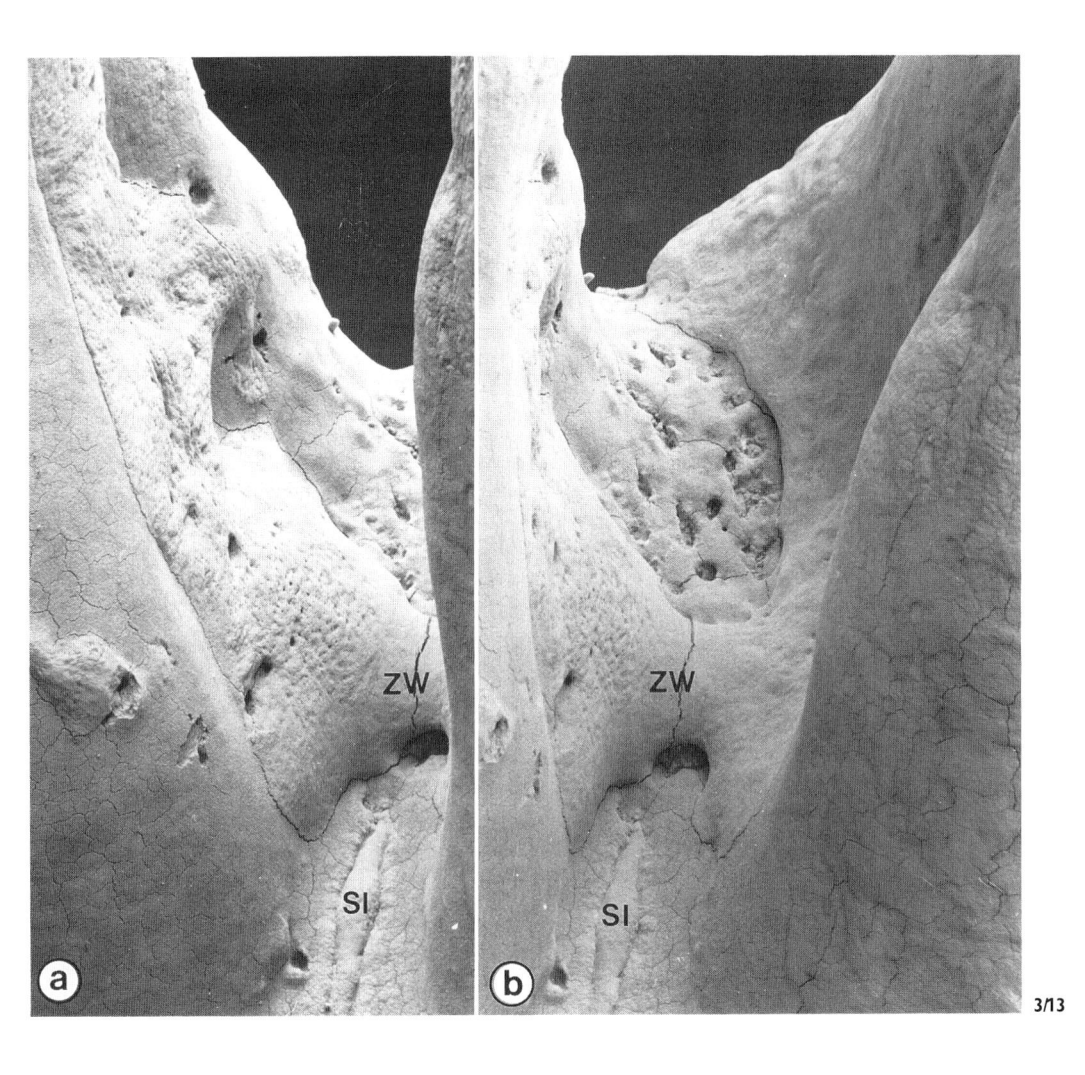

Abb. 3/12. Schmelzperlen (SP; **a–d, e**), Schmelztropfen (ST; **h, i**, Ausschnitt), und Schmelzsporne (SSP; **f, g**) an oberen (**a, h**) und unteren (**i, e–g**) Molaren in klinischer (**a, c**), rasterelektronenmikroskopischer (**e–f**), schliff- (**b, d**) und schnittechnischer (**h, i**) Sicht. Gerahmtes Feld in **a** entspricht **c**. Kreis in **i** entspricht Ausschnitt, Feld in **f** entspricht **g**. **b, h, i** × 5. **d, e, f** × 8. **g** × 30. Ausschnitt × 50.

Abb. 3/13. Rasterelektronenmikroskopischer Blick (**a, b** von bukkal) in die Bifurkation eines unteren dritten Molaren. Eine längliche Schmelzinsel (SI), ein den Furkationspol von mesial nach distal überlagernder Zementwulst (ZW) sowie zahlreiche kleinere und grössere Öffnungen bilden sehr bizarre Strukturen, die als Plaqueretention dienen können. × 30 [aus Schroeder und Scherle 1987, Abdruck mit Genehmigung der Redaktion der Schweiz Monatsschr Zahnmed].

3 Zahnentwicklungsstörungen

überzähliger Höcker basieren. Der Schmelz dieser Perlen ist in bezug auf den Ca/P-Gehalt, die Prismenstruktur, die Wachstumslinien und seine Oberfläche dem koronalen Schmelz gleichzustellen [Gašperšič 1992]. Sie werden häufig von dicken Zementschichten eingerahmt.

Schmelzsporne (Abb. 3/12 f, g) sind lanzettenartige zervikale Schmelzausstülpungen entlang der Wurzelnähte der bleibenden Molaren, die bis in die Wurzelfurkationen, ja an den interradikulären Pol heranreichen können [Masters und Hoskins 1964, Risnes 1974, Schroeder und Scherle 1987, Höner und Donath 1988, Sutalo et al 1989]. Schmelzsporne können bis zu 6 mm lang sein und treten mit einer Häufigkeit von 8 bis 44% an unteren und 3 bis 27%, also weit weniger häufig, an oberen bleibenden Molaren auf. Lange, bis in die Furkationen reichende Schmelzsporne werden, vorwiegend bukkal, an unteren Molaren bei 2–15%, an oberen Molaren bei 1–10% gefunden, sind aber aus populationsgenetischen Gründen bei Eskimos, Orientalen und Chinesen mit bis zu 68% der Fälle (bzw. 45% der Molaren) besonders häufig [Hou und Tsai 1987, Zee et al 1991]. In beiden Kiefern treten Schmelzsporne am häufigsten an den zweiten bleibenden Molaren auf [Sutalo et al 1989]. Besonders lange Schmelzsporne wurden als prädisponierender Faktor bei der Entstehung isolierter Bi- bzw. Trifurkationsparodontitis nachgewiesen [Hou und Tsai 1987]. Da die Schmelzsporne durchgebrochener Zähne nur von Epithel bedeckt bleiben, so dass hier entlang präformierter Bahnen eine tiefe Tasche ohne Auflösung von Bindegewebe entstehen kann, erstaunt es nicht, dass mehr als 80% der lokalen Furkationseinbrüche in Anwesenheit von langen Schmelzspornen gefunden werden [Hou und Tsai 1987]. Ihr Schmelz ist unterverkalkt und irregulär strukturiert [Gašperšič 1992].

Schmelzperlen und Schmelzsporne sowie die bizarren Zementstrukturen der Furkation (Abb. 3/13) prädisponieren zur Plaqueretention und tragen daher in unvorhersehbarem Masse zur Entstehung der Furkationsparodontitis und eventuell nachfolgender Wurzelkaries bei. Werden alle diese Schmelzparaplasien gemeinsam betrachtet, so darf man annehmen, dass 33–48% aller bleibenden Molaren in höherem Masse als andere Zähne für Parodontitis anfällig sind [Höner und Donath 1988].

Koronales Zement, welches bei Herbivoren (Rind, Schaf, Kaninchen usw.) normalphysiologischerweise den Schmelz total überzieht, ist beim Menschen eine relativ häufige paraplastische Bildung und erscheint in Form von Zementzungen und Zementfladen:
– *Zementzungen* [Meyer 1932] setzen das azelluläre Fremdfaserzement nach koronal fort und überlappen den zervikalen Schmelz.
– *Zementfladen* sind rundliche bis ovale isolierte Inseln, die dem zervikalen Schmelz bis etwa 1 mm koronal der Schmelz-Zement-Grenze aufsitzen und bis zu 5 µm dick sind.

Zementzungen und -fladen bestehen aus azellulär-afibrillärem Zement, d.h. einer lamellierten geschichteten Masse, die keine kollagenen Fibrillen enthält und homogen mineralisiert ist. Sie entstehen vor und während des Zahndurchbruches dann, wenn zervikale Schmelzpartien teilweise vom reduzierten Schmelzepithel entblösst werden und in Kontakt mit Bindegewebe geraten. Zementzungen können sekundär von azellulärem Fremdfaserzement oder vom Saumepithel überlagert werden. Koronales Zement, das innerhalb der Fissuren impaktierter Zähne entsteht, ist zum Teil zellulärafibrillärer Natur [Silness et al 1976].

4 Alternsveränderungen

Alternsbedingte Veränderungen oraler Strukturen und Gewebe können prinzipiell zwei verschiedene Ursachen haben:
1 Sie sind von keinerlei direkten äusseren Einflüssen abhängig, sondern Ausdruck des Alterns selbst.
2 Sie sind die Folge einer Akkumulation äusserer, zum Teil habitueller, zum Teil funktionell-physiologischer Einflüsse, die zwar keine Erkrankung, aber messbare morphologische, biochemische und klinische Änderungen auslösen.

Die an vitalen Zähnen und im Zahnhalteapparat auftretenden, mit zunehmendem Alter sich häufenden oder an Intensität zunehmenden Veränderungen sind häufig sowohl alterns- wie umwelt- und funktionsbedingt.

Merke: Es gibt keine Art von physiologischen Alternsveränderungen (z.B. Involution, Atrophie), die im höheren Alter notwendigerweise zum prämortalen Zahnverlust führen würde.

1 Alternsveränderungen, die unabhängig von äusseren Einflüssen geschehen, finden in Geweben, kaum im Schmelz statt:
– *Schmelz:* Alternder Schmelz verliert zunehmend Wasser und organische Matrix. Sein beim Zahndurchbruch besonders an der Oberfläche noch poröses Mineralgefüge wird dichter und ändert infolge der Abnahme des Karbonatgehaltes und der Substitution der OH-Gruppen durch Fluor oder andere Spurenelemente seine chemische Zusammensetzung. Diese als posteruptive Reifung bezeichneten Vorgänge machen den Schmelz zunehmend härter, spröder, bruchanfälliger und weniger säurelöslich.
– *Dentin: Anbau von regulärem und irregulärem Sekundärdentin* (Prädilektionsstellen: Pulpahörner, Dach und Boden des Kronenkavums, Wandung der Wurzelkanäle) ist in Schneidezähnen stärker als in Eckzähnen, vorwiegend an der koronalen Spitze der Pulpakammer, zu finden [Philippas und Applebaum 1967, 1968], bei mehrwurzeligen Molaren an den Pulpahörnern und am Dach und Boden des Kronenkavums lokalisiert [Bernick 1987], so dass die Höhe des Kronenkavums vom 20. bis zum 60. Altersjahr um etwa 50% abnimmt [Soeno 1977]. Die Wurzelkanäle der Schneidezähne werden ab dem 40. Lebensjahr mesial und distal zunehmend

---

Basisliteratur

Schroeder HE: Alternsveränderungen an Zahnhart- und Weichgeweben des Menschen. Dtsch Zahnärztl Z *48:* 607–610 (1993).
Ketterl W: Age-induced changes in the teeth and their attachment apparatus. Int Dent J *33:* 262–271 (1983).
Lavelle CLB: Applied oral physiology, 2nd ed., pp. 114–120 (Wright, London 1988).

von Fibrodentin eingeengt [Schroeder et al 1990]. In Eckzähnen erfolgt dies erst ab dem 60. Lebensjahr [Schroeder 1993]. Der Fibrodentinanbau in Pulpahörnern und Wurzelkanälen führt zur Abnahme der Dentinkanalmündungen. Er tritt auch an nichtdurchgebrochenen Zähnen auf und ist umweltunabhängig.
Sklerosierung des Wurzeldentins (vgl. Kap. 7.2), die infolge stetiger Neubildung peritubulären Dentins (d.h. partieller oder totaler Obliteration der Dentinkanälchen) apikal-peripher beginnt und sich besonders mesial und distal nach koronalpulpawärts ausdehnt, führt zur zunehmenden Transluzenz und Brüchigkeit des Wurzeldentins (cave: Wurzelfraktur bei Extraktion). Farbstoffe dringen nicht in sklerosiertes Dentin ein. Die Sklerosierung des Wurzeldentins läuft auch in nichtdurchgebrochenen Zähnen ab, ist also strikt alternsbedingt. Der mit zunehmendem Alter (ab 15.–20. Altersjahr) signifikant positiv korrelierte ($r = 0,75$) Anstieg des sklerosierten Wurzeldentinvolumens [Azaz et al 1977] ist daher einer der besten Parameter zur forensischen Schätzung des individuellen Alters anhand einzelner Zähne [Bang und Ramm 1970, Johnson 1971].
«Dead tracts» (vgl. Kap. 7.2), besonders im Bereich des Kronendentins, sind in Zähnen aller Altersklassen mit oder ohne Attrition und auch in nichtdurchgebrochenen Zähnen zu finden [Philippas und Applebaum 1968, Tronstad 1972]. Diese seit langem umstrittene Veränderung dürfte daher alters- und umweltunabhängig sein.

– Pulpa: Infolge stetigen Sekundärdentinanbaues wird das Kronenkavum kleiner, vor allem niedriger, und die Wurzelkanäle werden enger, d.h. die Pulpa nimmt altersbedingt an Volumen ab. Trotz dieser scheinbaren Gewebskonzentration auf immer kleinerem Raum wird die Pulpa nicht zellreicher, sondern zellärmer [Abnahme der Zelldichte vom 20. bis 70. Altersjahr um etwa 50%; Fröhlich 1970, Bernick 1987]. Odontoblasten und Fibroblasten zeigen zunehmende Anzeichen von Degeneration, die kollagenen Fasern, besonders die Stränge, welche Gefässe und Nerven umhüllen, werden vergröbert [Nielsen 1987], die Rate der Kollagensynthese (Typen I und III) nimmt ab [Bernick 1987]. Dentikel, d.h. sowohl konzentrische Zwiebelschalendentikel wie auch diffuse Verkalkungen und Faserdentikel, sind in vielen Zähnen (50–90%) zu jedem Lebensalter vorhanden, ihre Zahl und Grösse nimmt rein alternsbedingt (z.B. in verlagerten impaktierten Eckzähnen) weder zu noch ab, mit Ausnahme der diffusen Verkalkungen und Faserdentikel in der Wurzelpulpa, die bis zum 25. Altersjahr nur selten auftreten [Nitzan et al 1986]. Die Gefässdichte nimmt besonders nach dem 45. Altersjahr drastisch ab, viele Haupt- und Nebengefässe (z.B. der periphere Gefässplexus) verschwinden, andere zeigen arteriosklerotische Veränderungen und verkalken. Auch die Dichte des koronalen Nervenplexus und der Axone im Wurzelkanal wird geringer, ebenfalls infolge Degeneration und Verkalkung [Bennett et al 1965, Bernick 1967, 1987, Fried 1987, Quigley 1971]. Damit ist eine Abnahme der Dentinsensitivität, der Blutversorgung und der odontoblastischen Aktivität verbunden, die die alte Pulpa weniger reaktionsfähig macht.

– Zement: Azelluläres Fremdfaserzement und vor allem zelluläres Gemischtfaserzement nehmen zwischen dem 20. und 70. Altersjahr durchschnittlich um das 3- bis 4fache an Dicke zu [Zander und Hürzeler 1958]. Die mit steigendem Alter auch an nichtdurchgebrochenen Zähnen signifikant positiv korrelierte Dickenzunahme [Azaz et al 1974, 1977, Nitzan et al 1986] des zervikalen und gegen die Wurzelmit-

te gelegenen Wurzelzementes (Apexregion und interradikuläre Flächen weisen irregulär-massiven Zementanbau aus Gründen der Attrition, der okklusalen Drift und paraplastischer, kompensatorischer sowie pathologischer Prozesse auf) ist ein Zeichen des ständigen dynamischen parodontalen Gewebeumbaues, an dem das Zement nur appositiv teilnimmt. Gleichzeitig nimmt die Permeabilität ab.
– *Desmodont:* Die Weite des Desmodontalspaltes nimmt vom 15. bis zum 65. Altersjahr um etwa 25% ab. Gleichzeitig scheint das Desmodont faserreicher und gefässärmer zu werden. Der Durchmesser der einzelnen Kollagenfibrillen (57 ± 2 nm, $\bar{x} \pm s$) ändert sich zwischen dem 10. und 70. Lebensjahr jedoch kaum: Die Majorität relativ grosser Fibrillen (57–64 nm) bleibt in der Dicke konstant, eine Minorität relativ kleinerer Fibrillen (40–48 nm) nimmt eher leicht zu [Luder et al 1988].

2 Alternsveränderungen, die von äusseren Einflüssen und vom physiologischen Geschehen abhängig sind und strikt alternsbedingte Veränderungen überlagern oder zusätzlich zu diesen auftreten, finden im Schmelz und in Geweben statt:
– *Schmelz: Attrition* (an inzisalen, okklusalen und approximalen Zahnflächen) ist der durch Mastikationsbewegungen verursachte Schmelzverlust, der klinisch als Schliffazette erscheint. Der Grad der Attrition ist vor allem von der Art und vom Körnungsgrad der Nahrung [vgl. exzessive Attrition bei frühgeschichtlichen und unter primitiven Bedingungen lebenden Menschen; Molnar et al 1983, Whittaker et al 1985, Ekfeldt et al 1990], aber auch von der Stärke und Dauer der verwendeten Kaukräfte, von physiologischen Faktoren und Gewohnheiten (Bruxismus, Parafunktionen) und von der Anzahl vorhandener Zähne abhängig. Hochgradige koronale Attrition legt das Dentin frei und kann zum Verlust ganzer Kronenpartien führen. Koronale Attrition wird durch entsprechend grosse okklusale Drift kompensiert [Whittaker et al 1985]. Die approximale Attrition (vgl. Mesialwanderung) hat eine Verkürzung der geschlossenen Zahnreihe zur Folge [im Jahre 1900 um etwa 8–10 mm während einer Lebensphase von 40 Jahren; Black 1908].
Abrasion ist der durch Fremdkörperabrieb verursachte Schmelzverlust, ausgelöst durch Nahrungsstoffe, Zahnpastenbestandteile und Zahnbürsten (vgl. keilförmige Defekte), Pfeifenmundstücke, Nadeln, Zahnstocher oder rituale Eingriffe. Je nach gewohnheitsmässiger Verwendung mancher Gegenstände kann die Abrasion einzelne Zähne betreffen oder stark einseitig ausgeprägt sein. Abrasivstoffe in Zahnpasten, wie Kalziumkarbonat, hinterlassen auf einer glatten Schmelzoberfläche nur sehr geringe (0,2 µm) Kratzspuren, tragen aber nach vielen Tausend Bürstbewegungen Schmelzmaterial schichtweise (0,2–0,5 µm) ab [Sangnes 1976, Reisstein et al 1978].
Attrition und Abrasion können im Laufe des Lebens sich akkumulierende Schmelz- (und Dentin-) und Zahnveränderungen zur Folge haben: Verkürzung oder Formveränderungen der Krone, Verlust der Perikymatien und des prismenfreien Schmelzes usw. Chemische Schmelzveränderungen werden durch aus der Nahrung stammende Stoffe, welche über die Mundflüssigkeit angeboten werden, verursacht: In den äusseren Schmelzschichten steigt die Konzentration von Fluor, Eisen, Zinn, Kupfer usw. mit steigendem Alter an. Die ebenfalls zunehmende Konzentration elementarer Stoffe, wie Zink, Magnesium oder Blei, im Schmelz (wie auch im Dentin und Knochen) kann auch mit der Verteilung und Konzentration dieser Elemente im Erdboden oder mit der industriellen Umweltbelastung korreliert sein [Ewers et

al 1979, Lappalainen et al 1981]. Mit steigendem Alter nimmt die Kronenfarbe eine dunklere Tönung an, die Permeabilität des Schmelzes nimmt ab.

– *Dentin: Attrition,* aber auch Abrasion, lösen Veränderungen im Dentin aus, bevor und nachdem sie das Dentin freilegen [Philippas 1961]: Im koronalen Dentin, sowohl unterhalb der Schmelzkappe wie auch 1–2 mm apikal der Schmelz-Dentin-Grenze, nimmt der Grad der Sklerosierung (d.h. Volumendichte des peritubulären Dentins und Anzahl der obliterierten Tubuli) mit der Stärke der Attrition zu. In alternden nichtdurchgebrochenen Zähnen bleibt der Sklerosierungsprozess im koronalen Dentin weitgehend aus. Er ist jedoch selten total, solange das Dentin nicht ganz freigelegt ist. An durch Attrition freigelegten Dentinkauflächen sind praktisch alle Tubuli oberflächlich durch peritubuläres Dentin verschlossen (Abb. 4/1). In der Tiefe dieses Dentins sind die Tubuli nur zum Teil sklerosiert [Mendis und Darling 1979a, b]. Das gleiche gilt auch für durch Abrasion freigelegte Dentinflächen. Solche Dentinoberflächen haben einen um etwa 8% höheren Mineralgehalt und sind härter als normal. Auch im Dentin steigt der Gehalt an Fluor, Blei usw. mit zunehmendem Alter an, und das Gesamtdentin wird weniger permeabel (vorwiegend wegen zunehmender Sklerosierung).

Abrasion des Dentins wird vor allem durch Abravistoffe der Zahnpasten erzeugt, die deutliche Kratzspuren und Rinnen hinterlassen [vgl. keilförmige Defekte; Sangnes 1976].

– *Pulpa:* Die Verkleinerung der Pulpakammer und die Verengung der Wurzelkanäle wird zusätzlich durch pathologische Prozesse gesteigert: Karies, Parodontalerkrankungen, Erosionen usw. lösen stets zusätzlichen Anbau von meist irregulärem Sekundärdentin bzw. Tertiärdentin (vgl. Kap. 9.1) aus. Die volumenmässig reduzierte Pulpa wird anschliessend meist ebenfalls pathologisch verändert (vgl. Kap. 9.2). Die Zahl der postmitotischen hochdifferenzierten Odontoblasten nimmt ab, unspezifische Ersatzzellen treten an ihre Stelle (vgl. Kap. 9.1).

– *Zement:* Zementanbau, besonders im periapikalen und im interradikulären Gebiet, wird von einer Reihe verschiedener Zustände direkt oder indirekt ausgelöst (okklusale Drift, Schmelztropfen und -perlen, Wurzelverkrümmungen, Wurzelverwachsungen, Entzündungen usw.), die zur Hyperzementose verschiedenen Grades führen. Auch das Zement wird im Laufe des Lebens mehr und mehr mit Fluor und anderen Elementen angereichert. Wurzelzement ist relativ weich und unterliegt daher im Bereich freiliegender Zahnhälse (vgl. Kap. 10.4) einer mehr oder weniger ausgeprägten Abrasion. Horizontales Zähnebürsten mit abrasivstoffhaltigen Zahnpasten hinterlässt schon nach wenigen Minuten deutliche Kratzspuren, die mit zunehmender Bürstzeit zahlreicher und tiefer werden [Reisstein et al 1978, Frank et al 1989a, Mierau 1992].

– *Keilförmige Defekte* sind ausschliesslich vestibulär im Bereich des Zahnhalses lokalisierte, «nicht-kariöse mulden-, kerb-, keil- oder rillenförmige Hartsubstanzverluste» [Mierau 1992, Klimm et al 1990], die variabel tief ins Dentin reichen

Abb. 4/1. Rasterelektronenmikroskopische Darstellung der durch Attrition freigelegten Dentinoberfläche (Schneidekante eines oberen Milchfrontzahnes): Übersicht (**a, b**) über linke Schneidekantenecke (**a**), das freigelegte Dentin (D) und den reduzierten Schmelz (S). Beachte die Eingänge in Dentintubuli (**c**), die oberflächlich verschlossen oder stark eingeengt sind (Teil des Rechtecks in **c** entspricht Ausschnitt. **a** × 65. **b** × 340. **c** × 1200. Ausschnitt × 4000.

4 Alternsveränderungen

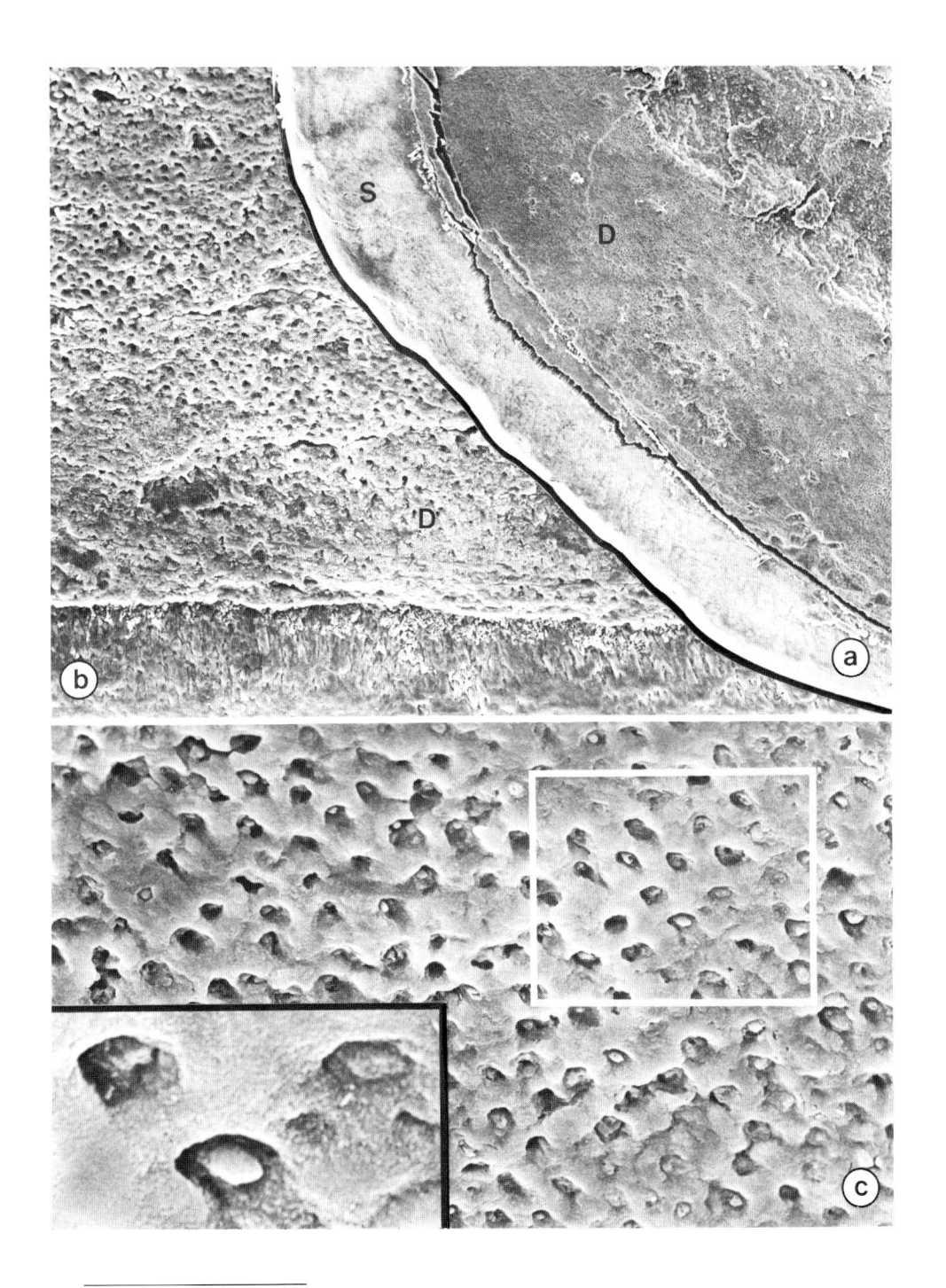

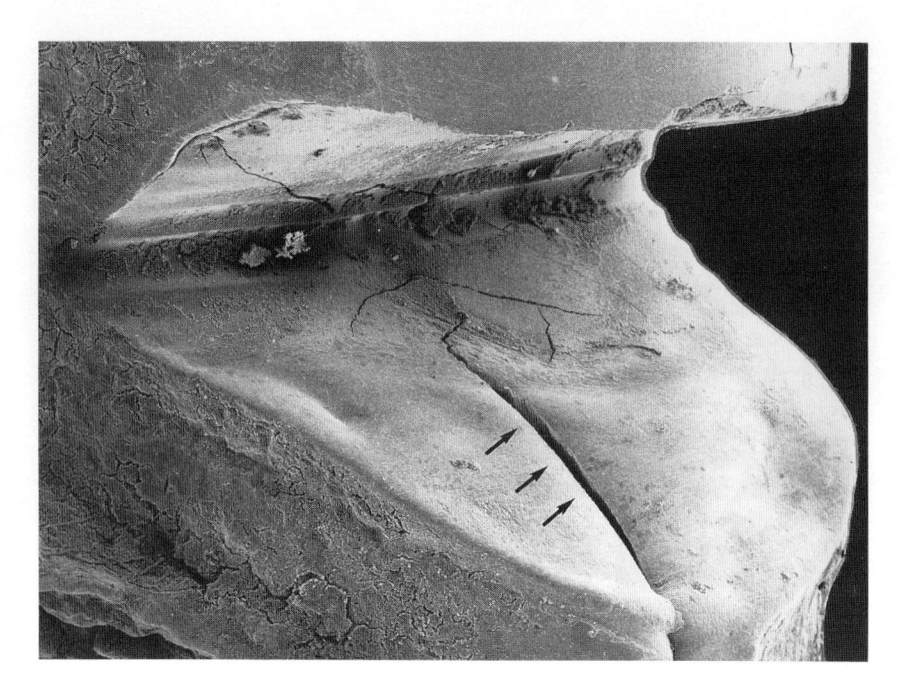

Abb. 4/2. Rasterelektronenmikroskopische Ansicht eines vestibulär gelegenen keilförmigen Defektes an einem oberen Prämolaren eines 50jährigen Patienten. Beachte die in der Tiefe horizontal verlaufende und sehr markante Doppelrinne. Der Schlitz (Pfeile) in der apikogingivalen Fläche des Defekts ist ein Trocknungsartefakt. × 25 [aus Frank et al 1989a; Abdruck mit Genehmigung der Autoren und der Redaktion].

können und klinisch auffallend glatte Oberflächen (eine nach koronal, eine schräg nach apikal geneigte) aufweisen (Abb. 4/2). Solche Defekte können an bleibenden Schneidezähnen, Eckzähnen, Prämolaren und Molaren sowohl im Ober- wie im Unterkiefer auftreten, sind aber an ersten Prämolaren besonders häufig zu finden [Ott und Pröschel 1985, Koçkapan 1988, Frank et al 1989a]. Initialläsionen, die durch eine sehr glatte und leicht vertiefte Fläche gekennzeichnet sind, werden in der Regel auf der vestibulären Wurzeloberfläche unmittelbar apikal der Schmelz-Zement-Grenze beobachtet. Die Entstehung eines keilförmigen Defektes setzt daher einen freiliegenden Zahnhals, z.B. nach gingivaler Rezession (vgl. Kap. 10.4), voraus [Mierau 1992]. Bereits weiter ins Dentin reichende Defekte weisen in der Tiefe des Keiles grobe, 0,2–0,3 mm breite horizontale Rinnen (Abb. 4/2) und auf den angrenzenden Defektflächen zahlreiche horizontale, parallel zueinander verlaufende Kratz- und Schleifspuren auf. Das freiliegende sehr glatte Dentin lässt an der koronalen Defektfläche weitgehend offene, an der apikalen Defektfläche meist mit peritubulärem Dentin verschlossene Dentinkanälchen erkennen [Koçkapan 1988, Frank et al 1989a]. Die wahrscheinlichste Ursache für diese Defekte ist eine mit grosser Kraft (über 2 N) und vorwiegend horizontalen Bewegungen ausgeführte Zahnbürstmethode [Mierau 1992].

5 Zahnfrakturen und Zahnluxationen

Zahnfrakturen und Zahnluxationen sind Folgen einer meist unerwarteten Gewalteinwirkung auf die Zähne der ersten und/oder zweiten Dentition. Die Ursachen dafür reichen von kindlicher Unsicherheit (Stürzen beim Laufenlernen und Spielen) über Unfälle bei Spiel, Sport und Strassenverkehr bis zu zwischenmenschlich gewollter (Brutalität, Misshandlung, Tortur usw.) und ungewollter (Auswirkungen von Hast, Ungeschicklichkeit, therapeutischen Massnahmen usw.) Gewalteinwirkung und krankheits- (z.B. Epilepsie) oder rauschbedingtem (Alkoholismus, Drogen usw.) Fehlverhalten.

Zahnfrakturen und Zahnluxationen sind häufige Ereignisse und treten nicht selten kombiniert auf. Insgesamt werden bis zu 50% der jungen Menschen betroffen, in verschiedenen Ländern und Regionen unterschiedlich stark. Im 14.–16. Altersjahr weist etwa jedes zweite (Skandinavien) bis vierte (Schweiz) Kind klinische und/oder röntgenologische Zeichen von Zahnverletzungen auf, deren Inzidenz in den Jahrzehnten seit 1950 um das 2- bis 3fache zugenommen hat.

Die Milchzähne, vorwiegend die mittleren oberen Schneidezähne, werden besonders häufig im 2.–5. Altersjahr traumatisiert (30–50% der Kinder). Die bleibenden Zähne, meist obere mittlere [bis zu 70%; Crona-Larsson und Norén 1989], weniger seitliche obere und untere Frontzähne (etwa ein Drittel), werden häufig im 7.–13. Altersjahr angeschlagen (20–30% der Kinder). Milchzahnverletzungen sind bei Knaben etwa 1,5mal häufiger als bei Mädchen, bleibende Zähne werden bei Knaben etwa doppelt so häufig wie bei Mädchen getroffen [Arx 1993, Zerman und Cavalleri 1993].

5.1 Zahnfrakturen

Zahnfrakturen (ZF) können Krone und/oder Wurzel treffen. Kronenfrakturen betragen 4–38% (im Milchgebiss) bzw. 26–76% (im bleibenden Gebiss) der Zahnunfälle und können fünf verschiedene Formen annehmen:
- *ZF 1: Kronenrisse* sind als unvollständige Schmelzsprünge *(ohne Zahnhartsubstanzverlust)* klinisch und röntgenologisch nicht erkennbar. Nach Entfernung festsitzender orthodontischer Apparaturen zeigen 60–70% der Zähne feine Schmelz-

---

Basisliteratur

Andreasen FM: Pulp healing after luxation injuries and root fracture in the permanent dentition. Endod Dent Traumatol 5: 111–131 (1989).
Andreasen JO: Traumatic injuries of the teeth (Munksgaard, Copenhagen 1981); deutsche Ausgabe: Traumatologie der Zähne (Schlütersche Verlagsanstalt, Hannover 1988).
Gnoinski WM: Orale Traumata; in Stöckli PW, Ben-Zur ED (ed), Zahnmedizin bei Kindern und Jugendlichen. 3. Aufl, pp 215–254 (Thieme, Stuttgart 1994).

risse [Zachrisson et al. 1980]. Ähnliches gilt für die Vitalitätsprüfung mit Kohlensäureschnee [Lutz et al 1974]. Im Zahnschliff erscheinen sie im Durchlicht als dunkle Linien, die parallel zu den Schmelzprismen verlaufen und an der Schmelz-Dentin-Grenze enden. Pathobiologische Heilungsmöglichkeiten fehlen.
- *ZF 2: Einfache Kronenfrakturen* sind die allerhäufigsten (bis etwa 60% aller ZF). Die Fraktur betrifft entweder nur den Schmelz (die Bruchfläche tangiert nicht die Schmelz-Dentin-Grenze) oder nur Schmelz und Dentin (die Bruchfläche verläuft mehr oder weniger tief im Dentin, *ohne die Pulpa zu tangieren*). Reine Schmelzfrakturen mögen vermehrte Tertiärdentinbildung im Kronenkavum zur Folge haben. Pathobiologische Heilungsmöglichkeiten fehlen. Schmelz-Dentin-Frakturen eröffnen zahlreiche Dentinkanälchen (40 000–65 000/mm^2), was erhöhte Sensibilität zur Folge hat und eine akute Pulpitis auslösen kann. Später dürfte an entsprechend lokaler Stelle Tertiärdentinbildung einsetzen. Bei 1–6% der Fälle kommt es posttraumatisch zur Pulpanekrose. Einfache Kronenfrakturen können mit Konkussion, Subluxation oder Extrusion kombiniert sein. Solche Zähne werden häufiger (bis zu 30%) nekrotisch [Ravn 1981a, b].
- *ZF 3: Komplizierte Kronenfrakturen* sind relativ selten (3,5–15% aller ZF). Der Bruch kann quer oder tangential bis fast parallel zur Zahnachse erfolgen, so dass die Bruchfläche kleinere oder grössere *Pulpapartien exponiert.* Eine punkt- oder flächenförmige Blutung mit nachfolgender Fibrinabdeckung ist regelmässig rasch zu beobachten. Innerhalb von 24 h nach dem Bruch zeigt die Kronenpulpa Zeichen akuter Entzündung (Hyperämie, perivaskuläre Blutungen). Etwa 2 Tage später hat sich die akute Entzündung verstärkt und nach apikal ausgedehnt, das Pulpagewebe beginnt sich proliferativ-granulär aus der Bruchfläche zu erheben. Tiefe Anteile der Kronenpulpa und die Wurzelpulpa bleiben lange entzündungsfrei. Nach unmittelbarer Überkappung der exponierten Pulpa bleiben 90% der Zähne vital, weil eine Reparationsdentinbrücke innerhalb von 3 bis 6 Monaten entsteht. Dies ist um so eher zu erwarten, je weniger weit das Wurzelwachstum der betroffenen Zähne abgeschlossen ist [Ravn 1982]. In seltenen Fällen wurde ein Spontanverschluss der leicht eröffneten Kronenpulpa beobachtet, wobei atypische Hartsubstanzbildung zum Dentinverschluss führt (vgl. Kap. 9.3: direkte Überkappung) [Michon und Carr 1973].
- *ZF 4: Einfache Kronen-Wurzel-Frakturen* sind selten (weniger als 5% der ZF). Sie verlaufen schräg axial, die Bruchfläche trifft Schmelz, Dentin und Zement, *tangiert aber nicht die Pulpa.* Der apikale Bruchflächenrand liegt häufig apikal der Schmelz-Zement-Grenze, eventuell auch apikal des Zahnfleischrandes, so dass das koronale Fragment vom supraalveolären Faserapparat in seiner Stellung gehalten wird. Der Bruchspalt ist entsprechend klein und (auch röntgenologisch) unauffällig, solange das koronale Fragment nicht disloziert wird. Das marginale Parodont reagiert mit akuter Entzündung, die Pulpa mit Tertiärdentinbildung. Im Laufe der Zeit wächst Saumepithel und Bindegewebe von apikal her in den Bruchspalt ein.
- *ZF 5: Komplizierte Kronen-Wurzel-Frakturen* sind ebenfalls selten. Die Bruchfläche verläuft zentraler als bei ZF 4, daher wird die *Pulpa eröffnet.* In diesen Fällen reagiert das marginale Parodont und, mehr noch, die Pulpa mit akuer Entzündung (siehe ZF 3). In seltenen Fällen wurde eine pathobiologische Spontanreparatur des Bruchspaltes mit Osteodentin beobachtet [Lindenmann 1938, Losee 1948, Ritchie 1962].

- *ZF 6: Wurzelfrakturen* erfolgen meist *intraalveolär* schräg-quer zur Zahnachse. Sie sind seltene Ereignisse, die bei Milchzähnen in 2–4% (meist bei 3- bis 4jährigen), bei bleibenden Zähnen in 0,5–7% der ZF (meist bei 11- bis 20jährigen) auftreten. Der Bruchspalt verläuft am häufigsten im apikalen und mittleren Wurzeldrittel.

Wurzelfrakturen, die exogen traumatisch verursacht werden, sind oft mit Frakturen des Alveolarfortsatzes und mit Extrusion, oraler Dislokation und variabel grosser Beweglichkeit der koronalen Zahnfragmente kombiniert. Sie betreffen vorwiegend obere Schneidezähne der zweiten Dentition. Röntgenologisch ist der Frakturspalt nur dann gut zu erkennen, wenn der Zentralstrahl parallel zum Bruchspalt oder in weniger als 15–20° Abweichung davon verläuft. In der Regel sind mehrere Röntgenbilder, die in verschiedenem Winkel zur Zahnachse geschossen werden, notwendig, um den Verlauf des Bruchspaltes und die Konturen der Bruchflächen klar zu erfassen [Bender und Feedland 1983b]. Auf unmittelbar posttraumatisch angefertigten Röntgenbildern ist der Bruchspalt auch bei optimaler Strahlenführung kaum zu erkennen, während einige Wochen später die Frakturlinien breiter und deutlicher werden. Die pathohistologisch initialen Phasen der Reparation hat bereits Hammer [1939] beschrieben:
- 24 h nach dem Bruch hat ein Blutkoagulum den Bruchspalt ausgefüllt, die Pulpa ist entzündet. Anschliessend treten proliferierende Pulpazellen in den Bruchspalt ein. 2 Wochen später ist um die Pulpa bereits ein reparativer Hartgewebskern entstanden, der die Fragmente stellenweise verbindet. In den peripheren Spaltbereich wandert desmodontales Bindegewebe ein. Nach 3 Wochen wird Zementbildung beobachtet, die langsam fortschreitet, aber nach vielen Monaten den Bruchspalt noch nicht komplett ausgefüllt hat.

Wurzelfrakturen, deren Bruchspalt nicht im Bereich einer Parodontaltasche mündet, können auf drei verschiedene Arten spontan ausheilen, ohne dass die Pulpa notwendigerweise devital wird [Andreasen und Hjörting-Hansen 1967, Krenkel und Grunert 1986]:
1 *Mit mineralisiertem Hartgewebe:* Atypische Zahnhartsubstanz (irreguläres Dentin, Osteodentin, zellhaltiges Eigenfraserzement) verbindet grösstenteils oder stellenweise die beiden Fragmente im Bereich des Wurzeldentins und des Wurzelzements (Abb. 5/1a). Isolierte, mit Bindegewebe ausgefüllte Lücken bleiben lange bestehen. Daher bleibt die Frakturlinie röntgenologisch noch lange (1 Jahr und mehr) sichtbar. Der Wurzelkanal wird im Bereich des Bruches und beidseitig darüber hinaus durch Tertiärdentinbildung eingeengt [Schulze 1957] (Abb. 5/2). Die Pulpa bleibt vital, das Desmodont intakt. Diese Art der Spaltdeckung tritt vorwiegend bei wenig dislozierten Fragmenten (nach leichter Traumatisierung, d.h. Konkussion oder Subluxation) und bei Zähnen mit nichtabgeschlossener Wurzelbildung auf.
2 *Mit nichtmineralisiertem Bindegewebe:* Die Frakturflächen werden nach initialer Resorption mit neuem Zement überzogen, während der Hauptanteil des Bruchspaltes mit aus dem Desmodont eingewandertem Bindegewebe ausgefüllt bleibt, dessen kollagene Faserbündel parallel zur Frakturebene verlaufen oder auch die Fragmente verbinden können (Abb. 5/1b). Am apikalen Ende des koronalen Fragmentes wird ein «neuer Apex» mit abgerundetem Wurzelstumpf gebildet. Das apikale Fragment bleibt von einem stark verschmälerten funktionslosen Desmodont umgeben. Die Pulpa im koronalen Fragment bleibt vital, der Pulpakanal wird

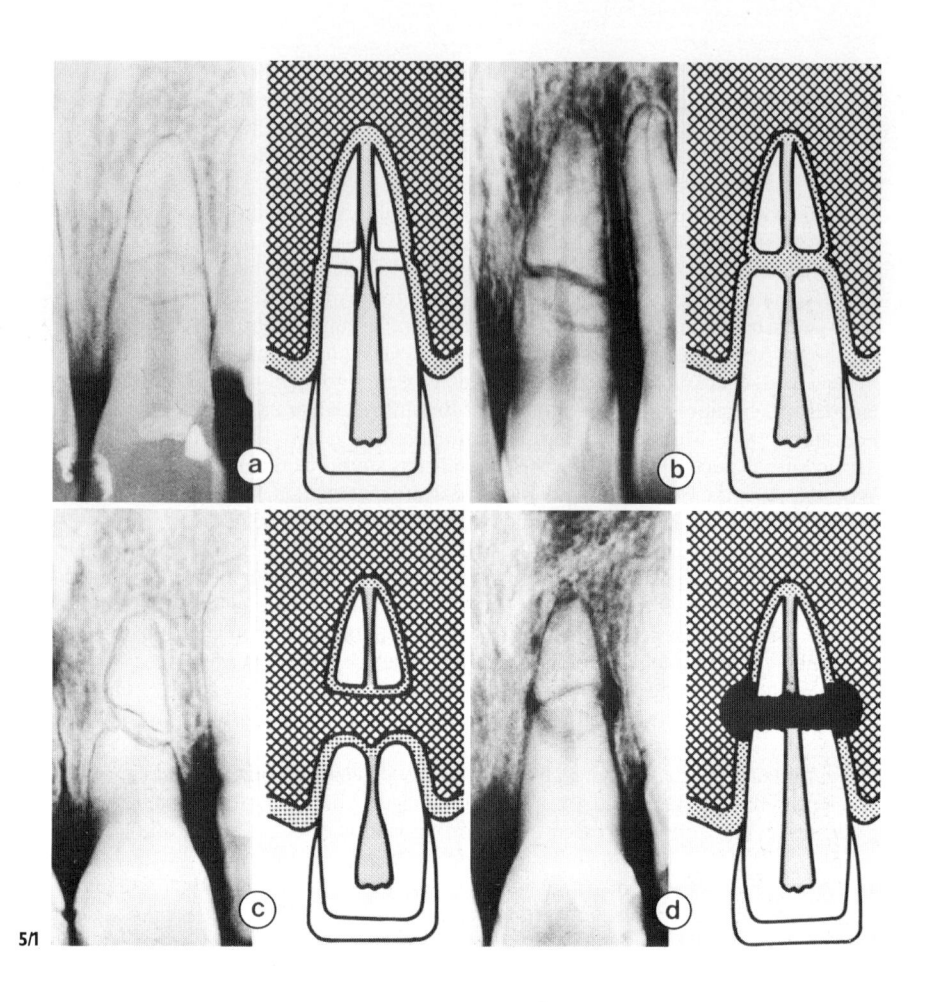

Abb. 5/1. Röntgenologische und schematische Darstellung der verschiedenen Möglichkeiten zur Deckung des Wurzelbruchspaltes: **a** = Text (1.); **b** = Text (2.); **c** = Text (3.); **d** = Text (–) [aus Andreasen und Hjörting-Hansen 1967; Abdruck mit Genehmigung der Autoren].

Abb. 5/2. Wurzelfraktur eines oberen Eckzahnes im Röntgenbild (**b**) und im bukkooralen Schnitt (**a**). Beachte die Ausheilung mit Osteodentin (OD), das die Pulpa (im zentral-axialen Schnitt **d**) freilässt, als Tertiärdentin aber Teile des Wurzelkanals im apikalen Fragment einengt (**a, c, d**). Der periphere Frakturspalt wird mit zellulärem Eigenfaserzement (ZEZ, in **e, f**) verschlossen, das das Primärdentin (PD) beider Fragmente verbindet. Das Wurzelelement ist nicht repariert, sondern von artifiziell denaturiertem Weichgewebe (A in **e**) durchsetzt. Markierte Felder in **c, d** entsprechen **f** bzw. **e**. **a** × 3. **c, d** × 10. **e, f** × 90.

5 Zahnfrakturen und Zahnluxationen

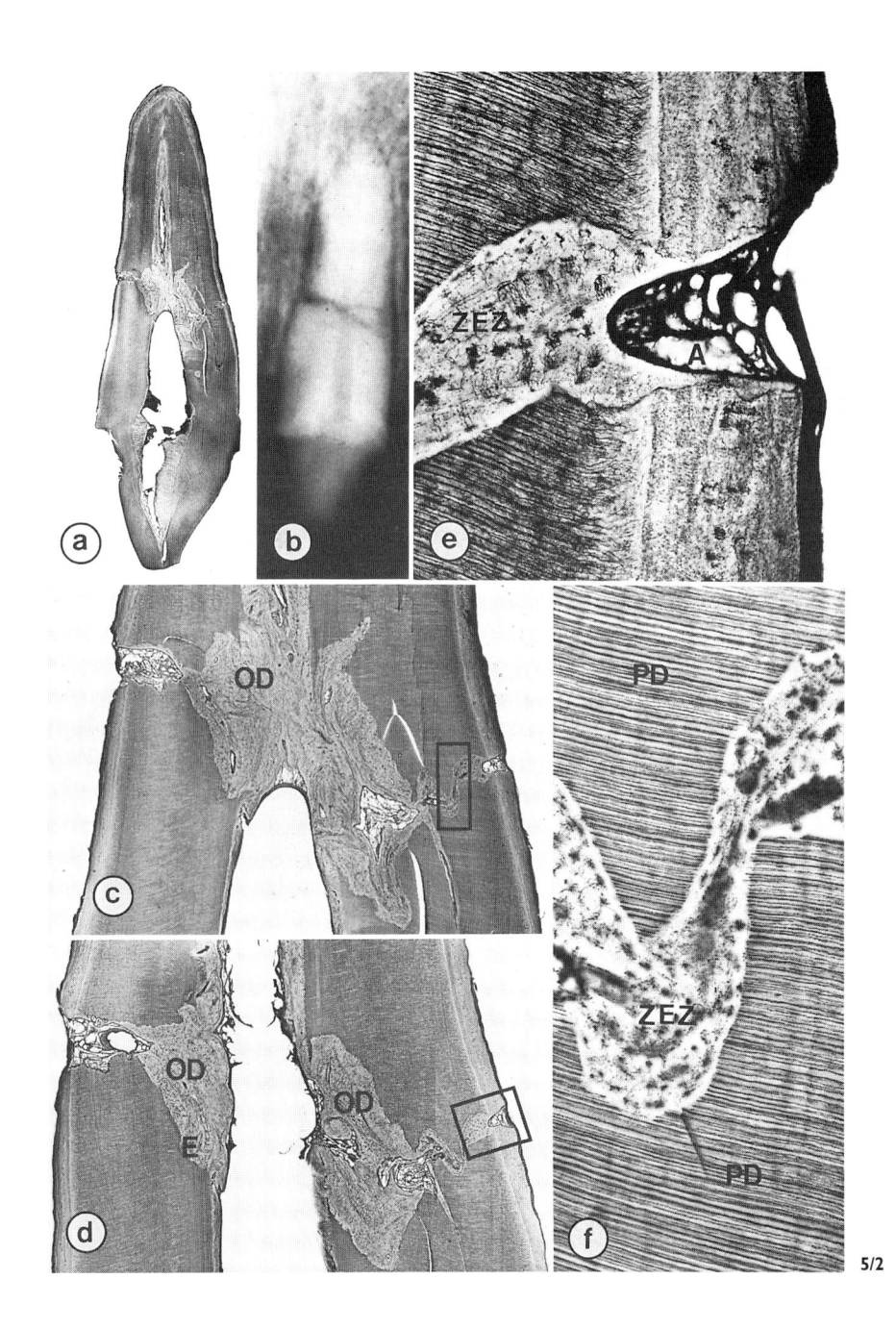

meist eingeengt. Die Frakturlinie im Röntgenbild verschwindet nicht. Diese, wie auch die unter Punkt 3 beschriebene Art der Heilung tritt häufig nach Extrusion und lateraler Luxation des betroffenen Zahnes auf. Sie ist ein Zeichen für die Heilung einer schwer geschädigten Pulpa.

3 *Mit Bindegewebe und Knochen:* Der Bruchspalt wird durch Resorption verbreitert, die Bruchflächen werden teilweise mit Zement überzogen und der restliche Bruchspalt wird mit desmodontalem Bindegewebe ausgefüllt, in dessen Mitte eine Knochenlamelle entsteht, die mit dem die Wurzel umgebenden Alveolarknochen verwächst und röntgenologisch sichtbar sein kann (Abb. 5/1c). Die Pulpa des koronalen Fragmentes kann nekrotisch, der Wurzelkanal eingeengt werden. Diese Form der Heilung erfolgt bei nichtabgeschlossenem Wurzelwachstum, wenn das koronale Fragment noch weiter durchbricht, während das apikale Fragment stationär bleibt. Die Pulpa kann trotzdem vital reagieren [Blackwood 1959].

– *Die Deckung mit Granulationsgewebe* erfolgt dann, wenn der Bruchspalt im Bereich einer Parodontaltasche mündet oder wenn die Pulpa des gebrochenen Zahnes teilweise nekrotisch war (Abb. 5/1d). Die koronale Pulpa wird total nekrotisch, die apikale Restpulpa kann vital bleiben. Röntgenologisch sind ein erweiterter Bruchspalt, klinisch erhöhte Beweglichkeit oder leichte Extrusion des koronalen Fragmentes zu beobachten.

Etwa 50–80% der quer gebrochenen Wurzeln heilen spontan aus, unter Erhaltung der Pulpavitalität [Zachrisson und Jacobsen 1975, Bender und Freedland 1983b]. Häufig werden aber posttraumatisch Pulpanekrose (bei 20–40% der Fälle), partielle oder totale Obliteration des Kronenkavums und der Wurzelkanäle (bei etwa 60–70% der Fälle, ungefähr 1 Jahr nach dem Bruch) sowie temporäre oder bleibende Zahnverfärbung (vgl. Kap. 6.1) und Wurzelresorption (externe und interne Abrundung der Frakturkanten, Dentintunnel seitlich des Wurzelkanals, vorübergehende periapikale Abbauprozesse an Zahn und Knochen [Andreasen 1986]) beobachtet. Wurzelresorptionsprozesse treten innerhalb eines Jahres nach dem Bruch auch röntgenologisch zutage und finden sich bei 60% der Fälle. Ob die Pulpa des wurzelfrakturierten Zahnes anschliessend nekrotisch wird, was etwa 3 Monate nach der Gewalteinwirkung diagnostiziert werden kann, hängt hauptsächlich von der Art des Luxationstraumas (vgl. Kap. 5.2) und dem Stand der Wurzelentwicklung ab.

Neuerdings werden bei bleibenden Zähnen älterer Erwachsener (über 50 Jahre) vermehrt *vertikale Wurzelfrakturen* beobachtet [Bender und Freedland 1983a, Walton et al 1984, Brustlein-Rathle et al 1988]. Diese spalten meist die ganze Wurzel axial auf, verlaufen durch den Wurzelkanal und können sich gegen oral öffnen. Anfangsstadien sind als klinisch und röntgenologisch nichtdiagnostizierbare Wurzelrisse charakterisiert. Vertikale Wurzelfrakturen entstehen während oder nach endodontischer Behandlung, wenn der Wurzelkanal mit rotierenden Instrumenten grosslumig und geradlinig erweitert wird. Dabei wird die Wurzelwandung, besonders bei gekrümmten Wurzeln, stark geschwächt, sehr dünn und bricht infolge Kondensation oder Ausdehnung der Wurzelfüllung, der Druckerhöhung beim Einsetzten vorfabrizierter Wurzelstifte oder des später auftretenden Kaudrucks. Die Frakturspalten können von Bakterien besiedelt werden, nekrotisches Gewebe und Speisereste enthalten und sekundär zur parodontalen Entzündung führen. Wenn es nach endodontischer Therapie zu aktiv entzündlicher und ausgedehnter Wurzelresorption kommt, kann sekundär eine *pathologische Wurzelfraktur* auftreten [Bender und Freedland 1983a].

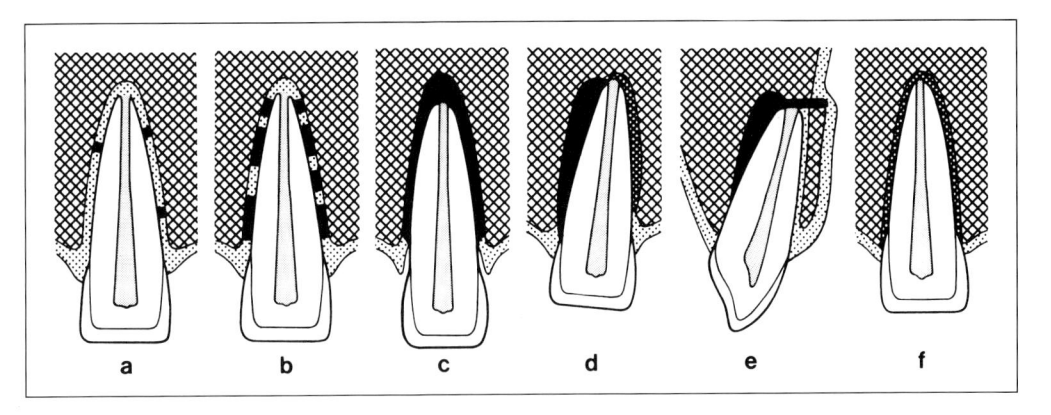

Abb. 5/3. Klassifikation der Luxationstraumata: **a** Konkussion. **b** Subluxation. **c** Extrusion. **d** Laterale Luxation ohne Fraktur des Alveolarfortsatzes. **e** Laterale Luxation mit Fraktur des Alveolarfortsatzes. **f** Intrusion [modifiziert nach Andreasen 1989].

5.2 Zahnluxationen

Luxationen einzelner oder mehrere Zähne kommen besonders häufig im Bereich der oberen, mittleren und seitlichen Schneidezähne beider Dentitionen vor [Crona-Larsson und Norén 1989] und sind im Milchgebiss zu 60–70%, im bleibenden Gebiss zu 15–40% das Resultat aller Zahnunfälle. Man kann mindestens fünf verschiedene Formen der Zahnluxation (LX) unterscheiden [Andreasen und Andreasen 1985]:

- *LX 1: Die Erschütterung* (Konkussion) des Zahnes, welche häufig vorkommt und eine Verletzung der parodontalen Strukturen (d.h. Stauchung des Desmodonts) ohne Zahnlockerung oder Zahnverdrängung erzeugt. Der Zahn ist sehr empfindlich auf Perkussion und schmerzt (Abb. 5/3a).
- *LX 2: Die Subluxation* (Zahnlockerung) des Zahnes, welche ebenfalls häufig vorkommt und einer Verletzung der parodontalen Strukturen (d.h. Quetschung des Desmodonts) mit starker Zahnlockerung, aber ohne klinische oder röntgenologische Zeichen einer Zahnverdrängung entspricht. Der Zahn ist sehr perkussionsempfindlich und schmerzt bei Kaudruck. Spontane Blutung aus dem Sulkus wird beobachtet (Abb. 5/3b).
- *LX 3: Die Extrusion* (extrusive Luxation oder periphere Dislokation), bei welcher der Zahn axial teilweise aus seiner Alveole herausgehoben wird. Der apikale Desmodontalspalt erscheint röntgenologisch breiter als normal, der Zahn ist klinisch länger und beweglich, es blutet aus dem Sulkus (Abb. 5/3c).
- *LX 4: Die laterale Luxation* (nichtaxiale Luxation), bei welcher der Zahn in bukko-oraler oder mesiodistaler Richtung aus der Alveole verdrängt wird, wobei die Wandung der Alveole (Alveolarknochen) zertrümmert wird und/oder der Alveolarfortsatz (interdentale Septen, vestibuläre oder orale Knochenwandung) bricht (Abb. 5/3d, e). Die lateral Luxation erfolgt häufig in lingualer Richtung, der Bruch des Alveolarfortsatzes liegt dann vestibulär (Abb. 5/3e). Der luxierte Zahn ist ver-

drängt, in seiner abnormen Lage blockiert und daher unbeweglich. Röntgenologisch kann der Desmodontalspalt verbreitert erscheinen, der Knochenbruch ist jedoch nicht immer eindeutig zu erkennen.

- *LX 5: Die Intrusion* (intrusive Luxation oder zentrale Dislokation), bei welcher der Zahn axial in den Kieferknochen versenkt und immobilisiert wird, wobei eine Zertrümmerung bzw. ein Bruch des Alveolarknochens erfolgt (Abb. 5/3f). Dieser Zustand ist klinisch durch die abnormale Lage und die Immobilität des Zahnes, röntgenologisch durch seine Dislokation und gelegentlich durch den fehlenden Desmodontalspalt im Apexbereich gekennzeichnet. Die Intrusion kann zu verschiedenen Graden erfolgen, bei maximaler Intrusion ist die Zahnkrone klinisch vollständig verschwunden. Mittlere obere Schneidezähne können in die Nasenhöhle verdrängt werden.

Die diagnostischen Kriterien (standardisierter Fragebogen zur Erfassung der klinischen Daten, standardisierte Röntgenbilder mit verschiedener Winkeleinstellung, photographische Registrierung), welche notwendig sind, um den posttraumatischen Zustand und die weitere Entwicklung und Heilung eindeutig beurteilen zu können, haben Andreasen und Andreasen [1985] klar definiert.

Die Spätfolgen von Luxationstraumata, die an den betroffenen Zähnen klinisch und röntgenologisch in Erscheinung treten, sind jüngst anhand eines sehr grossen Materials für die verschiedenen Arten der Luxation eingehend beschrieben und zum Teil neu interpretiert worden [Andreasen und Vestergaard-Pedersen 1985, Andreasen 1986, 1989, Andreasen et al 1986, 1987b]. Mit Ausnahme von LX 1 wird histopathologisch bei allen Formen der Luxation eine leichte oder schwere Veränderung der Pulpa (Entzündung, perivaskuläre Blutungen, Schädigungen der Odontoblasten, apikale Quetschung oder Zerreissung, Nekrose) beobachtet, die später regressiv verändert wird (kalkige Degenerationen, Störung der Wurzel- oder Apexbildung bei Zähnen mit nichtabgeschlossenem Wurzelwachstum, atypische Hartsubstanzbildung, Obliteration des Kronenkavums und des Wurzelkanals). Die *Überlebensrate* der Pulpa hängt sehr wesentlich davon ab, ob Zähne mit abgeschlossenem oder nichtabgeschlossenem Wurzelwachstum betroffen waren und welche Art der Luxation auf sie einwirkte. Mit Ausnahme von LX 1, bei der alle Zähne vital bleiben, steigt das Risiko der *Pulpanekrose* mit Zunahme der Schwere des Traumas und mit zunehmender posttraumatischer Zeit (Abb. 5/4a, b). Je nachdem, wann eine Nachuntersuchung erfolgt, schwankt die Zahl der luxierten Zähne, die nekrotisch geworden sind, zwischen 5–10 oder 10–80% bzw. 100%, weniger bei Zähnen mit noch nicht abgeschlossener als bei solchen mit abgeschlossener Wurzelbildung. Die Wahrscheinlichkeit einer posttraumatischen Pulpanekrose kann sogar prognostiziert werden: Nach Extrusion oder lateraler Luxation ist Nekrose um so wahrscheinlicher, je kleiner der röntgenologische Durchmesser des Foramen apicale ist. Nach Intrusion oder Subluxation überlebt die Pulpa (wenigstens zeitweilig) bei einem Durchmesser von über 1,2 mm, sie stirbt rasch bei einem solchen von weniger als 0,7 mm.

Pulpanekrose ist gewöhnlich mit einer *Verfärbung* der Zahnkrone gegen graugelb oder graubräunlich assoziiert. Nach mittelschweren Luxationen, wie der Extrusion oder der leichten lateralen Luxation, und vor allem bei ausgewachsenen Zähnen mit wenigstens halbgeschlossenem apex kann diese Verfärbung aber auch nur vorübergehend auftreten. In diesen Fällen wird im ersten posttraumatischen Jahr eine periapikale Knochenaufhellung bei gleichzeitiger Kronenverfärbung und negativem elektrischen Vita-

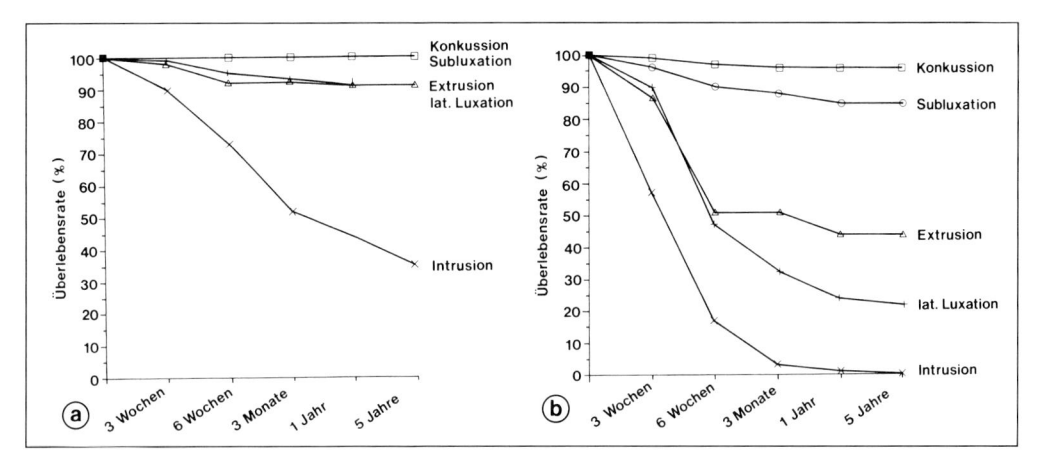

Abb. 5/4. Überlebensraten der Pulpa nach verschiedenen Luxationstraumata bei einwurzeligen Schneidezähnen mit nichtabgeschlossenem (**a**) und abgeschlossenem (**b**) Wurzelwachstum und einer Beobachtungsdauer von 5 Jahren [nach Andreasen und Vestergaard-Pedersen 1985].

litätstest beobachtet. Alle diese Symptome können im Verlaufe weiterer Jahre wieder verschwinden, also nur ein vorübergehendes Anzeichen für den der Schädigung folgenden Heilungsprozess sein.

Andere Folgeerscheinungen von Luxationen sind teilweise oder totale *Obliteration* der Pulpakammer (d.h. von Kronenkavum und Wurzelkanal), welche ebenfalls von der Art der Luxation und dem Stand der Wurzelentwicklung abhängt. Die Pulpaobliteration (10–35% der Fälle) ist häufiger bei Zähnen mit nichtabgeschlossenem als bei solchen mit abgeschlossenem Wurzelwachstum anzutreffen und nach Extrusion, lateraler Luxation oder Intrusion eher zu erwarten als nach Konkussion oder Subluxation, wobei die Obliteration später von Pulpanekrose gefolgt sein kann (7–10% der Fälle). Röntgenologisch erscheint die Obliteration jedoch erst etwa 1 Jahr nach der Traumatisierung. *Wurzelresorption* (1–10% der Fälle), die vom Desmodont her beginnt, von Knochenanbau und Ankylose gefolgt oder von Entzündung begleitet sein, aber auch von der Pulpa ausgehen kann (vgl. Granuloma internum, Kap. 8), und bleibender Verlust an Alveolarfortsatzknochen (10% der Fälle) gehören ebenfalls zu den Spätfolgen der Luxation. Die pulpalen und parodontalen Heilungsvorgänge brauchen, je nach Lage der Dinge, unverhältnismässig viel Zeit, so dass die klassischen Symptome (Verfärbung der Krone, Vitalitätsverlust, periapikale Aufhellung im Röntgenbild) für die Diagnose «Nekrose» nicht ausreichen. Andreasen [1989] hat gezeigt, dass etwa 9–14% der Zähne dieser Symptomatik langfristig durchaus biologisches Heilungspotential besitzen.

6 Zahnverfärbungen und Zahnbeläge

Definition:
- *Zahnverfärbungen* sind klinisch sichtbare Abweichungen von der individuell normalen Zahnfarbe, die aufgrund von Strukturänderungen, Farbstoffeinlagerungen oder exogenen Auflagerungen Krone und Wurzel(n) teilweise oder gänzlich farblich verändern.
- *Zahnbeläge* sind exogene Auflagerungen, die in Form von Speichelmukoproteinen, dichten Bakterienrasen (mit chromogenen Eigenschaften), bakterieller Plaque und Zahnstein die klinische Krone oder die subgingivale Zahnwurzel teilweise oder vollständig überziehen.

6.1 Zahnverfärbungen

Erinnere: Die klinische Farbe der Krone eines normalen vitalen Zahnes wird, abhängig von Dicke und Transparenzgrad des Schmelzes, von der gelblichen Eigenfarbe des Dentins, seiner Dicke und der durchbluteten Pulpa bestimmt. Sie ist individuell verschieden und variiert zwischen hell-weisslichgelbgrau und hellgelb.

Verfärbungen können an Krone und Wurzel(n) auftreten und prinzipiell drei verschiedene Ursachen haben:
- Struktur- und Dimensionsänderungen,
- endo- oder exogene Farbstoffeinlagerungen,
- Auflagerungen an der Zahnoberfläche

Zahnverfärbungen aufgrund von Struktur- und Dimensionsänderungen

Änderungen der normalen Struktur und/oder Dimensionen können prä- und posteruptiv am Schmelz und/oder am Dentin und der Pulpa eintreten. Sie erzeugen je nach Art der betroffenen Strukturen eine Farbverschiebung (an der Zahnkrone) nach weiss, dunkelgelbbraun, rot, oder ins Bernstein-Perlmutterfarbene:

Basisliteratur

Mandel ID, Gaffar A: Calculus revisited: a review. J Clin Periodontol *13:* 249–257 (1986).
Padayachee A: Pigmentation of teeth: a review. J Forens Odonto-Stomatol *6:* 67–75 (1988).
Pindborg JJ: Pathology of the dental hard tissues, pp. 211–224 (Munksgaard, Copenhagen 1970).
Schroeder HE: Formation and inhibition of dental caculus (Huber, Bern 1969).

- *Weisslich opake Flecken* des Schmelzes beruhen auf einer lokalen Veränderung der Kristallinität und Dichte des Schmelzes selbst, d.h. einer auf Unreife beruhenden Amelogenesis imperfecta (vgl. Kap. 3.1.1), einer traumatisch erzeugten Schmelzreifungsstörung (vgl. Kap. 3.2), einer initialen Schmelzkaries (partielle Entkalkung, vgl. Kap. 7.1) oder einer mittelschweren Fluorose (partielle Unterverkalkung, vgl. Kap. 3.2).
- *Dunkelgelbbräunliche Flecken* des Schmelzes treten bei stärkerer Fluorose auf, wobei dies wahrscheinlich auf posteruptiv-oxogener Farbstoffeinlagerung beruht.
- *Dunkelgelblichgraue Tönung* der gesamten Zahnkrone ist ein Zeichen von starker Sekundär- bzw. Tertiärdentinbildung oder Pulpaobliteration, wie sie mit zunehmendem Alter, nach traumatisch bedingten Frakturen und Luxationen (vgl. Kap. 5.1, 5.2) oder posttherapeutisch bei tiefer Karies auftreten können.
- *Rötlichrosafarbige Flecken* des Schmelzes beruhen auf einer lokalen Dentinverdünnung und verkürzter Distanz zwischen Zahnoberfläche und durchbluteter Pulpa. Dentinverdünnungen werden resorptiv durch ein proliferierendes Granulationsgewebe verursacht, das sich endogen, von der Pulpa ausgehend (Granuloma internum, vgl. Kap. 8), entwickeln oder von aussen her (Parodont) in das Dentin hineinfressen kann (Granuloma externum, vgl. Kap. 8).
- *Eine bernstein-perlmutterartige* blaubräunliche schillernde Farbe der Zahnkrone beruht auf einer genetisch bedingten Dentinfehlbildung mit meist totaler Pulpaobliteration (Dentinogenesis imperfecta, Dentindysplasie, vgl. Kap. 3.1.2.1 und 3.1.2.2).

Zahnverfärbungen aufgrund von Farbstoffeinlagerungen

Farbstoffe können während der Zahnentwicklung wie auch posteruptiv in Schmelz, Dentin und Zement eingelagert werden.

1. Präeruptive Einlagerung
Abhängig von der Art des Farbstoffes und seiner Herkunft kann eine Verfärbung ins Graugelbbräunliche, Grüne oder Rotbraune erfolgen:
- Eine *graugelbbräunliche* Verfärbung tritt bei Milchzähnen infolge von Biliverdin- (oxidiertes Bilirubin)Einlagerung im Schmelz und Dentin bei Kindern mit *neonataler Hepatitis* sowie bei Milch- und bleibenden Zähnen infolge von *Tetrazyklin*-Einlagerung auf. Je nach Art des verabreichten Tetrazyklins variiert die Verfärbung zwischen graubraun (Chlortetrazyklin, z.B. Aureomyzin®), gelb (Oxytetrazyklin, z.B. Terramyzin®; Dimethylchloretrazyklin, z.B. Ledermyzin®, Achromyzin®) und bräunlich [Weyman 1965, Schlegel und Mrosek 1970]. Die Verfärbung betrifft die während der Farbstoffpräsenz in Bildung begriffenen Partien oder auch die ganze Zahnkrone, die kritische Zeit für Milchschneidezähne liegt zwischen dem 4. Schwangerschaftsmonat und dem 3. Monat nach der Geburt, die für Milcheckzähne zwischen dem 5. Schwangerschaftsmonat und dem 9. Monat nach der Geburt. Bleibende Schneide- und Eckzähne können zwischen dem 3. postnatalen Monat und dem 6. Altersjahr verfärbt werden. Tetrazykline passieren die Plazenta und erreichen bei Verabreichung an die Mutter hohe Konzentrationen auch im fetalen Blut. Sie bilden mit Kalzium einen Komplex (Tetra-

zyklin-Kalzium-Orthophosphat) und werden, da der Körper sie nur langsam abbaut, während der Zahnhartsubstanzbildung irreversibel in Schmelz und Dentin eingelagert. Diese Einlagerung erfolgt vorzugsweise entlang der Wachstumslinien und kann am Zahnschliff im Fluoreszenzmikroskop (UV-Licht) sichtbar gemacht werden. Sehr hohe Dosen von Tetrazyklin erzeugen Schmelzhypoplasien, da sie Struktur und Leistung von Ameloblasten verändern [Westergaard 1980]. Tetrazyklinimprägnierter Schmelz und Dentin weisen antibakterielle Eigenschaften auf [Bjorvatn et al 1985]. Die Häufigkeit tetrazyklinhaltiger Zähne hatte etwa 60–80% der Milchzähne und etwa 30–50% der bleibenden Zähne (Zahnwurzeln) erreicht [Stewart 1968, 1973, Nalbandian et al 1982]. Milchzähne von Kindern, deren Mütter während der Schwangerschaft Tetrazyklin erhielten, zeigen bei etwa 70% sowohl Fluoreszenz wie Verfärbung [Klastersky-Genot 1970]. Die bleibenden Zähne sind klinisch normal oder je nach Zeitpunkt der Applikation und Art und Dosis des Antibiotikums zu 50–70% verfärbt [Schlegel und Mrosek 1970]. Nur bei etwa 1% der Kinder tritt eine stark auffällige und kosmetisch störende Verfärbung ein [Ulvestad et al 1978]. Differentialdiagnostisch ist wichtig, dass gelbgraue Verfärbungen der gesamten Zahnkrone auch im höheren Alter (Pulpaobliteration) und nach Pulpanekrose auftreten.
- *Eine graublaugrünliche bis grasgrüne* Verfärbung der Krone und besonders der Zahnwurzel(n) tritt bei Milchzähnen in 10–65% der Fälle mit *Erythroblastosis fetalis* auf, die jedoch innerhalb einiger Jahre ausbleicht. Bei dieser seltenen Erkrankung (1:2000; einer hämolytischen Anämie, hervorgerufen durch die Übertragung mütterlicher Antikörper, d.h. Rh-Inkompatibilität) werden Blutpigmente (Biliverdin, Bilirubin) infolge Hämolyse frei und im Körper (Haut, Basalganglien, Dentin) abgelagert. Ebenfalls grüne Verfärbung, besonders der Wurzeln, tritt bei *kongenitalen Gallengangdefekten* auf. Auch hier wird Biliverdin im entstehenden Dentin abgelagert.
- Eine *rötlichbraune* Verfärbung, mit rötlicher Fluoreszenz im UV-Licht, ist charakteristisch für *kongenitale Porphyrie*. Bei dieser hereditären (AR) Stoffwechselerkrankung zirkuliert Hämatoporphyrin im Blut, wird im Urin ausgeschieden und besonders in Knochen und Zähnen (Schmelz, Dentin) abgelagert. Die Wurzeln zeigen lebhafte Indigoverfärbung. Histopathologisch ist an Schliffen rote Fluoreszenz (im UV-Licht) im Schmelz und Dentin zu beobachten, d.h. eine Porphyrinablagerung, besonders entlang der Wachstumslinien. Das Porphyrin ist mineral-, nicht kollagengebunden [Rayne 1967].

2. Posteruptive Einlagerung
Posteruptive und nach Abschluss der Zahnentwicklung erfolgende Farbstoffeinlagerung kann auf endogenem oder exogenem Wege erfolgen:
- *Endogene* Verfärbung wird infolge von hämorrhagischen *Blutungen* oder *Nekrosen* in der Pulpa ausgelöst. In beiden Fällen wird Hämoglobin zu Hämatoin und Hämosiderin abgebaut, die in Dentintubuli eindringen und eine Verfärbung des Zahnes ins dunkle Gelblichbräunliche, mit Verlust der Kronentransluzenz, hervorrufen. Eine Langzeittherapie mit dem Tetrazyklinanalog Minozyklin® verursacht auch bei Erwachsenen eine Grauverfärbung der Zähne, vor allem der Schneidekanten und der koronalen Dreiviertel der Kronen. Neuerdings wird beobachtet, dass verschiedene Wurzelfüllmaterialien nach wenigen Wochen eine Zahnkronenver-

färbung hervorrufen, die von grau über orange bis zu dunkelrot variieren kann und ausschliesslich auf Einlagerungen im Dentin und Zement beruht [van der Burgt et al 1986].
- *Exogene* Verfärbung tritt aus verschiedenen Gründen bei *chronisch-ruhender Karies* (dunkelbraun), *Turner-Zähnen* (dunkelgelbbraun infolge Farbstoffaufnahme des porösen Zementes, der die Mulden der flächenhaften Schmelzdefekte auskleidet), allen Formen der *Dentindenudation* (Attrition, Abrasion, Erosion, Kronenfrakturen usw.) und bei *unterverkalktem Schmelz* (Amelogenesis imperfecta, vgl. Kap. 3.1.1) auf. Die eingelagerten Farbstoffe stammen aus Nahrung und Mundflüssigkeit.

Zahnverfärbungen aufgrund von Auflagerungen

Farbstoff jeglicher Herkunft wird nicht direkt dem kristallinen Schmelz aufgelagert, sondern in bereits bestehende oder entstehende organische Auflagerungen bzw. in die Matrix des oberflächlichen Schmelzes eingelagert.
Bereits bestehende Auflagerungen sind das reduzierte Schmelzepithel (nur kurz nach Zahndurchbruch), koronales Zement, die Cuticula dentis (meist zervikal), das exogene Zahnoberhäutchen (stets präsente Speichelausfällung) und bakterielle Beläge [Listgarten 1976]. Während der Verfärbung entstehende Auflagerungen sind bakterieller Natur. Viele dieser Auflagerungen sind klinisch nur schwer oder gar nicht unterscheidbar.
Farbstoffe, die in solche Auflagerungen eingelagert werden, sind verschiedener Herkunft:
- *Nahrung:* Beerenfrüchte, Fruchtsäfte (wie schwarze Kirschen, Blaubeeren), Randen, Betel, Gewürze (wie stark tanninhaltiger roter Cayennepfeffer [Schuurs et al 1987], Safran), Kaffee, Tee, Cola usw.
- *Rauchwaren:* Zigaretten, Pfeifentabak, Kautabak usw.
- *Chemikalien:* Revelatoren, Chlorhexidin-Glukonat, Eisensulfid, Zinnfluorid, Silbernitrat usw.
- *Chromogene Bakterien:* schwarze, grüne (?), orange (?) Beläge («black, green, orange stain»).

Während aus der Nahrung, von Chemikalien und zum Teil auch aus Rauchwaren stammende Farbstoffe häufig zur (kurz- oder langfristigen) Verfärbung der gesamten Zahnkronen mehrerer Zähne führen, sind die farbigen Beläge chromogener Bakterien in typischer Weise über bestimmte Teile der Zahnkrone verteilt:
- *Schwarz:* Aus zunächst punktförmig braunpigmentierten Stellen zusammenfliessende dunkelbraunschwarze, 0,5–1,0 mm breite Linien, die girlandenförmig parallel zum Gingivalrand verlaufen, an allen Zähnen auftreten, schwer entfernbar sind, bei etwa 10–20% der 6- bis 15jährigen Kinder auftreten[Commerell 1955, Gülzow 1963] und aus dicht gepackten Bakterien [meist grampositiven Stäbchen, wie verschiedenen Actinomyceten; Theilade et al 1973, Slots 1974] und einer Matrix bestehen, also eine spezielle Form bakterieller Plaque darstellen, die verkalken kann [Theilade und Pang 1987]. Die schwarze Farbe ist unlösliches Eisensulfid, das wahrscheinlich aus bakteriellem Schwefelwasserstoff und Speicheleisen gebildet wird [Reid et al 1977].

- *Grün:* Vorwiegend auf labiale Flächen der oberen Frontzähne beschränkte, flächenhaft-diffuse, die zervikale Hälfte der Zahnflächen überdeckende, hell bis schmutzig olivdunkelgrüne Ablagerungen, die schwer entfernbar sind, bei etwa 3–6% der Kinder auftreten und deren Zusammensetzung unbekannt ist. Neben chromogenen Bakterien und Pilzen werden auch Blutpigmente und Chlorophyll für die Verfärbung verantwortlich gemacht.
- *Orange:* Vorwiegend im gingivalen Drittel der labialen und lingualen Flächen sowohl anteriorer wie posteriorer Zähne auftretende hellrote bis orangefarbene weiche Ablagerungen, die aus verschiedenen Bakterien bestehen, selten und nicht genau bekannt sind.

6.2 Zahnbeläge

Zahnbeläge (gefärbt oder ungefärbt) können Zahnkrone (Schmelz) wie auch Zahnwurzel (Zement) bedecken und lassen sich wie folgt einteilen:
Azellulärer Belag: exogenes Zahnoberhäutchen («acquired pellicle»).
Zelluläre Beläge:
- *Unverkalkt:* bakterielle Plaque, supragingival, subgingival.
- *Verkalkt:* Zahnstein, supragingival, subgingival.
  Speisereste: mit Bakterien durchsetzte geformte Nahrungsbestandteile, zum Teil interdental impaktiert.
- Das *exogene Zahnoberhäutchen* ist ein Speichelabkömmling, 0,1–1,0 μm dick, farb- und strukturlos, homogen; es findet sich auf allen festen, in der Mundhöhle auf Dauer vorhandenen Oberflächen (klinische Zahnkronen, Prothesen, Brücken, Zahnstein usw.). Es entsteht sehr rasch, ist omnipräsent, kann mineralisiert und verfärbt (Teerprodukte, Revelatoren, Metallstaub, Fruchtsäfte usw.) werden und besteht aus Glykoproteinen der Mundflüssigkeit. Es dient den initial kolonisierenden Bakterien als selektive Haftungsfläche und erste Nahrungsbasis [Nyvad und Fejerskov 1987].
- *Bakterielle Plaque* ist eine weiche, variabel dicke, dicht verfilzte, stumpfgelblichgraue Auflagerung, die aus verschiedenen Bakterien und einer Matrix (bakterielle Produkte, Speichelkomponenten) besteht. Sie ist das Produkt bakterieller Kolonisierung und Proliferation, daher histologisch strukturiert (meist palisadenhafte Vertikalstreifung) und haftet (klebt) fest auf der Zahnoberfläche, ist also nur mechanisch, nie jedoch mit scharfem Wasserstrahl entfernbar. Ihre zum Teil lockeren oberflächlichen Anteile können bei entsprechender Dicke weisslich aussehen und wurden früher als Materia alba bezeichnet.
  Auf Glattflächen und marginal beginnt die bakterielle Kolonisierung inselartig, vor allem dort, wo einerseits die Zahnoberfläche Mikroretentionsstellen aufweist und relativ rauh ist (d.h. für den Schmelz: in Einsenkungen der Perikymatien, entlang von Schmelzsprüngen und Rissen oder kleinsten Oberflächendefekten) und andererseits die Mundflüssigkeit stagniert. Gleichmässig erhöhte Rauhigkeit hat gleichmässig-schichtartige Kolonisierung zur Folge. Die generelle Abhängigkeit der initialen Plaquebildungen von der Mikrotopographie der jeweiligen Zahnoberfläche ist die Ursache dafür, dass das topographische Ausbreitungsmuster der Glattflächenplaque während der ersten 1–2 Wochen einen erstaunlich hohen Grad der

Reproduzierbarkeit aufweist. Dabei spielt der jeweilige Kronenäquator als Grenzlinie zwischen plaquefördernden (apikal des Äquators) und plaquehemmenden (koronal des Äquators) Einflüssen eine entscheidende Rolle bei der Ausdehnung des Plaquewachstums [Mierau 1984]. Da die natürliche Zementoberfläche wesentlich rauher als die Schmelzoberfläche ist, wird auf der letzteren während gleich kurzer (z.B. 2 Tage) Zeit eine dickere Plaqueschicht entstehen [Nyvad und Fejerskov 1987]. Die Dickenzunahme der sich etablierenden Plaque ist während der ersten 24 h hauptsächlich eine Folge der raschen Proliferation der initial kolonisierten Bakterien, d.h. grampositiven und -negativen Kokken und Stäbchen [Brecx et al 1983]. Erst danach kommen weitere Bakterienspezies hinzu, so dass eine mehr und mehr komplexe und polymorphe Belagsschicht entsteht [Nyvad und Fejerskov 1987]. Dies gilt nicht für die Fissurenplaque, die initial vorwiegend aus grampositiven Kokken, Aktinomycesarten und anderen grampositiven Stäbchen, Veillonellen und einigen gramnegativen Stäbchen besteht. Diese füllen den sehr beschränkten Fissurenraum rasch (nach etwa 1 Woche) aus, so dass weitere Bakterienspezies kaum Gelegenheit erhalten, die initiale Flora zu komplexieren [Theilade et al 1982].

Die bakterielle Zusammensetzung der Plaque variiert also je nach Alter und Lokalisation. Man unterscheidet Glattflächen- und Fissurenplaque von der marginalen Plaque, die supra- und subgingival auftreten kann. Die Pathogenizität der Plaque variiert mit der Art und Häufigkeit der sie zusammensetzenden bakteriellen Spezies (vgl. Karies, Kap. 7.1 und 7.2; Gingivitis, Kap. 10.2; Parodontitis, Kap. 10.3). Nicht jede Plaque ist pathogen.

– *Zahnstein* ist verkalkte Plaque. Man unterscheidet weisslichgelben bis dunkelgelben, mässig harten und koronal des Gingivalsaumes auftretenden (supragingivalen) von tiefdunkelbraunem bis schwärzlichem, sehr hartem und primär unterhalb des Zahnfleisches (in gingivalen oder parodontalen Taschen; vgl. Kap. 10.2 und 10.3) auftretendem (subgingivalem) Zahnstein. Beiden liegt oberflächlich ein vitale, noch nicht mineralisierte Plaqueschicht auf. Beide entstehen auch auf artifiziellen Oberflächen.

Die Plaque mineralisiert variabel rasch, vorwiegend im Ausflussbereich der grossen Speicheldrüsen (subgingivale Prädilektionsstellen: linguale Flächen unterer Frontzähne, bukkale Flächen oberer Molaren) und innerhalb parodontaler Taschen (subgingivale Prädilektionsstellen: an allen taschenbezogenen Wurzeloberflächen). Die *Belagsbildungsrate* (bakterielle Belagsmenge pro Zahnfläche und Zeiteinheit) wie auch die *Zahnsteinbildungszeit* [Zeitraum, in welchem die neu entstehende supragingivale Plaque (Aschengehalt 5–10%) zu Zahnstein (Aschengehalt etwa 80%) verwandelt wird] sind individuell sehr verschieden. Supragingivale Plaque wird vom Speichel, subgingivale Plaque vom Entzündungsexsudat mineralisiert. Subgingivaler Zahnstein ist daher ein sekundäres Erkrankungsprodukt, nicht primäre Ursache von Parodontalerkrankungen.

Die Mineralisation geht von Zentren aus, die intrazellulär (in Kolonien bestimmter Bakterien) oder extrazellulär (Matrix, Kristallausfällungen) entstehen. Junger und alter Zahnstein enthalten vier verschiedene Kalziumphosphatkristalle:
1. $CaH(PO_4) \times 2H_2O$ = Brushit (B).
2. $Ca_4H(PO_4)_3 \times 2H_2O$ = Oktakalziumphosphat (OCP).
3. $Ca_5(PO_4)_3 \times OH$ = Hydroxylapatit (HA).
4. β-$Ca_3(PO_4)_2$ = Whitlockit (W).

Supragingivaler Zahnstein ist deutlich geschichtet und weist eine grosse, von Schicht zu Schicht variierende Heterogenität und Mineraldichte auf. Sein durchschnittlicher Mineralgehalt beträgt 37%, schwankt zwischen 16 und 51%, wobei Schichten mit maximaler Mineraldichte bis zu 80% verkalkt sein können [Kani et al 1983, Friskopp und Isacsson 1984]. Das vorherrschende Mineral in den äusseren Schichten ist OCP, in den inneren HA, während W nur in kleinen Anteilen vorkommt [Kani et al 1983, Sundberg und Friskopp 1985]. B ist vor allem in jungem, bis 2 Wochen altem supragingivalem Zahnstein zu finden. OCP bildet plättchenartige Kristalle, HA feine nadelförmige Kristalle und B trianguläre Plättchen und Rhomboeder, während W in Form von hexahedralen Körpern (d.h. kuboiden, rhomboiden, felskluftartigen, scheibenartigen Formen) auftritt [Kodaka et al 1988, 1992].

Subgingivaler Zahnstein ist aus Schichten sehr gleichmässiger hoher Mineraldichte aufgebaut, erscheint also homogener. Sein durchschnittlicher Mineralgehalt beträgt 58%, schwankt aber zwischen 32 und 78%, wobei der maximale Mineralgehalt bei 60–80% liegt [Kani et al 1983, Friskopp und Isacsson 1984]. Das vorherrschende Mineral ist immer W, obwohl HA ebenfalls auftritt [Kani et al 1983, Sundberg und Friskopp 1985]. W enthält bis zu 3% Magnesium [McDougall 1985].

Daraus lässt sich schliessen, dass bei supragingivaler Plaque, die verkalkt, zunächst OCP entsteht, der graduell in HA umgewandelt wird. Wo ein relativ tiefes Plaque-pH und gleichzeitig ein hohes Ca/P-Verhältnis im Speichel vorliegen, entsteht B, das später auch zu HA oder W umgewandelt wird. Wenn anaerobe alkalische Bedingungen vorherrschen und gleichzeitig Magnesium (oder Zn und CO_3) anwesend ist, werden grosse Mengen an W gebildet, die stabil bleiben. Das trifft für subgingivalen Zahnstein innerhalb von Parodontaltaschen zu [Kani et al 1983].

7 Karies und Erosion

Karies und Erosion sind die hauptsächlichsten Erkrankungen der Zahnhartsubstanzen. Beide führen zu einem irreversiblen (einzige Ausnahme: initiale Schmelzkaries!) Substanzverlust, der jedoch auf unterschiedliche Weise verursacht wird. Klinisch und strukturbiologisch muss zwischen Schmelzkaries, Dentinkaries und Wurzelkaries unterschieden werden. Sehr schwere, aber relativ seltene Kariesformen sind *Strahlenkaries* («radiation caries») und die *Flaschenkaries* («nursing bottle caries»). Beide Formen sind sehr progredient und resultieren in rascher und grossflächiger Zerstörung von Schmelz und Dentin, besonders an Zahnflächen (Schneidekanten, Höckerspitzen, vestibulären und oralen Glattflächen), die normalerweise nicht kariesanfällig sind. Strahlenkaries [Jongebloed et al 1988] wird durch Xerostomie und die damit zusammenhängenden Veränderungen des nur spärlich fliessenden Speichels (pH-Erniedrigung, höhere Viskosität, mangelhafte Pufferkapazität) und der Mundflora (rasche Vermehrung kariogener Bakterien) verursacht, Flaschenkaries [van Houte et al 1982] durch fast konstante Berieselung labialer Zahnflächen (Milchzähne!) mit saccharosegesüssten Getränken und die dadurch hervorgerufene selektive Kolonisierung und enorme Vermehrung von *S. mutans* (etwa 40–90% der auf speziellem Agar wachsenden Kolonien). Während die Schmelz- und Dentinkaries vor allem bei Kindern und Jugendlichen in vielen westlichen Ländern seit etwa 1965 um 50–80% zurückgegangen ist, scheinen die Wurzelkaries und die Erosion bei alten Menschen bzw. bei Erwachsenen häufiger aufzutreten. Die Anzahl im höheren Lebensalter noch vorhandener eigener Zähne nimmt zu [Imfeld 1992].

7.1 Schmelzkaries

Definition: Nur auf den Schmelz beschränkte kariöse Läsion, die noch nicht zur Kavitation geführt hat.

Prädilektionsstellen: Fissuren, Approximalflächen bei Zahnkontakt, zervikale Glattflächen, Grübchen.

Basisliteratur

Driessens FCM, Wöltgens JHM: Tooth development and caries, vol 2 (CRC Press, Boca Raton 1986).
Nikiforuk G: Understanding dental caries; vol 1: Etiology and mechanisms, basic and clinical aspects (Karger, Basel 1985).
Thylstrup A, Fejerskov O: Textbook of cariology (Munksgaard, Copenhagen 1986).

Allgemeines

- Schmelz ist kein Hartgewebe, sondern ein kristallines Gefüge. Er ist azellulär, avaskulär, ohne Innervation und kann weder defensiv reagieren noch regenerieren.
- Karies kann nicht in keimfreien Tieren erzeugt werden.
- Tiere mit einer kariogenen Mundflora bleiben kariesfrei, sofern die kariogene Nahrung mittels Intubation direkt in den Magen geleitet wird.
- Karies ist eine «übertragbare» lokale Infektionserkrankung.
- Schmelzkaries kann in bakterienfreien chemischen In-vitro-Systemen simuliert werden.
- Initiale Stadien und Rahmenbedingungen der Schmelz- und Wurzelkaries lassen sich beim Menschen, in vivo, an künstlich inkorporierten Schmelzblöcken oder orthodontisch bebänderten Zähnen, die von natürlicher Plaque besiedelt werden, studieren [Øgaard und Rølla 1992].

Pathogenese

Gelöste Zucker (vor allem Saccharose) kohlenhydrathaltiger Nahrung werden von den Bakterien der Zahnplaque metabolisch zersetzt. Die initial sich während etwa 3 Wochen in vivo auf Glattflächen bildende Plaque ist, auch bei täglicher Berieselung mit Zuckerlösungen, individuell unterschiedlich dick und variabel zusammengesetzt. Der Schmelzoberfläche direkt aufliegend finden sich in der Regel grampositive palisadenartig angeordnete und alle Oberflächenrauhigkeiten ausfüllende Bakterien [Nyvad und Fejerskov 1989]. Wird der frisch durchbrechende Milch- oder Ersatz- bzw. Zuwachszahn erstmalig, auch im Fissurenbereich, von oralen Bakterien kolonisiert, findet sich nach einigen Jahren um so grössere Kariesprävalenz, je frühzeitiger und in je höheren Proportionen *S. mutans* die Zahnflächen kolonisiert hatte [Loesche et al 1984, Köhler et al 1988]. *S. mutans* und auch Laktobazillen, beide azidogene und azidure Bakterien, die extra- bzw. intrazelluläre Polysaccharide bilden, gelten daher als spezifisch kariogene Mikroorganismen [Emilson und Krasse 1985], obwohl auch bei ihrer präferentiellen Anwesenheit und gleicher Diät nicht immer Schmelzkaries entsteht. *S. mutans* wird eindeutig von der Mutter auf das Kleinkind übertragen [Berkowitz und Jones 1985]. Kariesanfälligkeit wird zu 45–65% genetisch bestimmt [Conry et al 1993].

Die Zersetzung des Zuckers, bei welcher als Nebenprodukte organische Säuren auftreten, führt in lokalisierten Bereichen der Plaqueschicht zu einem pH-Abfall. Dieser bewirkt, dass sich im darunter befindlichen Schmelz Kalzium- und Phosphationen von den Kalziumphosphatkristalliten (HA-Apatit, aber auch Kalziumkarbonat) trennen und in die Plaque abwandern (Demineralisation). Weil innerhalb der Plaque (nicht aber innerhalb einer bereits tiefen Schmelzläsion) die Säure rasch mit Mundflüssigkeit verdünnt und damit neutralisiert wird, kehrt der Plaque-pH-Wert schnell gegen neutral zurück. Dabei ist die Plaqueschicht mit Kalzium und Phosphationen übersättigt, so dass eine umgekehrte Ionenbewegung aus der Plaque in den oberflächlichen Schmelz stattfindet und – bei Anwesenheit von Fluor – zur Bildung von F-Apatit führen kann (Remineralisation). Der ständige Wechsel zwischen De- und Remineralisation bedeutet, dass die Schmelzkaries ein dynamischer Prozess ist («Ionenwippekonzept»). Wenn während eines gegebenen Zeitintervalls mehr Ionen den Schmelz verlassen als hereinkommen, spricht man von einer Nettodemineralisation, d.h. der kariöse Prozess wird inganggesetzt, kann aber zu einem späteren Zeitpunkt wieder angehalten werden.

Klinische und morphologische Veränderungen

Die ersten *klinisch* sichtbaren Zeichen für Karies auf dem noch glatten, glänzenden, von Plaque gesäuberten und luftgetrockneten Schmelz sind opake kalkig-weissliche Flecken («White-spot»-Läsionen). Die Intensität der weisslichen Verfärbung steigt mit zunehmender Tiefenausdehnung der Schmelzläsion. Ähnliche Flecken sind auch für Schmelzhypoplasien typisch (vgl. Kap. 3.2.1), die sich differentialdiagnostisch meist aufgrund ihrer für Karies atypischen Lokalisation abgrenzen lassen. Je nach der Menge der in den anentkalkten, d.h. porösen (s.u.) Schmelz eingedrungenen exogenen Substanzen, die entscheidend durch die Gewohnheiten des Patienten (z.B. Rauchen) beeinflusst wird, erscheinen die Kariesflecken statt weiss auch gelbbräunlich («Brown-spot»-Läsionen; vgl. Kap. 3.2.1, Fluorose). Weissliche Kariesflecken finden sich eher bei aktiver, bräunliche Flecken bei arretierter oder ruhender Schmelzkaries. Bei klinischer Sondierung lässt sich zwischen kariösem und gesundem Schmelz kein Härteunterschied feststellen. Mit starkem Sondendruck kann im Spätstadium der Schmelzkaries eine Kavitation erzeugt werden, die das Geschehen irreversibel zugunsten einer therapeutisch-präparativen Intervention verändert. Natürlicherweise schreitet die Schmelzkaries sehr langsam (während Monaten und Jahren) voran [Pitts und Renson 1987].
Morphologisch lässt sich die Schmelzkaries sowohl von der natürlichen Schmelzoberfläche her als auch anhand nichtentkalkter Schliffe oder gezielter Bruchflächen beurteilen.

Merke: **Das wichtigste Merkmal der Schmelzkaries ist die Tatsache, dass der grösste Defekt (d.h. die stärkste Demineralisation) lange dicht unter der Schmelzoberfläche liegt und sich dort ausbreitet, während eine dünne, die natürliche Oberfläche bildende Schmelzlage relativ «intakt» bleibt.**

Obwohl die *Oberfläche des weisslichen Kariesfleckens* anfänglich glänzend und glatt erscheinen kann (erst bei fortgeschrittener Schmelzkaries wird sie stumpf und rauh), lassen sich bereits initial mikromorphologische Veränderungen erkennen [mit Hilfe des Rasterelektronenmikroskops; Haikel et al 1983, Holmen et al 1985a, Arends et al 1987, Thylstrup et al 1990]. Diese sind für weissfleckige und braunfleckige Läsionen prinzipiell gleich und bestehen in
– der Erweiterung der interprismatischen Räume (Abb.7/1 a), die entlang der Prismenscheiden von der Schmelzoberfläche, wo sie als vergrösserte und vertiefte Mikroeinstülpungen der ehemaligen Tomesschen Fortsätze in Erscheinung treten, durch die relativ «intakte» Oberflächenschicht bis in die Tiefe der Läsion hindurchziehen,
– der Erweiterung der interkristallinen Räume innerhalb der Prismenstäbe und des Zwischenstabschmelzes (Abb. 7/1 b),

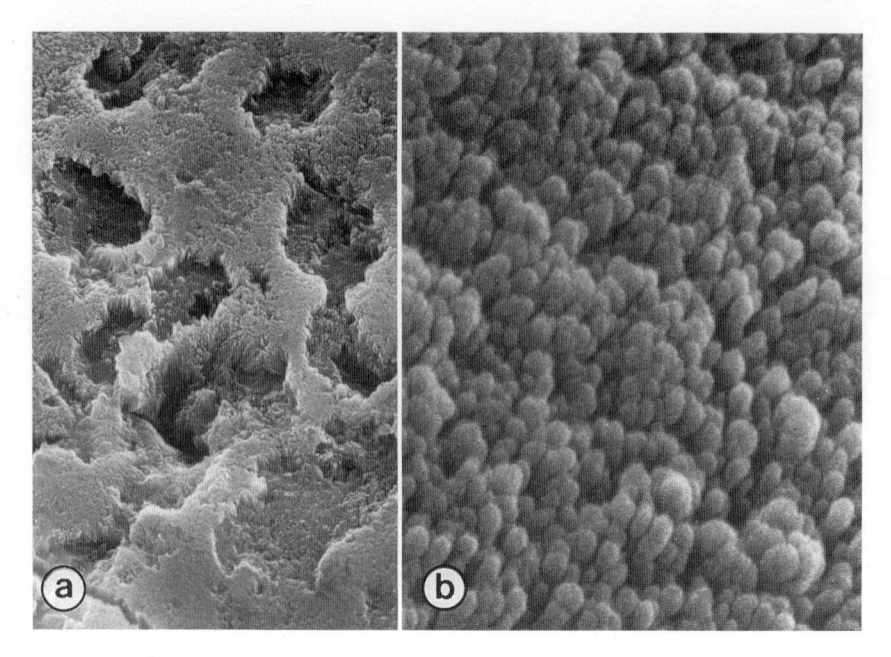

Abb. 7/1. Interprismatische (a) und interkristalline (b) Demineralisation an der Oberfläche initial kariösen Schmelzes. **a** × 3000. **b** × 30 000 (Sammlung A. Thylstrup, Kopenhagen).

– der Oberflächenerosion entlang der Perykymatien,
– der Auflösung des Prismenstabzentrums, wobei die Peripherie des Stabes bzw. der umgebende Zwischenstabschmelz vorläufig erhalten bleiben.

Diese Veränderungen machen den Schmelz an der Oberfläche und in der Tiefe zunehmend porös. Bei klinischer Lufttrocknung füllen sich die Mikroporen mit Luft, die dem kariösen Schmelz ab einer Porosität um etwa 5% das weissliche Aussehen verleiht. Sie zeigen, dass die scheinbar «intakte» Schmelzoberfläche bei der initialen und weiter fortgeschrittenen Schmelzkaries keineswegs intakt, sondern mikromorphologisch eindeutig defekt ist. Prismenfreier Schmelz bei Milchzähnen wird zunächst irregulär mikroporös [Haikel et al 1983].

Veränderungen, die im *Inneren des Schmelzes* vorgehen, lassen sich mikroradiographisch, licht- und polarisationsoptisch und elektronenmikroskopisch erfassen. Der Defekt, der klinisch-röntgenologisch erst ab einer gewissen Grösse sichtbar ist und dann kleiner erscheint, als er in Wirklichkeit ist, hat die Form eines zunächst flachen, dann steilen Kegels, dessen Spitze dentinwärts zeigt. Er gliedert sich in vier histopathologisch eindeutig unterscheidbare Zonen, die De- und Remineralisationsprozesse widerspiegeln (Abb. 7/2 a, 3 a). Diese Zonen entwickeln sich graduell nacheinander, anfänglich sind nur die Zonen 1 und 4, später auch 2 und 3 zu erkennen [Holmen et al 1985 b]:

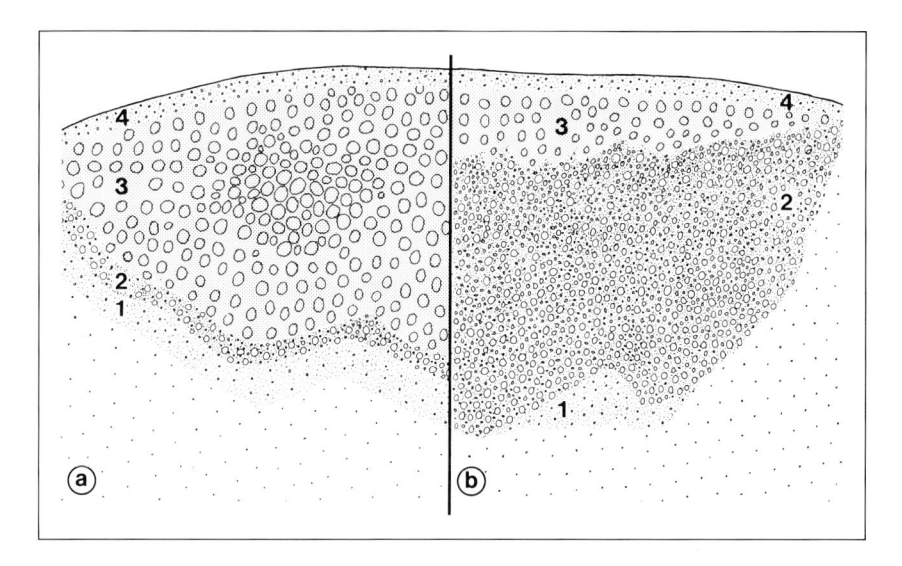

Abb. 7/2. Schematische Darstellung der Porengrösse (Entkalkungsgrad) in den vier Zonen einer kariösen Schmelzläsion. **a** 1 = Helle Zone, 2 = dunkle Zone, 3 = Zentrum der Läsion, 4 = «intakte» Oberflächenschicht. Nach Einwirkung einer Remineralisationslösung geht das Porenvolumen zurück, die grossporige Zone 3 nimmt den Charakter der kleinporigen Zone 2 an (**b**) [nach Silverstone et al 1981].

– *Zone 1* (lichtdurchlässige, transluzente Zone, früher: Zone der äusseren Transparenz): Sie befindet sich an der Eindringungsfront, ist nur sehr gering entkalkt (Porosität unter 1%) und nur in etwa 50% der Läsionen beobachtbar, erscheint im Durchlicht hell und strukturlos, im Auflicht dunkel und erzeugt im polarisierten Licht, je nach Brechungsindex und Molekülgrösse des Eindeckungsmittels, verschiedene Muster. Der Durchmesser der Schmelzkristallite ist etwas kleiner als im gesunden Schmelz [Silverstone 1983, 1984].
– *Zone 2* (dunkle Zone, früher Zone der Trübung): Sie ist bandförmig angelegt, tritt bei 80–90% der Läsionen auf (im Durchlicht dunkel, im Auflicht hell, bezogen auf in Kanadabalsam eingedeckte Schmelzschliffe) und enthält 2–4% sehr kleine Mikroporen, die im Schliff teilweise mit Luft gefüllt bleiben und daher durchtretendes Licht reflektieren bzw. verstärkt positive Doppelbrechung erzeugen. Die Schmelzkristallite dieser Zone weisen einen bedeutend grösseren Durchmesser (50–100 nm) als die im gesunden Schmelz (40 nm) auf [Silverstone 1983, 1984]. Diese Charakteristika deuten an, dass Zone 2 als Ergebnis von Remineralisationsprozessen verstanden werden kann. Sie ist relativ schmal, wenn der kariöse Prozess rasch fortschreitet; sie wird breiter, wenn der kariöse Prozess (d.h. die Kristallauflösung) sich verlangsamt oder zum Stehen kommt.
– *Zone 3* (das Zentrum der Läsion, «body of the lesion», früher: Zone der Auflösung der Transparenz): Sie ist bei fortgeschrittener Schmelzkaries volumenmässig am grössten und repräsentiert das Gebiet der stärksten Demineralisation (Porosität bis

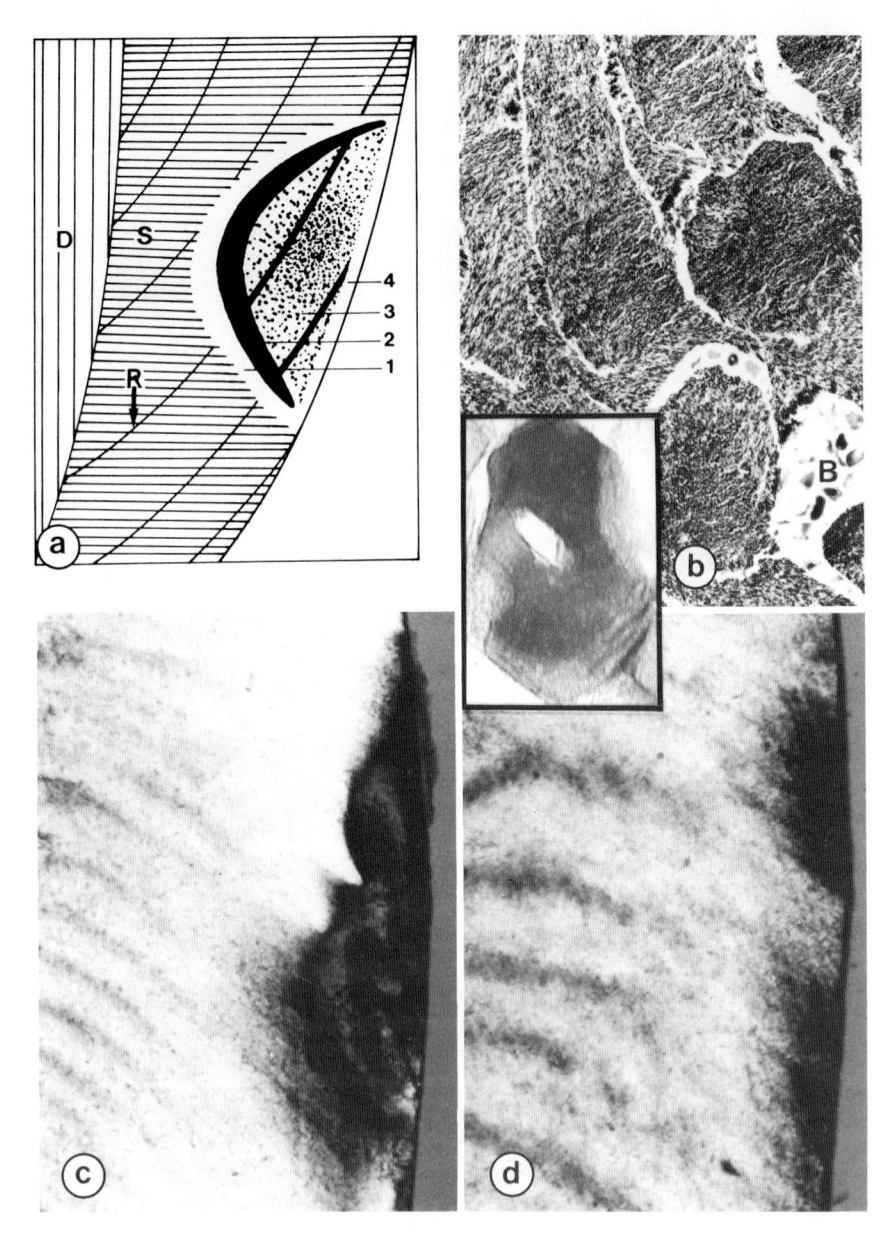

Abb. 7/3. Struktur der Schmelzläsion. **a** Schematische Darstellung der Schmelzkaries, die vier Zonen erkennen lässt: Die lichtdurchlässige (1), die dunkle (2), die zentrale (3) und die intakte Oberflächenzone (4). D = Dentin, R = Retzius-Linien, S = Schmelz. **b** Typische Auflösungserscheinungen des Schmelzes mit beginnender bakterieller (B) Invasion. Beachte erweiterte interprismatische Räume

25%) und Kristallzerstörung. Sie ist mikroradiographisch sichtbar und, bei entsprechender Grösse, röntgenologisch-klinisch gut zu erkennen. Die Kristallzerstörung beginnt an einem Ende des hexagonalen Kristalliten, wobei dieser zuerst der «c»-Achse entlang röhrenförmig ausgehöhlt wird (Abb. 7/3 b, Ausschnitt). Von dieser Achsenröhre breitet sich die Zerstörung segmentweise lateral aus, bis der ganze Kristallit aufgelöst ist. Diese Art der Kristallauflösung wird durch Kristallgitterdefekte erklärt, die sich vorwiegend entlang der «c»-Achse befinden [Takuma et al 1987, Tohda et al 1987]. In dieser Form angelöste bzw. teilzerstörte Kristallite finden sich häufig entlang der Prismengrenzen (d.h. im Gebiet der ehemaligen Prismenscheiden), aber auch innerhalb einzelner Prismenstäbe. Gleichzeitig werden die Kristallite der Zone 3 sehr viel kleiner, ihr Durchmesser schwankt zwischen 10–30 nm [Silverstone 1983, 1984].

– *Zone 4* («intakte» Oberflächenschicht): Sie ist etwa 20–50 µm dick, mikroradiographisch opak und weist einen nur geringen Mineralverlust (Porosität 1–5%) auf. Der Durchmesser ihrer Kristallite ist grösser (40–80 nm) als im gesunden Schmelz [Silverstone 1983, 1984]. Auch in dieser Zone finden sich Kristallite mit aufgelösten Achsenröhren sowie vergrösserte Prismenscheidenbereiche und darin nadelförmige Kristalle [Palamara et al 1986]. Diese Zone ist daher das Resultat der den kariösen Prozess ständig begleitenden Remineralisierungsprozesse. Zusätzlich kann eine Schutzwirkung der organischen Auflagerungen (Schmelzoberhäutchen, Plaque), des hohen Fluorgehaltes und des eventuell prismenfreien Kristallitarrangements bei der Entstehung und Aufrechterhaltung dieser Oberflächenschicht nicht ausgeschlossen werden. Sie entsteht aber auch dann, wenn der kariöse Prozess in vitro von einer künstlich geschaffenen Oberfläche mitten im Schmelz ausgeht und folgt wahrscheinlich den Regeln kristallchemischer Kinetik [Arends und Christoffersen 1986].

Die in den Zonen 1–4 ablaufenden Veränderungen weisen eindeutig darauf hin, dass die Zonen 1 und 3 das Resultat einer Demineralisation, die Zonen 2 und 4 das Resultat der Remineralisation sind.

Bei *lichtmikroskopischer Betrachtung* von in Kanadabalsam eingedeckten Schliffen durch initiale oder fortgeschrittene Schmelzkariesläsionen mit noch «intakter» Oberfläche lassen sich jedoch nur wenige Strukturänderungen, vor allem im Zentrum der Läsion (Zone 3), erkennen:

– Akzentuierte Prismengrenzen,
– stärker akzentuierte «Prismenquerstreifung»,
– verstärkte, als dunkle Linien (im Durchlicht) erkennbare Retzius-Streifen, entlang derer der kariöse Prozess in die Tiefe vorzustossen scheint.

Diese auch mikroradiographisch sichtbaren Veränderungen entsprechen der schon erwähnten, bevorzugt entlang der Prismengrenzen ablaufenden An- und Auflösung der Kristallite, einer alternierend schwach/starken Auflösung der Kristallite im Prismenstab, in Perioden von 3 bis 4 µm entlang der Prismenachse, und einer asymmetri-

---

und Schmelzkristallite (Sammlung R. Frank, Strassburg), die der c-Achse entlang röhrenähnlich ausgehöhlt werden [Ausschnitt; Voegel und Frank 1974]. **c, d** Zahnschliffe mit einer experimentellen Läsion vor (**c**) und nach (**d**) der Behandlung mit Remineralisationslösung (Sammlung L. Silverstone, Denver). **b** × 2800; Ausschnitt × 400 000.

schen Auflösung und Erweiterung der Prismengrenzräume im Bereich der Retzius-Streifen [Simmelink und Nygaard 1982].
Die «intakte» Oberflächenschicht bricht in der Regel spontan ein, sobald der kariöse Prozess die Schmelz-Dentin-Grenze überschritten hat. Damit entsteht
– *Zone 5* (Kavitationsdefekt): Sie kann zunächst relativ klein und nur auf das Zentrum des weisslichen Schmelzfleckens beschränkt sein, vergrössert sich aber graduell. Spätestens in diesem Stadium beginnen Bakterien den Schmelz und danach auch das Dentin zu invadieren.

Experimentelle Karies

Schmelzkaries kann sowohl in vivo als auch in vitro erfolgreich simuliert werden. *In-vivo-Systeme* können in drei Kategorien eingeteilt werden:
1 Erzeugung eines allgemein kariogenen Milieus in der menschlichen Mundhöhle (z.B. Spülen mit Zuckerlösung).
2 Erzeugung eines lokal kariogenen Milieus (z.B. mit der Goldplättchentechnik; dabei wird eine kleine Goldplatte oder ein Metallband [Mizrahi 1983, Øgaard und Rølla 1992] locker über einem aus orthodontischen Gründen zu extrahierenden Zahn befestigt, so dass ein kleiner Spalt zwischen Platte und Schmelz entsteht. Bakterielle Plaque bildet sich schnell in diesem Spalt, und darunter erscheint später die typisch weissfleckige Läsion).
3 Intraorales Kariogenitätstestsystem (ICT), bei welchem in Brückenglieder oder Prothesen eingesetzte Schmelzstreifen in vivo einem kariogenen Milieu ausgesetzt werden.

In-vivo-Systeme sind aus verständlichen Gründen am Menschen nur begrenzt anwendbar.
Mit *In-vitro-Systemen* gelingt es, Kariesläsionen, die man von natürlichen Schmelzläsionen weder makroskopisch noch mikroskopisch unterscheiden kann, reproduzierbar zu simulieren: Schmelzschliffe oder ganze Zahnkronen werden in angesäuerte 10- bis 15%ige Gelatine («Acidified-gel»-Technik) gebracht und dort stunden- bis tagelang belassen.

Das Remineralisationsphänomen

Die «Remineralisation» der Zahnhartsubstanz Schmelz ist nicht mit der «Heilung» oder «Regeneration» eines Weichgewebes (vgl. Kap 11 und 12) vergleichbar. Klinisch ist seit langem bekannt, dass bei Patienten, die ihre Essgewohnheiten ändern und ihre Mundhygiene verbessern, Schmelzkaries im Anfangsstadium aufgehalten werden kann. Diese Arretierung wurde bei Jugendlichen klinisch mehrmals dokumentiert [Backer Dirks 1966, Pot et al 1977] und auch röntgenologisch-quantitativ gezeigt [Pitts und Renson 1987]. Darüber hinaus wurde nachgewiesen, dass röntgenologisch sichtbare Schmelzkaries sich auch spontan zurückbilden kann, d.h. einer Regression oder Verkleinerung unterworfen wird [Pitts 1986, Pitts und Renson 1987]. Diese Regression ist um so eher möglich, je kleiner die Schmelzläsion vorher war, und beruht auf der remineralisierenden Wirkung der Mundflüssigkeit und von Fluorgaben. Initiale Stadien der Schmelzkaries sind klinisch und sogar histopathologisch total reversibel, sofern der Prozess nicht tiefer als etwa 100 µm in den Schmelz eingedrungen ist [Holmen et al 1987b, Larsen und Fejerskov 1989]. Die Remineralisierung der Schmelzkaries ist sowohl am Menschen in vivo [Möller und Schröder 1986, Holmen et al 1987a, b] wie auch an in vitro simulierten Läsionen [Silverstone 1984, Klinger und Wiedemann 1985] studiert worden:

– Der Effekt der Mundflüssigkeit, mit oder ohne Fluorzugabe, wie auch der künstlicher, Kalziumphosphat und Fluor enthaltender Remineralisationslösungen oder Zahnpasten besteht in einer Kehrtwendung der «Ionenwippe» zugunsten des Schmelzes. Er wird auch von pasteurisierter Kuhmilch ausgelöst [Mor und Rodda 1983].
– Die mikrodefekte Oberfläche der weissfleckigen Schmelzläsion nimmt ein glatteres, homogeneres Aussehen an, die Kristallite sind dichter gepackt und grösser. Diese Veränderungen scheinen zum Teil auch darauf zurückzugehen, dass oberflächliche Schmelzpartien infolge gründlicher Reinigung abradiert werden.
– Die «intakte» Oberflächenschicht (Zone 4) behindert die Remineralisierung und De-novo-Kristallbildung in der Tiefe. Ein Mineralverlust von mehr als 60% im Zentrum der Läsion scheint eine Remineralisierung auszuschliessen, auch wenn die Oberflächenschicht remineralisiert würde und dabei an Dicke zunimmt. Daher kann auch bei optimalen Remineralisierungsbedingungen in der Tiefe der Läsion ein Defekt zurückbleiben.
– Histologisch betrachtet nehmen während der Remineralisation variabel grosse Anteile des ehemaligen Zentrums der Läsion (Zone 3) die Struktur und optische Qualität des vorausgehenden Stadiums (Zone 2) an (Abb. 7/2 b). Gleichzeitig wird die natürlich oder künstlich entstandene Läsion (Abb. 7/3 c, d) volumenmässig kleiner.
– Der Durchmesser der Schmelzkristallite wird infolge einer Remineralisation besonders in den Zonen 2 und 4, aber auch in Zone 3 bedeutend grösser (80–150 bzw. 50–100 nm) als der der Kristallite im gesunden Schmelz (40 nm).

Klinisch wirksame Remineralisierungslösungen oder Zahnpasten, die relativ geringe Kalzium- und Fluorkonzentrationen enthalten, wurden mit variablem Erfolg getestet [Featherstone et al 1982, Arends und Gelhard 1983, Silverstone 1984]. Remineralisierte Schmelzläsionen sind weniger kariesanfällig als gesunder Schmelz.

Fissurenkaries

Aufgrund der speziellen Morphologie des Schmelzes im Bereich von okklusalen Fissuren beginnt der kariöse Prozess beidseitig unterhalb des verengten Fissureneinganges und greift häufig erst später auf die Tiefe der Fissur über [Juhl 1983]. Dabei entstehen zwei Karieskegel, die sich divergierend ausbreiten und damit zu einer verbreiterten Angriffsbasis an der Schmelz-Dentin-Grenze führen. Initiale Stadien der Fissurenkaries, die bereits ins Dentin vorgedrungen ist, aber noch keine Kavitation erkennen lässt, sind klinisch nur in 40–70% der Fälle korrekt diagnostizierbar [Lussi 1991, Wenzel et al 1991].

Caries sicca («arrested caries»)

Die sogenannte ruhende Karies bezeichnet eine kariöse Schmelzläsion, deren Ausbreitung sich stark verlangsamt hat oder zum Stillstand gekommen ist. Klinisch tritt sie als hell-/dunkelbrauner Fleck meist ohne Kavitation in Erscheinung:
- Die Stillegung des Prozesses kann erfolgen, wenn die Krankheitsursache, d.h. die bakterielle Plaque, zeitweilig oder dauernd beseitigt und freier Speichelzutritt ermöglicht wird, auch dann, wenn die kariöse Zerstörungsfront schon im peripheren Dentin angekommen ist.
- Die klassische Lokalisation der Caries sicca findet sich an Approximalflächen, die infolge Extraktion des Nachbarzahnes plötzlich in veränderter Weise der Reinigung und dem puffernden Speichelfluss zugänglich werden.
- Die Caries sicca ist daher ein weiteres Beispiel für das geschilderte Remineralisationsphänomen.

7.2 Dentinkaries

Definition: Als Folge fortschreitender Schmelz- oder Wurzelkaries auftretender kariöser Prozess, der infolge bakterieller Infektion zur vollständigen Zerstörung und Verflüssigung des Dentins führen kann.

Allgemeines

- Im Gegensatz zu Schmelz ist Dentin ein Hartgewebe und vital. Dentin ist von kanalisiertem Weichgewebe (Odontoblastenfortsätze) durchzogen und enthält mehr organische Matrix (davon sind etwa 90% Kollagen) und weniger anorganische Substanzen als der Schmelz.
- Wird Dentin auf irgendeine Art verletzt (bakteriell, chemisch oder physikalisch), so reagieren Dentin und Pulpa gemeinsam, d.h. als funktionelle Einheit (Pulpa-Dentin-Einheit). Dentin verhält sich also bei einem kariösen Befall defensiv.
- Der kariöse Prozess breitet sich im Dentin rascher aus als im Schmelz, obwohl er hier eine zelluläre Abwehrleistung überwinden muss. Diese Ausbreitung kann unterminierend (entlang der Schmelz-Dentin-Grenze im Manteldentin) oder penetrierend (entlang der Dentinkanälchen Richtung Pulpa) erfolgen.

Basisliteratur

Frank RM, Voegel JC: Ultrastructure of the human odontoblast process and its mineralization during dental caries. Caries Res *14:* 367–380 (1980).

Silverstone LM, Johnson NW, Hardie JM, Williams RSD: Dental caries: Aetiology, pathology and prevention (Mac Millan, London 1981).

Thylstrup A, Qvist V: Principal enamel and dentine reactions during caries progression; in Thylstrup, Leach, Qvist, Dentine and dentine reactions in the oral cavity, pp 3–16 (IRL Press, Oxford 1988).

Abwehrreaktionen der Pulpa-Dentin-Einheit

Auf eine Vielzahl von Schädigungen, die bakteriell (Karies), mechanisch (therapeutischer Eingriff, Abrasion oder Attrition), thermisch (Hitze) oder chemisch (Füllungsmaterialien usw.) verursacht werden können, antwortet die Pulpa-Dentin-Einheit immer mit ähnlichen Abwehrmechanismen [Stanley et al 1983]. Unabhängig von der Art der auslösenden Ursache findet diese grundsätzliche Abwehrhaltung auf drei Ebenen statt:
- Im Dentin = tubuläre Sklerose, «Dead-tract»-Bildung;
- an der Dentin-Pulpa-Grenze = Bildung von Tertiärdentin;
- in der Pulpa = Entzündung (Pulpitis).

Tubuläre Sklerose
- Die tubuläre Sklerose ist eine der ersten Reaktionen der Pulpa-Dentin-Einheit: Die Dentinkanälchen werden obliteriert [Silverstone und Hicks 1985]. Dabei wird das Dentin lichtdurchlässig, röntgenopak und sehr wenig permeabel [Pashley et al 1991]. Die tubuläre Sklerose kann durch beschleunigte peritubuläre Dentinbildung allein entstehen: Die Odontoblastenfortsätze ziehen sich langsam hinter einer vorrückenden Wand von sklerotischem Dentin zurück (Abb. 7/4). Bei drohender bakterieller Invasion werden jedoch die Odontoblastenfortsätze selbst mineralisiert. Diese Art der Sklerosierung ist mit der alternsbedingten Sklerosierung (vgl. Kap. 4) möglicherweise nicht identisch.
- Normalerweise enthält der Dentinkanal den original langen oder, alternsbedingt, bereits stark verkürzten Odontoblastenfortsatz und eine gelartige periodontoblastische Matrix, in der auch Kollagenfibrillen auftreten können. Die kariesabwehrende Sklerose der Dentinkanälchen erfolgt mit Hilfe verschiedener biologischer Mechanismen: 1. Verstärkte Bildung von peritubulärem Dentin; 2. Mineralisation der periodontoblastischen Matrix und des Kollagens; 3. Mineralisation des Odontoblastenfortsatzes. An der Front der kariösen Dentinentkalkung können vorübergehend auch Kalziumphosphatkristalle (Whitlockite) im Dentinkanal repräzipitiert werden [Ogawa et al 1983, Daculsi et al 1987].
- Der Ausdruck *«dead tract»* [Fish 1948] wird immer im Zusammenhang mit Dentinkaries erwähnt. Farbstoff, der in die Pulpakammer von gesunden extrahierten Zähnen eingespritzt wird, durchdringt dank der Dentinkanälchen das gesamte Dentingewebe. Beim gleichen Verfahren wird in einem kariösen Zahn das Gebiet direkt unterhalb einer kariösen Läsion oder auch einer Attrition vom Farbstoff nicht erreicht. Fish folgerte, dass eine Obliteration (Sklerose oder Tertiärdentinbildung) der Kanälchen am pulpalen Ende der Läsion dafür verantwortlich sei. Sobald die Kanälchen nicht mehr mit dem Pulpagewebe kommunizieren, enthalten sie keine vitalen Odontoblastenfortsätze und folglich müssten sie tot sein. Eine Gruppe solcher Kanälchen, die distal zum tubulären Verschluss liegen, bildet den «dead tract». Dieser erscheint bei Betrachtung eines Zahnschliffes im Durchlicht als die Summe vieler schwarzer linienförmiger Dentinkanälchen, weil die in diesen Kanälen gefangene Luft eine Totalreflektion des durchdringenden Lichtes bewirkt. Dieser zum Teil sehr langgestreckte Teil der Kanälchen ist besser passierbar und mehr permeabel als normales Dentin, er bietet auch der bakteriellen Penetration keinen Widerstand. «Dead-tract»-Bildung findet aus Alternsgründen aber auch in gesunden Zähnen statt (vgl. Kap. 4).

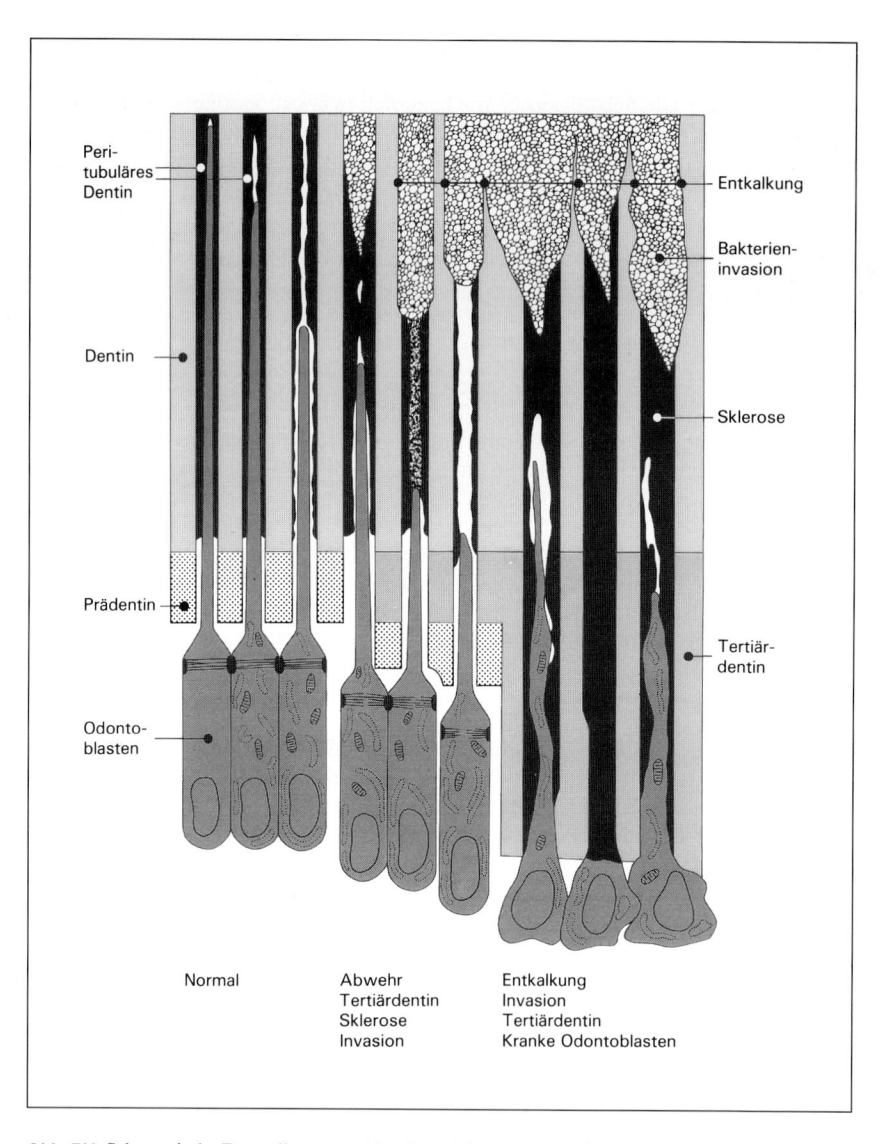

Abb. 7/4. Schematische Darstellung von Abwehrreaktionen und kariöser Zerstörung bei der Dentinkaries, mit zunehmender Intensität von links nach rechts [nach Larmas 1986].

Tertiärdentin
– Als Reaktion auf einen peripheren Stimulus kann an der entsprechenden Dentin-Pulpa-Grenze auch lokal Tertiärdentin (Reaktionsdentin) gebildet werden. Je nach Intensität und Dauer der einwirkenden Ursache variiert die Struktur des Tertiärdentins beträchtlich. Bei einer geringgradigen Irritation wird gleichmässiges kanalisiertes Dentin gebildet, das vom Primär- bzw. Sekundärdentin strukturell kaum zu unterscheiden ist. Je schwerer jedoch die Pulpairritation ist, desto dysplastischer wird das Tertiärdentin (vgl. Kap. 9.1). Auch das Tertiärdentin enthält vorwiegend Typ-I-Kollagen, sein Prädentin auch Typ-III-Kollagen [Karjalainen et al 1986].

Pulpitis (vgl. Kap. 9.2)

Histopathologie

Dentinkaries ist ein durch Bakterien verursachter Zerstörungsprozess, der mit Entkalkung, proteolytischer Erweichung und Verflüssigung des Dentins endet. Dabei wird Dentin verfärbt: Eine helle, weisslichgelbe Farbe ist für die *akute,* stark progrediente Dentinkaries, eine dunkle, gelblichbraune Farbe für eine *chronische,* momentan ruhende Dentinkaries typisch. Hellweissliches Dentin ist sehr weich, dunkelbraunes Dentin relativ hart. Bei der akuten Karies erfolgt die bakterielle Dentininvasion in zwei Wellen: In der Tiefe der Dentinläsion (pulpanahe Frontwelle) besteht eine strikt anaerobe Situation. Hier prädominieren obligat anaerobe grampositive Stäbchen, d.h. neben sehr vielen Laktobazillen auch Actinomyzes, Arachnia, Bifidobakterium, Eubakterium und Propionibakterium [Edwardsson 1974, Hoshino 1985, Hahn et al 1991]. Die zweite Welle, die sich oft übergangslos anschliesst, enthält auch fakultativ anaerobe Bakterien. Grampositive Kokken bilden die zweitgrösste Gruppe. Neben tiefen Läsionen mit hoher Frequenz an Laktobazillen (78–92%) und wenigen Kokken (1–5%) werden solche mit wenigen Laktobazillen (5–10%), mehr Kokken (20–30%) und vielen anderen grampositiven Stäbchen (30–40%) beschrieben [Hahn et al 1991].
Die histopathologischen Veränderungen des Dentins entsprechen meist einer Kombination von Abwehrleistung und Zerstörungsprozessen [Silverstone und Hicks 1985, Larmas 1986]. Auf Abwehr beruhende Dentinveränderungen sind vor allem im *Zahnschliff,* auf Zerstörung beruhende Veränderungen vor allem im *Zahnschnitt* zu beobachten.

Dentinkaries vor der Schmelzkavitation
Histopathologische Veränderungen, die auf Abwehrleistung beruhen, treten im Dentin lange vor der Schmelzkavitation und der bakteriellen Infektion auf. Plaquetoxine, Enzyme usw., die durch den Schmelz diffundieren, erreichen das Dentin und verursachen sowohl biochemische wie auch strukturelle Veränderungen. Sobald die Angriffsfläche der Schmelzläsion die Schmelz-Dentin-Grenze erreicht hat, können schädlich wirkende bakterielle Produkte ungehindert das entmineralisierte Zentrum der Schmelzläsion durchdringen und die genannten Verteidigungsmechanismen der Pulpa-Dentin-Einheit aktivieren. In diesem frühen Stadium können die Veränderungen

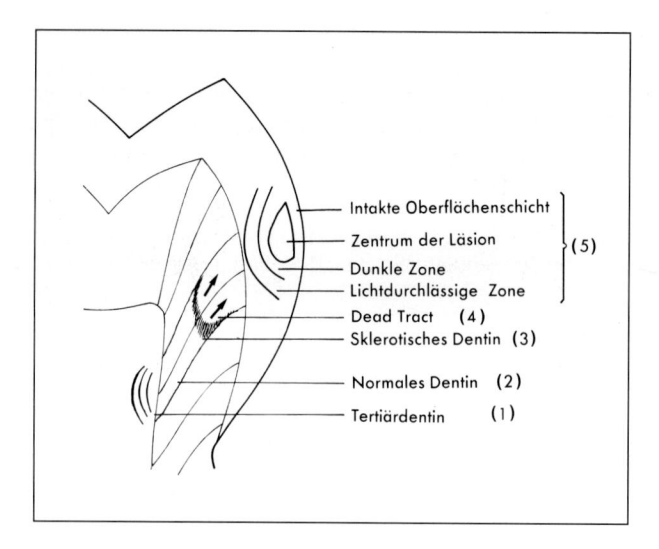

Abb. 7/5. Schematische Darstellung der strukturellen Veränderungen bei Dentinkaries vor Beginn der Schmelzkavitation [nach Silverstone et al 1981].

des Dentins von der Pulpa zum Schmelz wie folgt beschrieben werden: 1. Tertiärdentin, 2. normales Dentin, 3. sklerotisches Dentin (lichtdurchlässige Zone), 4. «dead tract» (Lichtreflektionszone), 5. Angriffsfront der Schmelzläsion (Abb. 7/5, 6 a).
Derartige an approximalen Flächen auftretende Läsionen können meist röntgenologisch diagnostiziert werden. Wird die Ursache der Läsion entfernt, könnte es auch in diesem Stadium noch zu einem Läsionsstillstand, ja eventuell sogar zu einer teilweisen Regression kommen.

Dentinkaries nach der Schmelzkavitation
Ist die Schmelzkavitation einmal erfolgt, kommt es zu einer massiven Infektion des Gewebes (Abb. 7/7 b–d). Sobald die Infektion die Schmelz-Dentin-Grenze überschreitet, breitet sie sich über die Dentinkanälchen rasch entlang dieser Grenze und im Manteldentin aus. Dadurch erhält die Dentinläsion eine breite Basis. Ihre endgültige Form hängt davon ab, wo die Karies begonnen hat. Eine approximale Glattflächenkaries zeichnet sich meist durch eine kegelförmige Dentinläsion aus (Abb. 7/5, 6 a–c, 7 a). Die Dentinläsion einer okklusal gelegenen Fissurenkaries ist nicht unbedingt konisch (Abb. 7/7 b), da die Kanälchen dort relativ parallel verlaufen. Sie kann anfänglich auch sehr flach sein und sich stark unterminierend ausdehnen.
Histopathologisch betrachtet ist die fortgeschrittene Dentinläsion zunächst eine Kombination von Abwehrreaktionen und kariöser Zerstörung. Später überrollt die bakterielle Penetration und damit der Zerstörungsprozess die Abwehrbarriere. Diese fortgeschrittene Dentinläsion kann, ausgehend von der Pulpa, zonenartig beschrieben werden (Abb. 7/6 b):

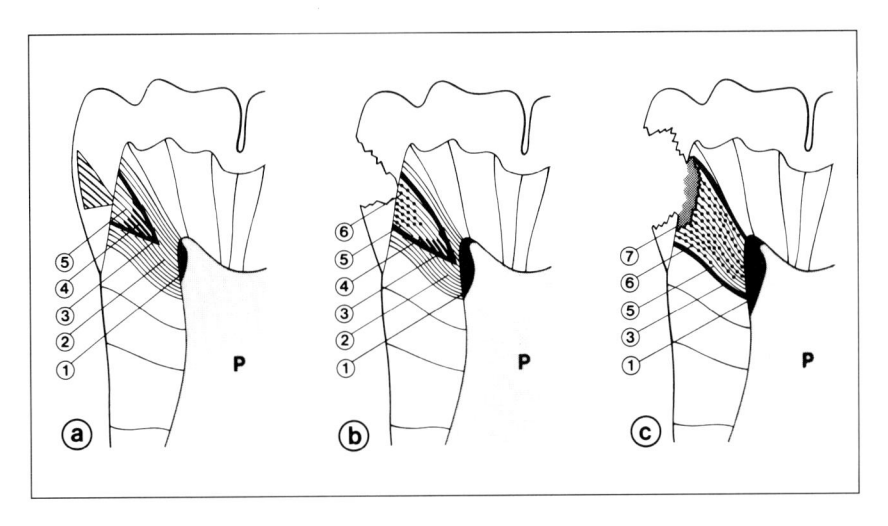

Abb. 7/6. Schematische Darstellungen der strukturellen Veränderungen bei Dentinkaries vor (**a**) und nach (**b**) der Schmelzkavitation sowie im fortgeschrittenen (**c**) Zustand [nach Silverstone und Hicks 1985]. Erklärungen zu den Zahlen 1–7 s. Text.

- *Zone 1* (Tertiärdentin): Das als Abwehrbarriere meist rasch gebildete Tertiärdentin ist atypisch: zunehmend kanalarm und fibrodentinartig.
- *Zone 2* (normales Dentin): Solange der Zerstörungsprozess noch nicht sehr weit fortgeschritten ist, besteht eine Schicht Normaldentin peripher zum Tertiärdentin.
- *Zone 3* (sklerotisches Dentin, früher: Zone der Transparenz): Diese Zone kann nur im Schliffpräparat beobachtet werden und erscheint im Durchlicht hell (transluzent) und im Auflicht dunkel. Sie ist relativ hart, variabel dick, schmerzlos präparierbar, und bildet eine natürliche Abwehrschranke. Sie tritt nur an vitalen Zähnen auf, zeigt mit peritubulärem Dentin, verkalktem Kanalinhalt und Whitlockitkristallen verschlossene Dentinkanälchen, lässt sich aber klinisch-praktisch kaum ausnutzen, da sie oft zu dünn und unregelmässig angeordnet ist. Dies trifft besonders für die akute Karies zu. Bei chronischer Karies ist diese Zone wesentlich breiter und braun verfärbt. Daher lässt sich der Präparationsprozess hier besser auf die natürliche Grenze der Läsion abstimmen. Die Härte der sklerotischen Zone nimmt graduell (etwa 50 gegen 20 KHN [Knoop-Hardness-Number]) gegen die Zonen 4 und 5 ab [Ogawa et al 1983].
- *Zone 4* («dead tract»): Diese Zone wird mit fortschreitender bakterieller Penetration immer kleiner und verschwindet schliesslich gänzlich (Abb. 7/6 a–c).
- *Zone 5* (Zone der Demineralisation, früher: Zone der Auflösung der Transparenz): Peripher der Zone der Transparenz (im Gebiet des ehemaligen «dead tract») folgt übergangslos die Zone der Demineralisation. In dieser Zone wird das normale und/oder sklerotische Dentin durch mikrobielle Säuren [Milchsäure, Essigsäure, Pro-

Pathobiologie oraler Strukturen

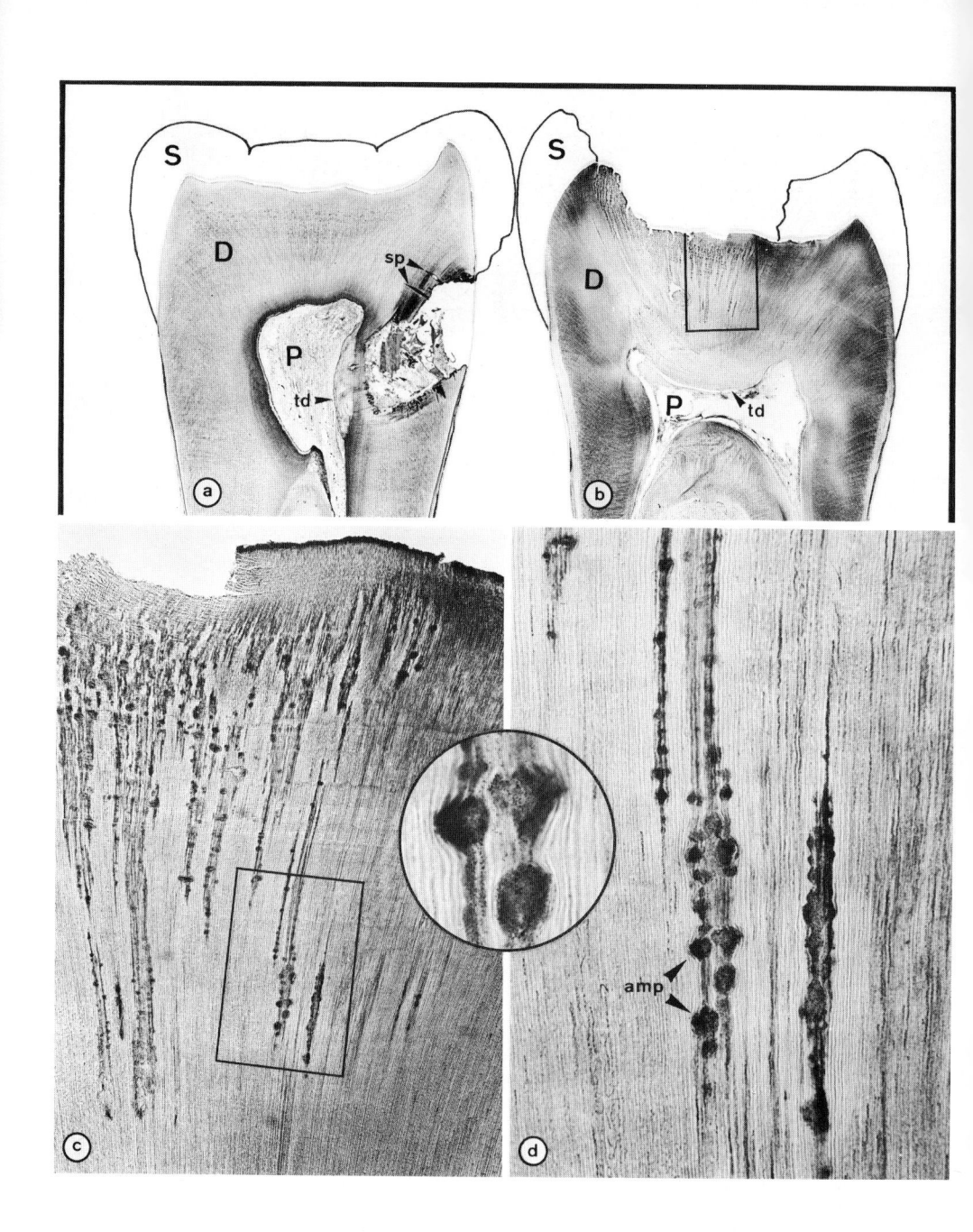

94

pionsäure = 90%; Hojo et al 1991] zu entkalken begonnen. Die Bakterien der Angriffsfront sind hauptsächlich azidogene und azidure Laktobazillen und anaerobe pleomorphe Stäbchen. Die von ihnen produzierten Säuren diffundieren der Penetrationsfront immer etwas voraus und demineralisieren das Dentin. Diese Zone erscheint bei lichtmikroskopischer Betrachtung eines Schliff- oder Schnittpräparates strukturell unverändert.

- *Zone 6* (Zone der Penetration, früher: Zone der Vorpostenbakterien): Peripher zur Zone 5 beginnt das stärker infizierte Dentin, das strukturell zunächst noch relativ intakt sein kann. Die Bakterien dringen durch die Kanälchen und ihre Seitenäste vor. Die bakterielle Invasion erfolgt jedoch nicht in allen Kanälchen gleich schnell (Abb. 7/7 c, d). Solche Bakterien lassen sich immunhistologisch identifizieren [Ozaki et al 1994]. Diese Zone ist relativ bakterienarm (10^5 Bakterien pro Gramm Gewebe; die Dichte nimmt gradientartig gegen die Peripherie der Läsion zu). Die Bakterien (vgl. Histopathologie) vermehren sich und scheiden verschiedene Nebenprodukte (auch Gase?) aus. Durch den erhöhten intratubulären Druck entstehen lokale Ausweitungen der Kanälchen, sogenannte *Ampullen*. Diese können perlenartig aneinandergereiht sein *(Rosenkränze)* oder ineinanderfliessen *(Kavernen)*. Diese Ausweitungen sind von Bakterien und verflüssigten Matrixresten ausgefüllt. Die Nachbarkanälchen des umgebenden Dentins werden verdrängt und verlaufen bogenförmig um die Ampullen (Abb. 7/7 d, 8). *Spalten* treten halbmondförmig im Bereich von Wachstumslinien auf, die quer zu den Dentinkanälchen verlaufen (Abb. 7/7 a). Sie entstehen wahrscheinlich durch beim Dentinabbau auftretende Gase, deren Druck zur Sprengung des Dentins führt (Abb. 7/8). Diese Zone wird bei klinischer Verwendung von chemomechanischen Verfahren (Caridex®) zur Kariesentfernung nicht vollständig beseitigt [Roth et al 1989, Scheutzel 1989].

Merke: Diese Veränderungen *(Ampullen, Rosenkränze, Spalten)* sind kariesspezifisch. Ihr Vorhandensein erleichtert die Differentialdiagnose Karies.

- *Zone 7* (Zone der Nekrose): Diese Zone entspricht dem total zerstörten Dentinanteil, d.h. der klinisch sichtbaren Kavitation und dem erweichten Restmaterial. Das Restdentin ist weich, hell- bis gelbbraun und käseartig. Es besteht aus verflüssigtem und zerfallenem Dentin (nekrotisch) und Bakterien (10^8 vitale Bakterien pro Gramm Material). Die Flora ist gemischt, aber hauptsächlich proteolytisch. Enzyme, die das Dentin verändern, erweichen und abbauen, sind meist Esterasen (mit Substraten wie Fettsäuren, Phosphat- und Sulfatestern) und Peptidasen. Die dabei ausgelöste «fettige Degeneration» dürfte der Freisetzung von Lipiden entsprechen. Zone 7, zum Teil auch Zone 6 enthalten eine Reihe von Immunglobulinen (sIgA, IgG, IgM) und Komplement (C_3), die aus dem Speichel stammen dürften [Pekovic et al 1988].

Abb. 7/7. Strukturveränderungen des Dentins und bakterielle Invasion bei approximaler (**a**) und okklusaler (**b–d**) Dentinkaries mit Kavitation: Der markierte Ausschnitt in **b** entspricht **c**, der in **c** entspricht **d**. Beachte Spalten (sp in **a**), Tertiärdentinbildung (td in **a, b**), die unterschiedlich tiefe Dentininvasion (**c, d**) und die Mikroampullenbildung (amp in **d**, Ausschnitt in **c/d**). D = Dentin, P = Pulpa, S = Schmelz. **a, b** × 8. **c** × 30. **d** × 105. Ausschnitt × 270.

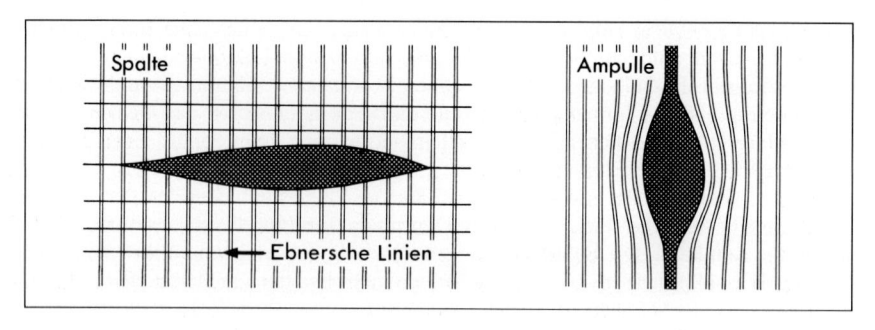

Abb. 7/8. Schematische Darstellung von Ampullen und Spalten.

Akute und chronische (ruhende) Dentinkaries

Da auch die Dentinkaries einen dynamischen Prozess mit Phasen des überwiegenden Angriffs oder der überwiegenden Abwehr darstellt, kann der aktive Zerstörungsprozess unter günstigen Bedingungen vorübergehend zum Stillstand kommen.

Die *akute Karies* (hellgelbliche Farbe) verläuft rasch. Die Abwehrreaktion hat nicht genügend Zeit, eine sklerosierte Zone aufzubauen, die bakterielle Penetration zielt mit grosser Geschwindigkeit pulpawärts. Die Pulpa wird daher relativ rasch von Bakterien erreicht und reagiert mit akuter Entzündung. Solche Läsionen sind daher oft schmerzhaft.

Die *ruhende Karies* ist eine zum Stillstand gekommene akute Karies (dunkelgelbbraune Farbe). Das vorher erweichte Dentin kann, besonders bei Speichelzutritt, wieder erhärten, d.h. es können neue oder verbreiterte sklerotische Zonen entstehen und das erweichte Dentin kann infolge von Kalziumphosphatpräzipitationen in gewisser Weise remineralisiert werden. Eine solche Wiedererhärtung führt jedoch nicht zur Wiederherstellung von originalem Dentin und ist nur dann zu erwarten, wenn die kariöse Zerstörung erst oberflächlich ins Dentin vorgedrungen ist und wesentliche Anteile des Dentins noch intakt sind.

7.3 Wurzelkaries

Diese Form der Karies entsteht bei älteren und alten Patienten mit verlängerter klinischer Krone, d.h. wenn die durch gingivale Rezession (vgl. Kap. 10.4) oder posttherapeutische gingivale Atrophie und Alveolarfortsatzschwund freigelegte Wurzeloberfläche von bakterieller Plaque besiedelt werden kann.

Basisliteratur

Galan D, Lynch E: Epidemiology of root caries. Gerodontology *10:* 59–71 (1993).
Mellberg JR: Demineralization and remineralization of root surface caries. Gerodontology *5:* 25–31 (1980).
Schüpbach P: Human root caries: Histopathology and Microbiology. Hab-Schr, Universität Zürich (1995).

Wurzelkaries war in prähistorischer Zeit und ist noch heute bei der eingeborenen Bevölkerung der Dritten Welt die prädominante Form der Karies. Mit verlängerter Lebensdauer der Menschen und ihrer Zähne wird Wurzelkaries in der westlichen Welt heute zum therapeutischen Problem. Ihre Prävalenz (Anteil der untersuchten Personen, die befallen sind) in der erwachsenen Bevölkerung (über 20 Jahre alt) schwankt durchschnittlich zwischen 15 und 40%, ist bei Männern häufiger als bei Frauen und nimmt mit steigendem Alter dramatisch zu. Über 60 Jahre alte Patienten und Bewohner von Alters- und Pflegeheimen weisen zu 60–90% Wurzelkaries am Restgebiss auf. Ihre Inzidenz (Anzahl neuer Läsionen pro Jahr und Person) in hospitalisierten oder institutionalisierten oder nichtinstitutionalisierten Gruppen alter Menschen (über 65 Jahre alt) variiert zwischen 1,6 und 6,3 pro 100 exponierte Zahnhälse.

Wurzelkaries wird von einer bakteriellen Plaque verursacht, die unter anderem Streptokokken *(S. mutans, S. anginosus)*, Aktinomyzeten *(A. gerencseriae, A. naeslundii)*, Laktobazillen und Staphylokokken sowie eine Reihe gramnegativer Bakterien enthält. Die Bakterienflora der initialen und der fortgeschrittenen Wurzelkaries ist sehr verschieden [Schüpbach et al 1995].

Die histopathologischen Veränderungen lassen sich licht- und elektronenmikroskopisch und mikroradiographisch erfassen [Wefel et al 1985, Frank et al 1989b] und sind bei initialer und fortgeschrittener, auch experimenteller Wurzelkaries am Menschen besonders typisch [Nyvad und Fejerskov 1989, 1990, Nyvad et al 1989, Schüpbach et al 1989, 1990 a, b, 1992]:

– Mit Ausnahme der Furkationsregion, die nach parodontaler Erkrankung (schwerer Parodontitis) durchgehend eröffnet und kariös befallen werden kann, entsteht die Wurzelkaries meist in koronalen Abschnitten (mesial-distal, bukkal, oral) der Zahnwurzeln, die mit azellulärem Fremdfaserzement bedeckt sind. Am häufigsten werden die bukkalen Wurzelflächen der Molaren und Prämolaren, weniger die der Eck- und Schneidezähne befallen.

– Diese Wurzelabschnitte haben, wenn die Zementkaries beginnt, bereits eine chronische Krankengeschichte hinter sich. Während der Entblössung des Zahnhalses infolge Rezession, Parodontitis und ihrer Behandlung dürfte das Wurzeldentin während langer Zeit mit sklerosierender Abwehr reagieren. Der kariöse Prozess trifft daher auf ein mehr oder weniger stark sklerosiertes, d.h. kanalloses Dentin.

– In einem hochgradig kariesanfälligen Restgebiss alter Menschen beginnt die neugebildete Wurzelplaque während der ersten 4 Wochen in den azellulären Fremdfaserzement einzudringen. Diese Invasion erfolgt hauptsächlich zwischen bereits teilentkalkten Sharpeyschen Fasern oder entlang schlecht mineralisierter Mikrospalten, d.h. mehr oder weniger senkrecht zur Zementoberfläche. Die eindringenden Bakterien sind grampositiv und formen Invasionssäulen. Nach 2–3 Monaten sind grosse Teile des Zements von Bakteriensäulen durchsetzt, zwischen denen teilentkalkte Kollagenfasern bestehen bleiben. Die Front der Invasion wird an der Zement-Dentin-Grenze vorübergehend aufgehalten. Vorgängig und gleichzeitig mit dieser Invasion erfolgt eine flächenhafte oder von fokalen Zentren ausgehende Entkalkung des Zements und Dentins. Ähnlich wie bei der Schmelzkaries entsteht eine dünne, 10–15 µm breite, relativ hochmineralisierte Schicht dicht unter der invadierten Zementoberfläche (aufgrund einer Remineralisation und Fluoreinwirkung), unter der innerhalb von 3 Monaten die Entkalkung bis in eine Tiefe von

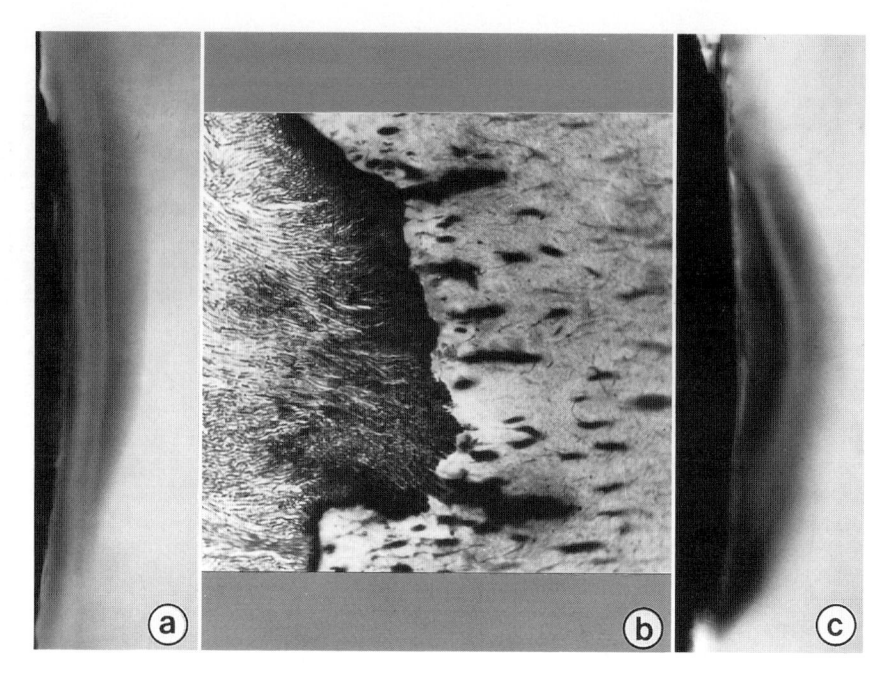

Abb. 7/9. Beginnende (**a, b**) und fortgeschrittene (**c**) Wurzelkaries an menschlichen Zähnen; **a** Kontaktmikroradiographie einer Zemtent- und Dentinläsion. **b** Semidünnschnitt einer Dentinläsion mit Wurzelplaque und infizierten Dentinkanälchen. **c** Kontaktmikroradiographie einer tief ins Dentin reichenden Läsion. **a** × 50. **b** × 1000. **c** × 25 [aus Schüpbach et al 1990a, b; Abdruck mit Genehmigung der Autoren und der Verlage Munksgaard, Kopenhagen, und Karger, Basel].

  0,5 mm vordringen kann. Unter der Oberfläche fehlen dann etwa 50% des Minerals, und dieser Verlust nimmt gegen die Tiefe graduell ab (Abb. 7/9 a).
- Die Invasion des Dentins erfolgt entlang der Dentinkanälchen (Abb. 7/9 b). Die histopathologischen Veränderungen des Dentins gleichen denen bei der Kronenkaries. Bei der arretierten Wurzelkaries entsteht eine transluzente sklerotische Dentinzone, in der grosse Whitlockitkristalle auftreten (Abb. 7/9 c). Da das Wurzeldentin im Verhältnis zur Zahnkrone weniger Kanälchen enthält, die – wenigstens peripher – zum grossen Teil sklerosiert sind, verläuft die Wurzelkaries verhältnismässig langsam.
- Klinisch weisen die von Karies befallenen Wurzelabschnitte eine dunkelgelbe bis dunkelbraunschwarze Farbe auf, die jedoch nicht den Aktivitätszustand der Wurzelkaries spiegelt. Die Läsionen bleiben lange relativ flach (bis etwa 0,4 mm), breiten sich häufig nach lateral aus und tendieren dazu, grosse Anteile der freiliegenden Wurzel zirkulär zu umkreisen. Auch die Wurzelkaries kann, nach Entfernung der Krankheitsursache, teilweise, d.h. oberflächlich, remineralisiert werden [Schüpbach et al 1992].

7.4 Erosion

Definition: Erosion (auch Adamantolyse, Odontolyse, Schmelzulkus, Odontoklasie) ist ein meist schmerzlos verlaufender, flächenhaft von der Schmelzoberfläche her erfolgender, langsam-chronischer Verlust (Auflösung) an Schmelz (und später Dentin), der durch chemische Entkalkung ohne Beteiligung von Bakterien zustandekommt.

Erosionen treten bei Milch- und bleibenden Zähnen auf und können zervikale Glattflächen oft labial an oberen Frontzähnen, die okklusalen Flächen von Prämolaren und Molaren, wie auch die vorwiegend palatinalen, kaum lingualen Glattflächen befallen. Bei okklusalen und inzisalen Erosionen kommt es im Spätstadium zur dellenartigen Vertiefung des Dentinkerns. Bei palatinalen Erosionen, besonders an Schneide- und Eckzähnen, können die palatinale Kronenfläche stark ausgekehlt und die Schneidekante verdünnt werden.

Labiozervikale Erosionen werden vorwiegend extern-diätetisch, palatinale Erosionen intern durch Magensäure verursacht [Eccles 1982, Jones und Cleaton-Jones 1989, Robert und Li 1987, Aine et al 1993].

Die Morbidität der Erosionen variiert zwischen 8 und 13% (faziale Glattflächen) und zwischen 30 und 45% (okklusal) junger und älterer Erwachsener.

Erosionen werden klinisch in drei Klassen eingeteilt: oberflächliche Schmelzläsionen (Klasse I), lokalisierte Läsionen, bei denen auf weniger als zwei Dritteln der befallenen Oberfläche das Dentin freiliegt (Klasse II), generalisierte Läsionen, bei denen mehr als zwei Drittel der Oberfläche ins Dentin reichen (Klasse III), und die (a) auf vestibulären, (b) lingualen und palatinalen, (c) inzisalen und okklusalen bzw. (d) mehreren Oberflächen zugleich stattfinden. Eine spezielle, sich auf vestibuläre Glattflächen beziehende Einteilung unterscheidet lediglich Früh- und Spätläsionen:
– Früherosionen betreffen nur den Schmelz (Schmelzerosion), der erst teilweise aufgelöst und in seiner Dicke reduziert ist, und sind schwer erkennbar (stumpfe, glanzlose Oberfläche, vgl. Klasse I).
– Späterosionen haben das Dentin erreicht (Schmelz-Dentin-Erosion), das gelb oder dunkelbräunlichgelb verfärbt (Tee, Nikotin usw.) erscheint. Das freigelegte Dentin kann bis zu einer Tiefe von etwa 100 µm teilweise entkalkt und erweicht sein. Diese Entkalkung betrifft das intertubuläre Dentin. Späterosionen können mit Revelatoren deutlich sichtbar gemacht werden (vgl. Klasse II).
– Früh- und Späterosionen können sich in aktiv manifest-progredienter oder in ruhend-latenter Phase befinden. Der differentialdiagnostische Unterschied ist nur mikroskopisch am beschatteten Folienabdruck möglich [Mannerberg 1961, Mühlemann 1962]:
In der *aktiv progredient-manifesten Phase* läuft der Schmelzrand dünn gegen das freigelegte Dentin aus und weist an seiner Oberfläche ein Honigwabenmuster (d.h. angeätztes Schmelzprismenmuster) mit 6 µm weiten Vertiefungen auf. Die Periky-

---

Basisliteratur

Lussi A, Schaffner M, Hotz P, Suter P: Dental erosion in a population of Swiss adults. Comm Dent Oral Epidemiol *19:* 286–290 (1991).
Pindborg JJ: Pathology of the dental hard tissues, pp. 312–321 (Munksgaard, Copenhagen 1970).
Järvinen V, Rytömaa I, Meurman JH: Location of dental erosion in a referred population. Caries Res *26:* 391–396 (1992).

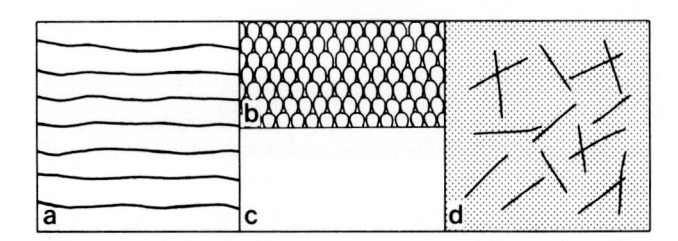

Abb. 7/10. Schematische Darstellung der Erosionsrandzone (Späterosion) in aktiv-progredienter (**b**) und in ruhend-latenter (**c**) Phase. **a** Normale Schmelzoberfläche mit Perikymatien. **d** Dentinoberfläche mit Abrasionsspuren.

matien verschwinden. Die zunächst glatte Oberfläche eines neu hergestellten Kratzers durch diese Fläche nimmt rasch ebenfalls das Prismenkopfmuster an. In dieser Phase kann die Erosion täglich bis etwa 1 µm Schmelz abtragen [Xhonga et al 1972]. Erweichter Schmelz und erweichtes Dentin können mit Bürste und Zahnpasta zusätzlich abgetragen werden (Abb. 7/10).

In der *ruhend-latenten Phase* sind die Ränder der Späterosion eher wulstig, die Oberfläche der Schmelzrandzone erscheint glatt. Kratzer in diesem Gebiet werden allmählich mit Plaque und Zahnstein aufgefüllt.

Klinisch erscheinen vestibulär-zervikale Erosionen als variabel grosse, rundliche bis halbmondförmige Flächendefekte, die immer in einigem Abstand (meist plaquebedeckt) vom Gingivalsaum, häufig bilateral symmetrisch, beginnen. Faziale Erosionen sind gross und flächenhaft, okklusale Erosionen können Füllungsränder untergraben und variabel viel (bis in die Pulpahörner, die mit Tertiärdentin vorgängig verschlossen wurden) Dentin abgetragen [Hotz 1987], inzisale Erosionen zum Verlust der gesamten Schmelzschneidekante führen.

Erosionsläsionen können sekundär von keilförmigen Defekten (Abrieb mit Zahnbürste und Zahnpaste) überlagert werden. Differentialdiagnostisch sind Erosionen von berufs-, gewohnheits- oder pharmakonbedingten Säureschäden (industrielle Säuredämpfe, Pipettieren von Chemikalien, saure Medikamente usw.) abzugrenzen. Noch in den 60er Jahren traten industrielle Säureschäden bei bis zu 20% der Arbeiter auf [Bruggen Ten Cate 1968].

Die *Ursachen der Erosion* sind zuallererst in übermässiger diätetischer [z.B. Laktovegetarier; Hotz 1987] Säurenaufnahme (Fruchtsäuren in Zitronen, Grapefruits, Orangen, Cola-Getränken usw., die frisch oder als natürliche Säfte bis zu 10% Zitronensäure oder Phosphorsäuren enthalten) zu suchen. Palatinale Erosionen an Front- und Seitenzähnen, auch kombiniert mit bukkalen Läsionen an oberen Eckzähnen und Prämolaren, werden von Magensäure verursacht und bei Patienten beobachtet, die häufig erbrechen bzw. regurgitieren [Anorexia nervosa, Bulimia, Refluxösophagitis; Eccles 1982, Hotz 1987, Roberts und Li 1987, Aine et al 1993]. Diskutiert werden aber auch die Störung des Gleichgewichtes von De- und Remineralisation durch erhöhten Muzingehalt der Speichelsekrete, erniedrigten Speichel-pH, mangelnde Pufferkapazität, verlangsamten Speichelfluss und verlängerte Dauer der Beseitigung von Glukose [«glucose clearance time»; Hotz 1987] sowie eine Chelationsentkalkung durch Schleimsekrete der Glandulae labiales und buccales.

8 Externe und interne Wurzelresorption und Ankylose

Wurzelresorptionen an vitalen oder devitalen Zähnen beider Dentitionen sind die Folge dentoklastischer Zellaktivität, teilweise weitgehend reversibel, teilweise irreversibel und progressiv, und nach entsprechend grossem Verlust [etwa 2 mm im Durchmesser, 1 mm tief; Andreasen et al 1987 a] an Zahngeweben röntgenologisch, vor allem apikal und mesial oder distal, diagnostizierbar.

Wurzelresorption kann physiologischer (z.B. Milchzahnresorption beim Zahnwechsel) oder pathologischer Natur sein. Bei der letzteren unterscheidet man *externe* von *internen* Formen der Wurzelresorption. Beide können an Einzelzähnen oder gehäuft an mehreren Zähnen eines Individuums auftreten. Nicht selten werden auch Druckresorption, ausgelöst von abnorm durchbrechenden Zähnen oder Tumoren, beobachtet [Rinderer 1984, Tronstad 1988].

8.1 Externe Wurzelresorption

Die extern vom Desmodont, auch im periapikalen Gebiet, angreifenden Resorptionsprozesse lösen lokalisierten punktförmigen oder flächenhaften Abbau von Zement und Dentin (und Schmelz) aus. Die entstehenden Vertiefungen zeigen am Grund das Muster Howshipscher Lakunen, dort, wo jeweils mehrkernige Riesenzellen (Dentoklasten, die die Zahnhartsubstanz sowohl oberflächlich entkalken, enzymatisch auflösen und auch Kristalle phagozytieren [Sasaki et al 1988]) lokalisiert und aktiv waren (Abb. 8/1). Dieses Muster der resorptiven Auflösung von Hartgeweben besteht unabhängig von Form und Ursache der Resorption. Die Resorptionslakunen, sofern von vitalem Desmodont umgeben, können später mit zellulärem Eigenfaserzement ausgefüllt und anschliessend von azellulärem Fremdfaserzement oder zellulärem Gemischtfaserzement bedeckt werden [Bosshardt 1994, Bosshardt und Schroeder 1994]. Histologisch lassen sich daher Phasen der resorptiven (Dentoklasten) und der reparativen Aktivität (Zementoblasten, Zementozyten, Matrixbildung) voneinander unterscheiden. Die reparative Phase führt selten zur anatomischen (das Volumen und die funktionelle Oberfläche der Zahnwurzel werden total wiederhergestellt), sondern nur zur funktionellen oder nichtfunktionellen Reparation, bei der der Boden der Lakunen mit Eigen-

---

Basisliteratur

Andreasen JO: Traumatic injuries of the teeth, pp. 184–195, 211–232 (Munksgaard, Copenhagen 1981).
Andreasen JO, Andreasen FM: Root resorption following traumatic dental injuries. Proc Finn Dent Soc *88*:95–114 (1992).
Darling AI, Levers BGH: Submerged human deciduous molars and ankylosis. Archs Oral Biol *18*:1021–1040 (1973).

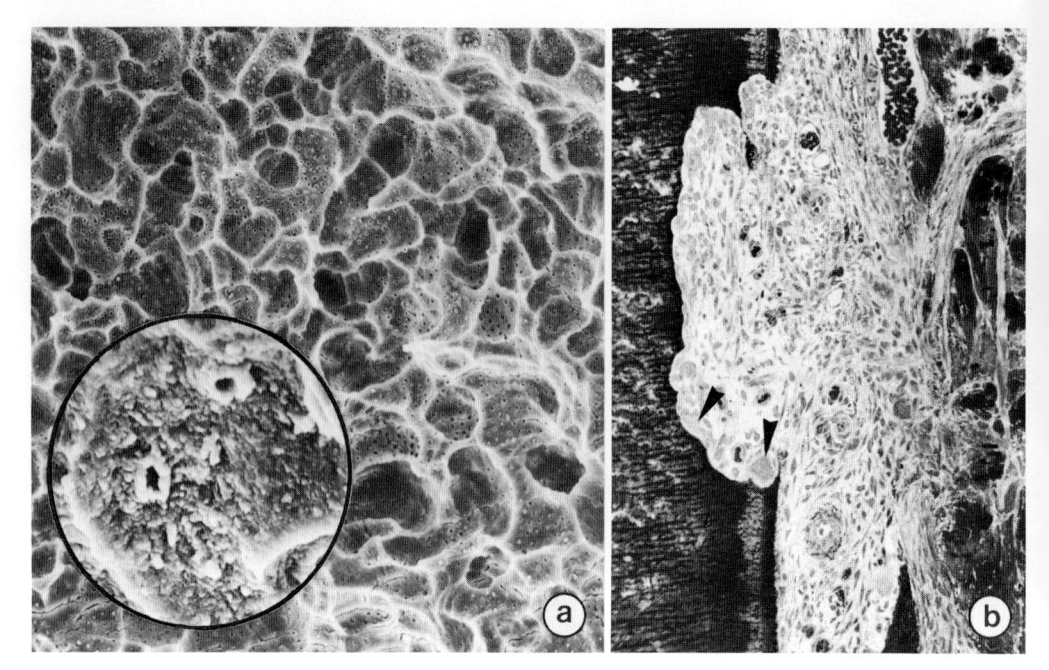

Abb. 8/1. Resorptionslakunen im Wurzeldentin. **a** Rasterelektronenmikroskopische Darstellung der Howshipschen Lakunen am Boden der Resorptionsfläche (nach Auflösung organischer Bestandteile), wobei das die Dentinkanälchen umgebende peritubuläre Dentin deutlich als Ring erscheint (Ausschnitt). **b** Schnitt durch Resorptionslakune mit Dentoklasten (Pfeile) in situ. **a** × 200, Ausschnitt × 2200. **b** × 120.

und/oder Fremdfaserzement ausgeglättet und ein desmodontaler Faseransatz wiederhergestellt wird oder lange ausbleibt, während die Wurzel im Volumen oder in der Länge reduziert bleibt [Vardimon et al 1993].

Externe Wurzelresorptionen sind anfänglich immer sehr klein und flach, daher röntgenologisch nicht sichtbar. Derart minimale Resorptionslakunen, die zum Teil nur das Wurzelzement betreffen, kommen physiologischerweise im Rahmen einer geringgradigen Zementremodellierung [Henry und Weinmann 1951] an fast allen Zähnen, besonders im apikalem Wurzeldrittel, vor und werden fast immer funktionell repariert.

Pathologische Wurzelresorptionen, die unter dem Niveau röntgenologischer Darstellbarkeit liegen, sind initial bei allen in der Folge genannten Zuständen anzutreffen. Da diese Zustände häufig progressiv sind und zu relativ tiefen und grossflächigen Wurzelresorptionen führen, werden sie zu einem späteren Zeitpunkt röntgenologisch erkennbar. Im Rahmen von parodontaler Entzündung und Taschenbildung und der nachfolgenden Behandlung dieser Taschen können Mikroresorptionslakunen weitreichende

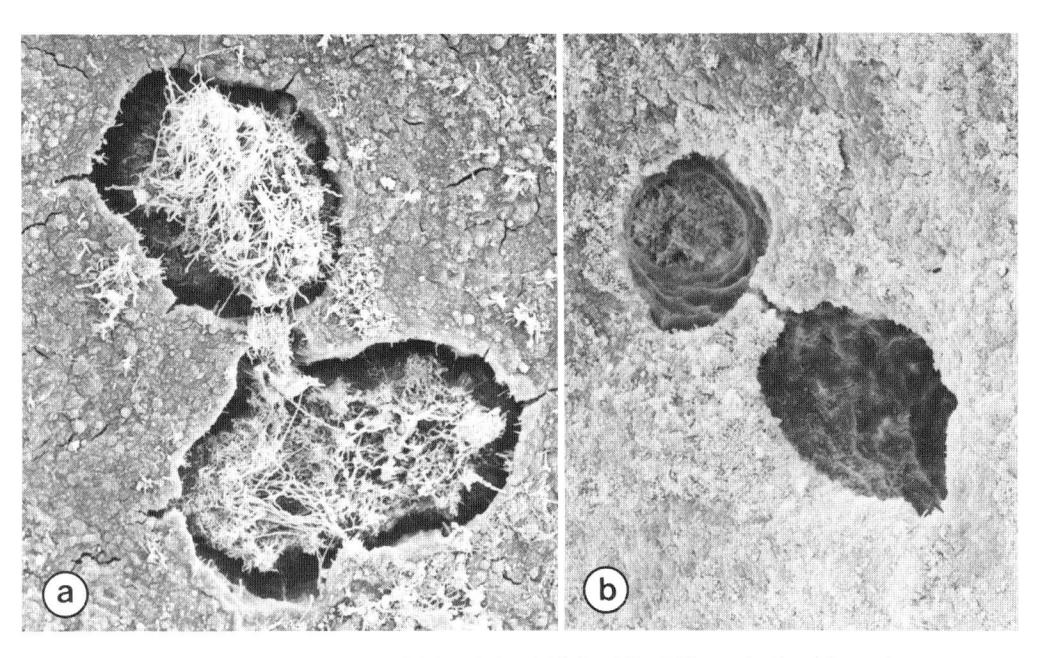

Abb. 8/2. Mikroresorptionslakunen mit (**a**) und ohne (**b**) bakterielle «Füllung» im Bereich parodontaler Taschen. **a, b** × 390.

Bedeutung haben. Mikrolakunen, die an Wurzelabschnitten im Bereich akut parodontaler Entzündung entstehen, werden, nach Vertiefung der Taschen, von subgingivalbakterieller Plaque ausgefüllt und bedeckt. Bakterien, die bei der Wurzelglättung in solchen Mikrolakunen verbleiben, können später rezidivierende Entzündungen verursachen (Abb. 8/2).

Externe Wurzelresorptionen, die röntgenologisch sichtbar sind, können wie folgt ausgeprägt sein [Andreasen 1985]:
– Oberflächlich, flach und reversibel;
– tief und als Substitutionsresorption mit Ankylose verbunden;
– schüsselförmig, lokalisiert und entzündlich bedingt;
– als «Granuloma externum».

Alle Formen externer Wurzelresorptionen sind nur selten schmerzhaft. Sie treten bei verschiedenen Zuständen (impaktierten Zähnen, in falscher Richtung durchbrechenden Zähnen, Pulpanekrose, parodontalen, periapikalen und pulpalen Entzündungen) oder in der Folge verschiedener Ereignisse (orthodontischer Therapie, Traumata, Luxationen, Replantationen) auf und sind dann variabel häufig. Viele Formen werden zufällig als Nebenbefund diagnostiziert. Bei Verdacht auf Wurzelresorption ist das Röntgenbild, oft mehrere bei verschiedener Strahlenführung, für eine exakte Diagnosestellung unerlässlich.

Oberflächlich-flache Resorption

Diese oft vollständig oder teilweise reversible transitorische und reparable Form der Wurzelresorption ist entweder an *seitlichen* oder/und *apikalen* Oberflächen lokalisiert und tritt auch innerhalb des Wurzelkanals auf [Tronstad 1988].

- *Seitlich lokalisierte Wurzelresorptionen* treten spontan bei impaktierten Zähnen, bei akuter Parodontitis im Bereich rascher Knochenresorption [Schroeder und Lindhe 1980] oder während orthodontischer Therapie [Rateitschak und Herzog-Specht 1965], besonders grossflächig und multipel ausgeprägt bei rascher transversaler Kieferdehnung [Langford und Sims 1982] und nach Zahnluxation (vgl. Kap 5.2) und Zahnreplantation auf. Diese Form der Wurzelresorption ist ein sich selbst limitierender Prozess, dem eine spontane Reparation folgt, d.h. die Dentoklasten werden nur kurzfristig – nicht kontinuierlich – stimuliert [Tronstad 1988]. Immer bestehen über einer grösseren Fläche Resorptionslakunen mit Zeichen aktiver Gewebsauflösung *neben* bereits ganz oder teilweise reparierten Bezirken. Diese Reparation bleibt jedoch im Rahmen parodontaler Entzündung aus, sofern subgingivale Plaque sich über die Lakunen hinweg nach apikal ausgedehnt hat (Abb. 8/2). Die seitlich der Wurzeloberfläche lokalisierte Resorption ist röntgenologisch nur unter idealen Bedingungen darstellbar, wobei ein normaler durchzogener Desmodontalspalt auffällt.

Die gemeinsame Ursache dieser Resorptionen besteht oft in einer Traumatisierung (Devitalisierung) lokalisierter Desmodontalbereiche bzw. einer lokal denudierten Wurzeloberfläche oder, bei parodontaler Entzündung, in lokal begrenzter Aktivierung osteo- und dentoklastischer Zellen.

- *Apikal lokalisierte Wurzelresorptionen* treten während orthodontischer Therapie, vorzüglich bei forcierter körperlicher Bewegung der Zähne, nach Luxation und Replantation der Zähne, bei periapikalen Entzündungsprozessen (vgl. Kap. 10.1), aber auch aus unerklärlichen Gründen (idiopathisch) auf [Ketcham 1929, Henry und Weinmann 1951, Massler und Malone 1954, Hotz 1967]. Die durch orthodontische Therapie ausgelöste apikale Wurzelresorption kommt zum Stillstand, sobald die aktive Behandlung beendet wird [Copeland und Green 1986, Brezniak und Wasserstein 1993]. Histopathologisch werden Resorptionslakunen neben oberflächlich mit zellulärem Eigenfaserzement ausgeglätteten Bezirken beobachtet.

Idiopathische apikale Wurzelresorptionen sind in fast allen Individuen bei ein- und mehrwurzeligen bleibenden Zähnen, weniger bei Milchzähnen, zu finden: Die Apizes solcher Zähne (Schneidezähne, Eckzähne, Prämolaren, Molaren) erscheinen um 1–4 mm verkürzt, und diese Verkürzung ist irreversibel. Die Häufigkeit dieses Befundes steigt mit zunehmendem Alter, die Neigung zu spontan-apikaler Wurzelresorption ist jedoch individuell verschieden.

Tiefe Substitutionsresorption mit Ankylose

Diese meist progressiv verlaufende nichtreversible Form der Wurzelresorption ist die Folge einer Knochenbildung im devitalisierten Desmodont und an der Wurzeloberfläche, die zu initialer Ankylose führt. Bei sehr kleiner (wenige Quadratmillimeter) Kontaktfläche kann diese Ankylose vorübergehend und reversibel sein. Bei grösseren Kontaktflächen wird im Rahmen des hormonell regulierten Knochenumbaues auch die ankylosierte Zahnwurzel erfasst, wobei Osteoklasten (nicht aber Dentoklasten) Zement und Dentin resorbieren und Osteoblasten das resorbierte Zahngewebe durch Knochen ersetzen [Hammarström et al 1989]. Während dieser Substitutionsresorption bleibt die Verbindung (Verwachsung) mit dem Alveolarknochen bestehen und die Verwachsungsfläche kann sich vergrössern.

Diese Form der Wurzelresorption ist bei sogenannten retinierten ankylosierten Zähnen und bei stark luxierten, replantierten und transplantierten Zähnen besonders auffällig. Sie spielt aber auch bei der parodontalen Regeneration, d.h. dem Versuch der Wiederherstellung des Zahnhalteapparates nach chirurgischer Parodontitistherapie, eine Rolle (vgl. Kap. 11)

– *Ankylosiert-retinierte Zähne* sind am allerhäufigsten untere erste und zweite Milchmolaren [Kula et al 1984, Helpin und Duncan 1986]. Die Milchmolaren des Oberkiefers werden etwa 10mal weniger häufig ankylosiert. Auch Kinder mit mehreren ankylosierten Zähnen werden beobachtet [Kula et al 1984]. Die Morbidität ankylosierter Zähne bei etwa 3- bis 10jährigen Kindern schwankt zwischen 2 und 27%, die Prävalenz liegt zwischen 0,6 und 9,2% aller Milchmolaren, wobei grosse Variabilität zwischen genetisch verschiedenen Populationen besteht [Brearly und McKibben 1973, Steigman et al 1973]. Zusätzlich weisen Kinder mit ankylosierten Zähnen etwa dreimal häufiger als solche ohne Molarenankylose opazitäre und andere Schmelzhypoplasien auf [Rule et al 1972].

Die Ursache der Ankylose ist unbekannt, wird aber durch mechanisches Trauma und Entzündung erklärt, obwohl Ankylose auch bei impaktierten Zähnen auftritt. Da in eineiigen Zwillingen eine gleichartig verteilte Milchmolarenankylose beobachtet wird, könnten auch genetische Gründe ursächlich beteiligt sein [Helpin und Duncan 1986]. Je nach dem Zeitpunkt, in dem Milchmolaren ankylosiert werden, entwickelt sich eine unterschiedlich ausgeprägte Infraokklusion des betroffenen Zahnes: Vom Moment der Verwachsung zwischen Zahn und umgebendem Knochen (die – abgesehen von wenigen Fällen der Ankylose während physiologischer Milchzahnresorption – vor und nach vorausgegangener Zement- und Dentinresorption und gleichzeitiger Knochensubstitution besteht) stagniert sowohl der Durchbruch des ankylosierten Zahnes wie auch das Wachstum des beteiligten Alveolarfortsatzes. Während die Nachbarzähne nach okklusal rücken und der umgebende Alveolarfortsatz sich dort erhöht, entsteht eine mit zunehmender Zeit grösser werdende Stufendifferenz zwischen den Okklusionsebenen des ankylosierten Zahnes und der nichtankylosierten Zähne. Diese Stufe kann bis zu 10 mm betragen, so dass sehr früh (mit etwa 2 Altersjahren) ankylosierte, aber zu diesem Zeitpunkt bereits klinisch durchgebrochene Zähne nachträglich von der Gingiva überwachsen werden und scheinbar verschwinden können. Die Dauer der Ankylose und die Höhe der okklusalen Stufe sind daher linear korreliert. Der gleiche Effekt tritt auch bei Replantation von bleibenden Zähnen im Adoleszentenalter auf.

Die Ankylose etabliert sich (meist im Alter von 4 bis 5 Jahren) sehr häufig an den Bifurkationsflächen der Milchmolaren. Der Resorptionsprozess ist unabhängig von der Anwesenheit eines bleibenden Zahnes, Ankylosierung tritt auch bei Milchmolaren auf, deren Ersatzzahn nicht angelegt ist [Rune und Sarnäs 1984].

Klinisch zeichnen sich ankylosierte Zähne durch hellen Perkussionsklang und fehlende Zahnbeweglichkeit aus. Röntgenologisch fällt ein verschwommener bzw. fehlender Desmodontalspalt auf. Ankylosierte Zähne können durchaus zu normaler Zeit exfoliiert werden [Kurol und Koch 1985] und sind schwierig zu extrahieren. Mit dem Durchbruch des entsprechenden Prämolaren normalisiert sich die Höhe des Alveolarfortsatzes [Kurol und Olson 1991].
- *Luxierte, replantierte und transplantierte Zähne* werden häufig ankylosiert, tiefgreifend substituierend resorbiert und total aufgelöst. In allen diesen Fällen ist die Ursache der Resorption eine lokalisierte oder totale Devitalisierung des dem Zement anhaftenden Restdesmodontes: Nur wenn die Vitalität der im Restdesmodont befindlichen Zellen (Zementoblasten, Fibroblasten usw.) erhalten bleibt, kann ein neues Desmodont mit Verankerung seiner kollagenen Fasern im Zement, d.h. eine Wiederbefestigung des exartikulierten oder extrahierten Zahnes ohne Resorption und Ankylosierung stattfinden. Die Bedingungen, unter denen exartikulierte und extrahierte Zähne langfristig reintegriert werden können, sind sehr rigoros und werden wie folgt definiert: 1. Der betreffende Zahn muss aus einem parodontitisfreien Zahnbett stammen. 2. Die knöcherne Alveole, welche den Zahn aufnehmen soll, muss weitgehend intakt sein. 3. Im Re- oder Implantationsgebiet sollte kein Zahnengstand vorliegen. 4. Die extraalveoläre Zeitspanne des betreffenden Zahnes darf 90 min nicht überschreiten. 5. Seine Wurzel muss während der extraalveolären Zeit feucht gehalten [in Milch, autologem Speichel, physiologischer Kochsalzlösung oder Zellkulturmedium, *nicht in Leitungswasser*!; Blomlöf 1981] und darf nicht mechanisch lädiert werden. 6. Bei Zähnen mit abgeschlossener Wurzelbildung sollte die Wurzel vor oder nach der Wiedereinpflanzung gefüllt werden. Je kürzer die Zeitspanne zwischen Exartikulation oder Extraktion und Re- bzw. Transplantation ist, um so grösser sind die Chancen, dass Wurzelresorption und Ankylose vermieden werden [Breivik und Kvam 1987, Hammarström et al 1989]. Austrocknen der Wurzeloberfläche für länger als 30 min, die Entfernung des Desmodonts (*cave:* mechanische Wurzelglättung!), der Versuch, länger als 2 h exartikulierte und trockene Zähne zu replantieren, führen immer zu Resorptionen und sehr häufig zu Ankylose [Hamner et al 1970, Andreasen und Hjörting-Hansen 1966a, b, Andreasen 1981]. Die Art und Ausdehnung solcher Resorptionen hat Andreasen [1987] mit einem experimentellen Replantationsmodell detailliert beschrieben.

Trotzdem lassen sich während der Extraktion oder der Luxation und Exartikulation traumatische Belastungen des Restdesmodonts nicht ganz ausschliessen. Die unter diesen Umständen oder bei Missachtung der genannten Kriterien und nach Luxationen entstehenden Resorptionen beginnen im Bereich der am stärksten geschädigten Desmodontalabschnitte, meist lateral und im apikalen Wurzeldrittel, 2 Wochen nach der Behandlung [z.B. Replantation; Breivik und Kvam 1987]. Zunächst oberflächlich gelegen und nach sofortiger Replantation innerhalb von 6 Monaten fast vollständig reversibel durch Reparation mit Eigenfaserzement [Breivik und Kvam 1987], greift der Resorptionsprozess stellenweise in verzweigter Stossrichtung tief ins Dentin, während gleichzeitig Knochen entsteht. Axiale Schnitte solcher Zähne zeigen ein bizarres und dreidimensional schwer vorstellbares Gewirr von ineinandergreifenden Partien originalen Dentins, zellreichem, aber nicht entzündetem, dem Knochenmark entstammendem Weichgewebe sowie

Osteone und lamellären Knochen, wobei die Grenzen zwischen aneinanderliegendem Dentin und Knochen sehr scharf sein können. Bei diesem Prozess unterliegt der Zahn dem normalen Remodellierungsvorgang des Knochens, die Osteoklasten unterscheiden nicht zwischen Zement, Dentin oder Knochen.

Röntgenologisch (frühestens 2 Monate nach Re- oder Transplantation) ist ein Desmodontalspalt nicht mehr zu erkennen, die Wurzelstruktur erscheint inhomogen und löst sich mit zunehmender Knochensubstitution auf. Der re- oder transplantierte Zahn wird klinisch zunehmend unbeweglich und nimmt den typisch hellen Perkussionsklang an. Man unterscheidet *progressive* von *transitorischer* Substitutionsresorption. Während die progressive Form, die nach maximaler Schädigung des Restdesmodonts entsteht, zur Resorption und Verknöcherung der gesamten Zahnwurzel führt, können bei der transitorischen Form, die die Folge lokaler [weniger als 20% der Wurzeloberfläche; Tronstad 1988] und minimaler Schädigung des Restdesmodonts ist, die initial etablierte Ankylose später resorptiv gelockert und, innerhalb eines Jahres nach der Replantation, ein normales Desmodont und die Zahnbeweglichkeit wiederhergestellt werden.

Entzündlich bedingte schüsselförmige Resorptionen

Diese treten im Rahmen periapikaler Läsionen (vgl. Kap. 10.1), nach schweren Luxationen und bei re- und transplantierten Zähnen auf. Diese Form der externen Wurzelresorption wird durch Entzündung und die damit verbundene Aktivierung resorbierender Zellen des Granulationsgewebes verursacht. Die Entzündung wird von infiziertem und nekrotischem Pulpagewebe und Dentinkanalinhalt ausgelöst und unterhalten.

Röntgenologisch ist neben der schüsselförmigen Resorptionslakune apikal oder lateral der Wurzel eine grössere Aufhellung zu erkennen. Histopathologisch reichen die Resorptionslakunen meist bis ins Dentin und sind, wie auch die aufgehellten pararadikulären Bezirke, von akut/chronisch entzündetem Granulationsgewebe ausgefüllt. Je nach Entzündungsphase dominieren neutrophile Granulozyten oder Lymphozyten und Plasmazellen. Die Wurzeloberfläche weist Howshipsche Lakunen auf, die von vielkernigen Riesenzellen besetzt sind.

Diese Form der Resorption kann sehr progredient verlaufen, d.h. innerhalb weniger Monate zur Auflösung der gesamten Wurzel führen. Sie erscheint, auch gleichzeitig mit der Substitutionsresorption, innerhalb des ersten Jahres nach Re- oder Transplantation. Klinisch werden die befallenen Zähne locker und leicht aus der Alveole gepresst, wobei ein dunkler Perkussionsklang und Perkussionsempfindlichkeit bestehen.

Die Häufigkeit progressiver Substitutionsresorption und entzündlich bedingter Resorptionen schwankt nach Luxationstraumata zwischen 1 und 10% der Fälle. Nach Exartikulation und Replantation lag die Häufigkeit der Zahnankylosierung früher wesentlich höher, bei 70–95% der Fälle [Andreasen 1987]. Die Überlebenschance replantierter nichtankylosierter Zähne liegt heute bei etwa 40 Jahren, die von autotransplantierten dritten Molaren bei etwa 16 Jahren [Conklin 1978, Pantera und Pantera 1978] und die von anderen autotransplantierten Zähnen bei etwa 7–12 Jahren [Slagsfold und Bjercke 1978a, b, Schwartz et al 1985]. Bei allotransplantierten Zähnen sind Erfolgsrate und Überlebensdauer wesentlich geringer [Hansen und Fibaek 1972].

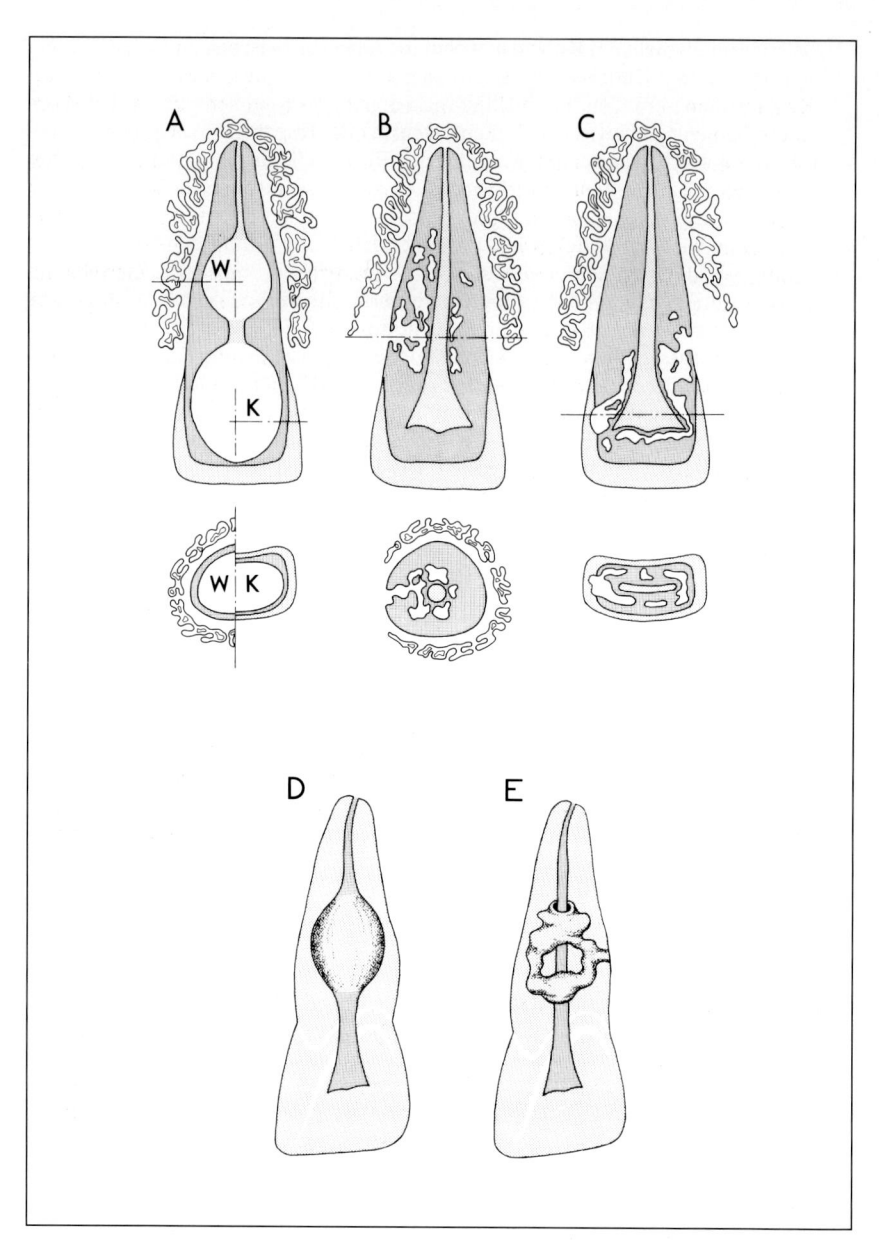

Abb. 8/3. Schematisierte Längs- und Querschnitte und Rekonstruktionen von Zähnen mit externen (**B, C, E**) und internen (**A, D**) Granulomen. **A** Ballonförmige Läsionen im Wurzel- (W) und Kronenbereich (K). **B** Diffuse, die Wurzelpulpa umkreisende, **C** diffuse, die Kronenpulpa umkreisende Läsionen [**A–C** nach Vincentelli et al 1973; **D, E** nach Lepp 1969].

Granuloma externum

Das externe Granulom [«cervical inflammatory root resorption»; Feiglin 1986, Tronstad 1988], ein nicht sehr häufiger peripherer parapulpärer Resorptionsprozess unbekannter Ätiologie, gehört ebenfalls zu den externen Wurzelresorptionen, ist aber ursächlich, pathohistologisch und klinisch von den genannten Formen zu trennen und scharf gegen das Granuloma internum (s. dort) abzugrenzen [Bouyssou und Lepp 1957, Vincentelli et al 1973, Gartner et al 1976].

Das externe Granulom entwickelt sich aus chronisch entzündetem Gewebe im Umkreis einer parodontalen Tasche: Ein wucherndes, gefässreiches, Dentoklasten aktivierendes Granulationsgewebe dringt zervikal oder im koronalen Wurzeldrittel ins Dentin ein. Dort breitet es sich zentripetal in stark verzweigten, bizarr geformten Resorptionsgängen aus, umkreist die Pulpa, ohne zunächst [Tronstad 1988] die pulpale Dentinwandung und das Prädentin zu durchbrechen, steigt nach koronal auf oder nach apikal ab und höhlt grosse Teile des Dentinkörpers aus (Abb. 8/3 B, C, E).

Histologisch sind zahlreiche mehrkernige Riesenzellen, eingebettet in Howshipsche Lakunen, an Dentin-Gewebs-Grenzflächen mit Resorptionsaktivität zu erkennen. Häufig, aber nicht immer, weist das externe Granulom auch reparative Eigenschaften auf: Analog zur Substitutionsresorption entsteht in den Resorptionsgängen des Dentins Osteodentin (zahlreiche Osteo-/Zementozyten durchsetzen das dem zellulärfibrillären Zement ähnliche Hartgewebe), welches den Resorptionsflächen des Dentins anliegt und bälkchenartig das Granulationsgewebe durchsetzt [Warner et al. 1947]. In diesen Fällen lassen axiale Schnitte ein bizarres Gemisch aus originalem Dentin, Osteodentin und Granulationsgewebe erkennen (Abb. 8/4). Eine Ankylose liegt meist nicht vor. Die umkreiste Pulpa kann gleichzeitig Sekundärdentin bilden. In Spätphasen kann der Resorptionsprozess auch in die Pulpa eindringen.

Röntgenologisch zeigt der befallene Zahn lokal inhomogene Dentinstruktur, scheint «von Motten angefressen» zu sein, wobei aber die Pulpakammer bzw. die Wurzelkanäle mit deutlich gezeichneter Wandung durch den Läsionsbereich hindurchlaufen (Abb. 8/3 E, 8/4a) [Bouyssou und Lepp 1957, Vincentelli et al 1973, Gartner et al 1976]. Der Läsionsbereich selbst ist sehr unscharf.

Klinisch können drei Symptome den Verdacht auf ein externes Granulom wecken: 1. Spontane zervikale Zahnfraktur; 2. ein hellrötlicher, zum Teil rot punktierter glasiger, variabel grosser Gewebstropfen (Granulationsgewebe), der unter dem marginalen Saum der Gingiva hervorquillt; 3. kleine rötliche Flecken, die durch den Schmelz hindurchschimmern und von stark vaskularisierten Granulationsgewebssträngen, die dicht unter die Schmelz-Dentin-Grenze herangetreten sind, verursacht werden. In diesen Fällen (bei koronaler Lokalisation) kann auch das externe Granulom als «Rosa-Flecken-Krankheit» («pink spot disease») gelten [Vincentelli et al 1973, Tronstad 1988]. An den verfärbten Stellen kann der Prozess nach aussen durchbrechen.

82 Interne Wurzelresorption

Resorptionsprozesse, die in einem nichteröffneten Pulpakavum oder Wurzelkanal von der Pulpa ausgehen, können ebenfalls transitorisch oder progressiv verlaufen. Transitorische Resorption ist nicht selten, aber röntgenologisch nicht diagnostizier-

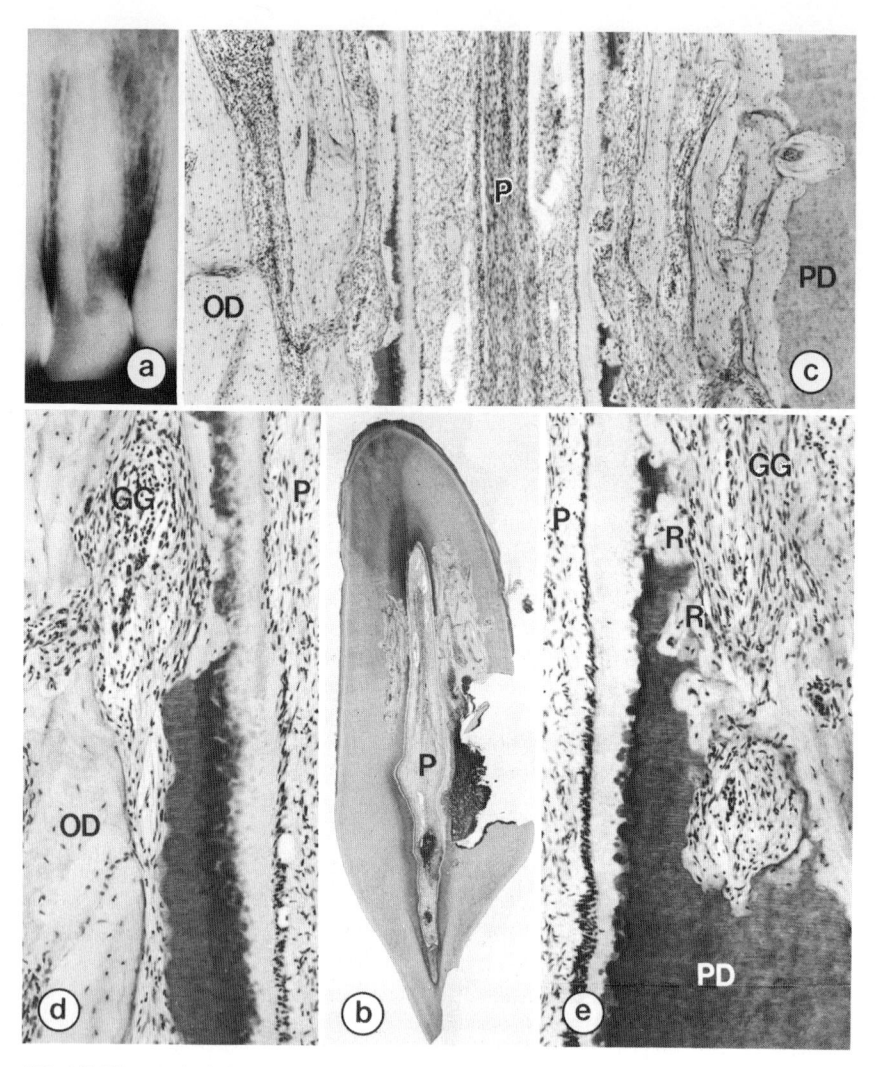

Abb. 8/4. Röntgenologische (**a**) und histopathologische (**b–e**) Charakteristika eines von palatinal ausgehenden externen Granuloms an einem oberen lateralen Schneidezahn. Ein bukkooraler Schnitt (**b**) zeigt die intakte, axial durchlaufende Pulpa (P). Das Dentin apikal des palatinalen Defektes ist beidseitig der Pulpa von Granulationsgewebe (GG in **d, e**) und reparativem Osteodentin (OD) durchsetzt (**c**). Das Primärdentin (PD) ist zum Teil bis ins Prädentin resorbiert (R in **e**). **b** × 5. **c** × 35. **d, e** × 90.

bar. Progressive Resorptionsprozesse, die röntgenologisch sichtbar sind, werden «Granuloma internum», «internes Granulom» oder auch idiopathisch «intradentäre Resorption» genannt.

Granuloma internum

Das interne Granulom ist eine sehr seltene (etwa 0,1–1,6% der Individuen befallende) Erkrankung, die häufig beschrieben [Schweitzer 1931, Euler 1957, Bouyssou und Lepp 1957, Vincentelli et al 1973, Herforth und Menzel 1974] und lange exklusiv als «Rosa-Flecken-Krankheit» («pink spot disease») bezeichnet worden ist. Seine Ursache ist eine bakterielle Infektion und Nekrose eines Teiles (meist koronal des Resorptionsprozesses) der Pulpa, wobei Bakterien über die Dentinkanälchen auch weiter apikal gelegenes Dentin erreichen [Tronstad 1988]. Auch mechanische Traumatisierung könnte einer der auslösenden Faktoren sein, da es bei etwa 2% der luxierten bleibenden Zähne auftritt. In Milchzähnen ist es eine Rarität [Sharpe 1970], sofern sie nicht kariös sind oder pulpektomiert wurden [Wedenberg und Zetterqvist 1987]. Jeder bleibende Zahn kann befallen werden, Frontzähne häufiger als andere. Die befallenen Zähne sind meist schmerzfrei und können endodontisch behandelt werden.

Das interne Granulom entwickelt sich aus einer Pulpitis chronica granulomatosa und besteht aus einem lokalisierten, in der Kronen- oder Wurzelpulpa wuchernden Granulationsgewebe, das sich zentrifugal ausbreitet und die pulpale Dentinwandung zirkulär-expansiv resorbiert. Auf diese Weise schafft es sich eine pulpale Resorptionshöhle von oval-kugeliger Gestalt. Im Extremfall kann es einen Durchmesser von der Breite des betroffenem Wurzel- oder Kronenabschnittes erreichen (Abb. 8/3 A), nach aussen durchbrechen oder zur Spontanfraktur des Zahnes führen. Das interne Granulom kann sowohl im apikalen, im mittleren wie auch im koronalen Drittel der Pulpakammer lokalisiert sein. Röntgenologisch imponiert es mit einer ovalen bis kugeligen, meist zentralsymmetrisch gelegenen Aufhellung, die sehr scharf begrenzt ist und die Pulpakammer lokal ballonförmig auftreibt (Abb. 8/3D). Dieser Ballon enthält gefässreiches, mit Lymphozyten, Makrophagen, Plasmazellen und neutrophilen Granulozyten durchsetztes Granulationsgewebe, Bakterien sind in den umliegenden Dentinkanälchen oder der Pulpa nachweisbar [Wedenberg und Zetterqvist 1987]. Je nach dem Aktivitätsgrad des Prozesses weist seine Dentinwandung unterschiedlich zahlreiche Howshipsche Lakunen mit mehrkernigen Dentoklasten auf. Eine reparative Anlagerung von neuem Hartgewebe wird nur unregelmässig als dünne, lamellierte, dem anresorbierten Dentin aufliegende Schicht beobachtet.

Klinisch kann das interne Granulom, sofern es im Kronenkavum oder in Zahnhalsnähe lokalisiert ist, das klassische Symptom, d.h. *einen* variabel grossen rötlichen Schmelzfleck hervorrufen, der grösser und deutlicher wird, solange sich das Granulom der Schmelz-Dentin-Grenze nähert. Eine Vitalitätsprobe ist meist positiv. Das interne Granulom muss klinisch differentialdiagnostisch gegen das externe Granulom abgegrenzt werden. Dazu sind mindestens zwei alternierend mit mesial- und distal-exzentrischem Strahlengang exponierte Röntgenbilder erforderlich: Ändert die Aufhellung ihre Lokalisation bei verschiedener Projektion nicht, so handelt es sich um ein internes, andernfalls um ein externes Granulom.

9 Pulpaveränderungen

Erinnere: Die Zahnpulpa ist ein reich vaskularisiertes spezialisiertes Bindegewebe, das fast allseitig von Dentin umschlossen wird. Pulpa und Dentin bilden eine entwicklungsgeschichtlich anatomisch-funktionelle Einheit, die Pulpa-Dentin-Einheit (vgl. Kap. 7.2). Der Raum, welchen die Pulpa einnimmt, heisst Pulpakammer. Er wird topographisch in Kronenkavum und Wurzelkanäle unterteilt.

Pathologische Pulpaveränderungen sind von paraphysiologischen, altersbedingten und artifiziellen Veränderungen aus folgenden Gründen schwer abzugrenzen:
- Die «normale» Entwicklung der Kronen- und Wurzelpulpa sowie ihr weiteres Verhalten in klinisch normalen Zähnen sind kaum bekannt.
- Viele, besonders auch jugendliche, klinisch normale Zähne enthalten Pulpagewebe mit atypischen Odontoblastensäumen (besonders in Wurzelkanälen), Ansammlungen von Entzündungszellen, extra- und intrazellulär verkalkte Mikrostrukturen, grössere, lokal umschriebene oder diffuse Verkalkungen usw.
- Altersbedingte Veränderungen, die in klinisch gesunden und auch in impaktierten Zähnen ablaufen, wie Dentinsklerose, Sekundärdentinbildung, Metaplasie von Odontoblasten zu fibrodentinbildenden Zellen, abnehmende Zellzahl und Veränderungen im Kollagengerüst usw. (vgl. Kap. 4 und 7.2) sind individuell verschieden stark ausgeprägt.
- Schon die Extraktion (Zangenzugriff, apikaler Gewebsabriss mit Gefässeröffnungen) hinterlässt Spuren in Form von abnorm wirkenden Pulpaveränderungen.
- Die sachgerechte Fixierung und strukturelle Erhaltung der Pulpa für histologische Zwecke ist schwierig. Die Verwendung klassischer Präparationsmethoden bei ganzen Zähnen, besonders solchen mit abgeschlossener Wurzelbildung, führt zu einer Reihe von unkontrollierbaren Artefakten, wie Zell- und Gewebsvakuolen, autolytischen Veränderungen, Schrumpfungserscheinungen usw., so dass heute die in der klassischen Pulpapathologie beschriebenen Zustände, wie «Fibrose», «retikuläre Atrophie», «vakuolige und fettige Degeneration», Blasenbildungen, auffallend dicht-homogene Eosinophilie der Grundsubstanz usw., als methodische Artefaktbildungen betrachtet werden [Binus et al 1988].
- Klinisch gesunde karies- und parodontitisfreie Zähne können durch variabel schwere physikalische Traumata vorgeschädigt sein, aber anamnestisch unerkannt bleiben.

Basisliteratur

Guldener PHA, Langeland K: Endodontologie. Diagnostik und Therapie; 3. Aufl., pp 39–104 (Thieme, Stuttgart 1993).
Seltzer S, Bender IB: The dental pulp. Biologic considerations in dental procedures; 3rd ed. (Lippincott, Philadelphia 1984).

Aus diesen Gründen müssen Pulpaveränderungen mit grosser Vorsicht, unter Berücksichtigung differentialdiagnostischer, Artefakte von echten Zuständen trennender Kriterien (Blutungen durch Abriss oder infolge pathologischer Gefässrupturen) und im topographischen Zusammenhang mit entsprechenden Dentinläsionen (Zeichen der Entzündung in Pulparandzonen unterhalb angeschnittener oder infizierter Dentinkanälchen) beurteilt werden.

Paraphysiologische und pathologische Pulpaveränderungen ergeben sich aufgrund regressiver und reparativer Vorgänge (vgl. Kap. 9.1), natürlich-spontaner oder experimenteller Infektion und Entzündung (vgl. Kap. 9.2) und iatrogener, d.h. traumatischer und therapiebedingter (vgl. Kap. 9.3) Ereignisse. Derart ursächlich und reaktionsgemäss sehr verschiedenartige Veränderungen können in einer Pulpa gleichzeitig auftreten, sich akkumulieren und letztlich irreparabel werden.

9.1 Regressive und reparative Veränderungen

Merke: Die Pulpa, eingeschlossen in das von ihr zu erhaltende harte Dentin, reagiert auf *alle* den entsprechenden Zahn im Laufe seiner prä- und postnatalen Existenz treffenden Irritationen funktioneller, traumatischer, bakterieller und iatrogener Natur.

Die Pulpa-Dentin-Einheit ist prä- und posteruptiv zur ständigen Dentinneubildung befähigt. Man unterscheidet drei Arten von peripulpalem Dentin (Abb. 9/1):
1 *Primärdentin* als den Anteil regulären Dentins (Orthodentin), der während der Zahnbildungsperiode bis etwa zum Zeitpunkt, in dem die äussere Zahnform annähernd erreicht ist, entsteht.
2 *Sekundärdentin* (physiologisch) als den Anteil regulären Dentins (Orthodentin), der in kontinuierlicher Fortsetzung des Primärdentins peripulpär während der späteren Lebensdauer eines vitalen Zahnes auch in afunktionellen nichtdurchgebrochenen Zähnen entsteht; dieses Dentin wird im apikalen Teil des Wurzelkanals irregulär, kanalärmer und auch als kanalloses Fibrodentin abgelagert (vgl. Kap. 4).
3 *Tertiärdentin* als den mehr oder weniger irregulär strukturierten Dentinanteil, der im Anschluss an Primär- oder Sekundärdentin dann und dort entsteht, wenn und wo an korrespondierender Stelle der Zahn von aussen irritiert, infiziert oder lädiert wurde (irreguläres Sekundär- oder Reizdentin).

Regressive Veränderungen (Verkalkung) werden altersbedingt, traumatisch, bei Heilungsvorgängen und auch iatrogen-therapeutisch ausgelöst. Reparative Vorgänge stellen sich im Anschluss an therapeutische Eingriffe ein. Unter die regressiven Verkal-

---

Basisliteratur

Andreasen JD: Traumatic injuries of the teeth; 2nd ed., pp. 182–184, 264–265, 365–368 (Munksgaard, Copenhagen 1981).

Baume LJ: The biology of pulp and dentine. A historic, terminologic-taxonomic, histologic-biochemical, embryonic and clinical survey; in Myers, Monogr. Oral Sci, vol 8 (Karger, Basel 1980).

Moss-Salentijn L, Hendricks-Klyvert M: Calcified structures in human dental pulp. J Endod *14:* 184–189 (1988).

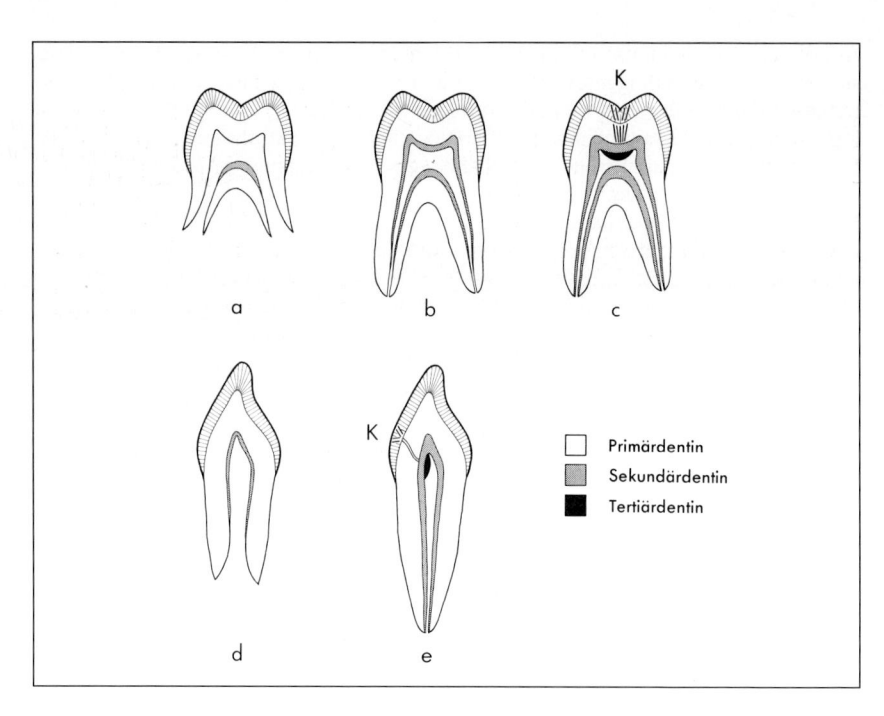

Abb. 9/1. Schematische Darstellung des Primär-, Sekundär- und Tertiärdentins bei unteren Molaren (**a–c**) und oberen Schneidezähnen (**d, e**). K = Karies [modifiziert nach Benzer 1948].

kungen zählen Dentikel, diffus-streifige Verkalkungen und die traumatisch bedingte Obliteration der Pulpakammer, während reparative Neubildungen zu Tertiärdentinanbau und nach artifizieller Eröffnung zum Verschluss der Pulpakammer führen.

Dentikel (auch Pulpasteine) sind rundliche bis ovale, auch zapfenartige Hartgewebskörper verschiedener Grösse, die isoliert im Pulpagewebe (freie Dentikel), mit der pulpalen Dentinwand verwachsen (adhärente Dentikel) oder in diese eingebettet (interstitielle Dentikel) auftreten können. Man unterscheidet «echte» von «unechten» bzw. falschen Dentikeln, obwohl diese Einteilung formalgenetisch und histopathologisch nicht immer anwendbar ist, da Dentikel aus mehreren Dentinarten bestehen können:

– *Echte Dentikel* sind selten und treten ausschliesslich im Bereich der Wurzelkanäle, besonders im apikalen Drittel bleibender Zähne, nicht aber in Milchzähnen [Yaacob und Hamid 1986], auf. Sie sind annähernd sphärisch und meist interstitiell lokalisiert. Sie entstehen während der Wurzelbildung auf der Basis kleiner, von der Hertwigschen Epithelscheide bzw. dem Diaphragma abgeschnürter Zellnester mit odontogener Potenz. Solche Zellnester können nach traumatisch-intrusiver Luxation eines Zahnes, dessen Wurzelentwicklung noch nicht abgeschlossen ist, gebildet werden. Sie induzieren die Differenzierung von Odontoblasten, welche den

Zellnestkern sphärisch-zentrifugal mit tubulärem Dentin umgeben [Stenvik und Mjör 1970a, b]. Die Struktur echter Dentikel ist daher durch einen zentral liegenden Kern epithelähnlicher Zellen und radiär angeordnetes irregulär-tubuläres Orthodentin gekennzeichnet, wobei ihre Oberfläche während der Bildungsphase von atypischen, meist flachkuboiden Odontoblasten bedeckt ist. Ihr Wachstum kommt während der Inkorporation ins Wurzeldentin zum Stillstand (Abb. 9/2 a–c).

– *Unechte bzw. falsche Dentikel* sind häufig und treten vorwiegend in der Kronenpulpa, meist frei, aber auch adhärent auf. Sie sind sphärisch oder oval geformt, ihre Grösse ist sehr variabel. In Extremfällen erreichen sie den Durchmesser der Pulpakammer bzw. des Wurzelkanals oder füllen diese fast ganz aus (Abb. 9/2 f–l). Sie treten in ein- und mehrwurzeligen bleibenden Zähnen, bei Individuen jeden Alters, in klinisch normalen, kariösen, pulpitischen, aber auch in nichtdurchgebrochenen bzw. impaktierten Zähnen auf (Kreter und Reineck 1981). Ihre histologisch ermittelte Häufigkeit erreicht 30–60% aller Zähne bei 10- bis 20jährigen und bis zu 90% aller Zähne bei über 50jährigen Individuen. Die altersbedingte Häufigkeitszunahme kommt jedoch nur bei klinisch gesunden nichtkariösen Zähnen zum Ausdruck [daher die Annahme, Dentikel seien paraphysiologische Erscheinungen; Sayegh und Reed 1968], da kariöse Prozesse und auch die traumatisch einwirkende Kavitätenpräparation die Dentikelhäufigkeit auch in jugendlichen Zähnen erhöhen [Sayegh und Reed 1968, Sundell et al 1968]. Klinisch-röntgenologisch ist die Dentikelhäufigkeit wesentlich niedriger (d.h. 21%), in Prämolaren 7–8%, in Molaren 57% [Tamse et al 1982]. Milchzähne weisen zu nur etwa 12% Dentikel und/oder diffuse Verkalkungen, vorwiegend in Molaren (25%) und zentralen Schneidezähnen (3%), auf [Yaacob und Hamid 1986, Kumar et al 1990].

Strukturbiologisch unterscheidet man zwischen lamellierten Zwiebelschalendentikeln und nichtlamellierten Faserdentikeln. Auch dentinähnliche strukturlos-homogene Dentikel wurden beobachtet [Sayegh und Reed 1968].

– *Zwiebelschalendentikel* weisen konzentrisch-lamelläre Schalungen auf, die zentrifugales Wachstum andeuten. Sie sollen auf der Basis von mineralisierten kapillären Mikrothromben oder lokaler Gefässwandverkalkung entstehen, die als Mineralisationszentren für weiteren Anbau von Fibrodentin dienen. Die organische Matrix solcher Dentikel besteht aus konzentrischen Lagen kollagener Fasern und elektronendichter Grundsubstanz, die mit Hydroxylapatit verkalkt ist [Le May und Kaqueler 1993]. Die Oberfläche dieser Dentikel weist häufig eine dünne eosinophile Randzone auf, die einer noch nicht mineralisierten Kollagenfaserlage entspricht [Appleton und Williams 1973]. Diese Randzone kann von einer Lage flacher fibroblastenartiger Zellen bedeckt sein [Dard et al 1988; Abb. 9/2 d]. Querschliffe dieser Dentikel zeigen im polarisierten Licht ein Malteserkreuz. Freie Zwiebelschalendentikel können wachsen, mit anderen solchen Dentikeln verschmelzen und mit der pulpalen Dentinwandung verwachsen (Abb. 9/2 f,l). Sie finden sich vorwiegend in der Kronenpulpa.

– *Faserdentikel* sind nichtlamellierte, meist längliche, im histologischen Schnitt wie ausgefranst erscheinende, oft inhomogene Körper, die fast ausschliesslich in der Wurzelpulpa auftreten. Sie sind variabel gross, irregulär gestaltet und häufig mit kleinen Verkalkungsherden assoziiert (Abb. 9/2 e, Einsatz). Sie bestehen aus einer kollagenfaserreichen und feingranulären organischen Matrix, die mit Hydroxylapatitkristallen inhomogen durchsetzt ist. Innerhalb dieser Dentikel treten kolla-

Pathobiologie oraler Strukturen

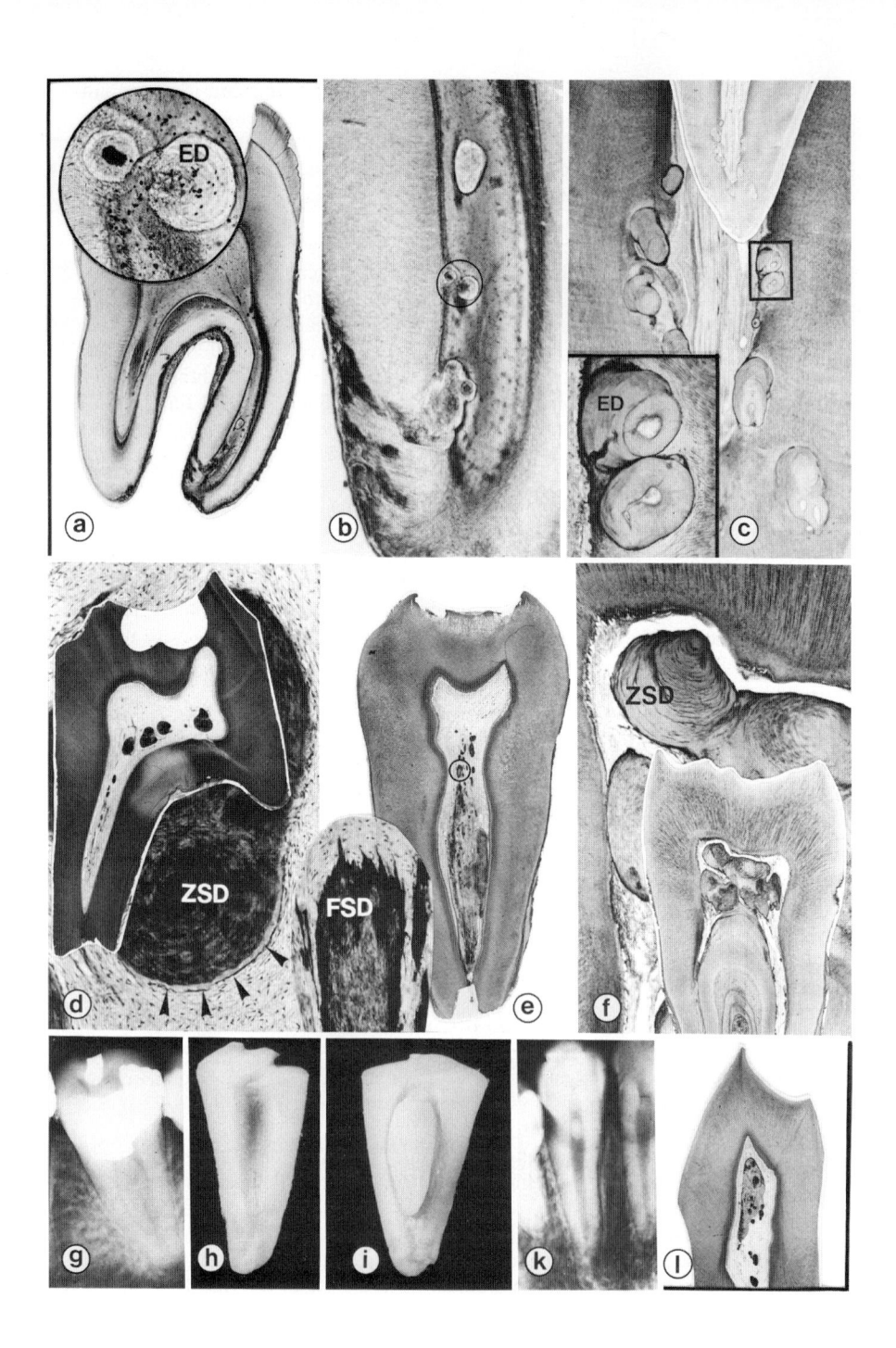

116

genfreie Bezirke auf, die mit Kristallaggregaten ausgefüllt sind [Appleton und Williams 1973]. Ihre ausgefranste Oberfläche entspricht einzelnen mineralisierten Kollagenfaserbündeln, die häufig parallel zur Wurzellängsachse orientiert sind und entlang derer die Dentikel wachsen, indem weitere Kollagenanteile mineralisieren. Art und Ursache ihrer Entstehung sind unbekannt.

Diffus-streifige Verkalkungen sind oft mit Faserdentikeln assoziiert. Lichtmikroskopisch erscheinen sie als deutlich begrenzte kleine und kleinste Flecken und Granula in Kombination mit länglich-streifigen inhomogenen spiess- oder schollenförmigen Bezirken, die entlang von Faserelementen, Gefässen und myelinisierten Nervensträngen, vorwiegend in der Wurzelpulpa, auftreten. Diese Flecken und Streifen entsprechen einer Vielzahl von mit hydroxylapatitähnlichen Kristallen durchsetzten Strukturen, d.h. membrangebundenen intrazytoplasmatischen Kristallansammlungen in vitalen Fibroblasten, kleinen (wenige Mikrometer) sphärischen Kristallaggregaten im interstitiellen Raum, einzelnen kollagenen Fibrillen (und ganzen Fibrillenbündeln), welche mineralisiert sind, kleinen (2–10 µm) Dentikeln ohne fibrilläres Kollagen als Matrix usw. [Appleton und Williams 1973, Plačková und Vahl 1974]. Alle diese kleinen und grösseren Verkalkungsbezirke können als Mineralisationszentren Anlass zur Entstehung von grösseren Dentikeln geben (Abb. 9/2 e).

Klinisch betrachtet sind Dentikel und andere Verkalkungen asymptomatisch. Abhängig von ihrer Grösse erscheinen sie nur selten im Röntgenbild (Abb. 9/2 g, k). Ihre Bedeutung für den Endodontologen besteht in der Blockade der Wurzelkanäle bzw. bei verschmolzenen und adhärenten Zwiebelschalendentikeln in der teilweisen oder fast totalen Obliteration des Kronenkavums oder, bei echten Dentikeln, in der Blockade der apikalen Kanalausgänge.

Traumatisch bedingte Pulpaobliteration wird relativ häufig nach Kronen- und Wurzelfrakturen (vgl. Kap. 5.1), Zahnluxation (vgl. Kap. 5.2), Kieferfraktur, Zahnreplantation (vgl. Kap. 8) und endodontischen Eingriffen beobachtet. So weisen 70% der wurzelfrakturierten Zähne 1–2 Jahre später ein apikales Wurzelfragment mit röntgenologisch total obliteriertem Kanal auf. In luxierten Zähnen kann die Pulpakammer bei 20–30% oder, sofern die Nachkontrolle 10–20 Jahre später erfolgt, bei bis zu 65% der Fälle röntgenologisch total obliteriert erscheinen. Auch partielle Obliteration nur des Kronenkavums tritt auf [Jacobsen und Kerekes 1977].

Die Obliteration erfolgt graduell, eine Serie von Röntgenbildern zeigt eine mit der Zeit zunehmende Einengung des Kronenkavums und der Wurzelkanäle, die sich klinisch in zunehmend gelblicher Verfärbung der Krone manifestiert. Diese Einengung ist die Folge des Anbaues von Sekundär- bzw. Tertiärdentin, das im Bereich des Kronenka-

---

Abb. 9/2. Echte (**a–c**) und falsche (**d–l**) Dentikel. Echte Dentikel (ED in **a, c**) finden sich in Apexnähe (**a**; oberer Einsatz) und sind meist der Dentinwandung adhärent oder eingelagert (**b, c**). Sie weisen ein zellhaltiges Zentrum (Einsatz in **a** entspricht Kreis in **b**; rechteckiger Einsatz in **c**) auf, das radiärkonzentrisch von zum Teil tubulärem, zum Teil homogenem Dentin umlagert wird. Falsche Dentikel sind zwiebelschalen- (ZSD in **d, f**) oder faserartig (FSD in **e**, Einsatz entspricht Kreis) gebaut. Zwiebelschalendentikel sind von einem Dentinoidsaum und flachen Zellen (Pfeile in **d**) umlagert, können untereinander und mit der Dentinwand verschmelzen (**f, l**) und zu grossen, auch röntgenologisch sichtbaren Pulpasteinen heranwachsen (**g** und **h, i**; **k** und **l**), welche Kronenkavum oder Wurzelkanäle total verschliessen können. Beachte die streifige Verkalkung in der Wurzelpulpa (**e**). **a, e, l**, Einsätze in **c, d, f** × 4. **b, c, f** × 15. **d** Untere Einsätze in **c, e** × 70.

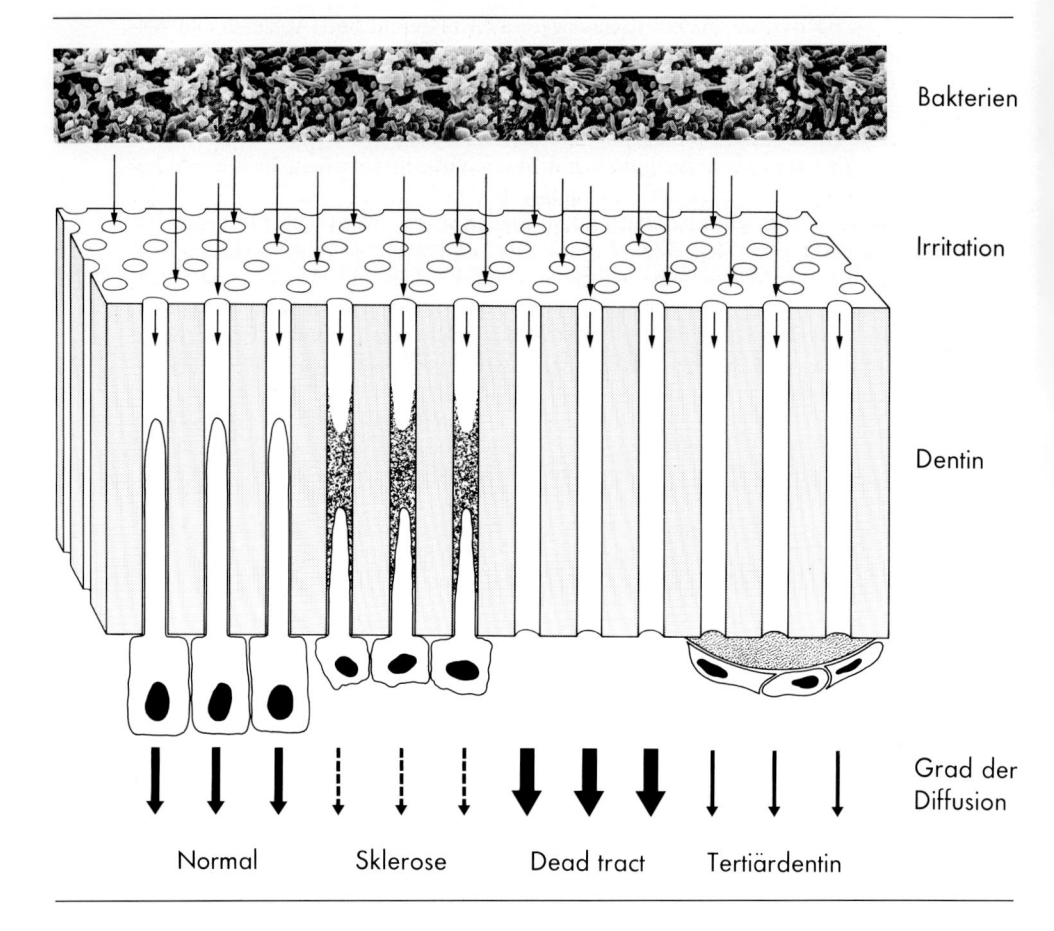

Abb. 9/3. Schematische Darstellung der verschiedenen Grade (Stärke der unteren Pfeile) der Permeabilität bei normalem, sklerosiertem, kanaltotem und durch Tertiärdentin abgeschirmtem Primärdentin [nach Trowbridge 1981].

vums meist atubulär, d.h. als Osteo- oder Fibrodentin charakterisiert ist. Entlang der Wurzelkanalwände entsteht vorwiegend Fibrodentin. In vielen Fällen röntgenologischer Totalobliteration sind histologisch sehr dünne irreguläre Kanalabschnitte mit vitalem pulpalem Restgewebe zu erkennen. Der total obliterierte Zahn ist nicht notwendigerweise devital.

Im Gegensatz dazu stehen Zähne, bei denen traumatisch unfallbedingte Luxationen sofort zum apikalen Gefässverschluss und anschliessend, nach Dilatation und Degeneration der pulpalen Endstrombahn und Austritt der Erythrozyten, zu einem ischämischen Infarkt der Pulpa geführt haben. Dabei entsteht totale Pulpanekrose, das Pulpagewebe nimmt infolge der im Gewebe nicht hämolysierten Erythrozyten eine vom Hämoglobin verursachte scharlachrote Farbe an [Stanley et al 1978, Cipriano und Walton 1986]. Diese Zähne obliterieren nicht.

Die diversen Arten regressiver Pulpaverkalkung basieren sowohl auf der spontanen Mineralisation vorhandener (eventuell nekrotischer) Gewebskomponenten wie auch auf der Bildung abnormer Hartsubstanz durch Pulpazellen. Die Fähigkeit der Pulpa zur Hartsubstanzneubildung wird besonders deutlich und unmittelbar klinisch relevant, wenn aus Gründen der Infektabwehr oder der Reparation nach Eröffnung die Pulpa die bestehende Dentinwandung zu verstärken (Tertiärdentinbildung) oder zu erneuern (Reparationsdentinbildung) hat:

– *Tertiärdentin* (auch irreguläres Sekundärdentin, Reizdentin) verkörpert eine Abwehrreaktion und entsteht vor allem bei kariöser Dentininfektion, bei starker Attrition und nach präparatorisch-therapeutischen Eingriffen. Es wird unmittelbar im Anschluss an Primär- oder physiologisches Sekundärdentin, vorwiegend im Bereich der eröffneten, infizierten oder angeschnittenen Dentinkanälchen, gebildet (Abb. 9/4 a–d, 6 b, e).

Die Struktur des Tertiärdentins hängt von den Umständen ab, unter denen es entsteht. Tief ins Dentin eindringende Infektion oder Präparation, pulpale, speziell akut abszedierende Entzündung verzögern oder beschränken die Tertiärdentinbildung bzw. verursachen Odontoblastennekrose, so dass Tertiärdentin zu verschiedenen Graden von pulpalen Ersatzzellen gebildet werden muss. Nur im Bereich der überlebenden originalen Odontoblasten wird der primäre Dentinkanal kontinuierlich ins Tertiärdentin weitergezogen. Dementsprechend kann das Tertiärdentin noch relativ dicht tubulär (irreguläres Sekundärdentin!) oder stark atubulär, atypisch bzw. fibrodentinähnlich sein (Abb. 9/4 a–d).

Werden primäre Dentintubuli total sklerosiert oder enden sie an der Grenzfläche zum Tertiärdentin, so entsteht eine Permeabilitätsbarriere, die das weitere Eindringen toxischer Stoffe und die pulpale Entzündung unterbindet [Scott und Weber 1977].

Ein noch relativ stark tubuläres (aber auch atubuläres) Tertiärdentin enthält mehr organische Matrix als Primärdentin, ist variabel stark mineralisiert, weist eine reduzierte Kanaldichte auf (die einzelnen Dentinkanälchen verlaufen irregulär geschlängelt) und ist vom Primär- bzw. physiologischen Sekundärdentin durch eine variabel breite irregulär strukturierte hämatoxiphile Zone, die hypomineralisiert ist, abgesetzt (Abb. 9/4 c,b) [Mjör und Karlsen 1970]. An der Tertiärdentin-Pulpa-Grenzfläche sind variabel zahlreiche typische Odontoblasten und kuboide bis polygonale Zellen oder – bei Pulpitis – keine Zellen anzutreffen. Die subodontoblastischen (Weilschen und bipolaren) Zonen fehlen. Das Tertiärdentin ist nicht innerviert.

Die durchschnittliche Anbaurate von Tertiärdentin (gebildet nach Kavitätenpräparation der Klasse V beim Menschen) ist anfänglich am höchsten und fällt im Laufe der Zeit ab. In den ersten 30 postoperativen Tagen entsteht praktisch kein Tertiärdentin. Vom 30. bis 50. Tag werden täglich 3,5 µm, vom 50. bis 70. Tag etwa 0,7 µm täglich und vom 70. bis 130. Tag etwa 0,2 µm täglich gebildet [Stanley et al 1966]. Da die Tertiärdentinbildung jedoch von einer Reihe beschränkender Faktoren beeinflusst wird, sind solche Angaben eher von theoretischem als von praktischem Interesse. Wichtiger ist, dass kariöse Läsionen keineswegs immer mit

Pathobiologie oraler Strukturen 120

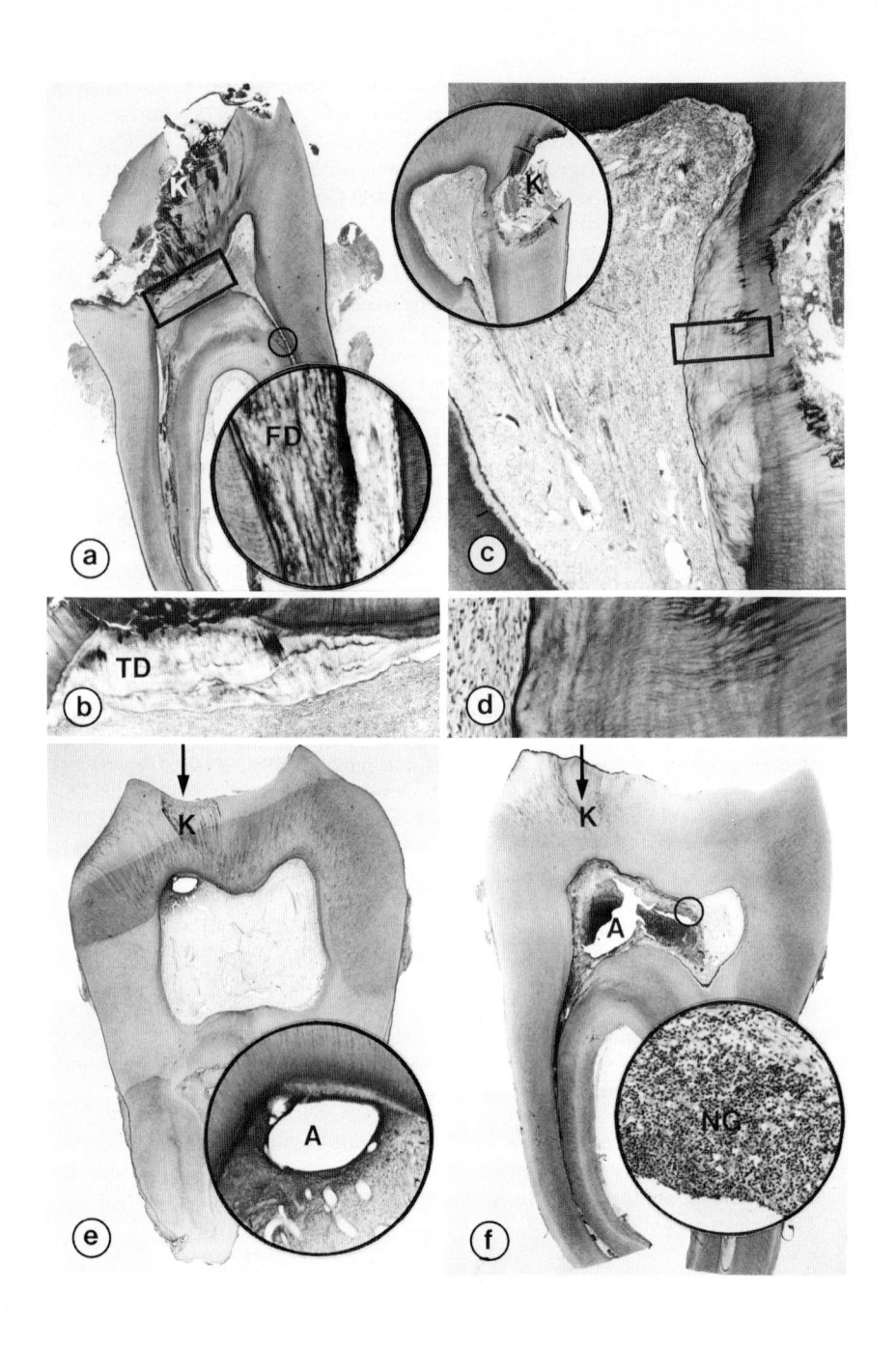

Tertiärdentinbildung assoziiert sind, d.h. Tertiärdentin wird nur bei 60–80% der kariösen Zähne gefunden [Trowbridge 1981].
- *Reparationsdentin* (Dentinbrücke) kann im Anschluss an eine experimentelle, iatrogene oder therapeutische Eröffnung der Pulpa mit oder ohne gleichzeitige Pulpotomie (chirurgische Entfernung koronaler Pulpenanteile) gebildet werden.

Das Reparationsdentin besteht aus zwei bis drei verschieden strukturierten Hartsubstanzschichten (vgl. Kap. 9.3): a) Einer amorphen, fibrillär-zellhaltigen, b) eventuell einer irregulären, fibrodentinähnlichen, und c) einer pulpawärts zunehmend tubulär werdenden Schicht [Schröder 1973b, McWalter et al 1977, Yamamura et al 1980]. Die amorphe osteo- bzw. fibrodentinähnliche Schicht entsteht als erstes (innerhalb von 4 Wochen) direkt unterhalb der oberflächlichen Gewebsnekrose. Sie besteht aus zellulären Elementen, Gefässeinschlüssen und zahlreichen dichten kollagenen Fibrillenbündeln, die ähnlich einem Narbengewebe nach rascher Proliferation pulpaler Fibroblasten am verletzten Gewebsrand gebildet und mineralisiert werden. Anschliessend wird die Hartsubstanz-Pulpa-Grenzfläche von zunächst kuboiden und spindelförmigen Zellen bevölkert, die eine Art «Prädentin» bilden, sich zu neuen säulenförmigen Odontoblasten differenzieren sollen, und später (1–3 Monate post operationem) tubuläres Hartgewebe bilden. Die Kanaldichte dieses neuen Dentins kann, wenigstens anfänglich, gering sein.

Die Frage der Herkunft dieser «neuen Odontoblasten» ist immer noch ungeklärt. Originale Odontoblasten müssen sowohl bei der Tertiärdentinbildung (d.h. nach traumatischer oder entzündlicher Zerstörung) wie vor allem bei der Reparationsdentinbildung ersetzt werden. Originale Odontoblasten sind terminal differenzierte hochspezialisierte Zellen, die ihre Teilungsfähigkeit verloren haben. Die sie ersetzenden Zellen können nur aus dem Pulpagewebe entweder von Fibroblasten oder Endothelzellen, die zunächst einen Dedifferenzierungsprozess durchlaufen müssen, oder den in der bipolaren Zone und perivaskulär lokalisierten undifferenzierten Mesenchymzellen stammen. Sie erreichen die Grenzfläche zur initial mineralisierten Osteo-/Fibrodentinlage und werden dort möglicherweise zur Differenzierung in Odontoblasten stimuliert. Autoradiographische Untersuchungen zeigen, dass unter diesen neuen säulenförmigen Odontoblasten DNS-markierte Zellen auftreten, die aus dem Reservoir der ^{3}H-thymidinmarkierten und sich nach der Pulpaeröffnung rasch teilenden Zellen (auch Endothelzellen weisen dann eine hohe mitotische Aktivität auf) des Pulpagewebes stammen [Fitzgerald et al 1990, Yamamura et al 1980, Yamamura 1985]. Die genaue Art und Natur der Vorläuferzellen dieser «neuen Odontoblasten» ist jedoch unbekannt. Ihre Rekrutierung dürfte in der Pulpa jugendlicher Individuen problemloser als in der älterer Individuen sein. Auch die Kinetik der menschlichen Reparationsdentinbildung ist unbekannt. In

---

Abb. 9/4. Karies(K)-induziertes Tertiärdentin (**a–d**) und Pulpaabszesse (**e, f**). Das Tertiärdentin ist sowohl im okklusalen (**a, b**) wie auch im distalen (**c, d**, Einsatz in **c**) Bereich sehr irregulär, zum Teil noch tubulär (**b–d**), bereits kariös infiziert und deutlich vom physiologischen sekundären Fibrodentin (FD, Einsatz in **a** entspricht Kreis) am Eingang der Wurzelkanäle unterschieden. Okklusale Karies (K) ist Ursache eines Mikroabszesses (A) im Pulpenhorn (**e**, Einsatz) und eines die Kronenpulpa fast total durchsetzenden Abszesses (**f**), dessen Randgebiet zahlreiche neutrophile Granulozyten (NG, Einsätze in **f**) enthält. **a, e, f**, Einsatz in **c** × 5. **b**, Einsätze in **a, e** × 20. **d**, Einsatz in **f** × 85.

---

9 Pulpaveränderungen

jungen Affen werden innerhalb der ersten 50 Tage nach Pulpaeröffnung etwa 7 µm täglich, zwischen 50 und 100 Tagen 3,5 µm und später weniger als 1 µm täglich gebildet [McWalter et al 1977]. Auch diese Zahlen sind eher theoretisch als endodontologisch interessant.

9.2 Infektion und Entzündung

Merke: Die auf klinischen Symptomen (Art des Schmerzes, Perkussionsempfindlichkeit, Reaktion auf Vitalitätstests usw.) basierende Diagnose einer Pulpaerkrankung lässt sich mit dem histopathologischen Befund in einer geschlossenen Pulpa nicht korrelieren.

Pulpale Entzündung (Pulpitis) wird durch Bakterien und mechanische, thermische und biochemische Irritationen, d.h. auf natürliche Weise oder iatrogen (vgl. Kap. 9.3) ausgelöst.
Die spontane Pulpitis ist meist eine Folge der Dentinkaries. Die pulpale Reaktion auf spontane oder experimentell gesetzte bakterielle Dentininfektion ist aufgrund zahlreicher Experimente an Hund, Affe und Mensch relativ gut bekannt:
- Die Pulpa reagiert auf kariöse Infektion lange bevor sie von Bakterien erreicht wird. Diese Reaktion ist im Laufe der zentripetal vordringenden Infektion des Dentins zunächst gegen bakterielle Stoffwechselprodukte, später gegen die bakterielle Invasion der Pulpa selbst gerichtet.
- Die kariöse Dentininfektion weist zwei Zonen auf: a) Die primäre Infektionswelle an vorderster, pulpanaher Front; b) die anschliessend folgende sekundäre Welle der Mischinfektion (vgl. Kap. 7.2). Die Frontwelle besteht vorwiegend aus grampositiven Laktobazillen und Stäbchen (z.B. Aktinomyzes, Eubakteriumstämme), die über 50% der Flora stellen [Edwardsson 1974, Hahn et al 1991]. Diese Bakterien sind für die initiale Pulpareaktion verantwortlich.
- Aufgrund der Permeabilität des Dentins, die je nach Struktur und Weite der Kanälchen unterschiedlich hoch ist (Abb. 9/3), gelangen biologisch aktive Substanzen (bakterielle Enzyme, Peptide, Endotoxine, Polysaccharide, somatische Antigene, Mitogene, Chemotaxine, Immunkomplexe, organische Säuren usw.) durch das noch gesunde Dentin in die Pulpa [Mjör und Tronstad 1972, Bergenholtz und Warfvinge 1982, Warfvinge und Bergenholtz 1986].
- Der fortschreitende Prozess der Dentinauflösung (Entkalkung, Hydrolyse, enzymatischer Abbau) setzt Abbauprodukte frei, die zusätzlich zu den bakteriellen Stoffwechselprodukten den Pool der Irritanten vergrössern.
- Die Pulpa-Dentin-Einheit versucht, gegen diese Substanzen und die bakterielle Invasion Abwehrbarrieren zu errichten (Kanalsklerosierung, Diskontinuität der Kanalstruktur, Tertiärdentin).

Basisliteratur
Bergenholtz G: Inflammatory response of the dental pulp to bacterial irritation. J Endod *7:* 100–104 (1981).
Bergenholtz G: Iatrogenic injury to the pulp in dental procedures: aspects of pathogenesis, management and preventive measures. Int Dent J *41:* 196–201 (1991).
Trowbridge HO: Pathogenesis of pulpitis resulting from dental caries. J Endod *7:* 52–60 (1981).

- Die ersten Pulpaveränderungen treten in der Odontoblastenschicht und den peripheren Pulparandzonen auf: Anzahl und Grösse der Odontoblasten können reduziert erscheinen, die bipolare Zone kann schwächer werden. Lymphozyten und einige Plasmazellen beginnen sich im subodontoblastischen Bereich anzusammeln [Torneck 1981]. Je kürzer die Distanz von der bakteriellen Frontwelle bis zur Pulpa wird, desto stärker wird die entzündliche Reaktion, desto dichter das Infiltrat. Letzteres besteht vorwiegend aus T-Lymphozyten (mehr $CD8^+$ als $CD4^+$) und, bei späterer Abszessbildung, aus vielen Plasmazellen; ihr Verhältnis zu $CD4^+$- und $CD8^+$-Lymphozyten könnte pathognomonisch für irreversible Pulpitis sein [Hahn et al 1989].
- Gleichzeitig mit der Entzündung kommt es zur Gefässproliferation und zu lokal erhöhter Vaskularität: Die subodontoblastischen Kapillaren und Venolen zeigen Zeichen der Gefässerweiterung, Ödeme breiten sich aus. Dabei können die Kerne degenerierender Odontoblasten in Dentinkanälchen hineinverlagert werden.
- Werden bei klinisch gesunden Zähnen frisch kariöses, menschliches Dentin oder ein lyophilisierter Brei von Kulturen verschiedener Plaquebakterien in tiefe, dicht an die Pulpa reichende Kavitäten eingebracht und darin verschlossen, entwickelt sich innerhalb von 8 bis 32 h im Bereich der topographisch zugehörigen Pulparandzonen eine hochakute Entzündung: Odontoblasten und das Gewebe der Randzonen werden von neutrophilen Granulozyten überschwemmt [Furseth et al 1980, Bergenholtz und Warfvinge 1982, Warfvinge und Bergenholtz 1986]. Diese Reaktion kann in einer jugendlichen Pulpa innerhalb von 1 Monat total abklingen. Das Pulparandgewebe heilt ab, die überlebenden, an Zahl reduzierten Odontoblasten beginnen Tertiärdentin zu bilden [Warfvinge und Bergenholtz 1986].
- Sobald Bakterien das Tertiärdentin (sofern vorhanden) erreichen und die Pulpa zu invadieren drohen, wird die entzündliche Reaktion akut und etabliert sich als eiternde Exsudation oder als Abszess mit Granulationsgewebsbildung [Torneck 1981]. Die akut abszedierende Pulpaentzündung (auch als Mikroabszess) ist daher eine Folge unmittelbar bevorstehender oder bereits erfolgter bakterieller Invasion der Pulpa und entsteht oft erst lange nachdem sich eine chronische Entzündung etabliert hat. In diesem Stadium enthält die Pulpa sehr hohe Konzentrationen an Prostaglandinen E_2 und $F_{2\alpha}$ [Cohen et al 1985].
- Man unterscheidet «frische» von älteren «chronischen» Pulpaabszessen:
  1 *«Frische» Abszesse,* die während weniger Tage, z.B. nach bakterieller Invasion, im peripheren Randgebiet der Pulpa entstehen, weisen eine zentrale Nekrose mit Eiter und einen Wall von neutrophilen Granulozyten auf, der von akut entzündetem (extravasalen neutrophilen Granulozyten, Monozyten/Makrophagen, Gefässreaktionen usw.) Pulpagewebe umgeben ist. Die Odontoblastenschicht und die Pulparandzonen fehlen (Abb. 9/4 e, f).
  2 *Ältere «chronische» Abszesse,* in die frische Abszesse nach etwa 1–2 Wochen übergehen können, bestehen aus einem zentralen Nekroseherd, der von einem Makrophagenwall [Schaumzellen: Makrophagen, die grosse Mengen autolytisch zerfallender und enzymatisch abgebauter Gewebsreste und Granulozyten phagozytiert haben und daher grosse sekundäre Lysosome mit hohem Gehalt an Phospholipiden (Fettfärbung mit Sudan!) enthalten] und chronisch mit Lymphozyten, Plasmazellen und makrophageninfiltriertem Granulationsgewebe umgeben ist. Der chronische Abszess kann auf diese Weise resorbiert und durch derbes Bindegewebe ersetzt werden.

- Abszesse entstehen jedoch auch ohne bakterielle Invasion der Pulpa, wenn bastimmte, in ihrer Natur unbekannte extra- und intrazelluläre Komponenten bakterieller Plaque in Kavitäten gesunder Zähne eingebracht werden [Bergenholtz 1977, Warfvinge und Bergenholtz 1986].

Alle genannten entzündlichen Veränderungen (einschliesslich der Abszessbildung), die nur periphere Bereiche der Kronenpulpa betreffen, heilen aus, sofern die bakterielle Irritation einmalig-kurzfristiger Natur ist oder beseitigt wird. Für die Abwehr und Heilung des Pulpagewebes ist die normale Funktionsfähigkeit der neutrophilen Granulozyten von besonderer Bedeutung. Bedingungen, unter denen deren Abwehrfunktionen defekt sind, reichen von vorgängiger Strahlentherapie und Pharmakonverabreichung (Zytostatika, Steroidverbindungen, Kolchizin) zu verschiedenen Infektionserkrankungen, wie Hepatitis, Pneumokokkenpneumonie, Influenza, Herpes simplex usw. [Stanley 1977]. Daher kann eine bakterielle Infektion und eine akute Entzündungsreaktion zur totalen Pulpanekrose führen, selbst dann, wenn die Pulpakammer nicht eröffnet wird. Ein Übergreifen bakterieller Invasion und Entzündung von tiefen parodontalen Taschen auf die Wurzelpulpa (via akzessorische Seitenkanäle oder Wurzelresorptionslakunen) wird selten beobachtet [Dongari und Lambrianidis 1988]. Eine Korrelation zwischen der Schwere parodontaler Erkrankungen und dem histopathologischen Befund der Pulpa besteht nicht [Czarnecki und Schilder 1979].

Die Reaktionen der Pulpa auf eine zentripetal vordringende Dentininfektion treten in einem geschlossenen System auf: Die Pulpa reagiert innerhalb der Pulpakammer. Die bakterielle Dentininvasion ist stärker in devitalen als in vitalen Zähnen und die pulpale Abwehrreaktion erfolgreicher in der innervierten als in der nichtinnervierten Pulpa [Nagaoka et al 1995, Byers und Taylor 1993].

Sobald der kariöse Prozess die Pulpakammer spontan eröffnet, wird das Reaktionsmuster verändert: Der Abszess wird eröffnet, der Eiter kann abfliessen, die Pulpa erhält Raum zur Expansion. In dieser Situation, die vorwiegend bei Milchzähnen und bleibenden Zähnen Jugendlicher und nur bei langfristig fehlender Behandlung auftritt, kommt es zur Pulpitis chronica aperta ulcerosa und zum Pulpapolypen (Pulpitis chronica aperta granulomatosa). Diese beiden Pulpaerkrankungen sind klinisch eindeutig diagnostizierbar und auch mit dem histopathologischen Befund korreliert:

- *Pulpitis chronica aperta ulcerosa.* Unter dem eröffneten Dentinmantel (meist koronal) befinden sich der ehemalige Nekroseherd und eine ulzerierte Pulpaoberfläche, die dem ehemaligen Abszesswall entspricht. Die ulzerierte Pulpa besteht aus akut entzündlichem und von Lymphozyten und Plasmazellen infiltriertem Granulationsgewebe (Abb. 9/5 a, b). Ein Leukozytenwall und Fibrinablagerung können als

---

Abb. 9/5. Pulpitis aperta ulcerosa (**a, b**) und Pulpapolypen (**c–l**). Die zunächst kariös, dann therapeutisch eröffnete Pulpa (Pfeile in **a**, Einsatz in **b**) weist einen Ulkus auf, dessen Boden (UB in **b**) von stark entzündetem Granulationsgewebe (GG in **b**) gebildet wird. Junge Pulpapolypen (**c, d**) sind reich an Granulationsgewebe (GG in **d**) und von einer Exsudatschicht mit zahlreichen neutrophilen Granulozyten (NG) bedeckt (Einsatz in **d** entspricht Kreis). Ältere Polypen (**e–i, k, l**) sind epithelisiert, das dem gingivalen Epithel ähnliche Deckepithel (**l**) kann bei Kontakt mit der Dentinwandung einen Abschluss im Sinne des Saumepithels (SE in **i**) bilden. Ihr Gewebe ist zum Teil noch Granulationsgewebe (GG in **h, i**) oder beginnt narbig auszureifen (**k, l**). **l** entspricht Quadrat in **k**; **h** und **i** entsprechen Rechtecken in **e** und **h**. **a, c, e, k** × 5. **b, i, l**, Einsatz in **d** × 70. **d, h** × 20.

9 Pulpaveränderungen

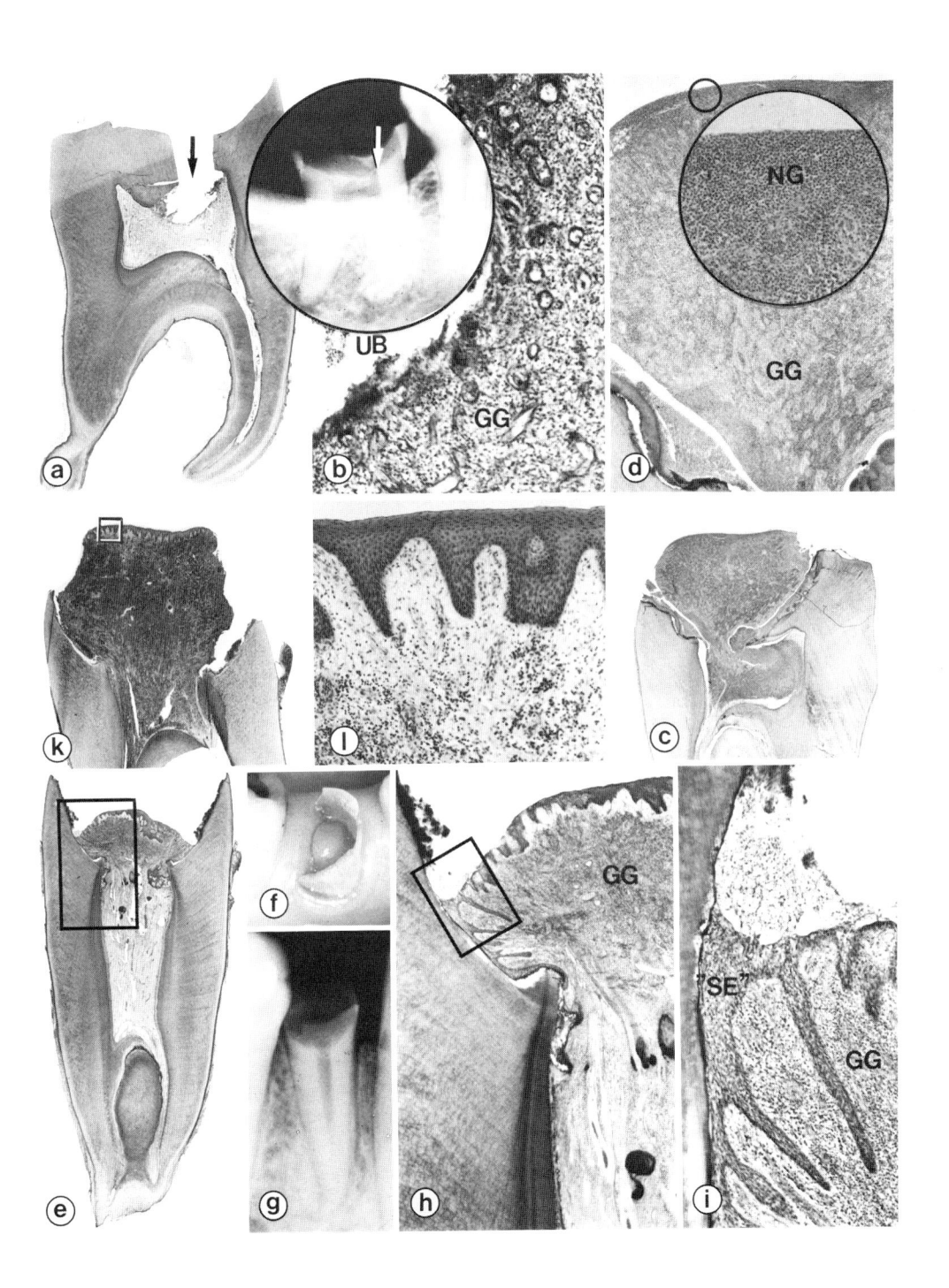

Zeichen von Exsudation die ulzerierte Gewebsfläche bedecken. Ulzera der offenen Pulpa sind asymptomatisch, solange keine physikalische Irritation erfolgt. Starker Schmerz und anhaltende Blutung entstehen bei Sondierung, Einbeissen von Nahrungsresten und Saugdruck. Bei ausreichender Blutversorgung und bei verstärkter Proliferation des Granulationsgewebes geht diese Form der Pulpitis über in die
– *Pulpitis chronica aperta granulomatosa,* den Pulpapolypen. Aus der ulzerierten Pulpa beginnt Granulationsgewebe zu sprossen und sich als vergrössernde Gewebsmasse durch die meist breite koronale Eröffnung des Pulpadaches zu erheben (Abb. 9/5 f). Diese klinisch rosarot-globulär erscheinende Gewebsmasse kann unterschiedliche Grösse annehmen und, sobald ihre Oberfläche die Gingiva (Saumepithel) tangiert, von Epithelzellen besiedelt und epithelisiert werden. Man unterscheidet:
1 *Junge Pulpapolypen,* die aus hyperplastischem Granulationsgewebe bestehen. Dieses Gewebe ist von Lymphozyten und Plasmazellen variabel dicht infiltriert, enthält zahlreiche bis zur Oberfläche reichende Nervenfasern [Southam und Hodson 1973], ist aber bei Berührung nicht schmerzhaft. Seine Oberfläche ist primär nicht epithelisiert, sondern von einem Fibrinnetzwerk und Exsudat bedeckt (Abb. 9/5 c, d).
2 *Ältere Pulpapolypen,* die mehrheitlich aus derbem Bindegewebe bestehen und epithelisiert sind. Das durch Ausreifung aus Granulationsgewebe entstandene Bindegewebe ist kollagenfaserreich und relativ gefässarm, enthält zahlreiche bis ins Epithel reichende Nervenfasern [Southam und Hodson 1973] und variabel grosse Areale mit persistierender chronischer Infiltration durch Lymphozyten, Plasmazellen und Makrophagen. Das mehrschichtige Plattenepithel entspricht in Dicke, Histodifferenzierung und Struktur einem keratinisierenden oralen Gingivaepithel (Abb. 9/5 e–l).

Pulpapolypen müssen differentialdiagnostisch von Wurzelhautpolypen (Desmodontalpolypen) und dem Granuloma pyogenicum bzw. der fibrösen Gingivahyperplasie (vgl. Kap. 10.2) abgegrenzt werden. Während sich der Stiel des Pulpapolypen in das eröffnete Kronenkavum verfolgen lässt, geht der Stiel des Wurzelhautpolypen von der zervikalen Wurzeloberfläche und jener der hypoplastischen Wucherungen von der meist interdentalen Gingiva aus.

Pulpanekrose ist ein irreversibler, durch Zelltod und Gewebszerfall charakterisierter Endzustand, der lokal herdförmig im sonst vitalen Pulpagewebe oder in der gesamten Kronen- oder der Kronen- und Wurzelpulpa auftreten kann. Ursachen der Pulpanekrose sind bakterielle Infektion und Entzündung [wobei die Ausdehnung der Nekrose mit dem Radius der bakteriellen Invasion, und schwarzpigmentierte Bakterien (speziell *Prevotella melaninogenica*) mit Schmerzempfindung und faulem Geruch korreliert sind; Griffee et al 1980], stark iatrogene (physikalische, chemische) Irritationen, Devitalisationsmittel oder apikale Gefässblockade. Die bakterielle Mischflora (vorwiegend anaerob) nekrotischer Wurzelkanäle setzt sich morphotypisch (im Dunkelfeldmikroskop ausgezählte Suspensionsausstriche) aus etwa 40% Kokken, je 25% Stäbchen und Filamenten, 4% Spirochäten und 6% beweglichen Stäbchen zusammen [Thilo et al 1986]. Anaerobe Kulturen oder, weit genauer, indirekte Immunfluoreszenz zeigen, dass *Prevotella intermedia* und *Porphyromonas endodontalis* [van Steenbergen et al 1984, Sundqvist 1994] besonders stark und häufig vertreten, aber mit Fusobakterien, verschiedenen anaeroben Kokken und Stäbchen und anderen vergesellschaftet sind [Pantera et al 1988, Haapasalo 1989]. Gelegentlich wurden auch Pilze (z.B. *Candida*) beobachtet [Borssen und Sundqvist 1981]. Bakteriell verursachte Nekrosen können auch in klinisch gänzlich asymptomatischen Zähnen vorliegen [Lin und Langeland 1981]. Oberflächlich lokale Nekrose tritt immer nach Applikation eines stark alkalischen Überkappungsmittels ein (vgl. Kap. 9.3).

9.3 Therapeutisch bedingte Veränderungen

Alle zahnärztlich-restaurativen, aber auch diagnostische und andere Massnahmen, die an vitalen Zähnen vorgenommen werden, irritieren, beeinträchtigen oder beenden das Leben der Pulpa. Solche Massnahmen werden ohne (Kavitäten- und Kronenpräparation, Reinigung und Trocknung der Kavitäten, Abdrucknahme, Eingliederung von Kronen und Brücken, Applikation von Füllungen, Polituren usw.) oder zusammen mit endodontischen Eingriffen (Pulpaeröffnung, Pulpotomie, Überkappung usw.) ausgeführt. Der jeweils präoperative Lebenszustand der betreffenden Pulpa ist jedoch anhand anamnestischer, klinischer und röntgenologischer Befunde nicht oder nur in sehr beschränktem Masse zu beurteilen. Der Zahnarzt setzt daher iatrogene Schäden, ohne genaue Kenntnisse über die Vitalität, Reaktivität und das noch bestehende Funktionspotential der Pulpa zu besitzen. Viele therapiebedürftige Zähne sind bereits traumatisch, bakteriell oder iatrogen vorgeschädigt, ohne dass der Patient darüber anamnestische Angaben machen könnte. Das gilt nicht nur für symptomlose Zähne. Subjektive Symptome, wie Schmerz (Intensität, Charakter, wie z.B. dumpf, scharf, klopfend, kontinuierlich, intermittierend, spontan oder provokativ), Reaktionen auf elektrische, thermische oder andere Vitalitätstests, Klopfempfindlichkeit usw., lassen keinen Schluss auf bestimmte histopathologische Zustände bzw. keine exakte Pulpadiagnose zu [Baume 1970, Dummer et al 1980]. Vielmehr ist bekannt, dass
- die Pulpa auf alle, auch geringfügige, von aussen den Zahn treffende Einflüsse reagiert, ohne notwendigerweise klinische Symptome zu verursachen;
- klinisch erfassbare akute Symptome nicht das Zeichen einer akuten Pulpaentzündung sein müssen;
- die meisten Pulpaentzündungen, welche Schmerz verursachen, histopathologisch chronischer Natur sind, d.h. ein Patient, der mit akuten Schmerzen erscheint, hat eine chronische, eventuell exazerbierende Pulpitis;
- die Abwesenheit klinischer Symptome, d.h. Schmerzfreiheit, kein Zeichen für eine normale nichtgeschädigte Pulpa ist, sondern in der Regel auch bei Entzündung und pulpaler Degeneration und bakterieller Infektion vorliegt;
- akute und/oder chronische Entzündungszustände der Pulpa lange asymptomatisch bleiben können;

Basisliteratur

Morrant GA: Dental instrumentation and pulp injury. I. Biological and physical factors. II. Clinical considerations. J Br Endod Soc *10:* 3–8; 55–63 (1977).
Tziafas D: Mechanisms controlling secondary initiation of dentinogenesis: a review. Int Endod J *27:* 61–74 (1994).

- posttherapeutische Schmerzen nicht eine primäre, sondern meist eine sekundäre Pulpareaktion anzeigen, indem die bereits vorhandene chronische, auch Mikroabszesse einschliessende Entzündung traumatisch-iatrogen zur akuten Exazerbation gebracht wird;
- traumatisch-iatrogen verursachte primäre Entzündungsreaktionen asymptomatisch verlaufen, d.h. nicht diagnostiziert werden;
- akute Schmerzsymptomatik einen bereits irreversiblen Zustand pulpaler Totalentzündung und Nekrose bedeuten kann;
- die therapeutische Schmerzbeseitigung keineswegs Behandlungserfolg signalisiert;
- die kariesbedingte Kavitätenpräparation auch im harten pulpanahen Restdentin Bakterien zurücklassen kann.

Therapeutische Massnahmen an vitalen Zähnen setzen daher häufig zusätzliche Schäden in der bereits prätherapeutisch veränderten Pulpa und führen zu einem Akkumulationseffekt, dem die Pulpa unterliegt. Deshalb wurden auch Testverfahren für restaurative Massnahmen und Füllungsmaterialien entworfen, die statt gesunder Zähne experimentell vorgeschädigte pulpitische Zähne verwenden [Skogedal und Mjör 1977].

Die therapeutisch-iatrogen gesetzten Irritationen sind primär physikalischer oder chemischer Natur:

Physikalische Irritationen

Vibration, Druck und Temperaturänderungen (Anstieg oder Erniedrigung der peripheren Pulpatemperatur über 37 bzw. unter 34 °C) sowie Austrocknung sind die bei diagnostisch-therapeutischen Massnahmen am häufigsten und meist gleichzeitig auftretenden physikalischen Irritationen. Daher ist es schwierig, eine bestimmte Einzelirritation für ein bestimmtes Reaktionsphänomen ursächlich verantwortlich zu machen. Die pulpale Reaktion variiert jedoch weniger bezüglich der Art der Irritation als hinsichtlich der Rahmenbedingungen, unter denen diese erzeugt werden:
Druckintensität, Art und Schärfe der verwendeten Instrumente, Umdrehungsgeschwindigkeit rotierender Instrumente, Art und Intensität der Wasserkühlung, Dauer der Druck- und Temperaturänderungen, Art, Lokalisation, Ausdehnung und Tiefe der Dentinpräparation bzw. Dicke und Ausdehnung des verdünnten Restdentins und damit die Dichte der angeschnittenen Dentinkanälchen (d.h. Prozent der Dentinwundfläche) usw. beeinflussen die Grössenordnung der Irritation und damit die Stärke der pulpalen Reaktion viel entscheidender. Beispiel: Wenn der Kavitätenboden im inneren Drittel des Dentinmantels liegt, wo peritubuläres Dentin nicht oder erst in Spuren auftritt, dann ist die angeschnittene Wundfläche bei gleicher Kanaldichte wesentlich grösser als bei flachen Kavitäten. Auch die An- bzw. Abwesenheit von atubulärem Tertiärdentin bzw. die damit entstehende Diffusionsbarriere dürften grosse Bedeutung haben.

Druck auf den Kavitätenboden und die dort angeschnittenen Dentinkanälchen kann bereits leichte bis schwere Schädigungen der Pulparandzonen bewirken. Beispiel: Wird bei einer Restdentindicke von etwa 1 mm nach Applikation eines «cavity liners» frisch in die Kavität eingefülltes *Amalgam* kondensiert, so entstehen degenerative Veränderungen in der Odontoblastenreihe, Mikro- und Makrovakuolen an der Pulpa-Prädentin-Grenze und Gewebsabrisse, deren Grössenordnung mit zunehmendem

Kondensationsdruck steigt [Hediger et al 1984]. Drucklose Präparation des Dentins mit einem CO_2-Laser (bei 3 W Leistung und 38 mm Fokusabstand) führt, abhängig von der Dicke des Restdentins, zu leichten entzündlichen Veränderungen und anschliessender Bildung von Tertiärdentin, das infolge variabler Odontoblastenschädigung sehr heterogen-irregulären Charakter annehmen kann [Franquin und Salomon 1986].
Dentin ist ein guter Wärmeisolator und ein schlechter Temperaturleiter. Daher ist die Temperaturänderung an der pulpalen Dentinwand wesentlich geringer als der von aussen applizierte Temperaturschock. Temperaturerhöhung (abhängig von Druck und Kühlung) setzt stärkere Schäden als Temperaturerniedrigung. Wird die periphere Pulpa auf über 45 °C erwärmt, kommt es zu irreversiblen Zell- und Gewebsschäden (Nekrose, Eiweissfällung). So kann bei Verwendung überhitzter Abdruckmasse während der Abdrucknahme eines Kronenstumpfes eine pulpale Temperatur von bis zu 53 °C erreicht werden [Grajower et al 1975]. Wird an der Oberfläche von Frontzahn- oder Prämolarenkronen die Temperatur auf 50–60 °C erhöht, erreicht das Dach des Kronenkavums nach 6–12 s eine Temperatur von 42 °C und mehr [Reuling und Siebert 1987]. Aber selbst die Applikation von 150 °C während 30 s auf einen etwa 0,5 mm dicken Kavitätenboden (Dentin), die unmittelbar zur Zerstörung und Kernverlagerung der Odontoblasten führt, setzt langfristig nur leichte und periphere (Abwesenheit der zellreichen Zone, kleine entzündliche Gewebsinfiltrationen), aber kaum nekrotische Schäden [Nyborg und Brännström 1968]. Die Applikation von Wasserstoffsuperoxid (mit einem äusserlichen Temperaturanstieg auf 54 °C) während 30 min bei tetrazyklinverfärbten Zähnen verursacht keine grösseren pulpalen Veränderungen (begrenzte odontoblastische Kernverlagerung und Reduktion der Odontoblastendichte), als sich in unbehandelten und extrahierten Kontrollzähnen ebenfalls finden [Cohen 1979]. Eine Temperaturerniedrigung (wie bei der Vitalitätsprobe mit CO_2-Schnee) der pulpalen Dentinwand um 4–5 °C während etwa 5 s dürfte kaum bleibende Auswirkungen auf die Pulpa haben [Augsburger und Peters 1981].
Jede drastische Temperaturänderung an der Zahnoberfläche erzeugt Schmerzempfindung. Wird an der Oberfläche intakter Zähne lokal eine Temperaturerhöhung auf 70–75 °C (mit heisser Guttapercha) oder eine Temperaturerniedrigung auf 14–20 °C (mit Äthylchlorid) für 1–2 s erzeugt, reagiert der Patient mit Schmerzempfindung, lange bevor an der pulpalen Dentinwand eine Temperaturänderung um wenige Grad Celsius registriert wird. Die Schmerzempfindung ist daher wahrscheinlich die Folge abrupter expansiver bzw. kontraktiver Änderungen der im Dentinkanal befindlichen Flüssigkeit [Trowbridge et al 1980]. Die Flüssigkeit in den Dentinkanälchen könnte auch die bei einer Kavitätenpräparation im peripheren Kronendentin entstehende Wärme in die Pulpa ableiten [Goodis et al 1988]. Andererseits führt die Trocknung einer Kavität mit warmer Luft zu einer 15- bis 30fachen Wasserverdunstung im Dentin [Matthews et al 1993].
Die unmittelbare Schmerzempfindung ist unabhängig von den Veränderungen, die posttraumatisch in der Pulpa auftreten. Die histopathologischen Veränderungen sind sehr variabel und reichen von odontoblastischer Kernverlagerung bis zur partiellen Pulpaverbrennung (Abb. 9/6 a, c, d, f):
- Schädigungen der Odontoblastenreihe in Form von Kernverlagerung in die Dentinkanälchen, intra- und interzelluläre Vakuolen, Nekrose, variabel starke Reduktion der Zelldichte;

- Schädigungen in den peripheren Pulparandzonen, d.h. Nekrose und Auflösung der zellreichen Zone, Gefässrupturen, Eiweissfällung, Entzündungen und Infiltratbildung.

Diese Veränderungen sind weitgehend reversibel. Häufig entsteht im Bereich der angeschnittenen Kanäle Tertiärdentin, das variabel dick und atubulär irregulär ist. Die peripheren und zum Teil zellreichen Pulparandzonen werden nicht wiederhergestellt (Abb. 9/6 b,e). Verbrennungen aufgrund ungekühlter Präparation im Dentin führen zur Nekrose und Eiweisskoagulation im benachbarten Pulpagewebe (Abb. 9/6 c,f).

Chemische Irritationen

Fast alle in der zahnärztlichen Praxis gebräuchlichen Mittel zur Reinigung, Desinfektion und Trocknung der Präparationsflächen und die Füllungsmaterialien irritieren, obwohl variabel stark, die Pulpa. Der Grad der Irritation und Reaktion ist abhängig von
- der Art bzw. der chemischen Zusammensetzung des Mittels,
- der Dauer der Einwirkung,
- der Diffusionsgeschwindigkeit des Mittels und dem Permeabilitätsgrad des Restdentins,
- der Dicke und Struktur (offene, sklerotische, diskontinuierliche Dentinkanälchen) des verdünnten Restdentins zwischen Präparationsfläche und Pulpa,
- dem Grad und der Art der bakteriellen Kontamination der frischpräparierten Kavität. Diese Kontamination erfolgt während der üblichen Präparationstherapie und kann zur bakteriellen Invasion oder Verlagerung in die offenen Dentinkanälchen führen. Diese Invasion wird durch die Anwesenheit eines «smear layer» (d.h. einer durch den Präpariervorgang destrukturierten, verdichteten und mit Dentintrümmern verschmierten Dentinoberfläche, deren Kanaleingänge verstopft sind) behindert, nach Entfernung dieser Schicht (z.B. mit Säureätzung) erleichtert [Tziafas und Kolokuris 1987]. Die Verlagerung oder Invasion von Bakterien (oder bakterieller Zelltrümmer) in die Dentinkanälchen erzeugt später eine vorübergehende oder sich verstärkende Entzündungsreaktion an der entsprechenden Pulpa-Dentin-Grenzfläche (vgl. Kap. 9.2). Gleichartige Reaktionen sind zu erwarten,

---

Abb. 9/6. Therapeutisch-iatrogene (**a, c, d, f**) und biologische (**b, e, i–o**) Veränderungen der Pulpa nach schonungsvoller gekühlter (**a**) und trockener (**c**) Kavitätenpräparation oder Pulpaüberkappung mit Kalziumhydroxid (**i–o**). Pfeile in **a** und **b** markieren die Fläche angeschnittener Dentinkanälchen und die topographisch zugehörige Zone der Veränderungen unmittelbar (**a**) und etwa 3 Monate (**b**) nach Präparationstrauma. Beachte die scharfe Grenze zwischen normalen Pulparandzonen (B = bipolare Zone, W = Weilsche Zone, O = Odontoblasten in **d, e**) und vakuolisierten Odontoblasten (**d**) oder dem Tertiärdentin (TD in **e**). Trockenes Bohren führt zur Verbrennung von Dentin und Pulpa im Umkreis des Temperaturgradienten (**c, f**). Überkappungen mit Kalziumhydroxid (**i, k**) bewirken die Entstehung von Dentinbrücken (**l–o**), welche zunächst aus Fibrodentin (FD), später aus «tubulärem» Dentin (TD) bestehen. **l** und **o** entsprechen Rechtecken in **i** und **k**; **n** entspricht Rechteck in **o**. **a–c, i, k** × 4. **d–f, m, n** × 70. **l, o** × 20.

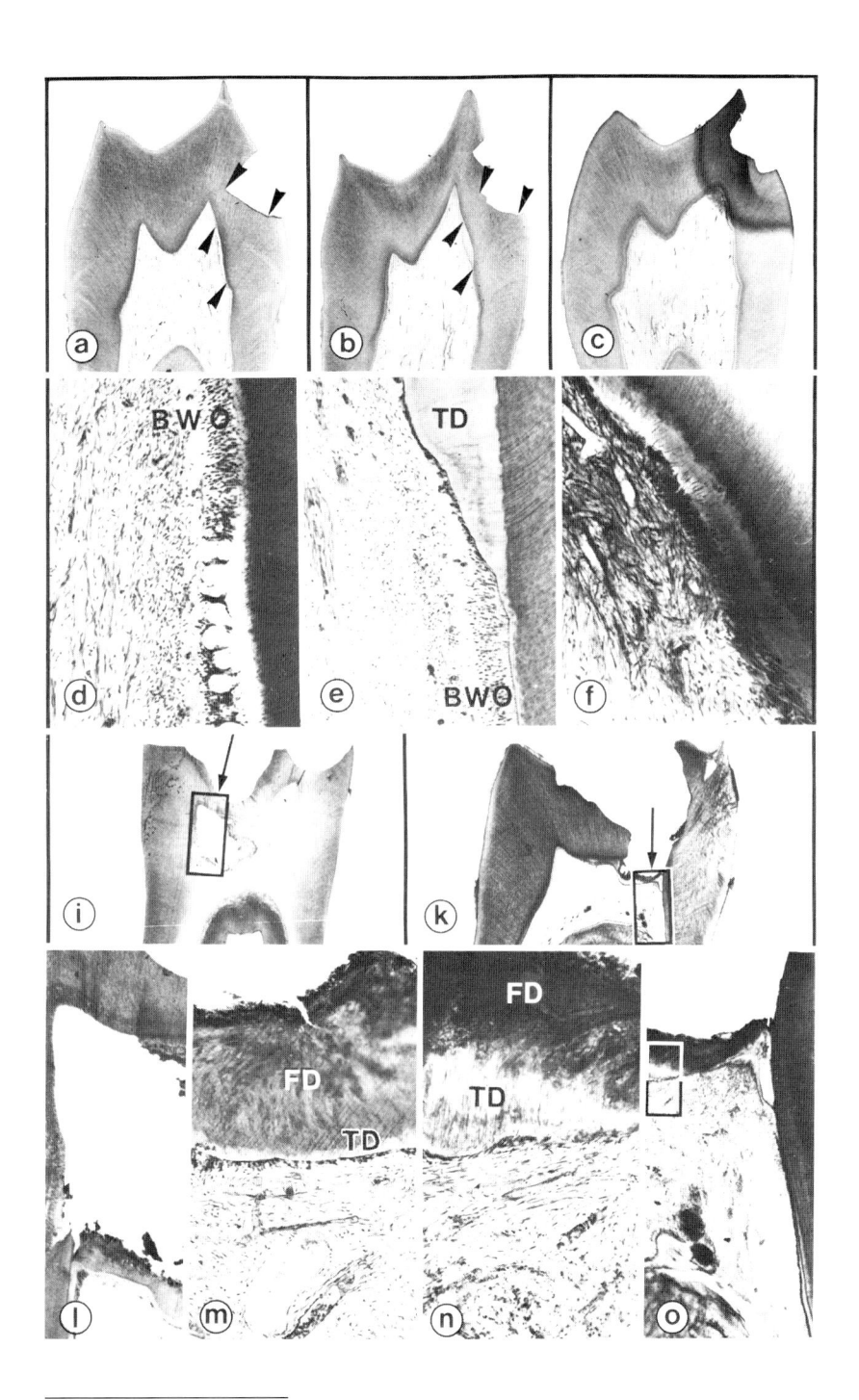

9 Pulpaveränderungen

wenn die Füllungsränder undicht sind. Dies ist bei fast allen Füllungsmaterialien der Fall, so dass die bakterielle Invasion, besonders wenn die Schmierschicht entfernt wird und das Füllungsmaterial nicht bakterizid wirkt, als weitaus grösste Gefahr für die Pulpa angesehen wird [Barnett 1992, Mjor et al 1991, Fujitani et al 1992, Johansson et al 1993].
Die Eigenschaften der verschiedenen Mittel und ihr Irritationspotential sind die folgenden:

Reinigungs-, Desinfektions- und Trocknungsmittel
– *Phenol* hat nur eine geringe Desinfektionskraft und ist zytotoxisch. Es steigert die Permeabilität der Dentinkanälchen und ist hochgradig irritierend.
– *Silbernitrat* diffundiert rasch, durchwandert im Laufe der Zeit auch tote und sklerosierte Kanäle und irreguläres Dentin und erreicht die Pulpa, selbst dann, wenn es mit Eugenol oberflächlich neutralisiert wird. Es ist stark irritierend, erzeugt je nach Dicke des Restdentins schwere zytotoxische Pulpaschäden (Odontoblasten!) und entzündliche Reaktionen. Es wird bis in die periapikalen Weichgewebe verschleppt.
– *Eugenol* (meist mit Zinkoxid gemischt) behindert bakterielles Wachstum, ist antiphlogistisch, wenig irritierend und begünstigt die Ausheilung akuter peripher-partieller Pulpitis.
– *Alkohol/Chloroform* zeigen kurze und heftige Einwirkung, diffundieren rasch und haben starken Austrocknungseffekt. Sie denaturieren Proteine, schädigen die Odontoblasten und erhöhen die Diffusionskapazität des Dentins.
– *Wasserstoffsuperoxid* diffundiert rasch, erzeugt Embolien und Gefässrupturen und stört die Blutzirkulation.
– *Chlorhexidin* wird zum Teil an Dentin gebunden, ist bakterizid und haftet an Schleimhäuten. Pulpairritationen sind nicht bekannt.

«Cavity liners» bilden künstliche Diffusionsbarrieren auf den Kavitätenwänden und sollen das Dentin vor Bestandteilen der Füllungsmaterialien, vor Austrocknung und vor bakterieller Invasion des Dentins schützen. Sie enthalten selbst flüchtige organische Lösungsmittel und Zusätze, wie Kalziumhydroxid und Fluor, die kaum irritieren [Barnett 1992].

Ätzende Mittel, wie sie zur Applikation von Kompositkunststoffüllungen im Rahmen der Adhäsivtechnik verwendet werden, sind Phosphorsäure und Zitronensäure, die die Schmierschicht entfernen, die Dentinkanälchen freilegen und eröffnen und das Dentin rasch durchdringen, oberflächlich demineralisieren und, infolge bakterieller Invasion, variabel schwere Pulpitis erzeugen helfen.

Füllungsmaterialien
Neben den klassischen Füllungsmaterialien, wie Silikaten und anderen Zementen und Amalgam, erscheinen neuerdings viele auf Kunststoffbasis mit Füllstoffen (sogenannten Kompositen) hergestellte Materialien, die alle mehr oder weniger häufig auf ihre Gewebsverträglichkeit bei Tier und Mensch getestet wurden. Die wissenschaftlichen Veröffentlichungen zu diesem Thema sind Legion. Zusammenfassend lässt sich folgendes sagen:
– *Silikate* enthalten rasch diffundierende Phosphorsäuren und andere Stoffe, die auch antigenartige Wirkung auf die Pulpa haben. Sie erzeugen kurzfristige Entzün-

dungen. Da ihre Füllungsränder undicht sind, erfolgt regelmässig bakterielle Invasion, die für spätere Pulpanekrosen verantwortlich sind [Fujitani et al 1992].
- *Phosphat- oder Zinkphosphatzemente,* die ebenfalls Phosphorsäuren enthalten, aber rasch abbinden, sind weniger irritierend, ganz besonders, wenn ihnen Kalziumhydroxid beigemischt ist. Zinkoxideugenol ist bakterizid, wenig irritierend und ein gutes Isoliermaterial, aber relativ weich und brüchig. Das mit Polymethylmethakrylat verstärkte Zinkoxideugenol (IRM) ist härter, relativ dicht und ebenso pulpafreundlich [Möller et al 1983, Fujitani et al 1992].
- *Amalgame,* bei deren Applikation der Stopfdruck als zusätzliche physikalische Irritation auftritt, verursachen relativ geringfügige Pulpaveränderungen, sind bakterizid, aber thermokonduktiv. Der Quecksilberionentransport in die Pulpa ist minim, die entzündlichen Veränderungen in der Pulpaperipherie sind weitgehend reversibel.
- *Kunststoffe und Kompositmaterialien* mit variabel komplexer Zusammensetzung sind irritierend, erzeugen infolge Randundichtigkeit und bakterieller Invasion in variablem Masse pulpale Entzündung, ohne direkt zytotoxisch zu sein [Fujitani et al 1992, Barnett 1992].
- *Glasionomerzemente* sind initial sauer, geben Fluor ab und erzeugen infolge ihrer Schrumpfung und bakterieller Invasion variable Entzündungsreaktionen [Plant et al 1988, Barnett 1992].

Die chemischen Irritationen treffen die Pulpa oft im Anschluss an physikalische Irritationen und können, sofern das Füllungsmaterial über lange Zeit hinweg lösliche Stoffe abgibt, Dauerwirkung entfalten. Die jugendliche Pulpa toleriert eine Reihe additiver Irritationen eher als eine alte Pulpa. Die Zahl der iatrogen irreversibel geschädigten und endodontologisch behandlungsbedürftigen Zähne dürfte jedoch, über längere Zeit betrachtet, sehr hoch sein.

Therapeutisch bedingte Veränderungen treten auch bei direkt-biologischer Beeinflussung der Pulpa auf, d.h. in Form von Reparationsdentinbildung nach direkter Überkappung.

Pulpaüberkappung

Die Pulpaüberkappung wird sowohl in indirekter wie auch in direkter Weise vorgenommen. In beiden Fällen wird Kalziumhydroxid als Mittel der Wahl verwendet:
- Die *indirekte Pulpaüberkappung,* auch als *schrittweise Kariesentfernung* bezeichnet, besteht in der Applikation des Überkappungsmittels auf kariöses Restdentin, das den Charakter von Primär- und Sekundär- bzw. Tertiärdentin tragen kann. Erst nach einigen Monaten des weiteren Tertiärdentinanbaues wird das kariöse Restdentin vollständig entfernt.
- Bei der *direkten Überkappung* wird das Überkappungsmittel auf die akzidentell freigelegte oder pulpotomierte Oberfläche der Kronen- oder Wurzelpulpa gebracht. Nach einigen Monaten kann sich die eröffnete Dentinwandung biologisch-reparativ mit neu entstandener Hartsubstanz geschlossen haben.

Das heute noch weitgehend verwendete Überkappungsmittel Kalziumhydroxid [$Ca(OH)_2$] wurde erstmals von Glass und Zahnder [1949] verwendet und später vielfach auf seine Eigenschaften untersucht [Foreman und Barnes 1990]. Es ist stark alkalisch (pH >12), gibt Hydroxilionen ab und erzeugt, sofern es vitales Gewebe bedeckt, rasch eine oberflächliche Koagulationsnekrose, die weitere Blutung und Flüssigkeitsverlust des Gewebes unterbindet. Aufgrund seiner Alkalinität vermag es den im entzündeten Gewebe nach sauer verschobenen pH-Wert zu neutralisieren und wirkt bakterizid und entzündungsberuhigend. Diese Wirkungen werden auch nach kurzfristiger Applikation von Kalziumhydroxid erzielt und sind pH-abhängig [Gordon et al 1985, Cvek et al 1987]. Sein Kalzium ist aber an der Mineralisation des neu entstehenden Reparationsdentins nicht beteiligt [Stark et al 1964, Pisanty und Sciaky 1964, Attala und Noujaim 1969].

Die pathobiologischen Folgen einer Überschichtung vitalen Pulpagewebes mit Kalziumhydroxid sind an Tier und Mensch eingehend untersucht worden [Schröder und Granath 1971, Schröder 1972, 1973a,b, 1978, Pereira und Stanley 1981, Franz und Holz 1984, Franz et al 1984, 1985, Cox und Bergenholtz 1986, Cvek et al 1987]:

- Das im innigen Kontakt mit sterilem, als Paste oder Pulver appliziertem Kalziumhydroxid befindliche Gewebe wird nekrotisch. Innerhalb der ersten 24 h entstehen drei Schichten:
    a) Eine oberflächliche, dem Kalziumhydroxid direkt benachbarte dünne Zone verätzten und komprimierten Gewebes, als Folge des Applikationsdrucks;
    b) eine tiefere und breitere ödematöse Zone der Verflüssigungsnekrose, die durch die eindringenden Hydroxilionen verursacht wird;
    c) eine variabel breite fibrinhaltige Zone der Koagulationsnekrose, die aufgrund tief eindringender Hydroxilionen und des Ödemdruckes zustandekommt und an das darunter befindliche vitale Pulpagewebe grenzt.
- Während dieser Phase werden diverse Bestandteile des Überkappungsmittels via Makrophagen und Lymphgefässe verschleppt und können bis in die periapikalen und parodontalen Weichgewebe (Desmodont, Knochenmark, Gingiva) und die regionalen Lymphknoten gelangen [Walton und Langeland 1978, Hörsted et al 1981, Lehmann und Sluka 1982].
- In der Folge entstehen im peripheren Pulpagewebe unterhalb der Koagulationsnekrose vorübergehend zwei weitere Zonen: eine Randzone akut entzündeten Gewebes mit zahlreichen extravasalen neutrophilen Granulozyten, gefolgt von einer Zone mit verdichteten fibrillären Elementen.
- Die Zone der Koagulationsnekrose wurde als biologischer Irritant angesehen, der die Bildung eines Faserwerks induziert, das anschliessend mineralisiert wird. Heute wird angenommen, dass das Signal zur Ansiedlung und Differenzierung neuer, dentinbildender Zellen matriximmanent ist [Oguntebi et al 1995].
- Etwa 7 Tage nach der Überkappung ist auf diese Weise die erste mineralisierte Verschlussbarriere entstanden. Anschliessend entsteht während weiterer Wochen eine variabel dicke osteo- bzw. fibrodentinartige Schicht verkalkten Gewebes, die sehr irregulär strukturiert ist, mineralisierte kollagene Faserbündel und Gefäss- und Zelleinschlüsse enthält.
- Etwa 1–2 Monate nach der Überkappung entsteht sekundär mehr und mehr tubuläres Dentin, das an die erste Fibrodentinschicht anschliesst und pulpawärts von einer Prädentinschicht und einer Lage unterschiedlich geformter Zellen bedeckt wird. Seine Kanaldichte ist sehr variabel. Am Rande der im besten Falle nun kontinuierlich geschlossenen Reparationsdentinschicht ist die Kanaldichte oft sehr hoch. In dieser Region verlaufen Dentinkanälchen des Primärdentins der ur-

sprünglichen seitlichen Pulpawandung über einen etwa 90° deckenden Bogen kontinuierlich bis in und durch die Reparationsdentinschicht, d.h. originale Odontoblasten, die im Bereich der nekrotischen Zonen oder unmittelbar apikal davon überleben, nehmen im Grenzgebiet zwischen ursprünglicher Pulpawandung und dem Reparationsdentin an der Bildung des Dentinverschlusses teil [Hörsted et al 1981]. Im Zentrum der Reparationsdentinschicht ist die Kanaldichte oft weit geringer, das intertubuläre Dentin erscheint homogen und ist von flachen bis kuboiden Zellen unterlegt (Abb. 9/6 i–o).

- Innerhalb von etwa 3 Monaten nach der Überkappung von bleibenden Zähnen (auch Milchzähnen) jugendlicher Patienten entsteht in etwa 75% der Fälle eine geschlossene dünne Reparationsdentinbrücke, die aus drei Schichten – einer amorphen Oberfläche mit geringem (33%) Mineralgehalt, einer fasergeflechtartigen Fibrodentinschicht mit relativ hohem (50%) Mineralgehalt und tubulärem Orthodentin mit einem Mineralgehalt von etwa 42% pro Volumen – besteht, deren Mineralgehalt progressiv von der 2. (2%) bis zur 15. Woche (42%) nach der Überkappung ansteigt, und unter der die Restpulpa regeneriert und entzündungsfrei ist. Die pulpale Fläche der Dentinbrücke kann zahlreiche ovale oder zirkuläre Öffnungen (Durchmesser 20–250 µm) aufweisen, die von Blutgefässen freigehaltene Stichkanäle repräsentieren, die die Brücke permeabel und für Bakterien passierbar machen können [Goldberg et al 1984]. Bei unvollständiger diskontinuierlicher Reparationsdentinbildung bleibt die Pulpa im Zustand chronischer Entzündung (Abb. 9/6 i, k).
- Faktoren, welche die Bildung des Reparationsdentins und die Ausheilung der Restpulpa einschränken oder unterbinden, sind bakterielle Infektion, traumatische Pulpaverletzungen, Verlagerung von Dentinsplittern und Füllungsmitteln in die Pulpa, starke interne Pulpablutungen, Applikation des Kalziumhydroxids auf ein oberflächliches Blutkoagulum, vorbestehende akute/chronische Entzündung der Kronenpulpa usw.
- Eine bakterielle Infektion der eröffneten Pulpa, die während der Behandlung oder – experimentell – während 1- bis 7tägiger Exposition der unverschlossenen Kavität erfolgen kann, wird von einer jugendlichen gesunden Pulpa des Affen *(Macaca mulatta)* mit Hilfe des alkalisch-bakteriziden Überkappungsmittels (Kalziumhydroxidmedikament Life®, bei pH 10) ohne Einschränkung der Reparationsdentinbildung toleriert. Obwohl die Infektion mit hochakuter Entzündung beantwortet wird, kommt es ohne zeitliche Verzögerung innerhalb von 1 bis 2 Wochen zur initialen Matrixbildung, die Entzündung lässt nach, Makrophagen beseitigen die nekrotischen Gewebstrümmer und Fibroblasten und neue Odontoblasten bilden die Dentinbrücke. Langfristig, d.h. nach 1–2 Jahren, kann die bakterielle Infektion jedoch persistieren oder infolge undichter Füllungsränder und der Penetrierbarkeit der Dentinbrücke die Pulpa sekundär erreichen, so dass schwere Pulpaschäden durch Abszessbildung und Nekrose eintreten.
- In die Pulpa eingedrückte verlagerte Splitter abgetrennten Primärdentins, die zum Teil noch von originalen Odontoblasten unterlegt sein können, wirken als Zentren für anschliessende Reparations- bzw. Tertiärdentinbildung. Trotzdem hat sich die auf diesem Befund basierende Methode der Verwendung autogener oder xenogener (Elfenbein-)Dentinsplitter als Überkappungsmittel nicht bewährt, da solche Splitter tief ins Pulpagewebe eingedrückt und mit diesem in innigen Kontakt

gebracht werden müssen, so dass anschliessend die Kronenpulpa fast total von Reparationsdentin und Dentikeln obliteriert werden kann.
- Kommerziell hergestellte Füllungszemente, die bereits Kalziumhydroxid enthalten, können bei optimaler Applikation in annähernd ähnlicher, aber auch verlangsamter Weise die Bildung von Reparationsdentin stimulieren wie Kalziumhydroxid [Hörsted et al 1981, Liard-Dumtschin et al 1984, Turner et al 1987]. Aber auch völlig inerte Materialien, wie Teflon, begünstigen eine Dentinbrückenbildung [Oguntebi et al 1995].

Einige Monate nach Applikation von Kalziumhydroxid können unter klinischen Bedingungen bei Milch- und bleibenden Zähnen [Turner et al 1987] folgende Resultate erwartet werden:

a) Eine durchgehend-kontinuierliche Schicht von Reparationsdentin und eine normale entzündungsfreie Restpulpa;

b) eine durchgehende, aber durchlöcherte und permeable Schicht von Reparationsdentin und chronisch entzündetes und infiltriertes Pulpagewebe;

c) eine unvollständige, partielle oder fehlende Reparationsdentinschicht und eine stark entzündete Restpulpa oder derb-kollagenes Narbengewebe im Bereich der Eröffnung der Dentinwandung.

Nur der unter a) beschriebene Zustand ist als biologischer Reparations- und Regenerationserfolg zu werten, da nur dann die Restpulpa dauernd überlebt und bei künftigen Irritationen wiederum ein normales Abwehr- und Regenerationspotential aufbieten kann.

10 Parodontale Veränderungen

Erinnere: Das Parodont (d.h. der Zahnhalteapparat) besteht aus Wurzelzement, Desmodont, Alveolarknochen und Gingiva.

Parodontale Veränderungen sind zumeist die Folge körpereigener Reaktionen auf traumatische und lokal infektartige Ereignisse. Desmodont, Gingiva und der Alveolarfortsatz werden am stärksten betroffen. Abgesehen von Altersveränderungen (vgl. Kap. 4), Wurzelfrakturen (vgl. Kap. 5.1), Luxationen (vgl. Kap. 5.2) und externen Wurzelresorptionen und Ankylose (vgl. Kap. 8) bilden periapikale Läsionen, Gingivitiden und verschiedene Formen der Parodontitis die Gruppe der häufigsten parodontalen Veränderungen. Sie werden bakteriell verursacht und sind daher entzündlicher und immunpathologischer Natur. Atrophische Veränderungen am Parodont und das okklusale Trauma sind ebenfalls von Entzündung begleitet, haben jedoch primär andere Ursachen.

10.1 Periapikale Läsionen

Allgemeines

Periapikale Läsionen (Abszesse, Granulome, Zysten) sind die Folge einer Pulpainfektion und deren Behandlung (vgl. Kap. 9). Die Ursachen solcher Läsionen wirken über die Foramina apicalia oder hämatogen auf den periapikalen Raum ein [Dahlén und Möller 1992].
- Der periapikale Raum wird vom Desmodont, vom Alveolarknochen – d.h. der Lamina dura (röntgenologisch), der Lamina cribriformis (anatomisch), der knöchernen Alveolenwand – und von den benachbarten Markräumen des Alveolarfortsatzes gebildet, soweit sie den Wurzelapex mit seinen deltaförmig angelegten Pulpaforamina umlagern. Auch die Gewebe im Umkreis der Öffnungen akzessorischer Seitenkanäle bilden einen solchen Raum. Er enthält die in Pulpa und Desmodont ein- bzw. austretenden kollateralen Gefässe und Nerven, variabel dichte Netze Malassezscher Epithelreste sowie zement- und knochenbildende Zellpopulationen. Seine Regenerationsfähigkeit ist sehr gross.

Basisliteratur

Natkin E, Oswald RJ, Carnes LI: The relationship of lesion size to diagnosis, incidence, and treatment of periapical cysts and granulomas. Oral Surg 57: 82–94 (1984).
Shear M: Cysts of the oral regions; 3rd ed, pp 136–170 (Wright/Butterworth-Heinemann, Oxford 1992).
Stashenko P: The role of immune cytokines in the pathogenesis of periapical lesions. Endod Dent Traumatol 6: 89–96 (1990).

Ätiologie und Pathogenese

Als Ursachen periapikaler Läsionen werden *chemische* (Wurzelfüllmaterial, Medikamente usw.), *physikalische* (Überinstrumentierung, Überfüllung, Traumata usw.) und *biologische* (lokal-bakterielle Infekte, hämatogen verschleppte Bakterien, nekrotisches Pulpagewebe) Faktoren genannt. Dabei muss zwischen einmalig einwirkenden steril-traumatischen Irritationen und langfristig fortwirkenden chemischen und bakteriellen Ursachen unterschieden werden.

- Periapikale Läsionen lassen sich experimentell erzeugen. Solche Untersuchungen an Ratte, Katze, Hund und Affe haben geholfen, die Liste ätiologischer Faktoren einzuengen und mögliche Ursachen besser zu definieren:

1 Unter sterilen Bedingungen existierendes nekrotisches Pulpagewebe (d.h. dessen Denaturierungsstoffe) erzeugt keine periapikalen Läsionen. Die Reaktion des periapikalen Gewebes beschränkt sich auf leicht entzündliche und reparative (Zementbildung am Apex) Leistungen oder fehlt ganz [Allard und Strömberg 1979, Möller et al 1981 a].

2 Eine steril-nekrotische Pulpa kann über lange Zeit steril bleiben. Von schweren traumatischen Zwischenfällen und marginalen Parodontaltaschen abgesehen, ist das Risiko hämatogen-bakterieller Streuung (Anachorese) in Hund und Affe gering [Allard und Strömberg 1979, Möller et al 1981 a].

3 Spontan (durch Karies) oder experimentell eröffnete pulpitische oder pulpektomierte Zähne, deren Wurzelkanäle dem Mundmilieu ausgesetzt sind, werden via Dentinkaries und/oder Mundflüssigkeit infiziert und entwickeln innerhalb eines Jahres röntgenologisch sichtbare periapikale Läsionen (Abszesse, Granulome, Zysten) mit oder ohne Fistelbildung und zum Teil gut ausgeprägter bindegewebiger Abkapselung. Diese Läsionen treten nur bei total nekrotischer oder total exstirpierter, also bis zum Apex infizierter Pulpa auf. Sofern vitale Restpulpa im apikalen Kanalabschnitt verbleibt, bleibt die Reaktion im periapikalen Raum aus [Valderhaug 1974, Möller et al 1981 a].

4 Bakterielle Infektion des apikalen Pulpakanals und der benachbarten Dentintubuli erzeugt periapikale Läsionen im Bereich der entsprechend vorhandenen Kanaleingänge [Ando und Hoshino 1990].

5 Eröffnete und total nekrotische oder pulpektomierte Wurzelkanäle bilden ein selektives Habitat für eine sich natürlicherweise oder nach experimenteller Inokulation einstellende bakterielle Mischflora, in der neben fakultativ anaeroben Bakterien (alphahämolytische Streptokokken, Enterokokken, koliforme Stäbchen) strikt anaerobe Bakterien (*Fusobacterium nucleatum,* Peptostreptokokkus-, Eubakterium- und Bakteroides-Stämme) gedeihen [Möller et al 1981 a, Fabricius et al 1982 a,b, Sundqvist et al 1989]. Unter den pigmentierten und nichtpigmentierten anaeroben gramnegativen Stäbchen werden *Prevotella buccae, P. oralis, P. denticola* und *Porphyromonas endodontalis* und *P. gingivalis* am häufigsten gefunden [Trowbridge und Stevens 1992, Sundqvist 1994], die letzteren beiden besonders im Zusammenhang mit hochakuten Entzündungsreaktionen, d.h. Abszessen [Haapasalo et al 1986, Sundqvist et al 1989]. Die strikt anaeroben Bakterien machen bis zu 90% der apikal-endodontalen Flora aus. Auch nach endodontischer Behandlung und Wurzelkanalfüllung können solche Bakterien überleben und einen langanhaltenden Entzün-

dungsprozess im periapikalen Gebiet unterhalten [Tronstad et al 1987, Nair et al 1990, Lin et al 1991, Wayman et al 1992]. Selten wird eine therapieresistente periapikale Läsion auch von einer Aktinomykose *(A. israelii, A. propionica, A. naeslundii)* unterhalten [Happonen 1986].

6 Werden Bakterien, die aus spontan infizierten Pulpen isoliert wurden, in andere Pulpakanäle experimentell reinokuliert, so entsteht eine Mischflora mit typischer proportionaler Verteilung, in der *Prevotella oralis* neben *Peptostreptococcus anaerobicus,* Fusobakterien und anderen Streptokokken dominiert. Schon nach 6 Monaten resultieren röntgenologisch sichtbare apikale Läsionen [Fabricius et al 1982 a].

– Periapikale Läsionen an devitalen Zähnen sind daher die Folge einer pulpalen Mischinfektion, deren Pathogenizität von *P. intermedia, P. endodontalis* und *P. gingivalis* auszugehen scheint, die als Monokultur nicht pathogen sind, aber in Kombination mit bestimmten anderen Bakterien (z.B. Peptostreptokokken, *Fusobacterium necrophorum*) ihr volles Wirkungspotential entfalten [McCallum et al 1983, Sundqvist et al 1989].

– Die gesteigerte Pathogenizität bestimmter pulpaler Mischinfektionen geht auch daraus hervor, dass
  1. in stark traumatisierten (d.h. luxierten) devitalen Zähnen mit total nekrotischer Pulpa das Auftreten von Prevotella/Porphyromonas-Stämmen in Kombination mit Peptostreptokokken, Peptokokken und Eubakterium-Stämmen eine schmerzhafte akut entzündliche periapikale Läsion unterhält [Wittgow und Sabiston 1975, Sundqvist 1976], wobei der Infektionsweg von gingivalen und parodontalen Taschen über die lokaltraumatisch eröffnete Blutbahn verlaufen soll [Grossman 1982];
  2. aus solchen Zähnen isolierte Prevotella/Porphyromonas-Stämme in Kombination mit *Peptostreptococcus micros* nach subkutaner Injektion in Meerschweinchen rasch zu hochakut abszedierender und progressiver Entzündung führen, die kaum zum Stillstand kommt [Sundqvist et al 1979];
  3. ähnliche Verhältnisse auch bei marginaler, rasch fortschreitender Parodontitis vorliegen (vgl. Kap. 10.3).

– Im Rahmen der genannten, proportional dem Habitat Wurzelkanal angepassten, vorwiegend anaeroben Mischinfektion können immunpathologische und andere Faktoren für bestimmte pathogenetische Aspekte bedeutungsvoll sein:
  1. Akut entzündliche, zur Abszessbildung neigende periapikale Prozesse werden experimentell durch Antigen-Antikörper-Komplexe verursacht (Arthus-Reaktion). Dabei führen die von phagozytierenden Leukozyten gebildeten Prostaglandine (E_1, E_2) zur Aktivierung von Osteoklasten, so dass innerhalb weniger Wochen periapikaler Knochen abgebaut und röntgenologisch eine typische Aufhellung sichtbar wird. Dieser Prozess kann mit Indomethazin unterdrückt werden [Torabinejad et al 1979, Torabinejad und Kiger 1980].
  2. Stoffe aus Wurzelfüllmaterialien, wie N2, können sich mit Pulpagewebsbestandteilen zu antigenartigen Irritanten kombinieren, gegen die der Körper spezifische Antikörper bildet, was zur Antigen-Antikörper-Komplexbildung und damit zur Arthus-Reaktion, d.h. zur hochakut entzündlichen periapikalen Läsion führt [Block et al 1977].

- Pulpale Mischinfektionen und die durch bakterielle Produkte (Chemotaxine, Mitogene, Antigene, Endotoxine, Enzyme usw.) ausgelösten spezifischen und unspezifischen Abwehrreaktionen des Körpers führen zu einer Reihe verschiedener apikaler Läsionen, die aufeinander folgen oder ineinander übergehen können:

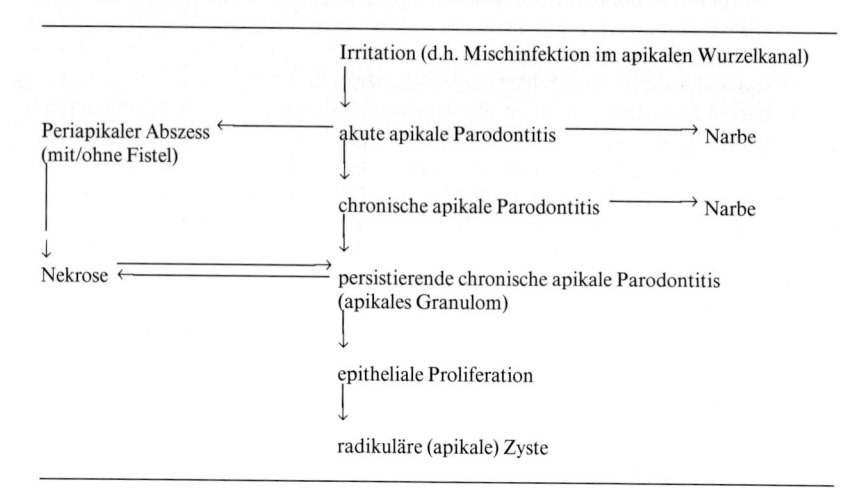

```
                              Irritation (d.h. Mischinfektion im apikalen Wurzelkanal)
                                          │
                                          ↓
Periapikaler Abszess  ←──────  akute apikale Parodontitis  ──────→  Narbe
(mit/ohne Fistel)                         │
    │                                     ↓
    │                         chronische apikale Parodontitis  ──────→  Narbe
    │                                     │
    ↓                                     ↓
Nekrose  ←─────────────────  persistierende chronische apikale Parodontitis
                              (apikales Granulom)
                                          │
                                          ↓
                              epitheliale Proliferation
                                          │
                                          ↓
                              radikuläre (apikale) Zyste
```

- Die *initial-akute apikale Parodontitis* kann
  1. spontan narbig ausheilen,
  2. sich intensivieren, abszedieren, purulent werden und nach aussen durchbrechen,
  3. sich im Alveolarfortsatz und Kieferknochen ausbreiten (Osteomyelitis),
  4. in chronische apikale Parodontitis (Granulom) übergehen,
  5. bindegewebig abgekapselt werden.
- Die Knocheneinschmelzung infolge osteoklastischer Aktivität erfolgt primär während der akut entzündlichen Phase.
- Die *chronische apikale Parodontitis* dürfte ein labiles Gleichgewicht darstellen, in dem bei andauernder Anwesenheit pathogener Bakterien im Wurzelkanal das periapikal entzündete Gewebe von mononukleären Zellen (Lymphozyten, Plasmazellen, Monozyten/Makrophagen) infiltriert wird, die zum Teil auf bakterielle Mitogene (polyklonale Aktivation) unspezifische oder auf Antigene (monoklonale Aktivation) spezifische immunpathologische Antwort geben. In dieser Hinsicht bestehen grosse Ähnlichkeiten im Verhalten der Läsionsformen zwischen der periapikalen und der marginal-taschenbildenden Parodontitis (vgl. Kap. 10.3).
- Chronisch periapikale Läsionen können jederzeit durch Aktivierung der bakteriellen Flora spontan oder nach endodontischer Instrumentierung iatrogen in die akute Form übergehen (Phönixabszess!; Phönix = Vogel der altägyptischen Sage, der sich im Feuer erneuert und aus der Asche wiedergeboren wird).

Akute apikale Parodontitis

Definition: Akute Entzündung im periapikalen Desmodont und in benachbarten Knochenmarksräumen.

Ursachen: Sterile instrumentelle Verletzung; Pulpektomie; überschüssiges Wurzelfüllmaterial; instrumentelle Verschleppung pulpaler Bakterien; Infektion.

Histopathologisch sind Gefässerweiterungen, perivaskuläre Ödeme und zelluläres Exsudat aus neutrophilen Granulozyten und Makrophagen charakteristisch. Der Prozess beschränkt sich auf den normal breiten oder leicht osteoklastisch erweiterten Desmodontalspalt und angrenzende Knochenmarksräume und ist röntgenologisch nicht zu erkennen. Er bewirkt typische klinische Symptome: Gefühl der Zahnelevation, Schmerz bei axialer Zahnbelastung. Die akute apikale Parodontitis heilt oft spontan narbig aus (Abb. 10.1 d), sofern nicht eine pathogene Mischinfektion oder andere chronische Irritanten diese Primärreaktion in andere, schwerere Läsionsformen überführen. Das desmodontal-apikale Narbengewebe enthält keine immunglobulinbildenden oder andere Infiltratzellen [Morse et al 1975, Pulver et al 1978].

Periapikaler Abszess

Definition: Der periapikale Abszess (Parodontitis apicalis purulenta) ist eine hochakute, rasch einsetzende, extrem schmerzhaft-eitrige Entzündung im periapikalen Raum.

Ursache: Von pulpaler Mischinfektion ausgehende Invasion virulenter hochpathogener Bakterien, unter denen alphahämolytische Streptokokken, *P. endodontalis*, *P. intermedia* in Kombination mit Peptostreptokokken, *Fusobacterium nucleatum* und anderen Bakterien dominieren [Van Winkelhoff et al 1985, Dahlén und Möller 1992]. Etwa 75% sind Anaerobier.

Der periapikale Abszess kann in akuter oder chronischer Form vorliegen:
– Der *akute Abszess* ist durch rasche Ansammlung eines massiven zellulären Exsudats neutrophiler Granulozyten und einiger Makrophagen sowie durch relativ rasche enzymatische Gewebseinschmelzung und Verlust von periapikalem Knochen (d.h. zahlreichen Osteoklasten und Resorptionslakunen) gekennzeichnet. Im Zentrum des Abszesses entstehen nekrotische Herde.
– Der Prozess ist anfänglich nicht im Röntgenbild sichtbar. Erst nachdem Knochen in entsprechender Menge abgebaut worden ist, d.h. nach maximal 3–4 Wochen (Röntgenlatenzzeit), wird der Knochenverlust röntgenologisch evident. Zu dieser Zeit kann der akute Abszess bereits ausgebrochen, eröffnet worden oder zu einem chronischen abgekapselten Abszess geworden sein.
– Der *chronische abgekapselte Abszess* zeigt histopathologisch vier Zonen: Im Zentrum den nekrotischen Herd, darum herum eine Resorptionszone mit lipidspeichernden Makrophagen (Schaumzellen), eine Zone des entzündlich infiltrierten Granulationsgewebes mit bindegewebiger Neubildung und aussen eine Zone der-

Pathobiologie oraler Strukturen

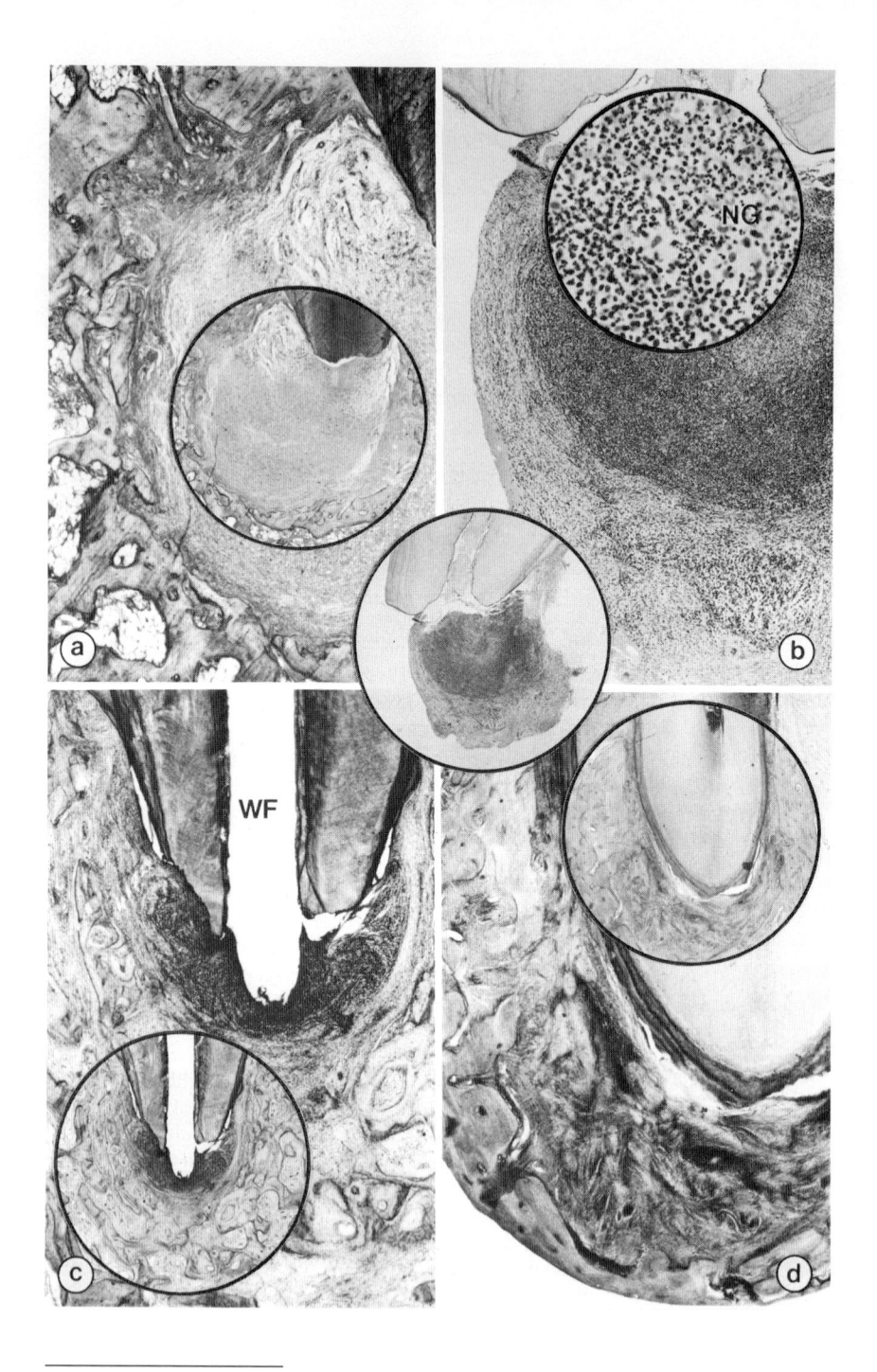

ben ausgereiften Bindegewebes, die Abszessmembran. Die umliegenden Knochenpartien sind frei von Osteoklasten.

Wird eine chronisch-persistente apikale Parodontitis (apikales Granulom) sekundär bakteriell reinfiziert, so entsteht ein *Phönixabszess* auf der Basis der akuten Exazerbation einer chronisch-entzündlichen Läsion. Dieser Prozess ist auch im akuten Stadium röntgenologisch sichtbar, da der periapikale Knochen bereits lange vorher abgebaut worden war, und besteht aus einem Abszess im Inneren eines Granuloms [Nair et al 1996].

Klinisch zeigen der akute und der Phönixabszess gleiche Symptome: hochgradige Perkussionsempfindlichkeit des betreffenden Zahnes, Zahnelevation, heftige pulsierende Schmerzen, eventuell Rötung der topographisch relevanten Schleimhautabschnitte. In diesen Fällen ist es wahrscheinlich, aber nicht absolut sicher, dass die verursachende Mischinfektion *P. intermedia, P. endodontalis* und *P. gingivalis* enthält [Griffee et al 1980, Haapasalo et al 1986, Sundqvist et al 1989].

Sofern der akute oder der durch Reinfektion eines apikalen Granuloms entstandene Abszess sich ausweitet (d.h. wenn der bakterielle Infekt zahlenmässig und hinsichtlich der Virulenz überbordet und/oder die Körperabwehr nachlässt), kann eine eitrige apikale Parodontitis und Osteomyelitis entstehen, wobei oft ein Durchbruch in die umgebenden Weichteile, Weichteilschwellung, Fistelbildung und spontane Entleerung des Eiters ins Vestibulum, ins Cavum oris proprium, in die Kieferhöhle oder nach aussen erfolgt. In diesen Fällen sind die regionalen Lymphknoten schmerzhaft geschwollen, Fieber ist die Regel. Dagegen ist der chronische abgekapselte Abszess selten schmerzhaft, meist asymptomatisch und röntgenologisch nicht von anderen periapikalen Läsionen zu unterscheiden.

Chronische apikale Parodontitis

Definition: Die chronische apikale Parodontitis (Parodontitis apicalis chronica, *apikales Granulom*) ist eine klinisch asymptomatische, meist abgekapselte, im periapikalen Raum lokalisierte chronische Entzündung, die einen labilen, im Gleichgewicht zwischen bakterieller Irritation und Körperabwehr befindlichen Ruhezustand darstellt.

Der Begriff «Granulom» ist als Bezeichnung für eine entzündlich-immunpathologisch-granulomatöse Gewebsreaktion zu verstehen, wobei nicht die für ein «klassisches Granulom» typische monozytäre makrophagenbeherrschte, sondern eine von Lymphozyten und Plasmazellen dominierte Infiltration besteht [Warren 1976]. Das «apikale Granulom» ist häufig dynamisch gemischt, indem – je nach der vorherrschenden Situation und Reaktion – auch Granulationsgewebe, fibröses Narbengewebe oder akute Entzündung überwiegen können [McKinney 1981].

Abb. 10/1. Periapikale Läsionen: apikale Granulome vor (**a**) oder nach (**b**) der Extraktion, granulomartige Reaktion bei einer über den Apex hinausgehenden Wurzelfüllung (WF in **c**), Narbengewebe (**d**). Beachte die zahlreichen neutrophilen Granulozyten (NG), die in Wurzelkanalnähe das zentrale Granulominfiltrat durchsetzen (Ausschnitt in **b**). **a, c, d** × 20. **b** × 30. Einsätze in **a, c, d** und zentral × 8. Ausschnitt in **b** × 200.

Ursache: Chronisch im apikalen Wurzelkanal und im Granulom selbst präsente Mikroorganismen mit mitogenen und antigenen Eigenschaften, Wurzelfüllmittel, Cholesterinkristalle u.a.

Pathogenese
Die chronische apikale Parodontitis entsteht wahrscheinlich in der Folge einer akuten nichtabszedierenden periapikalen Entzündung, während derer periapikaler Knochen abgebaut wird. Eine primär auf chronischer Entzündung basierende Entstehungsweise wurde ebenfalls diskutiert [Shafer et al 1974]. Während die pulpale Mischinfektion sich entwickelt und/oder eine irritierende Wurzelfüllung besteht, bildet sich ein labiles Gleichgewicht zwischen bakteriellen bzw. chemischen Irritationen und der Körperabwehr, die sich auf mässige Exsudation und die Bildung eines leicht entzündeten, zum Teil auch Granulationsgewebe enthaltenden, stark von Lymphozyten und Plasmazellen infiltrierten Gewebes beschränkt, das peripher bindegewebig abgekapselt wird. Knochenabbau durch Osteoklasten wird von Interleukin-1β und dem Tumornekrosefaktor-β stimuliert [Barkhordar et al 1992, Wang und Stashenko 1993].
Die periodisch fluktuierende Exsudation wirkt der bakteriellen Invasion entgegen und führt in etwa 20% der Fälle zur Fistelbildung [Mortensen et al 1970], die lymphozytäre Infiltration repräsentiert die Antwort auf bakterielle Metaboliten (Mitogene, Antigene usw.), das Granulationsgewebe und die Kapsel spiegeln die Heilungstendenz.

Histopathologie und Pathophysiologie
Das ruhende apikale Granulom besteht aus drei bis vier Hauptkomponenten (Abb. 10/1 b):
– Dem meist kern- oder *herdförmigen Infiltrat*, das leicht exzentrisch dem Wurzelkanaleingang gegenüber angeordnet ist; es besteht aus einem zart-fibrillären Stroma, zahlreichen Lymphozyten und Plasmazellen, die vorwiegend IgG und IgA, selten IgM und gelegentlich IgE und IgD, zum Teil in mono- bzw. oligoklonaler Form bilden [Pulver et al 1978, Jones und Lally 1980, Kopp 1985, Matsumoto 1985, Matsuo et al 1992], so dass das Granulom etwa 4mal soviel IgG als normales Mundschleimhautgewebe enthält, das gegen die genannten Bakterien spezifisch ist [Geering und Schonfeld 1980, Stern et al 1981 a, Kettering et al 1991]; weiterhin aus als Schaumzellen auftretenden Haufen von Makrophagen und variabel zahlreichen extravasalen neutrophilen Granulozyten [bis zu 40% der gesamten Zellpopulation; Kontiainen et al 1986], die häufig peripher in Richtung Kanaleingang auftreten [Nair 1987]. Quantitativ gesehen sind Lymphozyten und Plasmazellen an der Infiltratpopulation bis zu 50% vertreten, während Makrophagen variabel zahlreich zu 2–40% auftreten [Stern et al 1981 a–c, Kopp und Schwarting 1989, Matsuo et al 1992]. Unter den Lymphozyten sind T-Zellen etwa 3mal zahlreicher als B-Zellen, bei den T-Zellen die Helferzellen (CD4$^+$) meist zahlreicher als die Unterdrückerzellen (CD8$^+$). Ihr Verhältnis schwankt zwischen 0,5 und 2,0 [Torabinejad und Kettering 1985, Kontiainen et al 1986, Barkhordar und Desouza 1988, Kopp und Schwarting 1989, Matsuo et al 1992]. Auch NK(«natural kiler»)-Zellen treten auf [Kettering und Torabinejad 1993];

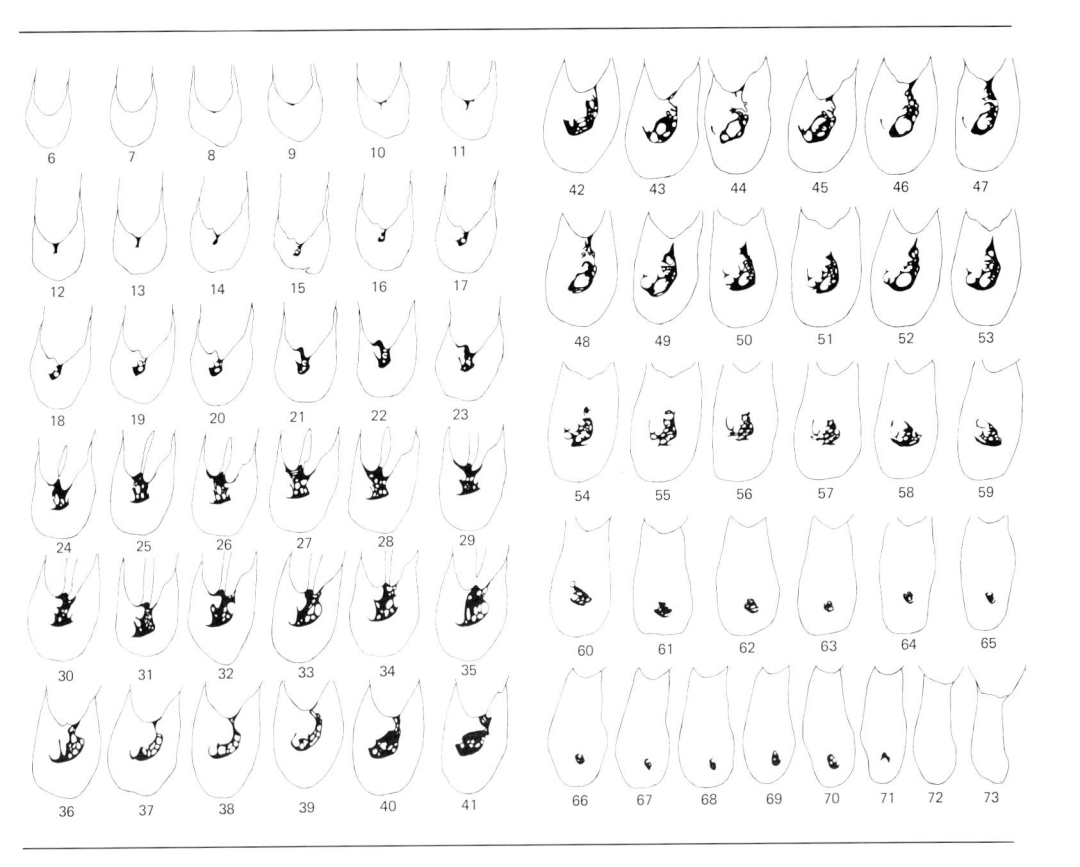

Abb. 10/2. Ausbreitung des Epithels (schwarz) im Granulom eines oberen rechten Eckzahnes in Serienschnitten [aus Sonnabend und Oh 1966; Abdruck mit Genehmigung der Autoren].

– dem in variablem Ausprägungsgrad zentral und in Randgebieten auftretenden oder auch ganz fehlenden *Granulationsgewebe* mit Fibroblasten und Kapillarsprossen;
– den von Malassezschen Epithelresten abstammenden proliferierenden mehrschichtigen *Epithelsträngen,* die jedoch nur bei etwa 20–40% aller apikalen Granulome gefunden wurden [Sonnabend und Oh 1966, Seltzer et al 1969, Summers 1974, Nair et al 1996]; das Epithel findet sich sowohl in unmittelbarer Umgebung des Apex, den es teilweise umscheidet – es wächst auch in die Wurzelkanaleingänge hinein und verschliesst diese [Nair und Schroeder 1985, Nair 1987] –, als auch als bizarr geformte verzweigte Stränge, die die Kernzone des Granuloms durchziehen [Sonnabend und Oh 1966] (Abb. 10/2). Diese Epithelstränge synthetisieren die Keratine 19 sowie 4, 13 und 14 [Gao et al 1988];

– der *Bindegewebskapsel,* die zahlreiche Fibroblasten, einige Mastzellen und derbe Kollagenfaserbündel enthält, das Granulom scharf begrenzend umscheidet und periapikal mit dem Desmodont und Zement verwachsen ist; daher wird bei der Extraktion des betreffenden Zahnes das Granulom nicht selten [d.h. in etwa 15% der Fälle; Oehlers 1970] als an der Wurzelspitze hängendes Gebilde in toto entfernt (Abb. 10/1 a–c).

Obwohl diese Komponenten – mit Ausnahme des Epithels, das aber durch Überinstrumentierung zur Proliferation gebracht werden kann [Seltzer et al 1969] – in fast allen apikalen Granulomen auftreten, sind sie in sehr variablen Proportionen vertreten, so dass der Aufbau eines Granuloms individuell und zeitlich stark variieren und vorwiegend exsudativen, granulomatösen oder fibrösen Charakter annehmen kann. Dementsprechend werden in manchen – aber nicht allen – apikalen Granulomen menschliche Kollagenase [Barkhordar 1987], Komplementfaktoren (C3) in Gefässwänden [indikativ für die Anwesenheit von Antigen-Antikörper-Komplexen; Pulver et al 1978, Torabinejad und Kettering 1979] und Endotoxine [Schonfeld et al 1982] gramnegativer Bakterien gefunden, so dass auch beim menschlichen Granulom mit Arthus-Reaktionen zu rechnen ist.

Im Zentrum epithelfreier und epithelhaltiger Granulome wird in 35 bzw. 45% der Fälle ein ruhender, zum Teil abgekapselter (Mikro-)Abszess gefunden [Nair et al 1996]. Das ruhende Granulom kann steril sein, während sich die bakterielle Front in den Kanälen des Wurzelapex befindet. Bei akuter Exazerbation oder im Mikroabszess ruhender Granulome werden über das Foramen apicale hinauswuchernde Bakterienhaufen und erhöhte Prostaglandin-E_2-Konzentrationen gefunden [Nair 1987, McNicholas et al 1991]. Während die angrenzenden Knochenoberflächen frei von Osteoklasten sind, weist der Wurzelapex im Bereich des apikalen Granuloms nicht selten Zeichen von Zement- und Dentinresorption auf, die bei epithelialer Umscheidung der Kanaleingänge sowohl flächenmässig beschränkt als auch durch Zementanbau repariert werden kann (Abb. 10/1 a, c). Gleichzeitig finden sich im apikalen Teil des Wurzelkanals, aber auch weiter koronal, ausgedehnte Resorptionsflächen entlang der Kanalwandung [Delzangles 1988].

Klinik

Das apikale Granulom ist meist asymptomatisch. Nur selten und zeitweise kann der betreffende Zahn leicht eleviert, perkussionsempfindlich und bei festem Zubeissen schmerzhaft sein.

In etwa 20% der Fälle kann meist bukkal oder labial des Alveolarfortsatzes eine Fistel auftreten, im Oberkiefer häufiger als im Unterkiefer [Mortensen et al 1970].

Im Röntgenbild erscheinen apikale Granulome als rundlich-ovale, radioluzente, die Wurzelspitze tangierende Bezirke mit einem Durchmesser zwischen 4 und 15 mm [Wais 1958, Mortensen et al 1970]. Sie sind in der Regel scharf begrenzt, die Peripherie des angrenzenden Knochens kann sklerotisch erscheinen. Selten wird eine diffuse Begrenzung beobachtet. Diese Unterschiede lassen jedoch weder eine eindeutige Abgrenzung von akut exazerbierenden und ruhenden Granulomen noch eine Differentialdiagnose zwischen apikalem Granulom und periapikaler Zyste zu.

Apikale Granulome kommen bei Männern etwas häufiger als bei Frauen und im 3. und 4. Lebensjahrzehnt gehäuft vor. Der Granulombefall einzelner Zähne ist eindeutig mit der Kariesfrequenz korreliert. Obere Schneidezähne und erste Molaren werden häufiger befallen als andere Zähne [Bhaskar 1966, Lalonde und Luebke 1968, Mortensen et al 1970].

Radikuläre Zyste

Definition: Die radikuläre (apikale) Zyste ist eine mögliche Folgeerscheinung des apikalen Granuloms, in dem aus proliferierendem Epithel und entzündlicher Gewebsauflösung ein mit Flüssigkeit und/oder Gewebsbrei gefüllter pathologischer Hohlraum mit epithelialer Auskleidung, d.h. eine echte Zyste, entsteht.

Ursache: Proliferation der Malasseszschen Epithelreste im Bereich chronischer und akut exazerbierender periapikaler Entzündung.

Pathogenese
Apikale Granulome enthalten Anteile der Malasseszschen Epithelreste, die bei etwa 30–40% der Fälle massiv proliferieren und das Ausgangssubstrat für ein prospektives Zystenepithel bilden. In Serienschnitten periapikaler Läsionen wird deutlich, dass die mehrschichtigen epithelialen Stränge netz-, arkaden-, girlanden- und glockenförmig das Granulom durchziehen und kleine (auch mehrere) Gewebsbereiche im Zentrum des Granuloms umwachsen können (Abb. 10/2 und 3). Auch nachdem bereits ein zystischer Ring entstanden ist, kann in jungen Zysten das Epithel von der Aussenfläche des Ringes weiterwachsen, «um neue Teile des Entzündungsherdes kreisförmig zu umfassen» [Sonnabend und Oh 1966] (Abb. 10/3).
Die Pathogenese radikulärer Zysten lässt sich daher in drei Phasen einteilen:
– In der *Phase der Initiation* werden die ruhenden mitotisch-inaktiven Zellen der Malasseszschen Epithelreste zur Proliferation angeregt. Sobald sich im periapikalen Raum eine traumatisch, bakteriell oder experimentell gesetzte Entzündung etabliert, beginnen sich die Epithelzellen zu teilen, wobei die Erniedrigung des Sauerstoff- und die Erhöhung des Kohlendioxidpartialdruckes, eine pH-Senkung und Lymphokine eine ursächliche Rolle spielen könnten.
– In der *Phase der Zystenbildung* entsteht aus den proliferierenden Epithelsträngen die Auskleidung eines Hohlraumes. Dieser Übergang kann auf zwei verschiedene Arten erfolgen:
1. Das Epithel überwächst Bindegewebsflächen, die das Zentrum eines ruhenden (Mikro-)Abszesses umscheiden, d.h. es umkleidet ein Gebiet, in dem die Gewebskomponenten des Granuloms vorgängig proteolytisch aufgelöst und nekrotisch wurden.
2. Das mehrschichtige Epithel beginnt innerhalb intraepithelialer Zentren autolytisch zu zerfallen. Die Basalzellen geben Tochterzellen ins Innere der mehrschichtigen Stränge ab. Sobald diese eine ernährungsphysiologisch ungünstige Dimension erreicht haben, werden in ihrer Mitte Epithelzellen nekrotisch und setzen über chemotaktische Gradienten eine ins Epithel gerichtete Exsudation und Einwanderung von neutrophilen Granulozyten und Monozyten in Gang. Dabei entstehen intraepitheliale Ödeme und Mikrozysten, indem die sich weiterhin ansammelnden Zel-

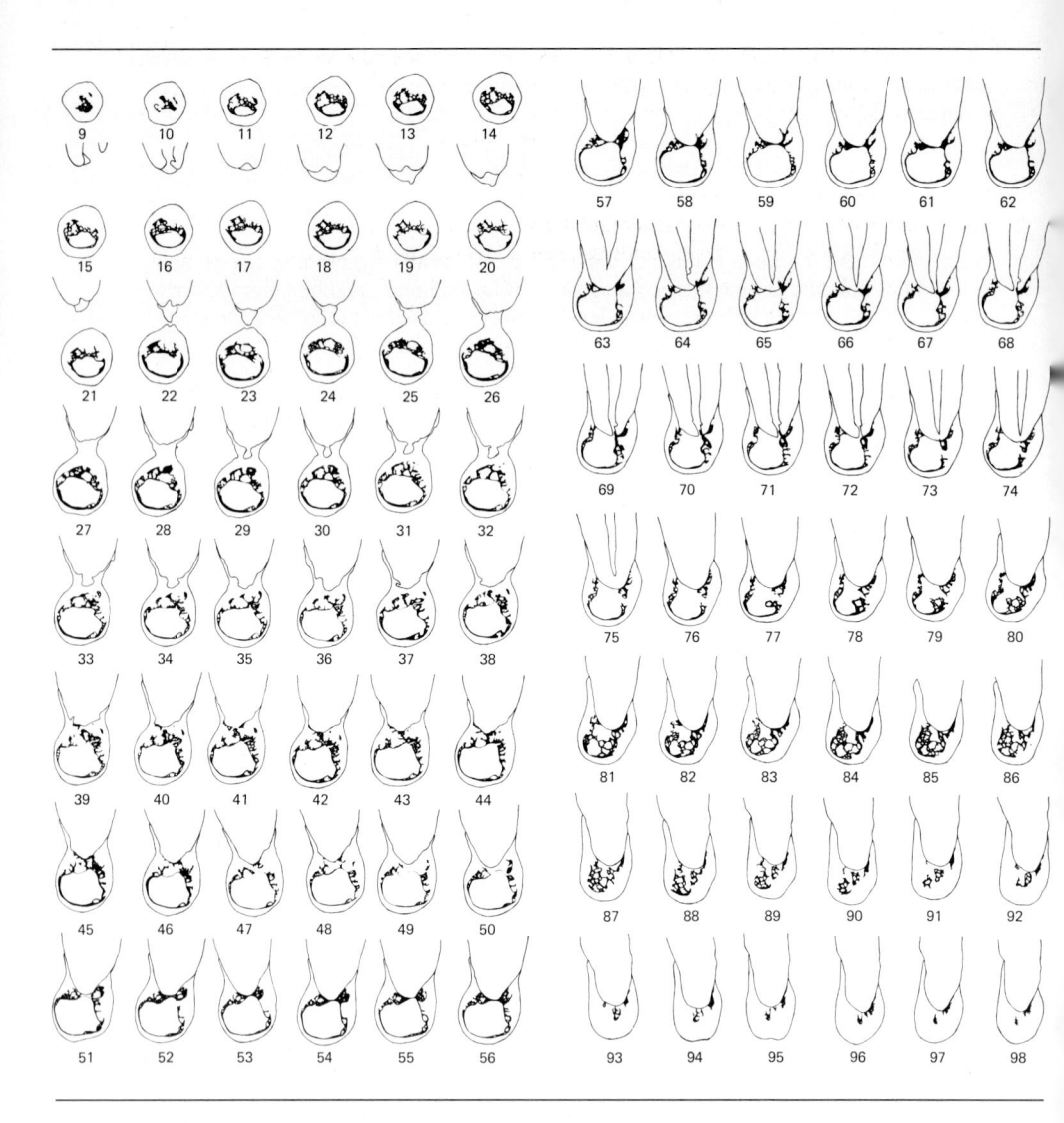

Abb. 10/3. Ausbreitung des Epithels (schwarz) in einer kleinen apikalen Zyste eines unteren linken 6-Jahr-Molaren in Serienschnitten [aus Sonnabend und Oh 1966; Abdruck mit Genehmigung der Autoren].

len autolytisch zerfallen. Mehrere benachbarte Mikrozysten konfluieren zu einem grösseren, epithelial ausgekleideten Hohlraum. Eine neue Theorie besagt, dass proliferierende Epithelzellen Antigenität erwerben und immunologische Reaktionen auslösen, welche zur Zystenbildung führen [Torabinejad 1983].

– In der *Phase des Zystenwachstums* vergrössert sich die bereits etablierte Zyste, ihr Durchmesser steigt von einigen Millimetern bis über 1,5 cm an. Diese Grössenzunahme ist die Folge osmotischer und die Knochenresorption stimulierender Faktoren. Die Osmolalität der Zystenflüssigkeit ist höher (290 ± 15 mosm, $\bar{x}$ ± s) als die des Serums (279 ± 5 mosm, $\bar{x}$ ± s), weil im Inneren der Zyste Epithelzellen und Leukozyten in osmotisch wirksame Teilchen zerfallen und die Zystenflüssigkeit ein Plasmaexsudat ist. Daher nimmt die Zyste Gewebsflüssigkeit aus der Umgebung auf. Der hydrostatische Innendruck (etwa 70 cm H_2O) wird grösser als der Kapillardruck. Die pathophysiologische Erklärung des für das Zystenwachstum notwendigen Knochenabbaues liegt in der Tatsache, dass Leukozyten und Fibroblasten des Zystenbalges, angeregt durch lymphozytäre und monozytäre Regelungsfaktoren, Prostazyklin (PGI_2), die Prostaglandine PGE_2 und $PGF_{2\alpha}$ sowie Kollagenase produzieren, die als osteoklastenstimulierende Faktoren den Knochenabbau auslösen [Harris et al 1973, Harvey et al 1984].

Histopathologie und Pathophysiologie
Die Majorität radikulärer Zysten ist klein, sphärisch bis eiförmig gestaltet und beschränkt sich auf die Grössenordnung (etwa 5–12 mm) apikaler Granulome. Nur ein kleiner Prozentsatz dieser Zysten expandiert langsam, aber stetig zu den periapikalen Raum weit übergreifenden Dimensionen.
Die etablierte radikuläre Zyste besteht aus vier Komponenten (Abb. 10/4):
1. Dem *Zystenlumen,* einem Hohlraum, der eine bräunliche Flüssigkeit, abgeschilferte und nekrotische Epithelzellen, neutrophile Granulozyten und Makrophagen sowie zum Teil Bakterien und Cholesterinkristalle enthält; letztere sind plättchenartig geformt und haben trapezförmige Gestalt, wobei eine Ecke rechteckig ausgeschnitten erscheint; die organischen Bestandteile bilden einen morphologisch kaum mehr analysierbaren Zystenbrei; schmale längliche Schlitze in dieser Masse repräsentieren die Position der bei der Gewebspräparation herausgelösten Kristalle (Abb. 10/4 d);
2. der *epithelialen Zystenwand* und mit ihr verbundenen Epithelsträngen; sie ist als mehrschichtiges, wenig stratifiziertes und kein Stratum corneum bildendes nichtdifferenzierendes Plattenepithel ausgebildet, das durchschnittlich etwa 6–20, maximal 50 Zellagen dick ist (Abb. 10/4 a, c, d) und die Keratine 19, 5, 8, 14 und 18 synthetisiert [Gao et al 1988]; bei kleinen und jungen Zysten geht die Aussenfläche der epithelialen Wandung in ein netz- und strangartig proliferierendes Epithel über, das dem apikaler Granulome gleicht; ältere und grössere Zysten besitzen häufig eine solide epitheliale Wandung; letztere wird kontinuierlich von neutrophilen Granulozyten, einigen Makrophagen und Lymphozyten durchwandert (Abb. 10/4 b); Zysten des Oberkiefers, die in der Nähe des Antrumbodens entstehen, können zum Teil mit Flimmerepithel ausgekleidet sein;
3. der *subepithelialen Zone des chronisch-entzündlichen Infiltrates,* welches in jungen Zysten auch das parazystische Netz epithelialer Stränge durchsetzt; das Infiltrat besteht vorwiegend aus Lymphozyten und Plasmazellen, von denen etwa 40%

Pathobiologie oraler Strukturen

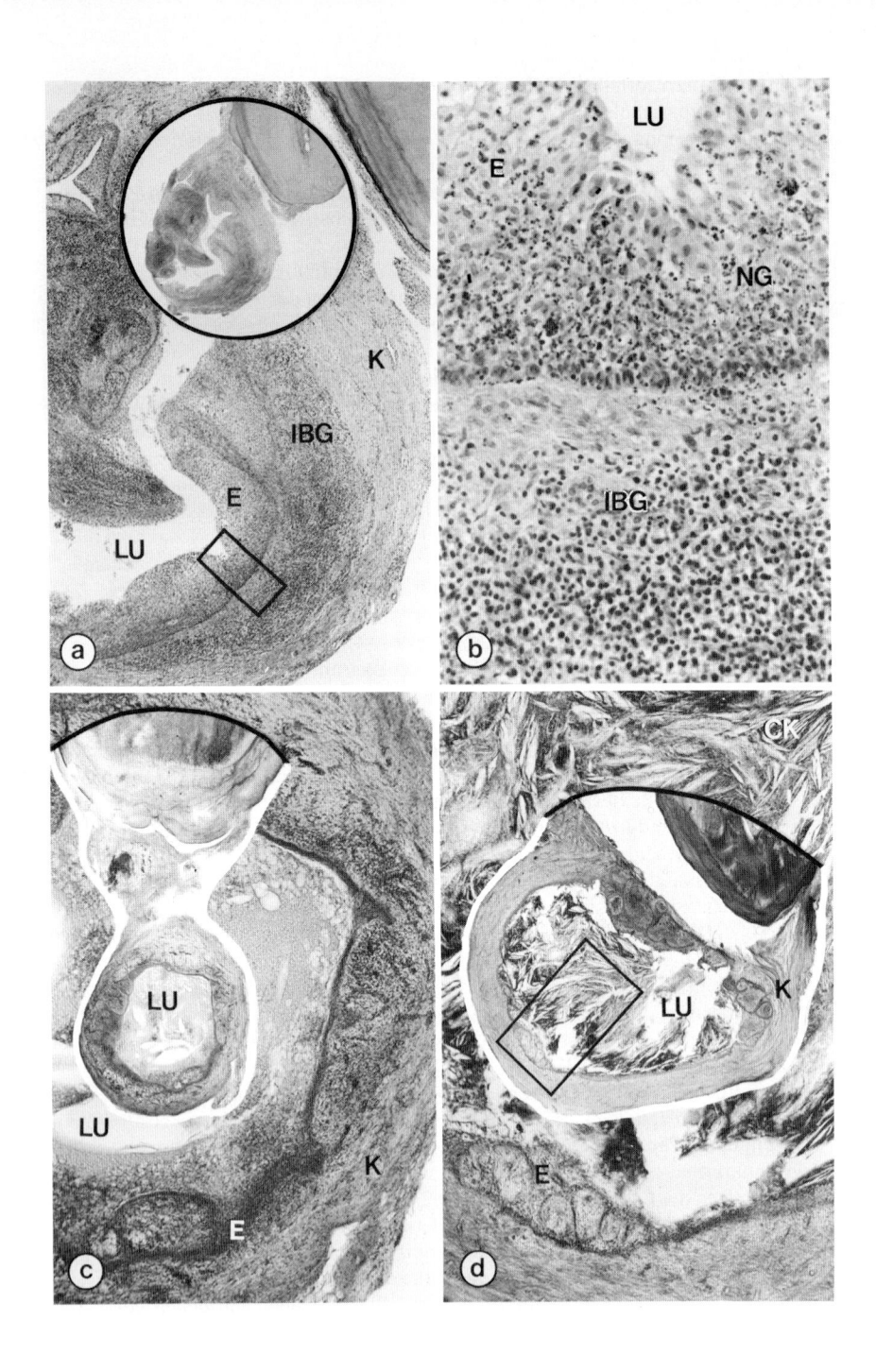

(d.h. 20% aller Entzündungszellen) Immunglobuline enthalten. Sie bilden vorwiegend IgG und IgA, sehr wenige auch IgM und IgE [Pulver et al 1978, Stern et al 1981 a, Smith et al 1987]. Die Lymphozyten sind mehrheitlich T-Zellen und weniger B-Zellen (Verhältnis 3:1), die T-Helfer-Zellen (CD4$^+$) und die T-Unterdrücker-Zellen (CD8$^+$) bilden ein Verhältnis zwischen 1 und 2,7. Makrophagen können etwa ein Drittel der gesamten Infiltratzellpopulation ausmachen [Torabinejad und Kettering 1985, Kopp und Schwarting 1989, Matsuo et al 1992];

4. der *bindegewebigen Kapsel,* die zahlreiche Fibroblasten und derbe parallelzirkulär angeordnete Kollagenfaserbündel enthält, welche mit denen des periapikalen Desmodonts und dem Wurzelzement verwachsen sind; aus diesem Grunde werden radikuläre Zysten in etwa 10% der Fälle [Oehlers 1970] bei der Extraktion des betreffenden Zahnes als anhängendes Gebilde in toto entfernt.

Die Komponenten 2–4 bilden zusammen den Zystenbalg. Er enthält in 30–40% der Fälle Cholesterinkristalle, die aus Plasmamembranlipiden der autolytisch zerfallenden Leukozyten entstehen. Diese Kristalle liegen auch innerhalb des bindegewebigen Stromas und sind von Aggregaten mehrkerniger Riesenzellen umgeben.

Die Zystenflüssigkeit enthält ebenfalls IG, IgA und etwas IgM, von denen ein grosser Teil lokal wahrscheinlich von den im Zystenbalg befindlichen Plasmazellen gebildet wird. Die Spezifität dieser Immunglobuline ist nicht bekannt, dürfte aber kaum bakterielle Antigene betreffen, da radikuläre Zysten meistens steril sind [Pulver et al 1978]. Sie können nach korrekter Wurzelfüllung persistieren [Nair et al 1993].

Der die Zyste umgebende Knochen zeigt meistens Anzeichen ausgewogener osteoblastischer und osteoklastischer Aktivität.

Klinik
Radikuläre Zysten sind asymptomatisch und werden häufig als röntgenologischer Nebenbefund entdeckt. In etwa 10% der Fälle können radikuläre Zysten Fisteln aufweisen, d.h. weniger häufig als bei apikalen Granulomen [Mortensen et al 1970]. Im Röntgenbild sind durchschnittlich grosse radikuläre Zysten nicht von apikalen Granulomen zu unterscheiden, obwohl mit zunehmender Grösse, ab einem Durchmesser von etwa 8 mm, der Anteil der Zysten steigt [Natkin et al 1984]. Die den Apex tangierende Aufhellung ist meist scharf begrenzt und von einer scheinbar sklerosierten Knochenrandzone umgeben. Nur eine computertomographische Untersuchung lässt eine zuverlässige Differentialdiagnose zwischen Granulom und Zyste zu [Trope et al 1989].

Radikuläre Zysten sind bei Männern häufiger als bei Frauen, treten im Oberkiefer doppelt so häufig als im Unterkiefer auf, besonders im 3.–5. Lebensjahrzehnt. Obere Frontzähne und Molaren werden, je nach Kariesbefall der Population, bevorzugt betroffen [Kirchner und Sonnabend 1954, Bhaskar 1966, Lalonde und Luebke 1968, Mortensen et al 1970].

Abb. 10/4. Apikale (radikuläre) Zysten verschiedener Grösse, zum Teil in kollabiertem (**a**) oder expandiertem (**c, d**) Zustand. Der schichtartige Aufbau des Zystenbalges (Lumen, LU; Epithel, E; infiltriertes Bindegewebe, IBG; bindegewebige Kapsel, K) ist deutlich. Beachte die Wanderung neutrophiler Granulozyten (NG) durch das Zystenepithel (**b**) und die schlitzartigen Hohlräume der Cholesterinkristalle (CK) im Zystenbrei (**d**). Rechteck in **a** entspricht **b**, das im Einsatz in **d** entspricht **d**. **a, c, d** × 80; Einsätze in **a, c, d** × 8. **b** × 200.

Nicht selten treten in einem Individuum mehrere radikuläre Zysten gleichzeitig auf. Zysten, die unerkannt nach Extraktion des betreffenden Zahnes im Kieferknochen verbleiben, werden als *Residualzysten* bezeichnet. Da diese post extractionem kleiner werden und verschwinden können, sind Residualzysten recht selten [Oehlers 1970].

Differentialdiagnostik: Apikales Granulom/radikuläre Zyste

Apikale Granulome und radikuläre Zysten (mit Ausnahme der über bohnengrossen Zysten mit einem Durchmesser von 20 mm und mehr) sind röntgenologisch nicht voneinander zu unterscheiden. Kombinierte röntgenologische und histologische Untersuchungen einiger Tausend periapikaler Läsionen kamen zu folgenden Ergebnissen (Tab. 10/1): Eine exakte Diagnose ist nur auf der Basis von Serienschnitten durch intakte, gut erhaltene Läsionen möglich. Exkaviertes Gewebe lässt Fehldiagnosen zu.

Merke: Periapikale Aufhellungen, die differentialdiagnostisch einem apikalen Granulom oder einer radikulären Zyste entsprechen könnten, sind nur in etwa 10–15% echte Zysten.

Tabelle 10/1. Prozentuale Verteilung von periapikalen Granulomen und Zysten aufgrund histopathologischer Untersuchungen[1]

Autoren/Jahr	n	Zyste, %	Granulom, %	% andere
Sommer et al [1966]	170[2]	6	84	10
Block et al [1976]	230[3]	6	94	–
Sonnabend und Oh [1966]	237[4]	7	93	–
Winstock [1980]	9804[5]	8	83	9
Nair et al [1996]	256[4]	15	85	–
Wais [1958]	50[2]	14	84	2
	50[2]	26	64	10
Patterson et al [1964]	501[2]	14	84	2
Simon [1980]	35[4]	17	77	6
Stockdale und Chandler [1988]	1108[2]	17	77	6
Mortensen et al [1970]	396[5]	41	59	–
Bhaskar [1966]	2308[2]	42	48	10
Spatafore et al [1990]	1659[5]	42	52	6
Lalonde und Luebke [1968]	800[2]	44	45	11
Priebe et al [1954]	101[3]	55	45	–

n = Anzahl untersuchter Proben.
[1] Modifiziert nach Nair et al [1996].
[2] Diagnose «Zyste», wenn epithelumkleidetes Lumen in Exkavationsbiopsien.
[3] Diagnose «Zyste» (epithelumkleidetes Lumen) in seriellen oder stufenseriellen Schnitten von Exkavationsbiopsien.
[4] Diagnose «Zyste» (epithelumkleidetes Lumen) in Serienschnitten von an extrahierten Zähnen haftenden, in toto erhaltenen apikalen Läsionen.
[5] Histopathologische Methoden und diagnostische Kriterien unbekannt.

10.2 Gingivitis

Definition: Jede Art von akuter und/oder chronischer Entzündung im Bereich der Gingiva (marginal und/oder interdental).

Allgemeines

Erinnere: Die Gingiva hat Doppelcharakter: Sie gehört zum Parodont *und* zur Mundschleimhaut. Daher kann mit der Bezeichnung «Gingivitis» sowohl eine plaquebedingte wie auch eine plaqueunabhängige (d.h. viral oder endogen bedingte Schleimhautveränderung an der Gingiva) Erkrankung gemeint sein (Tab. 10/2). Letztere werden hier nicht besprochen.

Tabelle 10/2. Klinisch-histopathologische Einteilung der Gingivitiden

Ursache	Akut	Chronisch
Mechanische Verletzung	Gingivitis acuta simplex	–
Viren	Gingivostomatitis herpetica	–
Viren	Herpes simplex, Zytomegalovirus (?)	–
Bakterien	Gingivitis acuta ulcerosa necroticans (ANUG; Plaut-Vincent)	–
Bakterien (Plaque)	initiale Gingivitis simplex	Gingivitis chronica (simplex); frühe und etablierte Läsionstypen
Bakterien (Plaque) während hormoneller Umstellungen	–	Pubertätsgingivitis, Schwangerschaftsgingivitis (Pillengingivitis)
Chronische Irritation (bekannt)	–	Phenytoinwucherung (Hydantoinhyperplasie), Ciclosporinwucherung, Nifedipinwucherung
Chronische Irritation (unbekannt)	–	Gingivitis chronica hyperplastica; Granuloma pyogenicum; fibröse Hyperplasie; peripheres Riesenzellgranulom

Basisliteratur

Barnes GP, Bowels WF, Carter HG: Acute necrotizing ulcerative gingivitis: a survey of 218 cases. J Periodontol *44:* 35–42 (1973).
Murayama Y, Kurihara H, Nagai A, Dompkowski D, Van Dyke TE: Acute necrotizing ulcerative gingivitis: risk factors involving host defense mechanisms. Periodontol 2000 *6:* 116–124 (1994).
Sabiston CB Jr: A review and proposal for the etiology of acute necrotizing gingivitis. J Clin Periodontol *13:* 727–734 (1986).

- Die plaquebedingte Gingivitis wird von Bakterien der Zahnplaque verursacht. Art und Eigenschaften dieser Bakterien bestimmen den Grad der gingivalen Entzündung: Eine rein grampositive Plaqueflora (meist Kokken und Stäbchen) verursacht eine sehr leichte, klinisch kaum auffallende gingivale Entzündung, eine gemischte oder vorwiegend gramnegative Plaqueflora verursacht unterschiedlich schwere gingivale Entzündung mit klinisch auffallender Blutungsneigung.
- In seltenen Fällen erscheint der Gingivalsaum klinisch hochrot, mit relativ scharfer Abgrenzung gegen die weniger gerötete oder normal blassrote vestibulär-orale Gingiva. Die hochgradige Rötung kann auch die befestigte Gingiva und die gesamte Interdentalpapille erfassen. Diese ungewöhnliche Symptomatik tritt bei einer Plasmazellgingivitis [Hedin et al 1994] und bei systemischen Erkrankungen bei Jugendlichen auf (z.B. Kinder mit schweren Leukozytendefekten). In diesen Fällen ist die hochrote Verfärbung der Gingiva die Folge einer starken Verdünnung des oralen Gingivaepithels und einer enormen Gefässproliferation im darunterliegenden Bindegewebe. Eine solche Gingiva blutet schon bei leichter Berührung oder Sondierung sehr stark.

10.2.1 Gingivitis acuta

Definition: Alle Gingivitiden – seien sie plaquebedingt oder durch Verletzung, bakteriell oder viral verursacht –, die durch rasch aufflammende akute Entzündung gekennzeichnet sind.

10.2.1.1 Gingivitis acuta simplex

Ursache: Mechanische Verletzung.

Nach einmaliger physikalischer Irritation (Druck, Verbrennung) oder nach mechanischer Verletzung (Stich, Schnitt, Rotationsinstrumente) reagiert die Gingiva sofort mit einer klassischen akuten Entzündungsreaktion (klinische Rötung, Schwellung, Exsudation), die ohne bakterielle Infektion und je nach Schweregrad und Ausdehnung der Verletzung relativ rasch (innerhalb von Stunden oder innerhalb weniger Tage) ausklingt und meist ohne Narbenbildung abheilt.

10.2.1.2. Gingivitis acuta ulcerosa necroticans (Plaut-Vincent-Gingivitis)
(«acute necrotizing ulcerative gingivitis», ANUG)

- Plaut [1884], Bakteriologe in Hamburg, 1858–1929, und Vincent [1896], Epidemiologe in Paris, 1862–1900, haben diese Erkrankung zuerst als fusospirochätäre Infektion beschrieben. Sie wurde daher früher als Gingivitis Plaut-Vincent bezeichnet (vgl. auch Angina Plaut-Vincent). Aber schon Xenophon (370 v. Chr.) und auch Hunter [1773] und Bergeron [1859] haben diese Erkrankung gekannt.

- Viele Autoren, von 1900 bis in unsere Zeit, haben an gingivalen Oberflächenabstrichen die bakterielle Flora dieser Erkrankung studiert und übereinstimmend stets Spirochäten *(Treponema vincentii, T. microdentium)* und Fusobakterien in grossen Zahlen gefunden. In solchen Abstrichen sind *Fusobacterium nucleatum* und *F. fusiforme* zahlenmässig absolut dominant. Fusobakterien und Spirochäten wurden daher seit langem für diese Erkrankung ursächlich verantwortlich gemacht (daher fusospirochätäre Infektion). Unter verbesserten Kulturmethoden werden neben grossen Zahlen von Treponema- und einigen Fusobakterien-Spezies auch Selenomonas-Spezies, *Porphyromonas gingivalis* und grosse Zahlen von *Prevotella intermedia* als konstant pathognomonische Florabestandteile gefunden [Loesche et al 1982, Falkler et al 1987, Slots und Rams 1992].

Ursache: Infektion mit invadierenden kleinen, grossen und mittelgrossen Spirochäten, die morphologisch nicht mit *T. vincentii* identisch sind, unter Beteiligung einer meist oberflächenkonzentrierten Schicht von *F. nucleatum, Prevotella intermedia* und anderen Kokken und Stäbchen.

Die Gruppe der beteiligten Bakterien erfüllt nicht die Kochschen Postulate. Die Erkrankung ist nicht übertragbar.

Epidemiologie
ANUG ist eine Erkrankung der Adoleszenten und jungen Erwachsenen. Sie tritt gehäuft zwischen dem 15. und 30. Altersjahr, selten bei Kindern oder älteren Erwachsenen auf. Unter Rekruten beträgt die Prävalenz 0,2–5%, bei zivilen Populationen weniger. Männer werden etwa gleich häufig wie Frauen befallen.

Ätiologie
ANUG wird von Bakterien verursacht, die rasch tief ins Gewebe eindringen können. Diese Invasion ist an prädisponierende Faktoren gebunden, die erst teilweise bekannt, grösstenteils jedoch vermutungsweise aus klinischer Beobachtung erwachsen sind. ANUG-Patienten weisen während der akuten Erkrankungsphase, aber nicht in symptomfreien Phasen, zellgebundene Funktionsdefekte ihrer Leukozyten auf: Neutrophile Granulozyten sind chemotaktisch, vielleicht sogar phagozytisch behindert, Monozyten zeigen bei einzelnen Patienten verstärkte Chemotaxie, Lymphozyten antworten auf mitogene Stimulierung mit reduzierter DNS-Synthese [Claffey et al 1986]. Als klinisch auffallende Faktoren werden emotional-psychischer Stress und häufiger Zigarettenkonsum genannt. Als sehr ernst zu nehmende Hypothese wurde kürzlich auf analoge Erscheinungen bei ANUG- und bei Zytomegaloviruserkrankungen hingewiesen und der Verdacht geäussert, dass viele bisher unerklärbare Symptome der ANUG auf den ätiologischen Einfluss einer latenten Virusinfektion hindeuten könnten.

Pathogenese
- ANUG entwickelt sich immer auf dem Boden einer bereits etablierten Gingivitis chronica simplex (vgl. Kap. 10.2.2.1), die bakterielle Flora der beteiligten Gingivalsäume enthält also auch alle Elemente, die für Gingivitis chronica simplex typisch sind [Loesche et al 1982].

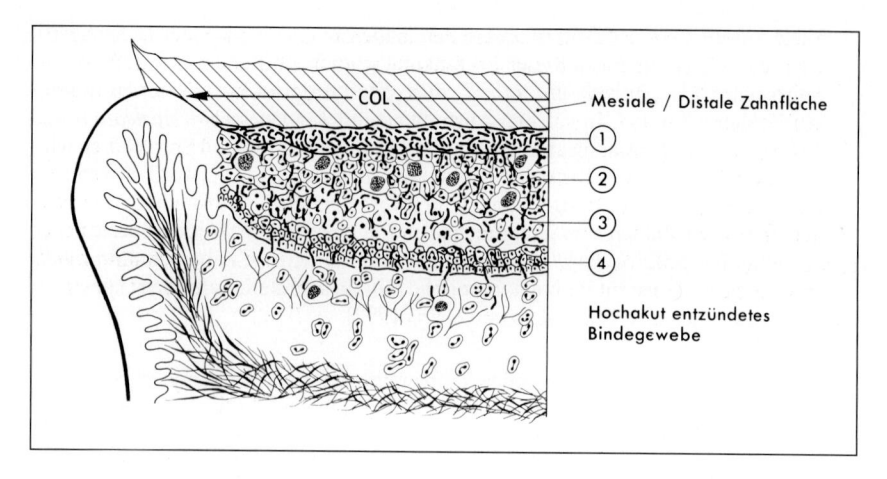

Abb. 10/5. Skizze eines vestibulooralen Schnittes durch den Colbereich (interdental) der Gingiva bei beginnender ANUG. Erklärung der Schichten 1–4 s. Text.

- Die Kolonisierung, Proliferation und Invasion der Spirochäten und die Entwicklung der Begleitflora beginnen im interdentalen Colbereich in der Region des nichtdifferenzierenden, nichtkeratinisierenden, hochpermeablen Saumepithels.
- Die Spirochäten dringen ins Saumepithel via Interzellularräume ein (d.h. mittels aktiver Lokomotion), durchqueren es und erreichen mit anderen Bakterien das gingivale Bindegewebe. Der Körper antwortet auf diese Invasion mit schlagartig einsetzender, hochgradig akuter Entzündung, die rasch zur Ulzeration des Saumepithels im Colbereich führt.
- Histopathologisch lässt die beginnende ANUG-Läsion schichtenartige Veränderungen im Colbereich erkennen [Listgarten 1965, Courtois et al 1983] (Abb. 10/5):
Schicht 1, konzentrierte Bakterienschicht: Diese Zone besteht aus Fibrin, Leukozyten und sehr dicht angeordneten Bakterien: wenige Spirochäten, *F. fusiforme/nucleatum* und *P. intermedia,* sowie verschiedene Kokken und Stäbchen der supra- bzw. subgingivalen Plaque.
Schicht 2, polymorphkernige Zellschicht: Diese Zone entspricht einem Leukozytenwall [bestehend aus neutrophilen Granulozyten (Mehrzahl) und Makrophagen], der mit Bakterien, auch verschiedenen Spirochätenarten und Fibrin durchsetzt ist. Anzeichen leukozytärer Phagozytose sind vorhanden.
Schicht 3, nekrotische Schicht: Zwischen Leukozytenwall und dem restlichen Colepithel (Saumepithel) oder der Ulkusoberfläche findet sich eine Zone nekrotischer Zelltrümmer, angereichert mit zahlreichen Spirochäten. *F. fusiforme* oder andere Bakterien sind weniger zahlreich. Neutrophile Granulozyten, Monozyten und Fibrin sind ebenfalls vertreten.
Schicht 4, Schicht der spirochätären Invasion: In dieser Zone (primär restliches Saumepithel, später bindegewebiger Ulkusboden) finden sich fast ausschliesslich Spirochäten, meist kleine oder intermediäre und grosse Formen, die epitheliale

Interzellularräume durchsetzen oder haufenförmig im Bindegewebe auftreten. Daneben dringen auch Kokken und Stäbchen ins Bindegewebe ein. Zahlreiche neutrophile Granulozyten finden sich sowohl im Epithel als auch im extravasalen Bindegewebe, das auch von Lymphozyten und Plasmazellen infiltriert wird. Diese Läsionsarchitektur demonstriert, dass Spirochäten in grosser Anzahl das Gewebe zuerst invadieren, d.h. vor allen anderen Bakterien an der Front das Bindegewebe erreichen, während *F. fusiforme/nucleatum* und *P. intermedia* mehrheitlich an der Oberfläche der Läsion bleiben und daher auch im Oberflächenabstrich dominieren [Heylings 1967]. Diese Aussage wird durch die Tatsache gestützt, dass während der akuten Erkrankungsphase ANUG-Patienten erhöhte Antikörpertiter (IgG, IgM) gegen mittelgrosse Spirochäten, aber auch hohe IgG-Titer gegen *P. intermedia* aufweisen.

Klinik
– ANUG beginnt schlagartig: Die ersten Symptome sind Schmerz und Zahnfleischbluten im Bereich einiger Zähne. In der affizierten Region (vorwiegend untere Frontzähne, aber auch obere Frontzähne, weit weniger die Seitenzahnreihen mit Ausnahme der dritten Molaren) schwellen die gingivalen Papillen infolge rasch zunehmender hochakuter Entzündung.
– Da die primäre Läsion im Colbereich beginnt, lassen sich die ersten Gingivaveränderungen klinisch erst sekundär, d.h. sehr rasch nach Beginn der Erkrankung, an den vestibulären Papillenspitzen beobachten. Sie erscheinen leicht abgestumpft, hochrot und häufig mit einer zarten, abwischbaren, leicht gelblichgräulichen Pseudomembran (siehe Schicht 1) überzogen. Häufig, aber nicht immer, bestehen stinkender Mundgeruch, fauliger Geschmack und leicht erhöhte Temperatur.
– Ohne sofortige Behandlung breitet sich das Anfangsstadium rasch über den Colbereich hinaus auf die gesamten Papillen, die marginale Gingiva, ja auch auf das Knochenbett aus («acute necrotizing ulcerative gingivo-periodontitis» = ANUG-P; Gingivo-Parodontitis ulcerosa).
– Fortgeschrittene Stadien zeigen ausgestanzte Papillen, interdentale Krater, grossflächige Gingivaulzerationen und Nekrosen mit entsprechend grossflächigen Pseudomembranen und hochakute Entzündung und Schwellung des benachbarten, leicht blutenden Gewebes.
– ANUG kann spontan in ein Intervallstadium übergehen, in welchem es zur Abheilung der Ulzera kommt, d.h. die unbehandelte Erkrankung verläuft in Schüben. HIV-Infizierte zeigen ähnliche Symptome.

10.2.1.3 Initiale Gingivitis chronica simplex

Erinnere: Die normale, klinisch und histologisch entzündungsfreie Gingiva besitzt ein peripheres Abwehrsystem. Ein schwacher Strom neutrophiler Granulozyten emigriert ständig (im 24-Stunden-Betrieb!) vom subepithelialen Venolenplexus der gesunden Gingiva durch das Saumepithel und erreicht am Gingivalrand oder am Sulkusboden die Mundhöhle (die Mundflüssigkeit). Dieser Leukozytenstrom ist nicht von Sulkusflüssigkeit (Plasmaexsudation) begleitet und ist kein Zeichen einer Entzündung.

Ursache: Neubildung von supragingivaler Plaque, die vorwiegend grampositive Kokken und Stäbchen, aber auch einige gramnegative Bakterien enthält und deren Stoffwechselprodukte (Chemotaxine, Enzyme, Antigene usw.) das Saumepithel via Diffusion passieren und das gingivale Bindegewebe erreichen.

Ausgehend von einer klinisch gesunden Gingiva beginnt die plaquebedingte Gingivitis chronica simplex (vgl. Kap. 10.2.2.1) mit einer initial-akuten Entzündungsreaktion, die das erste Stadium dieser Gingivitisform darstellt und an Mensch und Tier experimentell studiert worden ist:

- Die *initiale Phase* der Gingivitis chronica simplex (Abb. 10/6) führt innerhalb weniger Tage nach Plaqueneubildung zur Entstehung eines Sulcus gingivae, zur Bildung einer bindegewebigen submarginalen Reaktionszone und zur Ausbildung eines Exsudates (erhöhte Anzahl von neutrophilen Granulozyten und Sulkusflüssigkeit).
- In der submarginalen bindegewebigen Reaktionszone wird die Gefässpermeabilität (vor allem des Venolenplexus) erhöht, es entsteht ein leichtes fibrinreiches Ödem, neutrophile Granulozyten wandern in grosser Zahl aus, treten ins Saumepithel ein, durchwandern es und treten am Sulkusboden aus, um an der Plaqueoberfläche einen Leukozytenwall zu bilden. Sehr rasch wird das ortsständige Kollagen abgebaut [körpereigene, von neutrophilen Granulozyten gebildete Enzyme, z.B. Kollagenasen; Sorsa et al 1988], und die kollagenarme Region wird mit Infiltratzellen [zunächst Monozyten und Makrophagen, dann Lymphozyten und wenige Plasmazellen; Klinge et al 1983] bevölkert.
- Infolge der erhöhten Exsudation durch das Saumepithel wird dessen koronalmarginaler Teil aufgelockert und der dortige Epithelansatz zum Teil aufgelöst, so dass bei gleichzeitiger leicht ödematöser Schwellung der Gingiva ein Sulcus gingivae entsteht. Hier kann klinisch spontan austretende Sulkusflüssigkeit aufgefangen werden [Schroeder et al 1989].
- Die zunächst rein supragingivale Plaque kann sich nun apikalwärts in den Sulkus ausdehnen, sofern sie die humoralen und zellulären Abwehrbarrieren überwindet.
- Die initiale Gingivitis chronica simplex ist total reversibel. Wird aber die neu entstandene Plaque nicht beseitigt, so geht die initial-akute Phase der Gingivitis in die Gingivitis chronica simplex über. Dieser Übergang ist aber nicht zwingend. Während experimenteller Gingivitis können bei jungen Menschen innerhalb von 14 Tagen ohne und weiteren 10 Tagen mit Mundhygiene einzelne Gingivaabschnitte sowohl vom gesunden zum entzündlichen wie auch vom entzündlichen zum gesunden Zustand wechseln [Danielsen et al 1989].
- Das initiale Stadium der Gingivitis chronica simplex wird unter klinischen Bedingungen nur sehr selten beobachtet.

Abb. 10/6. Initiale Gingivitis simplex: Etwa 4 Tage nach Beginn supragingivaler Plaqueablagerung zeigt die marginale Gingiva die initiale Läsion: **a** Normale bukkale Gingiva ohne Plaque. **b** Initial entzündete bukkale Gingiva, in der ein gingivaler Sulkus (GS) entstanden ist sowie eine Infiltratregion (IBG), die gegenüber dem normalen Bindegewebe (BG) kollagenarm ist (**b, d**), erweiterte Gefässe und viele extravasale neutrophile Granulozyten (Pfeile in **c**), Exsudatspuren (EX in **d**) wie Fibrin (FiB), aufgelöste bzw. Reste kollagener Faserbündel (co) und freie lysosomale Granula (Pfeile in **d**) aufweist. SE = Saumepithel, BLG = Blutgefäss, S = Schmelz, D = Dentin. Massstab in **d** entspricht 1 μm. **a, b** × 50. **c** × 290. **d** × 7200 [aus Page und Schroeder 1976].

10 Parodontale Veränderungen

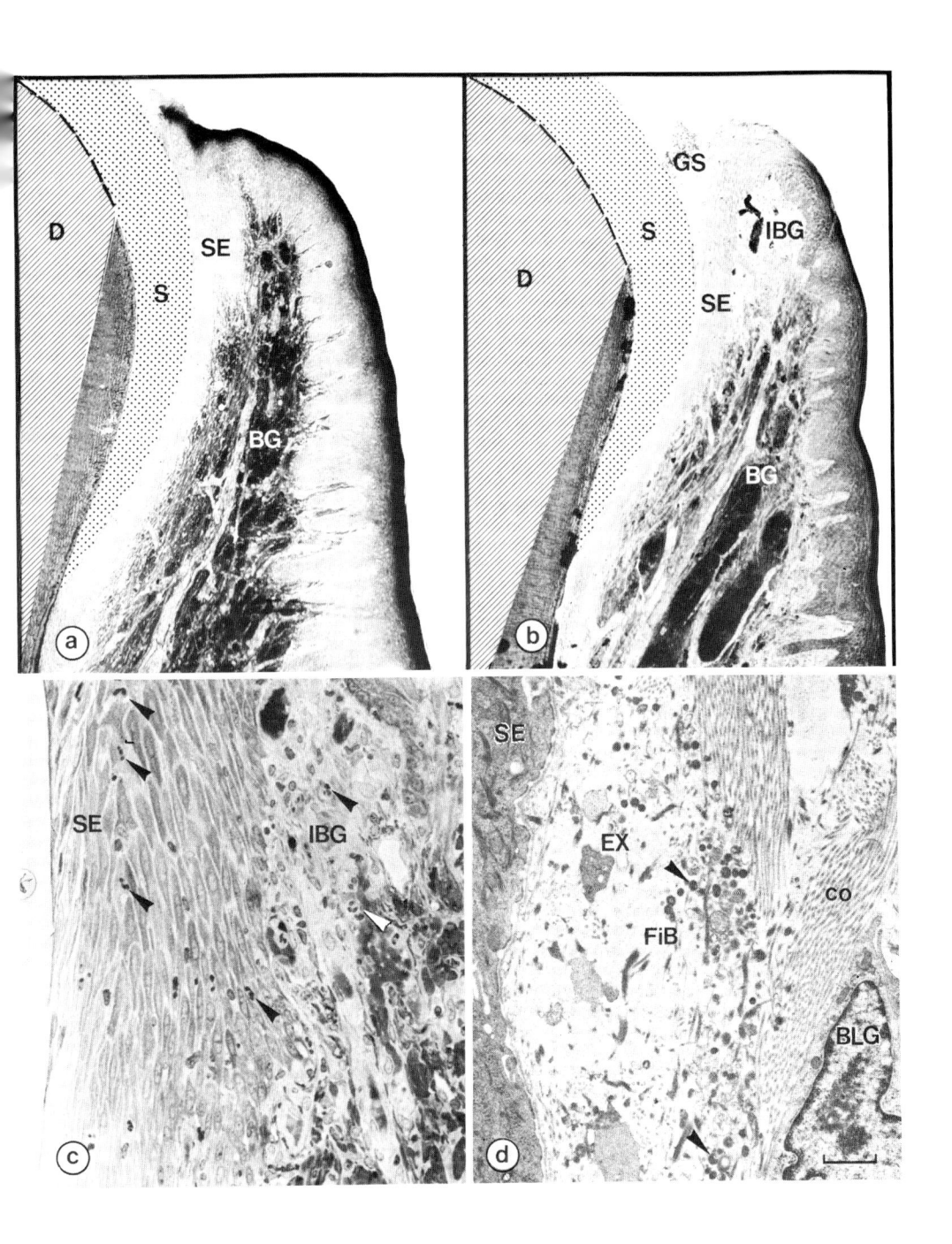

10.2.2 Gingivitis chronica

Definition: Alle plaquebedingten Gingivitiden, die einen klinisch langfristigen Verlauf haben, aber unterschiedliche Symptome (variable Entzündungszeichen, hyperplastische Wucherung) aufweisen können.

10.2.2.1 Gingivitis chronica simplex (auch Schmutzgingivitis; unspezifische plaquebedingte Gingivitis)

Definition: Ein in der marginalen und interdental-papillären (selten der befestigten) Gingiva lokalisierter Entzündungsprozess, der auf das Gewebe koronal des Alveolarknochenkammes (d.h. die Gingiva!) beschränkt bleibt und keinen Knochenabbau auslöst.

Ursache: Stoffwechselprodukte der sich entwickelnden und langfristig bestehenden supra- und später subgingivalen bakteriellen Plaque (Chemotaxine, Zytotoxine, Enzyme, wie Hyaluronidasen, Kollagenasen usw., und Endotoxine, Antigene, Mitogene usw.). Die nur Aktinomyzes-, Streptokokkus- und Veillonella-Spezies enthaltende supragingivale Plaque ruft kaum Entzündungsreaktionen hervor. Erst das Hinzutreten von *A. naeslundii, A. odontolyticus, S. anginosus, S. mitis, Fusobacterium nucleatum, V. parvula* und *Treponema* bewirkt gingivale Entzündung. Später kommen auch *P. gingivalis, Eikenella corrodens, P. intermedia* und andere hinzu. Dabei ist die Plaquemenge von untergeordneter Bedeutung [Moore et al 1982 a].

Epidemiologie
Es besteht eine 80- bis 100%ige Morbidität bei Erwachsenen. Frauen scheinen etwas weniger als Männer betroffen zu sein. Bei Kindern steigen Prävalenz und Schwere der Gingivitis spontan und vorübergehend während des Zahnwechsels und der Pubertät, d.h. zwischen dem 7. und 14. Altersjahr, an und fallen dann wieder ab [Stamm 1986]. Dies könnte mit der gleichzeitig starken Vermehrung der Plaquebakterien, speziell *P. intermedia,* zusammenhängen, deren Wachstum hormonell begünstigt wird [Tiainen et al 1992, Nakagawa et al 1994]. Die Gingivitis chronica simplex geht daher immer einer späteren Parodontitis voraus, sie geht aber keineswegs automatisch (mit der Zeit) in eine Parodontitis über (vgl. Kap. 10.3).

Basisliteratur

Page RC: Gingivitis. J Clin Periodontol *13:* 345–355 (1986).
Page RC, Schroeder HE: Pathogenesis of inflammatory periodontal disease. A summary of current work. Lab Invest *33:* 235–249 (1976).
Schroeder HE: Histopathology of the gingival sulcus; in Lehner, The borderland between caries and periodontal disease, pp 43–78 (Academic Press, London 1977).

Entwicklung
Die Gingivitis chronica simplex beginnt primär oder (nach einer Phase ohne Plaque) auch sekundär mit einer nur wenige Tage dauernden akuten Entzündung (vgl. Kap. 10.2.1.3). Sofern bakterielle Plaque langfristig bestehen bleibt, geht diese akute Phase rasch in die chronische Phase über [Klinge et al 1983].

Histopathologie
Histopathologisch werden vor, während und nach diesem Übergang drei Phasen mit je einem charakteristischen Läsionstyp beobachtet: die *initiale* (vgl. Kap. 10.2.1.3), die *frühe* und die *etablierte Läsion.*
- Die *frühe Läsion* (Abb. 10/7) entwickelt sich beim Jugendlichen innerhalb von 14 Tagen aus der unbeeinflussten Initialläsion. Das gingivale Bindegewebe weist ein variabel grosses Infiltrat auf, das sich im Umkreis des Sulkusbodens und entlang des Saumepithels erstreckt und zu etwa 70–90% aus Lymphozyten besteht. Die Mehrheit dieser Zellen sind T-Lymphozyten, mit einem Helfer-($CD4^+$)zu-Unterdrücker-($CD8^+$)Zellverhältnis von 2,1:1. Aktivierte Makrophagen bilden weitere 7–16% des Infiltrats, andere Leukozyten sind selten [Walsh et al 1987]. Der Infiltratbereich ist kollagenarm. Aus seinen Gefässen [postkapilläre hochendotheliale (HEV) Venolen] emigrieren neutrophile Granulozyten, die das extravasale Bindegewebe rasch durchqueren (daher im Schnitt kaum dort anzutreffen sind!) und ins Saumepithel eintreten, worin sie in Richtung Sulkusboden/Plaqueoberfläche wandern (daher im Schnitt häufig dort anzutreffen sind!) und zuletzt ins Mundmilieu austreten (*merke:* Etwa 80% der am Sulkusboden austretenden neutrophilen Granulozyten sind vital und zur Phagozytose fähig). Auch die Lymphozyten verlassen die Blutbahn in den HEV.
Die «frühe» Läsion findet sich nur zusammen mit einem gingivalen Sulkus (Abb. 10/9 a), d.h. nur in Abwesenheit einer gingivalen Tasche und eines Taschenepithels. Sie ist Ausdruck einer Immunreaktion vom verzögerten Typ.
Bei Kindern zwischen Vorschulalter und Pubertät weist die Gingivitis chronica simplex (Gingiva der Milch-, Ersatz- und Zuwachszähne) diesen «frühen» Läsionstyp als Dauerzustand auf [Seymour et al 1981, Bimstein und Ebersole 1989, Alcoforado et al 1990]. Im Gegensatz zu Erwachsenen ist die gingivale Reaktion auf die Ansammlung von supragingivaler Plaque bei Kindern sehr gedämpft: Wohl wandern vermehrt neutrophile Granulozyten durch das Saumepithel, aber das Exsudat (Sulkusflüssigkeit) und klinisch sichtbare Entzündungssymptome (Rötung, Schwellung) entwickeln sich nur sehr spärlich, obwohl die Menge an Plaque steigt [Matsson 1978, Bimstein und Ebersole 1989]. Möglicherweise findet dabei die erste lokale Antigenerkennung statt.
- Die *etablierte Läsion* (Abb. 10/8) entwickelt sich beim jungen Erwachsenen spontan innerhalb weniger Wochen nach der «frühen» Läsion. Sie ist immer an subgingival ausgedehnte Plaque (Abb. 10/9 b) und die Bildung einer gingivalen Tasche mit einem typischen Taschenepithel gebunden.
Bei Kindern und Jugendlichen lässt sich der Übergang von der langdauernden «frühen» zur «etablierten» Läsion forcieren, indem das Saumepithel traumatisch verletzt und marginal ein chronischer Plaquefänger (z.B. subgingival verlegte orthodontische Bänder) plaziert wird.

Pathobiologie oraler Strukturen

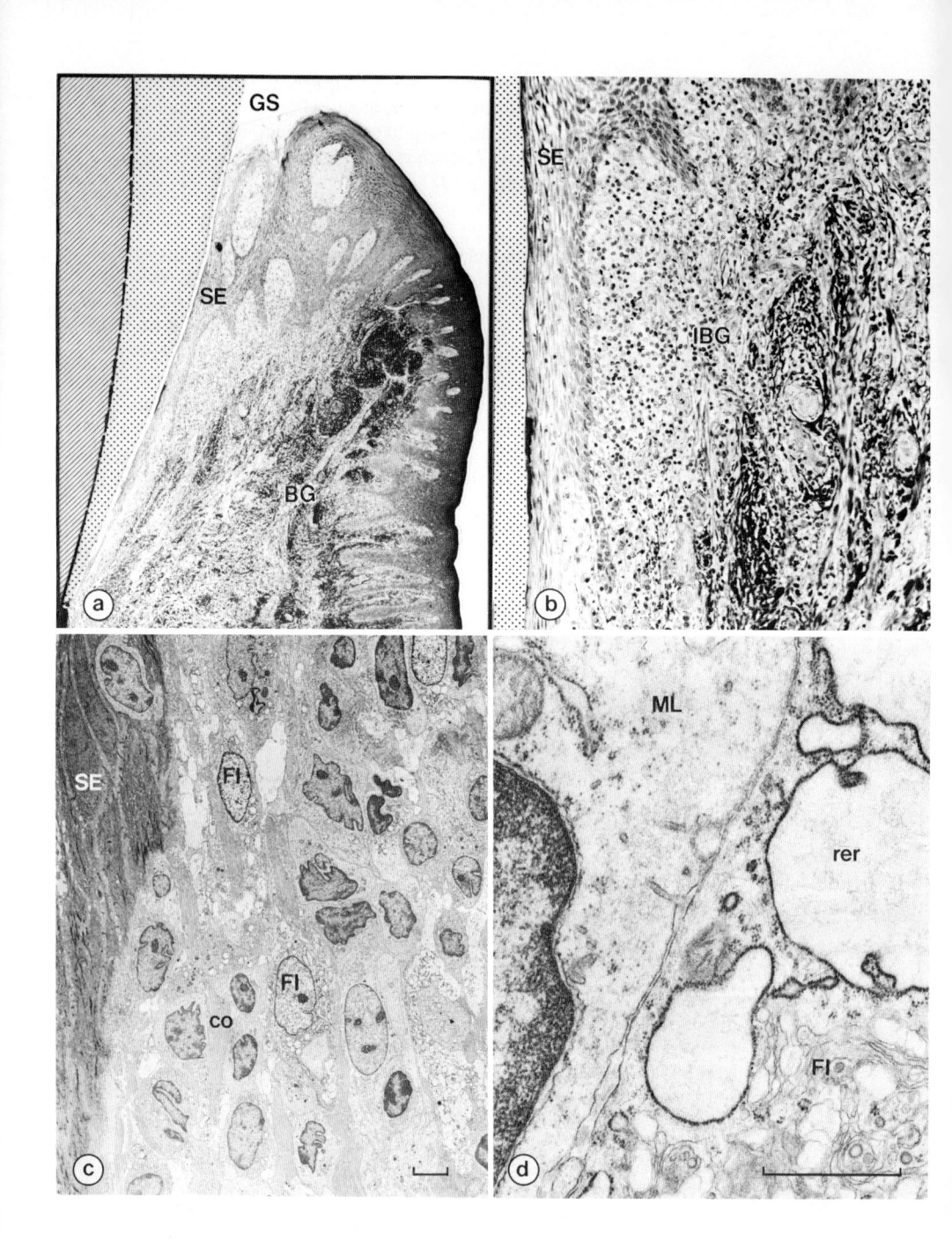

Die «etablierte» Läsion weist im subgingivalen Bindegewebe ein variabel grosses Infiltrat auf, das sich im Umkreis des Taschenbodens und entlang des Taschen- und Saumepithels erstreckt. Das infiltrierte Gewebe ist kollagenarm, aber proteoglykanreich [Bartold 1992]. Die aus Typ-I-Kollagen bestehenden derben Faserbündel der Lamina propria sind bis auf wenige Reste verschwunden, das feine Geflecht des Typ-III-Kollagens ist verlorengegangen, nur etwas Typ-V-Kollagen bleibt erhalten und Typ-I-Trimerkollagen erscheint neu [Narayana et al 1985]. Unter den Lymphozyten überwiegen die B-Zellen, zytotoxische (NK = natural killer) T-Lymphozyten, die in der gesunden Gingiva fehlen, erscheinen in kleiner Zahl [Wynne et al 1986]. Plasmazellen gruppieren sich am Rande des Infiltratbereiches um Blutgefässe. Unter den Makrophagen dominieren die aktivierten Entzündungsmakrophagen [Topoll et al 1989]. Aus zahlreichen HEV emigrieren ständig in variabler Zahl neutrophile Granulozyten, die im Schnitt meist im Taschenepithel und entlang der Plaqueoberfläche angetroffen werden. Diese Zellen erscheinen im Exsudat (Taschenflüssigkeit!) und befinden sich dann im postphagozytären degranulierten Zustand, d.h. sie enthalten zahlreiche Vakuolen, die Bakterien, Immunglobuline und Komplementkomponenten (C_3) in Form von Immunkomplexen einschliessen [Saito et al 1987]. Der abgespaltene C_3-Komplement-Faktor, der mit der Taschenflüssigkeit ausgeschieden wird, nimmt mit steigendem klinischem Grad und der Dauer der Gingivitis zu [Patters et al 1989].

Die bakterielle Plaque ist supra- wie subgingival lokalisiert und reicht bis dicht an den Taschenboden. Die Tasche ist auf den Bereich der Gingiva beschränkt (daher *gingivale Tasche!*) und kaum tiefer als 2–3 mm.

Die Gingivitis chronica simplex mit «etabliertem» Läsionstyp kann jahrelang unverändert bestehen bleiben, ohne in eine Parodontitis überzugehen. In der täglichen Praxis weist bei Erwachsenen fast jede Gingivitis chronica simplex eine «etablierte» Läsion auf. Nach entsprechender Behandlung ist sie reversibel. Die Rückbildung einer etablierten Läsion zur normalen Gingiva erfolgt in zwei Phasen: Innert weniger Tage nach Beseitigung der Plaque verschwindet die akute Entzündung; die Rückbildung der Infiltration und die Synthese neuen Kollagens benötigen etwa 1½ Monate [Lindhe et al 1978].

Die Gingivitis chronica simplex enthält immer eine akut entzündliche (Exsudation, Ödem, Schwellung, Rötung) wie auch eine chronisch immunpathologische (Infiltrat) Komponente. Alle klinisch sichtbaren und messbaren Entzündungssymptome basieren auf der akut entzündlichen Komponente. Der Infiltrattyp ist klinisch nicht eruierbar.

Während das Infiltrat persistiert, aber sein Typ je nach Sulkus- bzw. Taschentopographie, auslösender Ursache und immunologischer Reaktion wechselt (vgl. Kap. 10.3),

---

Abb. 10/7. «Frühe» Läsion der Gingivitis chronica simplex. Die bukkale Gingiva (**a**) zeigt einen vertieften Sulcus (GS) und eine subepitheliale, im Vergleich zu normalem Bindegewebe (BG) kollagenarme Infiltrat- und Entzündungszone (IBG in **b**), die (**b, c**) zu 70% Lymphozyten und wenige zytopathisch veränderte Fibroblasten (FI in **c, d**) enthält. Letztere werden bei Interaktionen mit Lymphozyten (ML) verändert und weisen stark erweiterte Zisternen des rauhen endoplasmatischen Retikulums (rer) und geschwollene Mitochondrien auf (**d**). co = Kollagenfasern, SE = Saumepithel. Massstäbe in **c, d** entsprechen 1 µm. **a** × 45. **b** × 120. **c** × 510. **d** × 20 000 [aus Page und Schroeder 1976].

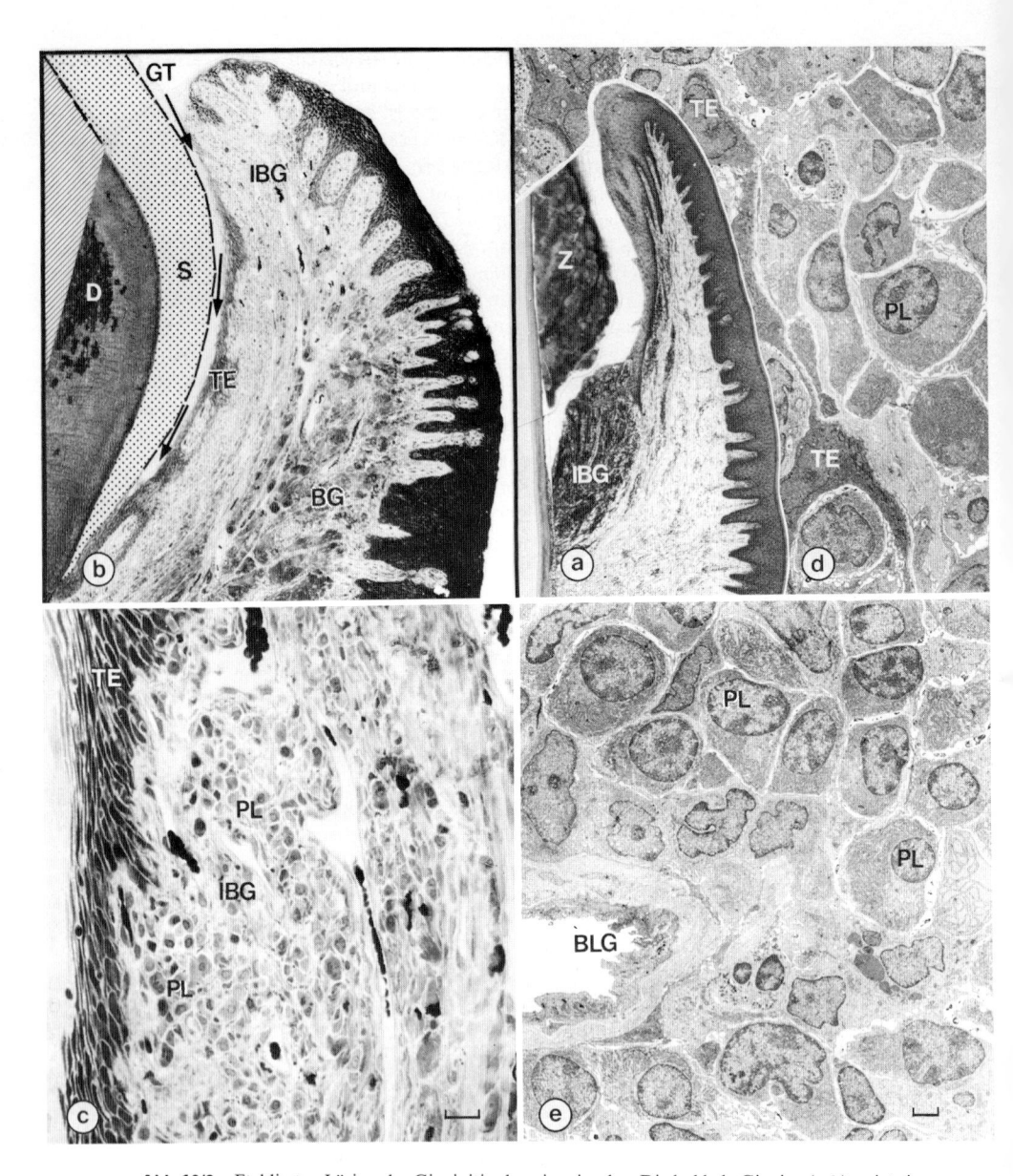

Abb. 10/8. «Etablierte» Läsion der Gingivitis chronica simplex. Die bukkale Gingiva (**a, b**) weist eine gingivale Tasche (GT) auf, die mit Taschenepithel (TE in **b–d**) ausgekleidet ist. Die taschenbezogene Zahnoberfläche trägt subgingivale Plaque oder Zahnstein (Z in **a**). Subepithelial findet sich ein dichtes, vorwiegend Plasmazellen (PL in **c–e**) enthaltendes Infiltrat (IBG in **a–c**), das von normalem kollagenreichem Bindegewebe (in **b**) umgeben ist. BLG = Blutgefäss, D = Dentin, S = Schmelz. Massstab in **c** entspricht 10 μm, der in **e** 1 μm. **a, b** × 45. **c** × 430. **d, e** × 3550 [aus Page und Schroeder 1976].

Pathobiologie oraler Strukturen

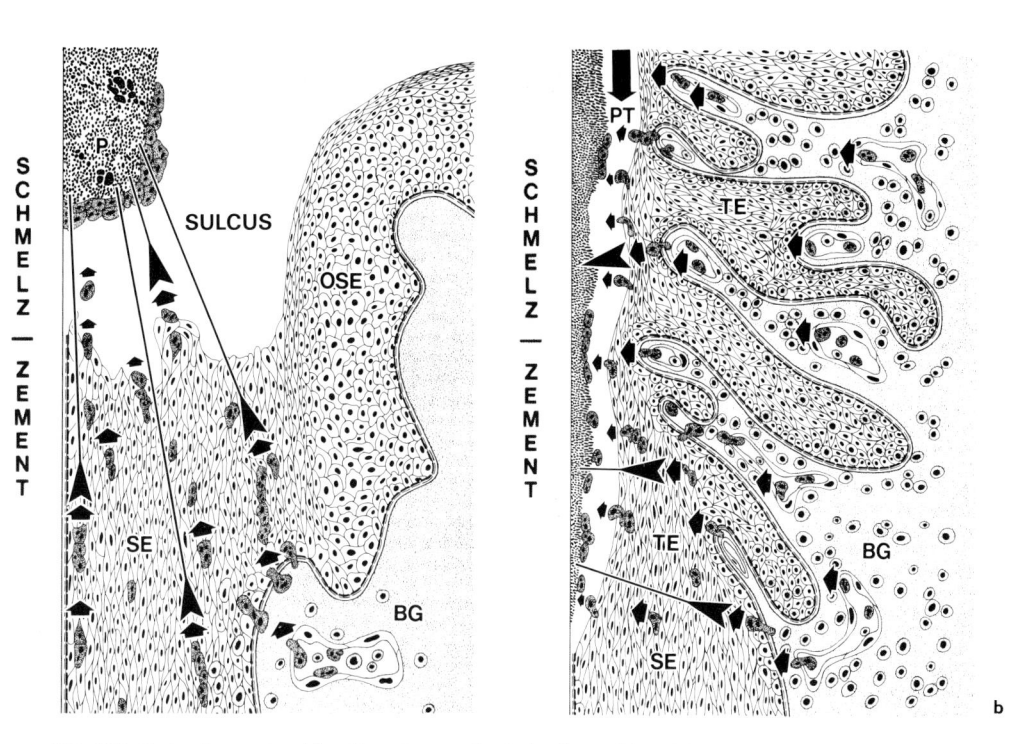

Abb. 10/9. Emigration neutrophiler Granulozyten durch das Saum- (**a**) und das Taschenepithel (**b**). SE = Saumepithel, OSE = orales Sulkusepithel, P = Plaque, PT = parodontale Tasche, TE = Taschenepithel, BG = Bindegewebe [aus Schroeder und Attström 1980].

bleibt die akut entzündliche Komponente bestehen. Der Schweregrad der Entzündung und damit die klinischen Symptome [Danielsen et al 1989] können jedoch über längere Zeiträume fluktuieren. Diese Fluktuation betrifft sowohl das seröse Exsudat (Austritt von Serum mit Antikörpern, Fibrinogen, Komplement usw., angereichert mit lysosomalen Hydrolasen, wie Kathepsin D, Kollagenasen, neutralen Proteasen usw. aufgrund erhöhter Gefässpermeabilität) wie auch die Rate zellulärer Emigration (Austritt von neutrophilen Granulozyten und Monozyten aufgrund extravasaler Lokomotion in Richtung eines chemotaktischen Gradienten). Die Exsudation erfolgt immer durch die Interzellularräume des Saumepithels (selten des oralen Sulkusepithels) und des Taschenepithels, welche als Leitpfade dienen (Abb. 10/9). Aufgrund der topographischen und morphologischen Eigenheiten der interdentalen Gingiva und der besonderen bakteriellen Lebensbedingungen können die genannten Prozesse im interdentalen Colbereich schneller ablaufen, sind aber histopathologisch und pathophysiologisch prinzipiell mit denen an der marginalen Gingiva identisch.

Klinik
Die Gingivitis chronica simplex wird anhand klinisch sichtbarer (Rötung, Schwellung) und messbarer (Sulkusflüssigkeit, Blutungsindex) Symptome der akuten Entzündung diagnostiziert. Die Farbe der Gingiva wechselt von blassrosa nach leicht- bis tiefdunkelrot (blau), die Oberfläche wirkt mit zunehmendem Ödem gespannt und ist glänzend. Bei schweren Gingivitisformen kann die Stippelung der angewachsenen Gingiva verlorengehen. Eine Ulzeration im Bereich der sichtbaren gingivalen Oberfläche tritt nur sehr selten auf. Daher bleiben die Schweregrade gingivitischer, Farbe und Form beurteilender Indizes meist auf mittlerer Ebene konstant. Die Fliessrate der Sulkusflüssigkeit und die Blutungsneigung sind gute Indikatoren für die Schwere der Gingivitis chronica simplex. Die Schätzung der Leukozytenemigration ist weniger gut. Beim Auswischen des interdentalen Sulkus- bzw. Taschenbereiches mit einer stumpfen Sonde wird Blutung dann erzeugt, wenn die Sonde nicht mehr intraepithelial (im Saumepithel = Grad 0) bleibt, sondern ins Bindegewebe eindringt und Gefässe verletzt (Schweregrade 1–4).

10.2.2.2 Hormonal modulierte Gingivitis chronica simplex (Pubertäts-, Schwangerschafts-, Pillengingivitis)

Die während der Pubertät und besonders während der Schwangerschaft, aber auch bei peroraler Einnahme von Empfängnisverhütungsmitteln auftretenden Gingivitiden, die zu starken Blutungen und schwammig-hyperplastischen ödematösen Veränderungen neigen, beruhen grundsätzlich auf den gleichen Reaktionen, wie sie sich bei der Gingivitis chronica simplex abspielen, d.h. auch diese Erkrankungen sind unspezifische plaquebedingte chronische Gingivitiden.
Die klinischen und histopathologischen Besonderheiten dieser Gingivitisformen ergeben sich aus der hormonalen Modulation des Gesamtorganismus, welche die plaquebedingten Entzündungsprozesse im Bereich der Gingiva potenziert:
– Während der Schwangerschaft steigen Produktion und Serumkonzentrationen von Östrogenen und Progesteron. Beide Parameter beider Hormone fallen nach der Geburt spontan drastisch ab.
– Östrogene stimulieren die mitotische Aktivität und die Verhornung von Epithelzellen, verursachen Ödeme in Körperorganen sowie eine verstärkte Produktion von Mukopolysacchariden. Darüber hinaus wirken Östrogene bakteriellen Infektionen entgegen, möglicherweise über eine erhöhte Antikörperkonzentration oder über eine Aktivierung des mononukleären Phagozytensystems.

Basisliteratur
Hugoson A: Gingival inflammation and female sex hormones. J Periodont Res suppl No 5 (1970).
Klavan B, Genco R, Löe H, Page R, Stern I, Thorpe J, Barrington E: International Conference on Research in the Biology of Periodontal Disease, pp 265–266 (College of Dentistry, University of Illinois, Chicago 1977).
Sooriyamoorthy M, Gower DB: Hormonal influences on gingival tissue: relationship to periodontal disease. J Clin Periodontol *16:* 201–208 (1989).

- Progesteron ist ein Antagonist der Östrogene. Es unterbindet die östrogenstimulierten Schleimhautveränderungen, unterdrückt die Ödembildung und erhöht die Gefässpermeabilität.
- Die während der Schwangerschaft, besonders ab dem zweiten Trimester, ansteigenden Hormonkonzentrationen im Serum sind auch im gingivalen Entzündungsexsudat (Sulkus- bzw. Taschenflüssigkeit) nachweisbar. Sie beeinflussen daher einerseits die supra- und subgingivale bakterielle Flora, anderseits die gingivale Gewebsphysiologie.
- Die bakterielle Flora der Plaque enthält ab dem zweiten Trimester signifikant erhöhte Anteile von *P. intermedia,* da Progesteron mit dem für diese Bakterien essentiellen Nährstoff Naphtochinon strukturelle Ähnlichkeit aufweist. Dieser Anstieg ist mit der klinisch messbaren Intensitätserhöhung der Gingivitis deutlich korreliert [Nakagawa et al 1994].
- Aufgrund der hormonal gesteuerten Veränderungen in der Gewebsphysiologie, vor allem aber infolge der Wirkung des Progesterons auf die Blutzirkulation und die Gefässpermeabilität wird die Reaktion gingivaler Gewebe auf bakterielle Irritationen verändert und gesteigert. Es entsteht eine Gingivitis chronica simplex, bei der alle normalerweise auch vorhandenen Symptome verstärkt auftreten [verstärkte Rötung, Ödembildung, erhöhte Entzündungsexsudation (Taschenflüssigkeit), starke Blutungsbereitschaft, Schwellung], während das histologische Bild dem einer «etablierten» Läsion gleicht. Die hormonale Modulation resultiert also vorwiegend in einer Akzentuierung der akut entzündlichen Komponente, wobei jedoch auch schwammig-hyperplastische Wucherungen (Schwangerschaftstumor) entstehen können.
- Die klinische Gingivitissymptomatik (ausgedrückt durch Indexwerte) steigt gleichzeitig mit den Serumkonzentrationen der Geschlechtshormone vom 3. bis zum 9. Schwangerschaftsmonat an, während die Menge supragingivaler Plaque am Gingivalsaum gleich bleiben kann. Im dritten Trimester der Schwangerschaft wird der Kulminationspunkt der Gingivitissymptomatik erreicht, deren Grad nach der Geburt spontan zurückgeht, auch wenn die bakterielle Plaque nicht entfernt wird.
- Aus diesen Zusammenhängen ist ersichtlich, dass bei optimaler Zahnpflege und klinisch gesunder Gingiva die hormonale Modulation allein nicht zur Schwangerschaftsgingivitis führt, sofern das marginale Parodont auch während der Schwangerschaft plaquefrei bleibt.
- Prinzipiell werden aus den gleichen Gründen sowohl während der Pubertät als auch bei Langzeitmedikation mit Kontrazeptiva identische/verstärkte Gingivitissymptome beobachtet.
- Die Pubertätsgingivitis wurde nur selten untersucht, ist aber klinisch mit der Schwangerschaftsgingivitis identisch.
- Die *Pillengingivitis* tritt besonders dann in Erscheinung, wenn bei mangelnder Zahnpflege ungünstig hohe Dosen von progestinhaltigen Pharmaka verwendet werden. Die Symptome reichen von erhöhter Exsudation (Sulkusflüssigkeit) bis zu schwangerschaftsgingivitis- und schwangerschaftstumorartigen Veränderungen. Die Schwere der Gingivitis ist abhängig von der Zusammensetzung des verwendeten Kontrazeptivums.
- In den allermeisten Fällen ist die hormonal modifizierte Gingivitis chronica simplex (wenigstens teilweise) reversibel und geht nicht in eine Parodontitis über.

10.2.2.3 Phenytoinwucherung

Allgemeines

Bei Langzeitbehandlung von Epileptikern mit Natrium-5,5-diphenylhydantoin (der offizielle Eigenname ist Phenytoin) entsteht oft eine charakteristische Vergrösserung der Gingiva, welche früher als «hyperplastische Zahnfleischveränderung», «Dilantinhyperplasie» oder als «Hydantoinhyperplasie» bezeichnet wurde.

- Die Veränderungen erscheinen bei 50% der mit Phenytoin Behandelten etwa 3–9 Monate nach Behandlungsbeginn. Sie befallen beide Geschlechter aller Rassen sowie den Oberkiefer und den Unterkiefer gleich häufig. Die Häufigkeit ist unabhängig von der Dosierung. Jugendliche [Modéer et al 1986] und Erwachsene vor dem 30. Altersjahr reagieren stärker mit gingivalen Wucherungen als ältere Individuen. Die Schwere der Veränderung ist deutlich mit der Behandlungsdauer und der Phenytoindosis korreliert.
- Die Veränderungen beschränken sich häufig auf die Gingiva anteriorer Zähne und sind vestibulär am ausgeprägtesten. Sie sind immer an bezahnte Kieferabschnitte gebunden und verschwinden mit der Extraktion dieser Zähne.

Pathogenese

Die Ursache für diese Wucherung liegt wahrscheinlich darin, dass unter der Langzeiteinwirkung von Phenytoin im gingivalen Bindegewebe eine normalerweise in kleiner Zahl vorhandene Subpopulation von Fibroblasten selektioniert wird. Diese Subpopulation hat die Fähigkeit, in erhöhtem Masse Proteine, Glykosaminoglykane und besonders Kollagen zu synthetisieren. Über selektiven Proliferationsdruck wird die Zahl dieser speziellen Fibroblasten stark erhöht, so dass sie zur vorherrschenden Zelle im gingivalen Bindegewebe werden. Tatsächlich gibt es viele Hinweise darauf, dass die normale Gingiva eine ganze Reihe funktionell verschiedener Fibroblasten enthält. In welcher Weise Phenytoin diese Selektionswirkung erzielt, ist umstritten. Bakterielle Plaque, ihre Zusammensetzung und die von ihr ausgelöste gingivale Entzündung scheinen keine ätiologisch entscheidende Bedeutung zu haben [Smith et al 1983, Modéer et al 1986]. Phenytoinselektionierte Gingivafibroblasten unterliegen nicht der alternsbedingten Abnahme der Protein- und Kollagenproduktion [Johnson et al 1990].

Histopathologie

Die der Zahnoberfläche benachbarte Gingivaseite ist im Sinne einer «etablierten Läsion» mit gingivaler («Pseudo-»)Taschenbildung verändert. Die Gingivitiskomponente der Phenytoinwucherung ist unterschiedlich stark ausgeprägt und kann fast vollständig fehlen. Häufig liegt eine rein «fibromatöse» Läsion vor. Das orale Gingivaepithel ist bis auf unterschiedlich starke Akanthose im wesentlichen unverändert. Das Bindegewebe der Gingiva (ehemalige Lamina propria) ist stark vergrössert und besteht ausser Gefässen und Nerven aus Fibroblasten und kollagenen Fasern. Letztere bestehen im Vergleich zu denen normaler Gingiva aus signifikant weniger Typ-I- und mehr Typ-III-Kollagen, ihr Verhältnis wird von 5,1:1 gegen 3,5:1 verschoben [Narayanan und Hassell 1985]. Diese Vergrösserung kann jedoch nicht als klassische Fibrose (d.h. Anhäufung von Kollagenfasern bei relativer Zellarmut) verstanden werden, da das Verhältnis von kollagenen Fasern, Fibroblasten und restlichen Gewebsanteilen im gewucherten Bindegewebe mit dem in der normalen Gingiva identisch ist. Die Wucherung ist daher als ein stark vermehrtes gingivales Bindegewebe mit verändertem Kollagen-Typ-I/III-Verhältnis anzusehen, so dass die Läsion nicht als Hyperplasie (vermehrte Zelldichte), sondern als Phenytoinwucherung zu bezeichnen ist.

Klinik
Die ersten klinischen Zeichen für eine Phenytoinwucherung können bereits 2 Wochen nach Behandlungsbeginn beobachtet werden. In den folgenden 3 und weiteren Monaten kommt es in den meisten Fällen zur Ausbildung von drei charakteristischen Veränderungen: 1. Die interdental-papilläre Gingiva schwillt diffus und variabel stark zu einem dreieckigen Lappen an, der die benachbarten Zahnkronen überlappt und sich vergrössert, bis sich die benachbarten Papillenlappen gegenseitig berühren. 2. Auf der gingivalen Oberfläche erscheinen zahlreiche kleine Knötchen, die grösser werden, sich auch auf der befestigten Gingiva einstellen und damit der gesamten Gingiva ein grobgranuliertes Aussehen verleihen. 3. Die Wucherung kann auch von der marginalen Gingiva ausgehen und sich wie eine rollende Falte über die Zahnkrone ergiessen. Alle drei Phänomene können früher oder später zur vollständigen Überwucherung der Zahnkronen führen.

Die Wucherungen sind im ersten Jahr nach Beginn der Phenytointherapie besonders stark. Sie führen zur Bildung von bis zu 10 mm tiefen Pseudotaschen. Bei abwesender Entzündung ist das gewucherte Gewebe von blassroter Farbe, sehr derb und fest und behindert sowohl die Mundpflege als auch die Zerkleinerung der Nahrung. Wenn sekundär Infektion und Entzündung hinzukommen, können die gewucherten Gewebsabschnitte weich, hochrot und leicht blutend werden. Nach Absetzen der Therapie gehen die Wucherungen meist innerhalb etwa eines Jahres langsam zurück.

10.2.2.4 Ciclosporinwucherung

Seit 1981 wurde beobachtet, dass bei Patienten, die ihm Rahmen einer Nieren-, Leber-, Lungen-, Herz- oder Knochenmarktransplantation langfristig mit Ciclosporin (einem Immunsuppressivum) behandelt wurden, Zahnfleischwucherungen auftreten können, die der Phenytoinwucherung sehr ähnlich sind [Rateitschak-Plüss et al 1983 a,b]. Später wurden solche Wucherungen auch bei Langzeittherapie mit Ciclosporin von Autoimmunerkrankungen und rheumatischer Arthritis beschrieben. Ihr Erscheinen ist eindeutig von der Serumkonzentration des Medikaments abhängig [Rieder 1987, Wondimu et al 1993].

Histologisch zeigen Ciclosporinwucherungen ein akanthotisches parakeratinisierendes orales Gingivaepithel, das ein derbes kollagenreiches und normal dicht mit Fibroblasten durchsetztes Bindegewebe umschliesst. Zahnseitig und fokal treten plasmazellreiche und nur wenige Lymphozyten und Monozyten enthaltende Entzündungsinfiltrate auf. Die Fibroblasten ähneln zum Teil Myofibroblasten und reagieren auf Ciclosporin mit gesteigerter Protein- und Kollagensynthese [Schincaglia et al 1992]. Der Entstehungsmechanismus ist zur Zeit nicht bekannt.

Jugendliche Patienten unter 20 Jahren reagieren häufiger mit gingivalen Wucherungen als ältere. Die Wucherungen beginnen einen Monat bis mehrere Monate nach Beginn der Ciclosporintherapie und erreichen nach etwa 12 Monaten ihre volle Grösse. Sie wachsen aus dem gesamten Bereich – nicht nur den Papillen – der Gingiva knollenförmig heraus und können sich bis zur Okklusionsebene erheben. Ihre Entwicklung verläuft eher etwas schneller als die der Phenytoinwucherungen. Das gewucherte Gewebe erzeugt Pseudotaschen und ist meistens von fester Konsistenz. Spontane Blutungen, ödematöse Schwellung und Rötung können fehlen. Diese Ciclosporinwucherungen, die vorwiegend die anteriore und vestibuläre Gingiva befallen, können bei Einhaltung einer Minimaldosis und Anwendung eines rigorosen zahnmedizinischen Prophylaxeprogramms total vermieden werden [Rateitschak et al 1988].

10.2.2.5 Nifedipinwucherung

Nifedipin ist eines der Medikamente, welche die Kalziumaufnahme der Zellen, vor allem von Herz- und Gefässmuskelzellen, blockiert und dadurch die vaskuläre Hypertonie reduziert und zur Vasodilatation führt. Als eine seiner Nebenwirkungen tritt eine Gingivawucherung bei bis zu 30% der Patienten auf, ohne dass bisher eine Dosisabhängigkeit konstatiert werden konnte [Barclay et al 1992].
Histologisch gleicht die Nifedipinwucherung der Ciclosporinwucherung. Das Gewebe ist fibrös, reich an kollagenen Fasern, zwischen denen viele grosse aktivierte Fibroblasten erscheinen können [Tipton et al 1994]. Das orale Gingivaepithel ist akanthotisch. Diese Wucherungen werden mit einem veränderten Kollagenmetabolismus (erhöhte Kollagenproduktion, verminderte Kollagenaseaktivität) assoziiert, der speziell in Fibroblasten von so gewucherter Gingiva, aber nicht bei denen von Nifedipinbehandelten ohne Wucherungen auftreten [McKevitt und Irwin 1995].
Klinisch ähneln diese Wucherungen den durch Phenytoin und Ciclosporin verursachten Veränderungen. Das gingivale Gewebe wuchert, auch aus den Papillen, in Form von Knoten, die die Zähne bedecken können. Diese Knoten sind von fester Konsistenz und häufiger im Bereich anteriorer Zähne zu finden. Sie erzeugen Pseudotaschen, die nach Sondierung bluten oder nicht bluten. Eine Korrelation mit dem Grad bakterieller Verschmutzung der Zähne besteht nicht.

10.2.2.6 Gingivitis chronica hyperplastica

Eine chronisch entzündete Gingiva mit oder ohne gleichzeitige Parodontitis zeigt häufig die Neigung zur Gewebsvergrösserung, besonders im Bereich der vestibulären Papillen. Solche Vergrösserungen reichen von leicht aufgedunsenen Papillen bis zu starker diffus-ballonierender Wucherung, so dass im Grenzfall die papilläre Gingiva weit ins Vestibulum hineinreicht und/oder Teile der Zahnkronen überlappt. Die gingivale Hyperplasie ist an einzelnen Papillen lokalisiert oder tritt generalisiert auf. Sie ist entweder von starker akuter Entzündung begleitet oder entspricht eher einer fibrösen Wucherung.

Basisliteratur

Hassel TM: Epilepsy and the oral manifestations of phenytoin therapy. Monogr Oral Sci, vol 9, pp 116–152 (Karger, Basel 1981).
Seymour RA, Jacobs DJ: Cyclosporin and the gingival tissues. J Clin Periodontol *19:* 1–11 (1992).

- Der stark entzündlichen Wucherung liegt ein Granulationsgewebe zugrunde: Ein Netz proliferierender Kapillaren, zahlreiche Fibroblasten und ein chronisches Rundzellinfiltrat (meist Lymphozyten und Plasmazellen) sowie starke Exsudation charakterisieren diese Läsion. Die Wucherungen sind weich, ödematös geschwollen, hyperämisch, von dunkelroter bis zyanotischer Farbe und bluten leicht. Ihre Oberfläche ist gespannt und glasig.
- Die nichtentzündlichen fibrösen Wucherungen basieren auf einer Vermehrung des gingivalen Bindegewebes: Das kollagene Fasernetz und wahrscheinlich auch die Zahl der Fibroblasten sind stark vermehrt, eine leichte, oft subklinische Entzündung besteht lediglich an der der Zahnoberfläche zugewandten Seite (Pseudotasche). Die fibröse Wucherung ist derb, fest, resilient, von normal blassroter oder eher blasserer Farbe, besteht aus dichten Bündeln von Typ-I-Kollagen-Fibrillen, zwischen denen Typ-III-Kollagen-Mikrofibrillen eingestreut sind [Chavrier et al 1987], und blutet selbst bei Berührung oder Sondierung nicht. Ihre Oberfläche ist gestippelt oder leicht granuliert.

Es ist möglich, dass die entzündliche Läsion mit der Zeit in die fibröse Läsion übergeht.

Die gingivale Hyperplasie als Folge chronischer Gingivitis mit/ohne gleichzeitige Parodontitis ist nicht identisch mit der *gingivalen Fibromatose* (Elephantiasis gingivae; Fibromatosis gingivae). Bei dieser Veränderung der Gingiva handelt es sich um von Papillen ausgehende diffuse Bindegewebswucherungen solchen Grades, dass die Zahnkronen zum grössten Teil oder total bedeckt werden und der Lippenschluss unmöglich wird. Diese Wucherungen sind entweder bereits bei der Geburt vorhanden oder stellen sich erst später, im Kindesalter, beim Zahnwechsel oder beim Erwachsenen ein. Sie sind in vielen Fällen, jedoch nicht immer, erblicher Natur [Škrinjarić und Bačić 1989]. Ihre Farbe ist blassrot, die Oberfläche ist rauh, die Konsistenz fest, Entzündungszeichen fehlen. Auch die symmetrisch auftretende fibromatöse Schwellung der palatinalen Gingiva im Bereich der Molaren (Tuberregion) gehört dazu. Diese Vergrösserungen bestehen ebenfalls aus gewuchertem kollagenreichem Bindegewebe mit allerdings geringer Zelldichte.

Von diesen eher generalisiert oder zumindest die Gingiva mehrerer Zähne oder Zahngruppen befallenden Wucherungen sind die früher als Epuliden bezeichneten Gingivaläsionen – das Granuloma pyogenicum, die fibröse Hyperplasie und das periphere Riesenzellgranulom – zu unterscheiden, welche stets streng lokalisiert auftreten und als gutartige Geschwülste grösseres Ausmass erreichen können.

10.2.2.7 Lokalisierte Wucherungen der Gingiva (Epuliden)

Während langer Zeit bestand die Auffassung, dass die verschiedenen Formen der Epulis als unterschiedliche Stadien das Spektrum ein und derselben Läsion spiegeln würden, wobei die eine in die andere Form übergehen sollte. Heute neigt man eher dazu, die drei genannten Formen – das Granuloma pyogenicum, die fibröse Hyperplasie und das periphere Riesenzellgranulom – als Veränderungen eigener Natur zu betrachten. Diese Wucherungen werden auch als granulomatöse, fibröse und Riesenzellhyperplasien der Mundschleimhaut bezeichnet [Anneroth und Sigurdson 1983]. Es wird daher empfohlen, den sehr unspezifischen Begriff «Epulis» nicht mehr zu verwenden.

10.2.2.7.1 Granuloma pyogenicum (Epulis granulomatosa, Schwangerschaftstumor)

Das Granuloma pyogenicum ist die häufigste lokalisierte Gingivawucherung (es kommt allerdings auch an Lippen, Wangen, der Zunge und am Gaumen vor). Es tritt bei Frauen etwa 4mal häufiger als bei Männern auf, insbesondere zwischen dem 10. und 40. Altersjahr, ist im Oberkiefer gleich häufig wie im Unterkiefer anzutreffen und sowohl im anterioren wie im posterioren Bereich der Zahnreihen zu finden.

- Das Granuloma pyogenicum entsteht auf der Basis kleiner Gewebstraumata, die die Eintrittspforte für eine unspezifische Infektion (Streptokokken, Staphylokokken) niedriger Virulenz abgeben. Die Reaktion des Wirtes besteht in einer akuten Entzündung mit starker Proliferation der Gefässendothelien, d.h. in einer Granulationsgewebsbildung.
- Histopathologisch besteht das Granuloma pyogenicum daher aus einer lokalisierten exuberanten Granulationsgewebsanhäufung mit wuchernden Kapillaren, extremer Gefässdichte, zahlreichen Fibroblasten, wenig kollagenen Fasern und einem Rundzellinfiltrat aus Lymphozyten und Plasmazellen, das mehr oder weniger stark von Exsudation, d.h. einem Ödem und emigrierenden neutrophilen Granulozyten überlagert wird. Das Oberflächenepithel ist dünn und atrophisch, häufig ulzeriert. Mikroabszesse sind möglich [Anneroth und Sigurdson 1983].
- Klinisch präsentiert sich das Granuloma pyogenicum als variabel breitgestielte Geschwulst mit glatter, gelappter oder warziger Oberfläche, die, wenn ulzeriert, von gelblichem Exsudat und Fibrinschorf überzogen ist. Das Gewebe ist weich und schwammig, hochrot bis bläulich und blutet bei leichtester Berührung. Eiter ist nicht immer anzutreffen, die Läsion ist schmerzlos.
- Das Granuloma pyogenicum entwickelt sich rasch (innerhalb 1-6 Monaten) zu voller Grösse (3-10 mm), bleibt aber dann lange stabil. Die akut eitrige Entzündung kann fluktuieren, besonders wenn es infolge Ulzerationen zu wiederholter Reinfektion kommt. Klinisch und histopathologisch besteht zwischen dem Granuloma pyogenicum und dem Schwangerschaftstumor der Gingiva kein Unterschied.

10.2.2.7.2 Fibröse Hyperplasie (Epulis fibromatosa)

Die fibröse Hyperplasie ist nach dem Granuloma pyogenicum die zweithäufigste Wucherung an der Gingiva. Sie tritt in beiden Geschlechtern gleich häufig auf, besonders aber zwischen dem 20. und 60. Altersjahr. Sie findet sich gleich häufig im Ober-

---

Basisliteratur

Andersen L, Fejerskov O, Philipsen HP: Oral giant cell granulomas. A clinical and histological study of 129 new cases. Acta Pathol Microbiol Scand A Pathol *81:* 606-616 (1973).
Buchner A, Calderon S, Ramon Y: Localized hyperplastic lesions of the gingiva: a clinicopathological study of 302 lesions. J Periodontol *48:* 101-104 (1977).
Lee KW: The fibrous epulis and related lesions. Granuloma pyogenicum, 'pregnancy tumor', fibroepithelial polyp and calcifying fibroblastic granuloma. A clinicopathological study. Periodontics *6:* 277-292 (1968).
Shafer WG, Hine MK, Levy BM: A textbook of oral pathology; 4th ed, pp 137-146, 359-361, 781-787 (Saunders, Philadelphia 1983).

und im Unterkiefer, vor allem jedoch im anterioren Bereich der Zahnreihen [Anneroth und Sigurdson 1983].
Die fibröse Hyperplasie der Gingiva ist nicht mit einem gingivalen *Fibrom* identisch. Letzteres ist eine gutartige Gewebsneubildung und an der Gingiva sehr selten [Schneider und Weisinger 1978].
- Die fibröse Hyperplasie an der Gingiva leitet sich meist von interdentalen Papillen, selten vom Desmodont her und besteht aus derbem kollagenreichem Bindegewebe mit zahlreichen Fibroblasten und normaler Gefässversorgung. Die kollagenen Faserbündel sind in Vorzugsrichtungen orientiert. Das akathotische Oberflächenepithel ist ein orales Gingivaepithel.
- Die fibröse Hyperplasie präsentiert sich als breitbasige, meist etwas gestielte Geschwulst von unterschiedlicher Grösse (5–10 mm und mehr), die der Gingiva aufsitzt und eine längere Entwicklungsdauer (6–12 Monate und mehr) aufweist als das Granuloma pyogenicum. Sie ist derb, hart, rosafarben, hat eine stumpfe, leicht granulierte Oberfläche und verursacht keine Schmerzen.

10.2.2.7.3 Peripheres Riesenzellgranulom (Epulis gigantocellularis)

Das periphere Riesenzellgranulom ist weniger häufig als die beiden vorher genannten Geschwülste und tritt bei Frauen öfter als bei Männern (im Verhältnis Männer:Frauen = 1:2), vorzüglich zwischen dem 5. und 15. (meist bei Knaben) und zwischen dem 30. und 60. Altersjahr (meist bei Frauen) auf. Es findet sich weit häufiger an der Gingiva des Unterkiefers (Verhältnis Ober-:Unterkiefer = 1:2), anterior wie posterior sowohl im bezahnten, aber auch (ausgehend vom atrophierten Schleimhautkamm) im unbezahnten Kiefer. Seine Grösse schwankt zwischen 2 und 40 mm.
- Die Geschwulst geht entweder von der Gingiva oder vom Desmodont bzw. vom Mukoperiost aus. Der Anlass zu ihrer Entstehung ist unbekannt.
- Histopathologisch ist die Geschwulst durch eine Mischung von Granulationsgewebe, Gewebsknoten mit Riesenzellen und kollagenfaserreichen Bindegewebe charakterisiert. Das Oberflächenepithel ist primär ein orales Gingivaepithel, das jedoch stellenweise ulzeriert sein kann. Subepithelial besteht eine kollagenfaserreiche Bindegewebszone, die das Epithel von der zentralen riesenzellhaltigen Geschwulstmasse trennt. Der zentrale Teil besteht aus sehr gefässreichem Granulationsgewebe, das häufig in Knoten organisiert ist, die durch bindegewebige Septen voneinander getrennt sein können. Diese Knoten bestehen aus Gefässen, zahlreichen osteoklastenartigen Riesenzellen und spindelförmig-fibroblastenartigen Zellen, die ovale bis spindelförmige Kerne aufweisen und Osteoprogenitorzellen ähneln [Anneroth und Sigurdson 1983]. Die Riesenzellen sind sehr gross und enthalten bis zu 30 Kerne. Häufig wird infolge Hämorrhagien auch Hämosiderin gefunden, das sowohl in Riesenzellen wie auch in Makrophagen oder frei im Bindegewebe auftritt. Die Geschwulst enthält weder retikuline noch elastische Fasern. Hingegen finden sich ein Rundzellinfiltrat, vorwiegend Lymphozyten und Plasmazellen, und – bei Epithelulzerationen – auch emigrierende neutrophile Granulozyten. Das histopathologische Bild des peripheren Riesenzellgranuloms ähnelt sehr stark dem des zentralen Riesenzellgranuloms.

– Klinisch präsentiert sich das periphere Riesenzellgranulom als gestielte oder breitbasig aufsitzende weichschwammige bis mittelfeste Geschwulst von tiefroter bis bläulichbräunlicher Farbe. Es entwickelt sich während 1–6 Monaten [Anneroth und Sigurdson 1983]. Ulzerationen sind an der Exsudation und am Fibrinschorf zu erkennen. Es verursacht keine Schmerzen, hat aber die Tendenz, bei Berührung zu bluten. In bezahnten Kieferabschnitten kann die Geschwulst benachbarte Zähne verdrängen, die auch eine erhöhte Beweglichkeit aufweisen können. Im unbezahnten Kiefer sitzt die meist eiförmige Geschwulst mitten auf dem Schleimhautkamm. Bei einem Teil der Granulome werden auch oberflächliche Knochenerosionen direkt unterhalb der Geschwulst beobachtet.

10.3 Parodontitis

Allgemeines

Obwohl Gingivitis und Parodontitis als ein Kontinuum erscheinen, ist die Parodontitis nicht die unabwendbar logische Folge einer chronischen Gingivitis. Parodontitis entsteht auf dem Boden einer Gingivitis dann und nur, wenn gewisse zusätzliche Faktoren eintreten (vgl. «Pathogenese»). Schwerste Parodontitis kann auch bei klinisch fast normaler Gingiva vorliegen. Parodontitis ist nur eine unter vielen Parodontalerkrankungen, aber die einzige unter ihnen, die zum prämortalen Zahnverlust führen kann.

Definition: Parodontitis ist eine entzündliche Erkrankung des Zahnhalteapparates, die in allen Altersstufen und in verschiedenen Formen auftreten kann, variabel rasche und tiefreichende Zahnbettzerstörungen (Knochenabbau) hervorruft, zu irreversiblem Verankerungsverlust führt und ohne therapeutische Massnahmen Zahnausfall zur Folge haben kann.

Ursache: Die Ursache besteht in einer lokalen subgingival(subgingivale Plaque)-bakteriellen Infektion. Je nach Art, Dichte und Virulenz der die subgingivale Plaque zusammensetzenden bakteriellen Flora können (meist in verschiedenen Altersklassen) verschiedene Formen der Parodontitis auftreten, die serologisch, mikrobiologisch und anamnestisch-symptomatisch voneinander unterscheidbar sein können.

Basisliteratur

Brown LJ, Löe H: Prevalence, extent, severity and progression of periodontal disease. Periodontol 2000 *2:* 57–71 (1993).
Page RC, Schroeder HE: Periodontitis in man and other animals (Karger, Basel 1982).
Slots J, Rams TE: Microbiology of periodontal disease; in Slots J, Taubman MA (eds): Contemporary oral microbiology and immunology, chap 23, pp 425–443 (Mosby Year Book, St. Louis 1992).
Suzuki JB: Diagnosis and classification of the periodontal diseases. Dent Clin North Am *32:* 195–216 (1988).

Anfälligkeit: Nicht alle Menschen sind für Parodontitis gleich anfällig. Bei Personen mit erblich bedingten oder erworbenen permanenten oder temporär wirksamen Defekten in der Funktionsfähigkeit der neutrophilen Granulozyten und Monozyten/Makrophagen und bei Patienten mit Neutropenie besteht bedeutend stärkere Anfälligkeit als bei Personen (oder Tieren) mit normal funktionierender peripherer Körperabwehr.

Epidemiologie

Bis etwa 1980 wurde allgemein angenommen, dass Parodontitis eine langfristige Folge unbehandelter chronischer Gingivitis sei, dass früher oder später die meisten – wenn nicht alle – Menschen von ihr betroffen und dass die Prävalenz und Schwere der Parodontitis mit steigendem Alter und abnehmender Sorgfalt bei der täglichen Zahnpflege zunehmen würden. Neue Untersuchungen, die nicht mehr auf den alten epidemiologischen Indizes [Russel 1956, Ramfjord 1959], sondern auf separater Erfassung von Sondierungstiefen und/oder röntgenologisch sichtbarem Knochenverlust basieren, haben ein der alten Auffassung widersprechendes, bedeutend realeres und biologisch glaubwürdigeres Bild des Parodontitisbefalls der Menschen entstehen lassen. In vielen westlichen Ländern [Brown et al 1990, Schürch et al 1988], aber auch weltweit [WHO-Global Oral Data Bank; Pilot und Miyazaki 1991, 1994] werden etwa 30–50% der 35- bis 65jährigen Menschen von leichter Parodontitis (Sondierungstiefe 4–6 mm), aber nur 5–20% von schwerer Parodontitis (Sondierungstiefe über 6 mm) befallen, obwohl mehr als die Hälfte eine chronische Gingivitis aufweist. Mit anderen Worten: Trotz der Tatsache, dass die Zahnreinigung mehr oder weniger unvollkommen und chronische Gingivitis weit verbreitet ist, wird nur ein relativ kleiner Anteil der Menschen von schwerer Parodontitis befallen. Auch ist dieser Befall auf wenige Zähne beschränkt, so dass bei 30% der Gebissquadranten oder bei 50% der Einzelzähne weder Gingivitis noch Parodontitis gefunden werden [Brown et al 1990]. Auch ist die Rate des Knochenverlustes über 10 Jahre bei der Mehrzahl der Erwachsenen nur sehr gering und nur bei weniger als 10% der Menschen wirklich bedrohlich [Papapanou et al 1989], unabhängig davon, ob diese Menschen regelmässig prophylaktisch überwacht werden oder unbehandelt bleiben. Parameter, die die Gruppe der parodontitisanfälligen Menschen frühzeitig zu erfassen gestatten, werden zur Zeit gesucht [Johnson 1989, Lamster et al 1994]. Diese Angaben sind allgemeiner Natur und beziehen sich *nicht* auf die einzelnen Formen der Parodontitis (vgl. unten).

Parodontitisformen

Die heute international diskutierte Klassifizierung der entzündlichen parodontalen Erkrankungen geht von ätiologischen, pathobiologisch-dynamischen Grundlagen und vom klinischen Erscheinungsbild aus. Neben der Gingivitis unterscheidet man fünf verschiedene Formen der plaquebedingten Parodontitis, die charakteristischerweise in verschiedenen Altersstufen beginnen (Tab. 10/3).
Diese Einteilung ist weiterhin provisorisch, eine genauere, diagnostisch besser abgesicherte Klassifizierung, besonders hinsichtlich der rasch fortschreitenden und der

Tabelle 10/3. Formen der Parodontitis

Gingivitis	Beginn: in jedem Alter
1. Präpubertäre Parodontitis (lokalisiert/generalisiert)	Beginn: 2–4 Jahre
2. Juvenile Parodontitis, lokalisiert (1/6)	Beginn: mit Pubertät
3. Rasch fortschreitende Parodontitis	Beginn: 15–30 Jahre
4. Erwachsenenparodontitis	Beginn: ⩾30 Jahre
5. Akut nekrotisierende ulzerative Gingivoparodontitis (ANUG-P)	

Tabelle 10/4. Erhöhte Parodontitisanfälligkeit als Begleitsymptom von Allgemeinerkrankungen [nach Schroeder 1987]

Art der Erkrankung	Neutrophile Granulozytendefekte			
	Anzahl	Migration	Chemotaxie	(Tiere)
Präleukämisches Syndrom				
Zyklische Neutropenie	x			(Hund)
Chronische Neutropenie	x			
Arzneimittelinduzierte Agranulozytose	x			(Ratte)
Chronische Granulozytopenie	x			(Hund)
«Lazy leucocyte syndrome»		x	x	
Insulinabhängiger juveniler Diabetes			x	(Ratte)
Down-Syndrom (Trisomie 21)			x	
Chediak-Higashi-Syndrom		x	x	(Nerz)
Papillon-Lefèvre-Syndrom			x(?)	
Pelger-Huet-Kernanomalie		x	x	

Nach van Dyke et al 1985.

Erwachsenenparodontitis, wird angestrebt. Die präpubertäre juvenile und rasch fortschreitende Parodontitis werden gemeinsam auch als früh einsetzende («early onset») Parodontitiden bezeichnet [Schenkein und Van Dyke 1994], die ANUG-P (vgl. Kap. 10.2.1.2) ist eine schwere, auf den Zahnhalteapparat übergreifende, akut nekrotisierende ulzerative Gingivitis.

Alle Formen der plaquebedingten Parodontitis sind im wesentlichen auf das Parodont beschränkte Krankheitsbilder. Sie müssen prinzipiell von einer Reihe von Allgemeinerkrankungen abgegrenzt werden, bei denen Parodontitis als Begleiterscheinung auftritt (Tab. 10/4). Diese Erkrankungen werden unabhängig vom parodontalen Zustand diagnostiziert. Sie sind dadurch gekennzeichnet, dass die neutrophilen Granulozyten im Blut entweder zahlenmässig stark vermindert sind oder nicht normal funktionieren. Das Begleitsymptom Parodontitis bzw. die stark erhöhte Anfälligkeit für Par-

odontitis scheint eine Folge der Tatsache zu sein, dass das Parodont von zu wenigen oder funktionell verkrüppelten Leukozyten verteidigt wird [Miyasaki 1991].
Beispiele: Bei chronischer Neutropenie enthält 1 µl Blut weniger als 1500 (normal = 2500–7500), bei schwerer Neutropenie weniger als 500 neutrophile Granulozyten. Da diese Zellen einen Hauptarm peripherer Körperabwehr gegen mikrobielle Infektion und Invasion bilden, wird neben vielen anderen Symptomen auch das Parodont stark betroffen: Schon im präpubertären Aler oder postpubertär bei jungen Erwachsenen werden schwerste Gingivitis, starke Blutung bei leichter Sondierung, stark erhöhte Zahnbeweglichkeit, akute Abszessbildung und, röntgenologisch, dramatischer Verlust des Alveolarknochens horizontal über fast alle Zähne bis auf Apexhöhe beobachtet [Carrassi et al 1989]. Patienten mit insulinabhängigem chronischem Diabetes mellitus leiden neben der Hyperglykämie als Folge des Insulinmangels auch an gestörter Leukozytenfunktion. Neueste klinische Erhebungen zeigen, dass Patienten mit langdauerndem chronischem Diabetes mit 35–50 Jahren bedeutend häufiger als normale Patienten schwere parodontale Destruktionen aufweisen, ein Unterschied, der im höheren Alter wieder verschwindet [Hugoson et al 1989].

1. Präpubertäre Parodontitis
– Diese Form der Parodontitis trat bereits vor etwa 3 Millionen Jahren beim *Australopithecus africanus* auf [Rapamonti 1988]. Sie ist eine sehr seltene Erkrankung, die bereits während und unmittelbar nach dem Durchbruch der Milchzähne bzw. auch der Ersatz- und Zuwachszähne beginnt und lokalisiert oder generalisiert erscheinen kann [Tab. 10/5; Meyle 1994].
– Die *lokalisierte Form* befällt einzelne Zähne bei etwa 0,8% der Kinder, viel häufiger Schwarze als Weisse [Meyle 1994], wobei die Gingiva nicht selten keine oder nur leichte klinische Zeichen der Entzündung aufweist. Die Zerstörung des Alveolarknochens erfolgt langsamer als bei der generalisierten Form, eine allgemeine Infektionsanfälligkeit scheint nicht gegeben zu sein. Unter den subgingivalen Bakterien dominieren *Prevotella intermedia, Porphyromonas gingivalis, Actinobacillus actinomycetemcomitans, Eikenella corrodens* und Kapnozytophagen [Meyle 1994].
– Die *generalisierte Form* befällt alle Milchzähne. Die Gingiva ist extrem-akut entzündet, hochrot und zeigt Granulationsgewebsproliferation wie auch Spaltbildungen und Rezession. Der Abbau des Alveolarknochens erfolgt sehr rasch. Die Kinder leiden oft auch unter Infektionen des Respirationstrakts, Otitis media und Hautaffektionen.
– Der generalisierten Form liegen verschiedene erbliche Leukozytendefekte zugrunde. In fast allen Fällen besteht ein Adhäsionsmangel («leukocyte adhesion deficiency»), der auf einer ungenügenden Expression der CD11a,b,c/CD18-Rezeptoren an der Zelloberfläche beruht. Dieser Mangel bewirkt, dass solche Leukozyten (vor allem neutrophile Granulozyten und Monozyten) nicht an der inneren Gefässwand zu haften vermögen, also das Gefäss nicht verlassen können. Zusätzlich ist ihre Fähigkeit, auf chemotaktische Stoffe zu reagieren, ebenfalls eingeschränkt. Im histologischen Schnitt bestehen die Entzündungsinfiltrate daher aus Lymphozyten und Plasmazellen, aber kaum aus extravasalen Granulozyten [Meyle 1994].
– In einer Familie wurde bei mehreren Geschwistern nebeneinander präpubertäre, juvenile und rasch fortschreitende Parodontitis beobachtet [Spektor et al 1985].

Tabelle 10/5. Kennzeichen der generalisierten präpubertären Parodontitis

Bakterielle Infektion	Mischflora + *Porphyromonas gingivalis, Prevotella intermedia, Actinobacillus actinomycetemcomitans,* Kapnozytophagen	
Blutzelldefekte	Neutrophile Granulozyten	Monozyten
Adhärenz gestört	+(–+++)	+
Migration erhöht	nein	nein
Chemotaxie reduziert	++	++
Integrinrezeptormangel	+(–+++)	+
Klinische Symptome		
Morbidität	etwa 0,8% der Kinder	
Vererbung	autosomal-rezessiv	
Geschlechtsverteilung m/w	1:2	
Beginn	unmittelbar nach Zahndurchbruch	
Lokalisierte Form	Einzelzähne befallen, Gingiva oft normal; Alveolarknochen: langsame Destruktion	
Generalisierte Form	alle Zähne befallen, Gingiva entzündet, gewuchert; Alveolarknochen: rasche Destruktion	
Nebensymptome	Infektionen im Respirationstrakt, Otitis media, häufige Hautinfektionen	
Allgemeinerkrankungen	keine	

Nach Meyle 1994.

- In ihrer generalisierten Form ist die präpubertäre Parodontitis eine Erkrankung, bei der, einmal begonnen, der Entzündungs- und Zerstörungsprozess mit grosser Zielstrebigkeit und meist ohne Unterbrechung bis zum Zahnausfall führt.
- Die auslösende Ursache ist eine bakterielle Mischflora, deren Zusammensetzung zur Zeit nur für die lokalisierte Form bekannt ist (s.o.).

2. *Juvenile Parodontitis*
- Im internationalen Sprachgebrauch meint «juvenile Parodontitis» nicht Parodontitis beim Jugendlichen, sondern nur eine besondere Form der Parodontitis, die im jugendlichen Alter beginnt und eindeutig diagnostizierbar ist.
- Die Erkrankung ist selten. Unter Teenagern tritt sie mit einer Häufigkeit von etwa 0,1–0,5% auf, bei Schwarzen häufiger als bei Weissen, die Geschlechtsverteilung ist 1:1 [Neely 1992]. Sie befällt die mittleren Schneidezähne und die ersten Molaren im Ober- und Unterkiefer, wobei die Frontzähne weniger oder nicht betroffen sein können und der Befall in der Regel bilateral symmetrisch ist. Es besteht familiäre Häufung.
- Die juvenile Parodontitis beginnt während oder unmittelbar nach der Pubertät. Bei vielen dieser Patienten können aber schon im Alter von etwa 8 Jahren lokali-

sierte interdentale Knocheneinbrüche im Bereich der Milchmolaren beobachtet werden [Sjödin et al 1989]. Die zum Teil sehr schweren Knocheneinbrüche um bleibende Schneidezähne und erste Molaren können aber auch lange nach der Pubertät diagnostiziert werden. Bei Patienten, bei denen diese Erkrankung erst im Alter von 25 Jahren oder später diagnostiziert wird, die aber die gleichen Symptome aufweisen (einschliesslich bereits extrahierter Schneidezähne oder erster Molaren), spricht man von postjuveniler Parodontitis.
- Klinisch fällt auf, dass die Gingiva der betroffenen Zähne, die kaum Plaque oder Zahnstein aufweisen, normal oder nur sehr leicht entzündet erscheint. Gelegentlich vorhandene starke Entzündungssymptome der Gingiva beruhen auf einer marginalen Gingivitis, die zusätzlich zur juvenilen Parodontitis besteht. Röntgenologisch ist trotz symptomarmer Gingiva Knochenverlust in Form tiefer zirkulärer Krater, oft bis in den apikalen Wurzelbereich, festzustellen, der sehr rasch entsteht.
- Histologisch ist bemerkenswert, dass 1. die der Wurzel aufgelagerte subgingivale Plaque sehr dünn und häufig nicht verkalkt ist, 2. die entzündete Taschenwand (Taschenepithel plus kollagenarme Infiltratzone) relativ schmal ist, 3. das Infiltrat vorwiegend aus Plasmazellen besteht [Syrjänen et al 1984] und 4. die akut-entzündliche Komponente weitgehend zu fehlen scheint.
- Dieser Erkrankung liegen nicht selten erbliche oder bakteriell induzierte (?) Funktionsstörungen der neutrophilen Granulozyten zugrunde (Tab. 10/6). Diese Zellen besitzen nur die Hälfte des normalen Satzes an Oberflächenrezeptoren für chemotaktische Stoffe und sind daher nur beschränkt zur Chemotaxie fähig [van Dyke 1985, van Dyke et al 1985]. Auch ihre Fähigkeit zur Phagozytose mag eingeschränkt sein [Suzuki et al 1984]. Basierend auf unterschiedlicher Untersuchungstechnik werden lokomotorische Defekte der neutrophilen Granulozyten jedoch auch stark angezweifelt [Kinane et al 1989 a,b]. Auch treten solche Defekte in 20–30% der Fälle nicht auf.

Entscheidender erscheint, dass die neutrophilen Granulozyten der Patienten mit juveniler Parodontitis einen ganz spezifischen Defekt aufweisen. Sie können den *Actinobacillus actinomycetemcomitans* zwar phagozytieren, aber nicht abtöten. Dieser Defekt beruht nicht auf einer Schädigung durch Leukotoxine [Kalmar et al 1987].
- Die auslösende Ursache der juvenilen Parodontitis ist eine komplexe bakterielle Mischflora [Moore et al 1985], die stets eine hohe Anzahl des besonders virulenten *Actinobacillus actinomycetemcomitans* enthält [Mandell 1984, Asikainen et al 1986, Schenkein und van Dyke 1994]. Dieser produziert ein Leukotoxin, das neutrophile Granulozyten und Monozyten abtötet und Lymphozyten funktionell beeinträchtigt. Gegen diese Leukotoxine – aber auch gegen andere Komponenten dieser Bakterien – bildet der infizierte Patient lokal, in der Gingiva, wie auch systemisch Antikörper, vor allem IgG, IgA und IgM, deren Titer im Serum, im Speichel und in der Taschenflüssigkeit erhöht erscheinen [Ebersole et al 1982]. Aber auch leicht erhöhte Antikörpertiter gegen *Porphyromonas gingivalis, Eikenella corrodens* und *Fusobacterium nucleatum* sind anzutreffen [Ebersole 1990, Tew et al 1985, Schenkein und van Dyke 1994].

Diese Titer zeigen sehr deutlich, dass eine Infektion mit den entsprechenden Bakterien kurze oder längere Zeit vor der Blutabnahme stattgefunden hat.

Tabelle 10/6. Kennzeichen der lokalisierten juvenilen Parodontitis [nach Schroeder 1987]

Bakterielle Infektion	Mischflora + *Actinobacillus actinomycetemcomitans*	
Blutzelldefekte	Neutrophile Granulozyten	Monozyten
Adhärenz gestört	nein	nein
Migration erhöht	nein	nein
Chemotaxie reduziert[1]	++ (80%)	manchmal
Phagozytose reduziert[1]	+ (30%)	nein
Rezeptormangel[2]	+ (50%)	nein
Serumfaktor gestört	nein	nein

Klinische Symptome	
Morbidität	etwa 0,02–0,5% der 16jährigen in Finnland, England, Schweiz, USA, etwa 1–2% der jungen Farbigen
Vererbung	autosomal-rezessiv (geschlechtsgebunden dominant?)
Geschlechtsverteilung	1:1
Beginn	während der Pubertät (10–13 Jahre)
Oral-dental	nur Schneidezähne und erste Molaren befallen, oft symmetrisch, Gingiva oft normal Alveolarknochen: rasche kraterförmige Destruktion
Serologisch	erhöhte Antikörpertiter (IgG, IgA, IgM) gegen *Actinobacillus actinomycetemcomitans*, *Fusobacterium nucleatum* usw.
Allgemeinerkrankungen	keine

[1] Anteil der befallenen Individuen.
[2] Anteil der noch vorhandenen Chemotaxierezeptoren.

– Diese Parameter mögen im Zusammenhang mit der sehr ungewöhnlichen klinischen und histopathologischen Symptomatik stehen, obwohl die Gründe für die strenge Lokalisation und den pubertären Beginn der Erkrankung weiterhin unklar sind. Dem pubertär einsetzenden Zerstörungsschub folgt meist eine Ruhepause, in der die Erkrankung zum Stillstand kommt. Später kann sie von rasch fortschreitender oder der Erwachsenenparodontitis überlagert werden oder in die generelle Form der juvenilen Parodontitis übergehen.

3. Rasch fortschreitende Parodontitis
– Diese Form der Parodontitis wird auch als generalisierte juvenile Parodontitis bezeichnet, ist aber mit ihr möglicherweise nicht identisch. Die generalisierte juvenile Parodontitis beginnt ebenfalls in der Adoleszenz, befällt aber praktisch alle Zähne. Die rasch fortschreitende Parodontitis könnte ihrerseits zwei verschiedene Patientengruppen einschliessen: Jüngere Patienten mit rasch fortschreitender Parodontitis im klassischen Sinne und etwas ältere Patienten (etwa 26–35 Jahre), die als relativ junge Menschen eine schwere Erwachsenenparodontitis aufweisen. Da

sich derartige Gruppierungen erst langsam abzuzeichnen beginnen [Astemborski et al 1989], wird hier nur die klassische rasch fortschreitende Parodontitis beschrieben.
- Die rasch fortschreitende Parodontitis (Tab. 10/7) befällt in der Regel viele Zähne kurz nacheinander oder gleichzeitig und beginnt zu irgend einer Zeit nach der Pubertät. Sie ist sehr selten. Teenager der USA weisen in etwa 0,1–0,2% eine generalisierte juvenile Parodontitis auf. Manche Patienten hatten zuvor eine lokalisierte juvenile Parodontitis [Page et al 1983], viele andere nicht [Davies et al 1985].
- Die Erkrankung ist eindeutig episodenhafter Natur. Während der hochakuten Phasen, die zyklisch aufeinander folgen, sind die Gingiva und das tiefere Parodont hochgradig entzündet, die Gingiva blutet leicht, ist zyanotisch und tendiert zur Proliferation. Aus den Taschen (bis zu 10 mm) oder benachbarten Schleimhautfisteln kann sich Eiter entleeren. Tiefe Knocheneinbrüche können während weniger Wochen oder Monate entstehen. Während der Ruhephasen, die unterschiedlich lang sein können, erscheint die Gingiva weniger stark entzündet, der Knochenabbau stagniert.
- Das röntgenologisch charakteristische Bild zeigt weitreichenden, mehr oder weniger generalisierten Knochenverlust mit tiefen horizontalen und/oder vertikalen Einbrüchen, auch offenen Furkationen, an fast allen Zähnen. Dieser Knochenschwund ist das Resultat einer erstaunlich kurzen Erkrankungsdauer, im schlimmsten Fall von nur wenigen Wochen [Page et al 1983].
- Viele Patienten mit rasch fortschreitender Parodontitis [Page et al 1985], aber längst nicht alle [Davies et al 1985], weisen Funktionsdefekte ihrer neutrophilen Granulozyten und zum Teil auch der Monozyten auf (Tab. 10/7). Auch das Serum kann Faktoren enthalten, die die Chemotaxie selbst normaler Zellen behindern. Interessanterweise zeigen die neutrophilen Granulozyten wie auch die Monozyten neben reduzierter Chemotaxie auch eine erhöhte ungerichtet-zufällige Motilität. Auch bei diesen Patienten wurden lokomotorische Defekte der neutrophilen Granulozyten in Frage gestellt [Kinane et al 1989 a,b].
- Die auslösende Ursache der Erkrankung ist eine bakterielle Mischflora, die, besonders in der akuten Phase, grössere Mengen von hochvirulenten Keimen, wie *Porphyromonas gingivalis, P. intermedia*, aber auch *A. actinomycetemcomitans, F. nucleatum, E. corrodens* und andere enthält [Moore et al 1982 b]. Besonders *P. gingivalis* hat enorm vielseitig pathogene Potenzen. Diese Bakterien behindern die Motilität und Chemotaxie der neutrophilen Granulozyten, können der Phagozytose und Abtötung durch diese Zellen entgehen, die Abtötung anderer Bakterien verhindern und die gegen sie gerichtete Immunabwehr lahmlegen [van Dyke et al 1988, van Winkelhoff et al 1988]. Gegen diese Bakterien *(P. gingivalis, A. actinomycetemcomitans, F. nucleatum)* werden im Serum der befallenen Patienten erhöhte Antikörpertiter gefunden, die auch lokal im gingivalen Gewebe entstehen und in der Taschenflüssigkeit nachweisbar sind [Tew et al 1985, Ebersole 1990, Schenkein und van Dyke 1994]. Die Menge und Bindungskraft dieser Antikörper entscheidet über die Schwere der Parodontitis; je mehr und avide Antikörper, desto grösser die Schutzwirkung, desto kleiner die Anzahl der betroffenen Zähne; je weniger und wirkungslose Antikörper, um so schwerer und ausgedehnter die parodontale Zerstörung.

Tabelle 10/7. Kennzeichen der rasch fortschreitenden Parodontitis [nach Schroeder 1987]

Bakterielle Infektion	Mischflora + *Porphyromonas gingivalis, P. intermedia, Actinobacillus actinomycetemcomitans* (Invasion!), *Fusobacterium nucleatum*	
Blutzelldefekte	Neutrophile Granulozyten	Monozyten
Adhärenz gestört	nein	nein
Migration erhöht[1]	++ (63%)	++ (39%)
Chemotaxie reduziert[1]	++ (85%)	++ (74%)
Rezeptormangel	nein	nein
Serumfaktor gestört	ja	nein
Klinische Symptome		
Morbidität	unbekannt	
Vererbung	geschlechtsgebunden dominant (?), oder nicht (?)	
Geschlechtsverteilung	2:1–3:1	
Beginn	zwischen Pubertät und 30. Lebensjahr (vorher LJP?)	
Oral-dental	viele bis alle Zähne befallen, Gingiva entzündet; Alveolarknochen: rasche horizontale und vertikale zyklische Destruktion	
Serologisch	erhöhte Antikörpertiter (IgG, IgA, IgM) gegen *P. gingivalis, P. intermedia* usw.	
Allgemeinerkrankungen	manchmal Otitis media, Infektion im Respirationstrakt, Hautinfektion, Furunkel	

[1] Anteil der befallenen Individuen.
Nach Page et al 1983, 1985, Suzuki 1988, Schenkein und van Dyke 1994.

– Die Erkrankung tritt im Rahmen familiärer Häufung, aber auch ohne diese auf. Gleichzeitige Allgemeinbeschwerden, wie rekurrierende Infektionsanfälligkeit von Ohr, Haut und Rachen, sind bei einigen Fällen beschrieben, bei vielen anderen aber nicht gefunden worden [Davies et al 1985].

4. *Erwachsenenparodontitis*
– Die Erwachsenenparodontitis ist die häufigste Form der Parodontitis und tritt gewöhnlich ab dem 30.–35. Altersjahr in beiden Geschlechtern auf. Die Molaren, besonders im Oberkiefer, und die Schneidezähne werden häufiger befallen als Eckzähne und Prämolaren. Leukozytendefekte fehlen [Ebersole 1990].
– Die Erkrankung spielt sich an Einzelzähnen bzw. sogar an einzelnen Zahnflächen einzelner Zähne ab, wobei unterschiedliche Stadien an mehreren Zähnen vorliegen können. Gewöhnlich ist die Menge an supra- und subgingivaler Plaque recht gross, Zahnstein ist regelmässig vorhanden.
– Die einzelnen Läsionen sind unterschiedlich aktiv und unterliegen langen Ruhepausen, d.h. die Aktivität der Läsion zeigt ein zyklisches episodenhaftes Muster [Goodson et al 1982].

- Die subgingivale Flora ist sehr komplex, unter anderem sind in aktiven Taschen grössere Anzahlen von *Porphyromonas gingivalis, Prevotella intermedia, Fusobacterium nucleatum, Actinobacillus actinomycetemcomitans, Eikenella corrodens,* Spirochäten und verschiedene Aktinomyzes-Spezies gefunden worden, gegen die erhöhte Antikörpertiter im Serum vorliegen, sofern eine akute aktive Phase abläuft [Ebersole 1990, Haffajee und Socransky 1994].
- Die Erwachsenenparodontitis kann in eine rasch fortschreitende Parodontitis übergehen. In diesen Fällen werden in den hochaktiven Taschen grosse Zahlen von *Porphyromonas gingivalis* gefunden.

Pathogenese

- Jede Form der Parodontitis ist die Folge der lokalen und systemischen Körperreaktionen auf den lokal subgingival erfolgenden bakteriellen Infekt.
- Der lokale bakterielle Infekt entwickelt sich in zwei Schritten. Als *erster Schritt* erfolgt eine Ausdehnung der supragingivalen Plaque nach subgingival. Diese Plaque ist zahnadhärent und noch weitgehend aus grampositiven aeroben nichtmotilen Kokken und Stäbchen zusammengesetzt. Durch Proliferation an ihrem apikalen Rand vermag sich diese zahnadhärente Plaque über die Zahnoberfläche nach subgingival auszubreiten und damit die Taschenbildung einzuleiten. Diese Plaque erzeugt Gingivitis, der Entzündungsprozess fördert die Taschenbildung. Der *zweite Schritt* besteht in der Kolonisation der gingivalen oder parodontalen Taschen mit gramnegativen, fakultativ oder obligat anaeroben motilen Stäbchen und Spirochäten. Erstere haften nicht an festen Oberflächen, sondern vorzüglich an grampositiven Bakterien. Sie bilden daher eine lose sekundäre Plaqueschicht, die auf der zahnadhärenten Plaque aufwächst. Der zweite Schritt kann möglicherweise nicht ohne den ersten erfolgen und darf daher auch im Sinne einer Sekundärinfektion aufgefasst werden. Diese Schritte mögen je nach Abwehrsituation bei den einzelnen Parodontitisformen verschieden sein.
- Je nach Art, Zeitpunkt und Lokalisation dieser Sekundärinfektion resultiert eine andere Form der Parodontitis. Als im Rahmen der Mischinfektion besonders periopathogene Bakterien der losen Plaque gelten *P. gingivalis, P. intermedia, A. actinomycetemcomitans, E. corrodens, F. nucleatum,* die alle auch polyklone B-Zell-Aktivatoren produzieren. Unter den schwarzpigmentierten anaeroben gramnegativen Stäbchen sind einige Stämme von *P. gingivalis* am virulentesten. *P. gingivalis* vermag sich an Epithelzellen und andere grampositive Bakterien anzuheften, gibt Endotoxin und Kollagenase zur Spaltung von Typ-I-, -II- und -III-Kollagen ab, ist fibrinolytisch und spaltet die Komplement-Faktoren C_3 und C_5 sowie Antikörper vom Typ IgA, IgG und IgM. Es induziert die Produktion von Interleukin-1, das Osteoklasten aktiviert, durch Monozyten und Makrophagen, und es blockiert oder behindert die Chemotaxie der neutrophilen Granulozyten und wehrt sich gegen Phagozytose und Abtötung [Birkedahl-Hansen et al 1988, van Winkelhoff et al 1988]. Fast ebenso virulent ist *A. actinomycetemcomitans,* ein bevorzugt anaerober gramnegativer nichtmotiler Kokkobazillus. Er vermag ebenfalls an Schleimhautoberflächen zu haften, invadiert die gingivale oder parodontale Taschenwand, produziert (nicht immer) ein Leukotoxin, das neutrophile Granu-

lozyten und Monozyten abtötet, Endotoxine, die Knochenresorption veranlassen, Faktoren, die die Proliferation von Fibroblasten, Endothel- und Epithelzellen behindern bzw. die Aktivität von T-Unterdrücker-Zellen beeinträchtigen, und Faktoren, die die Chemotaxie, nicht aber die zufällig ungerichtete Wanderung der neutrophilen Granulozyten unterbinden [Zambon 1985, Rabie et al 1988]. Solche Eigenschaften machen in ihrer Vielfalt und Summe diese oder andere Bakterien hochgradig virulent und pathogen [Haffajee und Socransky 1994]. Die Anwesenheit solcher Bakterien genügt nicht, um Parodontitis auszulösen.
- Bakterien verursachen Gingivitis und Parodontitis, indem sie:
  1. Raum marginal des gingivalen Sulkus und – schliesslich – zwischen der Zahnoberfläche und dem Saumepithel/Taschenepithel beanspruchen und sich darin ausbreiten;
  2. vor und während Ulzerationen des Taschenepithels in das parodontale Weichgewebe eindringen, höchstwahrscheinlich jedesmal vor einer Exazerbation der akuten Entzündung;
  3. Substanzen abgeben, die die periphere Körperabwehr eindämmen oder paralysieren;
  4. Wirtszellen und physiologische Systeme des Wirtes in einer Weise aktivieren, dass Gewebszerstörung unausweichlich wird (akute Entzündung, immunpathologische Reaktionen);
  5. Substanzen, wie Endotoxine, abgeben, die direkte Wirkungen auf Knochen, Bindegewebe und Epithelzellen ausüben.
- Das primär entscheidende und pathologisch bedeutendste Ereignis dieser Entwicklung ist die Taschenbildung. Bakterien sind ohne Zweifel die treibende Kraft hinter dieser Entwicklung.
- Die Taschenbildung ist das Resultat des Zusammenwirkens von bakterieller Proliferation, subgingival gerichteter Ausdehnung der bakteriellen Plaque und der entzündlichen Exsudation [Takata und Donath 1988]. Anfänglich dehnt sich die zahnadhärente Plaque in zahnaxialer Richtung aus. Ist jedoch schon eine variabel tiefe Tasche und subgingivale Plaque vorhanden, so kann die weitere Vertiefung der Taschen, d.h. die vordringende Plaque, irgendeiner zwischen zahnaxial und horizontal gelegenen Richtung folgen. Daher verläuft der Taschenboden oft sehr irregulär, finden sich unterminierte Taschenbezirke, und deshalb erstrecken sich, besonders bei mehrwurzeligen Zähnen, die Taschen in die Bi- und Trifurkationsräume.
- Folgen der Etablierung einer subgingivalen Plaque sind
  1. die definitive Trennung koronaler Anteile des Saumepithels von der Zahnoberfläche,
  2. eine Richtungsänderung des Exsudatstromes von koronal gegen horizontal, d.h. gegen die Zahnoberfläche (Abb. 10/10 a, b),
  3. die Verwandlung des gelösten Saumepithels in ein Taschenepithel.
- Das Taschenepithel (Abb. 10/10 b, 11 b) ist charakterisiert durch
  1. ausgeprägte Proliferation langer, oft bizarr geformter Epithelleisten,
  2. sehr dünne Abschnitte zwischen den Epithelleisten,
  3. eine Tendenz zur Mikroulzeration,
  4. starke Infiltration (besonders der Epithelleisten) mit Lymphozyten, auch T- und B-Blasten, und Plasmazellen,

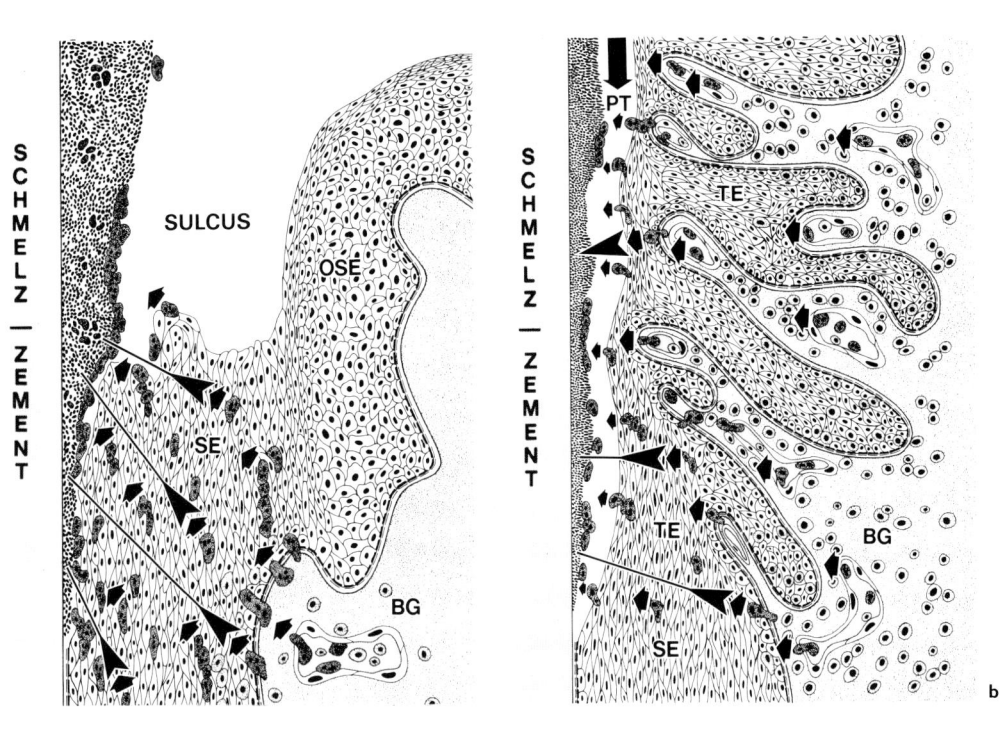

Abb. 10/10. Apikale Proliferation und Ausdehnung der zahnadhärenten bakteriellen Plaque (**a**) hat Taschenbildung (**b**) und Richtungsänderungen im Exsudatstrom zur Folge. BG = Bindegewebe, SE = Saumepithel, OSE = orales Sulkusepithel, PT = parodontale Tasche, TE = Taschenepithel [aus Schroeder und Attström 1980].

5. hohe Permeabilität für Moleküle aller Art,
6. einen verstärkten Strom transmigrierender neutrophiler Granulozyten, die im und an der Oberfläche des Taschenepithels Bakterien phagozytieren [Saglie et al 1982],
7. fehlenden Epithelansatz.

Die von Region zu Region innerhalb einer Tasche variable Struktur des Taschenepithels spiegelt Unterschiede in der Zusammensetzung und in den Stoffwechseleigenschaften der benachbarten Bakterienschicht. Am Taschenfundus geht das Taschenepithel nahtlos in das restliche Saumepithel über, das einen in der Höhe stark reduzierten Epithelansatz unterhält.

– Die Entstehung des Taschenepithels und die damit verbundene Permeabilitätserhöhung geht mit einer Ausbreitung und sich verändernden Zusammensetzung des Entzündungsinfiltrats im Taschenwandgewebe einher (vgl. Kap. 10.2.2.1). Dieses Infiltrat erstreckt sich subepithelial entlang des Taschenepithels, nimmt dort eine relativ kollagenarme Bindegewebsregion in Anspruch und besteht neben Gefässen und Nerven aus Fibroblasten, verschiedenen Lymphozyten, sehr vielen Plasmazel-

len, neutrophilen Granulozyten und Makrophagen. Die innerhalb des Infiltrates befindlichen Fibroblasten weisen eine deutlich unterdrückte und verlangsamte Synthese von Typ-I-Kollagen auf, während in der bindegewebigen Umgebung des Infiltrats die Fibroblasten Typ-I-Kollagen in gesteigertem Masse produzieren [Larjava et al 1989]. Unter den Lymphozyten befinden sich T-Helfer- und T-Unterdrücker-Zellen und B-Lymphozyten in unterschiedlicher Proportion [Reinhardt et al 1988]. Plasmazellen sind stets in der Mehrzahl, obgleich in aktiv-akuten Entzündungsphasen die neutrophilen Granulozyten ebenfalls zahlreich sein können. Die allermeisten Plasmazellen bilden Immunglobuline vom Typ IgG (etwa 60–80%), bedeutend weniger IgA (etwa 10–40%) und nur sehr wenige IgM [Kilian et al 1989]. Dies gilt für fast alle Formen der Parodontitis. Nicht wenige dieser Plasmazellen werden mitogen polyklonal aktiviert und bilden nichtorale unspezifische, nicht gegen Plaquebakterien gerichtete Antikörper [Mallison et al 1989]. Polyklonale Aktivatoren werden von vielen grampositiven aeroben (z.B. *A. viscosus, A. naeslundii*) und gramnegativen anaeroben (z.B. *P. gingivalis, P. intermedia, A. actinomycetemcomitans, F. nucleatum,* Kapnozytophagen u.a.) Bakterien gebildet, die gehäuft in der Mischflora parodontaler Taschen auftreten können [Tew et al 1989]. Das bedeutet, dass nur ein Teil der im Infiltrat befindlichen Plasmazellen plaquespezifische Antikörper bildet [Schonfeld und Kagan 1982, Lovelace et al 1982]. Diese lokale, im gingivalen Gewebe stattfindende Antikörpersynthese variiert von Tasche zu Tasche innerhalb eines Individuums und liefert nach Menge und Spezifität unterschiedliche Antikörper, die zeitweilig einen grösseren Beitrag zur Gesamtmenge der lokal auftretenden Antikörper ausmachen können, als die vom Serum gelieferten systemisch (in Lymphknoten usw.) produzierten Antikörper [Lovelace et al 1982, Ebersole et al 1984, 1994]. Beide – lokal und systemisch produzierten – Antikörper tragen zum Antikörpertiter in der Taschenflüssigkeit bei (vgl. Tab. 10/6 und 7). Eine Folge dieser sich im Taschenwandgewebe abspielenden Begegnung von Mitogenen, Antigenen und Antikörpern ist, dass Immunkomplexe (nachweisbar als Ablagerungen von IgG und IgM mit Komplementfaktoren C1q, C3a und C3c) gebildet werden, die vorwiegend innerhalb der oder zirkulär um Gefässwände auftreten und eine allergische Vaskulitis auslösen können [Nikolopoulou-Papaconstantinou et al 1987].
- Die Taschenbildung als Folge apikal gerichteter Ausdehnung der subgingivalen Plaquebakterien hat eine Reihe von histopathologischen und kinischen Konsequenzen:
  1. Das koronal verkürzte Saumepithel proliferiert in der Front der Bakterien ebenfalls nach apikal, so dass ein minimal hoher Saumepithelring erhalten bleibt, aber kompensatorisch nach apikal verschoben wird, wenn die Tasche vertieft wird.

Abb. 10/11. Parodontitis in der Ruhephase. Die chronische Läsion kann mit gingivoparodontaler Atrophie (die Gingiva umschliesst die Zahnwurzel, die klinische Krone ist verlängert) kombiniert sein und zeigt interdental (**a**) wie bukkal (**b**) unterschiedlich tiefe Taschen (PT und Pfeile in **b**), subgingivale Plaque (SP) und Zahnstein (Z in **a**) auf der taschenbezogenen subgingivalen Zahnoberfläche (**a, b**), Taschenepithel (TE in **b, c**) und ein subepitheliales Infiltrat (IBG), das mehrheitlich Plasmazellen enthält. AK = Alveolarknochenkamm, BG = normales Bindegewebe. Massstab in **c** entspricht 10 µm. **a** × 10. **b** × 45. **c** × 240 [aus Page und Schroeder 1976].

10 Parodontale Veränderungen

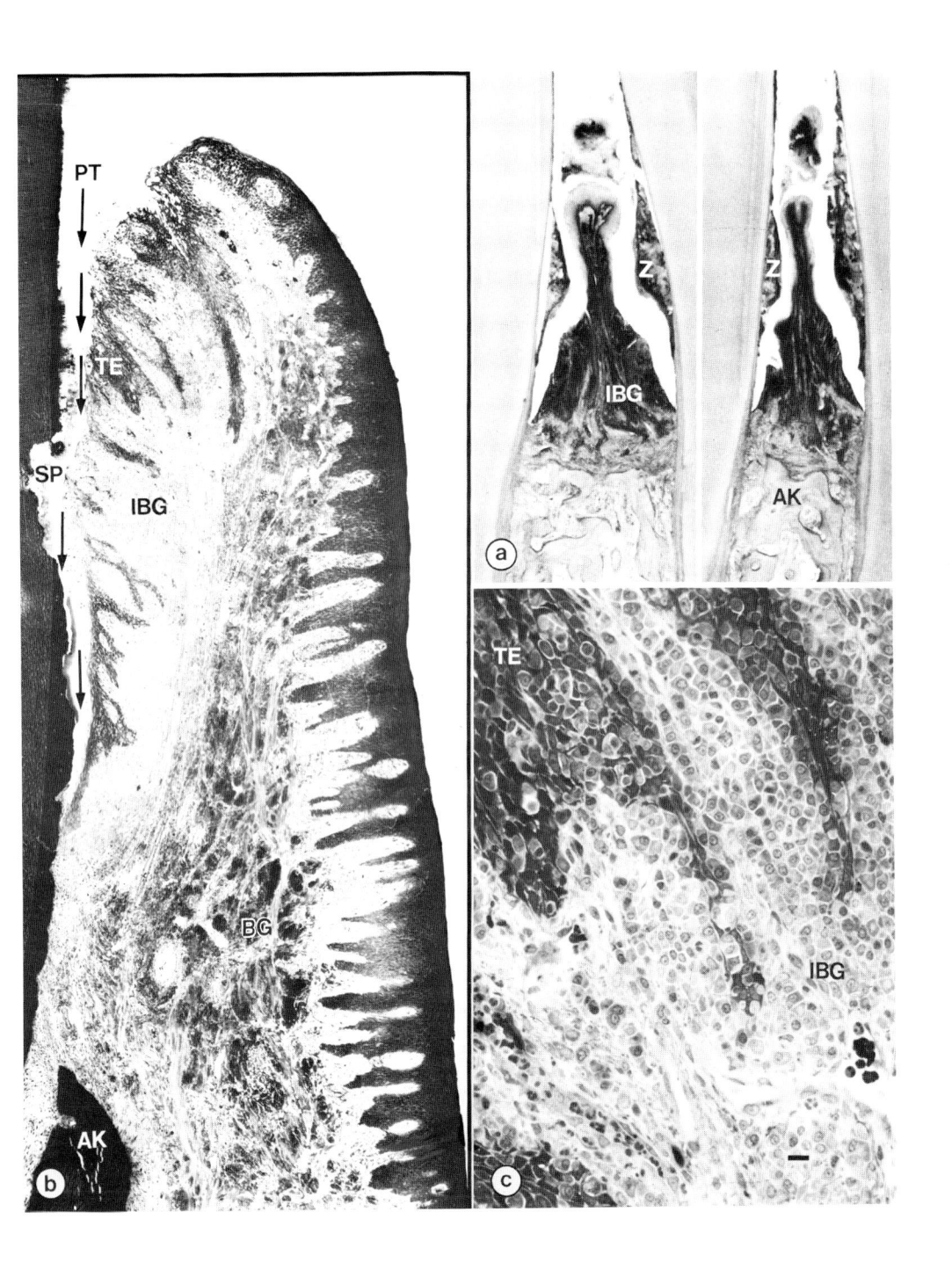

2. Das Entzündung hervorrufende Agens (d.h. die Bakterien an der apikalen Front der subgingivalen Plaque) verlagert sich entlang der Zahnwurzel nach apikal, so dass immer tiefere Abschnitte des Parodonts von den Entzündungs- und Zerstörungsprozessen erfasst werden.
3. Die entzündliche Antwort auf dieses Agens erfolgt nur innerhalb eines begrenzten Wirkungsradius, d.h. die Infiltration und der Abbau ortsständiger Strukturen erfolgen im Umkreis von etwa 1,5–2,5 mm um den am Taschenfundus und der Zahnoberfläche entlang lokalisierten bakteriellen Infekt. Dies gilt jedoch nur, solange die subgingivalen Bakterien plaquegebunden bleiben. Findet eine bakterielle Invasion ins umgebende Weichgewebe statt, erstreckt sich die entzündliche Reaktion so weit, wie die Bakterien invadieren können.
4. Der innerhalb dieses Wirkungsradius bleibende Reaktions- und Zerstörungsprozess führt, je nach der Topographie parodontaler Strukturen, zu verschiedenen Taschenformen:
Befindet sich der Taschenfundus noch im Bereich der Gingiva, also supraalveolär, so bildet das gingivale Weichgewebe alleine die Taschenwand (d.h. die gingivale Tasche). Reicht der Taschenfundus bis ins tiefere Parodont, d.h. mehr als 2 mm apikal der Schmelz-Zement-Grenze, so besteht eine parodontale Tasche, die supra- oder intraalveolär ausgebildet sein kann.
Ist bei intraalveolären Taschen der die parodontale Taschenwand umgebende Knochenmantel (bukkal, oral, interdental) dicker als der einfache Wirkungsradius, so entsteht eine Knochentasche. Ist er dünner, so wird das interdentale Knochenseptum bzw. der Alveolarfortsatz total abgebaut. Entsteht im Interdentalraum an beiden approximalen Zahnflächen gleichzeitig eine parodontale Tasche, so ist ein mehr als 5 mm (doppelter Wirkungsradius) dickes interdentales Knochenseptum erforderlich, damit zwei Knochentaschen entstehen können [Tal 1984, Heins et al 1988].
5. Die Dynamik der entzündlichen und destruktiven Vorgänge kann innerhalb einer Tasche und zwischen verschiedenen gleichzeitig bestehenden Taschen eines Individuums variieren. Je nach der Zusammensetzung der Taschenflora können mehr oder weniger pathogene Keime sich auf Kosten anderer vermehren. Hochpathogene Keime können lokal in der Taschenwand der Phagozytose und Abtötung widerstehen, ins Gewebe invadieren, die Immunabwehr (Antikörper usw.) lähmen, die lokale Antikörpersynthese stimulieren, einen hochakuten Entzündungsausbruch provozieren oder von einer Welle spezifischer Antikörper neutralisiert werden. Ein von einer bestimmten Bakterienart (z.B. *P. gingivalis*) erzeugter Entzündungsschub kann vom Abwehrsystem eingedämmt und kurze Zeit später von einem neuen Schub, der von einer anderen Bakterienart (z.B. *A. actinomycetemcomitans*) ausgelöst wird, gefolgt werden. Daher können die im Entzündungsexsudat einzelner Taschen auftretenden Antikörpertiter von Zeit zu Zeit und von Tasche zu Tasche andere Spezifität und Intensität annehmen.
- Die am häufigsten vorkommenden Formen der Parodontitis, d.h. die mehr oder weniger rasch fortschreitende Erwachsenenparodontitis, verlaufen in zyklischen Schüben: Die an einer Zahnfläche, in einem Interdentalraum, um einen bestimmten Zahn lokalisierte Läsion kann abwechselnd hochaktiver (akut progrediente Parodontitis) oder ruhender (chronisch ruhende Parodontitis) Natur sein.

Akute Schübe sind meist kurzlebig, Ruhepausen von langer Dauer [Goodson et al 1982].
- In *Phasen der Aktivität* besteht hochakute Entzündung, die Taschenwand ist ulzeriert und das Gewebe von extravasalen neutrophilen Granulozyten überschwemmt. Die mächtige Exsudation kann zur Abszessbildung führen, wobei sich Eiter aus den Taschen entleert. Die im Wirkungsbereich der Entzündung liegenden Knochenoberflächen zeigen eine hohe Osteoklastendichte, Knochen wird rasch abgebaut. Solche akuten Schübe werden wahrscheinlich dadurch eingeleitet, dass bestimmte, in der Tiefe der Tasche lebende Bakterien (z.B. *P. gingivalis*) eine kritische Masse erreicht haben und invasiv werden. Ins Gewebe invadierte Bakterien sind sowohl bei präpubertärer wie auch bei juveniler und rasch fortschreitender Parodontitis nachgewiesen worden [Frank 1972, 1980, Frank und Voegel 1978, Saglie et al 1988, Gillett et al 1990]. Gleichzeitig dürfte sich die Front der subgingivalen Bakterien nach apikal vorschieben. Dabei muss auch das Saumepithel nach apikal proliferieren, was um so leichter geschieht, als in dieser Phase das entzündliche Infiltrat die apikal des Saumepithels im Zement inserierenden kollagenen Faserbündel mehr oder weniger aufgelöst hat. Die in dieser Phase klinisch am Gingivalsaum der von Taschen betroffenen Zähne austretende Taschenflüssigkeit enthält alle biochemischen Produkte der an der Entzündung teilnehmenden Zellen und reflektiert daher die Aktivität der Vorgänge. Longitudinale Analysen der Taschenflüssigkeit haben ergeben, dass das lysosomale Enzym β-Glukuronidase (hauptsächlich von neutrophilen Granulozyten stammend) und der Wirkstoff Prostaglandin E_2 (wahrscheinlich ein Produkt der aktivierten neutrophilen Granulozyten und Makrophagen) bereits zu Beginn und auch während einer hochakuten Entzündungsphase in einer bestimmten Tasche extrem hoch konzentriert erscheinen und daher mit grosser Wahrscheinlichkeit die Aktivität einer Tasche zu bestimmen und die klinisch feststellbare Vertiefung dieser Tasche, d.h. einen Attachmentverlust, vorauszusagen gestatten [Offenbacher et al 1986, 1993, Lamster et al 1988, 1994].
- In *Phasen der Ruhe,* die aufgrund ihrer Langlebigkeit am häufigsten in histopathologischen Schnitten angetroffen werden, ist das Taschenepithel nicht ulzeriert, die Entzündung ist subakut, das bindegewebige Infiltrat besteht vorwiegend aus Plasmazellen, die Osteoklastendichte an benachbarten Knochenoberflächen ist klein, Knochen wird kaum angebaut (Abb. 10/11 a–c). Im Gegenteil, in langwährenden Phasen der Ruhe kann das restliche Parodont zum Teil regenerieren und rekonstituierend umgebaut werden, um die weitere Funktion des Zahnes zu garantieren (z.B. neu entstehende transseptale Faserbündel usw.). Das kollagene Faserattachment beginnt direkt apikal des am Taschenfundus gelegenen Saumepithels.
- Die zyklische Natur der Parodontitis und das Verhalten der bakteriellen und histopathologischen Komponenten sind in Abb. 10/12 skizziert.

Basisliteratur

Page RC: Pathogenic mechanisms; in Schluger, Yuodelis, Page, Johnson, Periodontal diseases. Basic phenomena, clinical management and occlusal and restorative interrelationships; 2nd ed, pp. 221–262 (Lea & Febiger, Philadelphia 1990).

Beachte: Die Pathogenese der Parodontitis erlaubt die folgenden Schlüsse:

1. Parodontitis jeglicher Form ist *nicht* eine in die Tiefe verlagerte plaquebedingte Gingivitis. Letztere geht nicht automatisch (mit der Zeit), sondern nur dann in eine Parodontitis über, sofern eine Sekundärinfektion initialer, noch wenig tiefer Taschen mit gramnegativen anaeroben motilen Bakterien, besonders *A. actinomycetemcomitans, P. gingivalis, P. intermedia, F. nucleatum* und anderen erfolgt und der Organismus diese Infektion lokal nicht kontrollieren kann.
2. Mit Ausnahme der generalisierten Form der präpubertären Parodontitis und adoleszent einsetzender rasch fortschreitender Parodontitis sind alle übrigen Parodontitisformen nicht Erkrankungen des gesamten Gebisses, sondern primär einzelner Zahnflächen und Zähne.
3. Jegliche Parodontitis verursacht eine weitgehend irreversible Zerstörung parodontaler Strukturen, die sich während der Abwehrreaktionen auf den lokalen bakteriellen Infekt ergibt. Die plaquebedingte Gingivitis verursacht eine entzündliche, weitgehend reversible Veränderung der marginalen und interdentalen Gingiva, und diese Veränderungen ergeben sich aus Abwehrreaktionen auf bakterielle Stoffwechselprodukte (Ausnahme: ANUG, vgl. 10.2.1.2), die – ohne bakterielle Invasion – ins Gewebe diffundieren.
4. Bei normaler Körperabwehr ist die plaquebedingte Gingivitis weitgehend prophylaktisch vermeidbar. Da die zahnadhärente supragingivale Plaque in der Regel auch für die Parodontitis den initialen Schrittmacher (vgl. Taschenbildung) darstellt, ist die regelmässige Unterdrückung aller Plaqueneubildung gleichzeitig auch Parodontitisprophylaxe.

Mechanismen der Gewebsdestruktion

Pathophysiologische Mechanismen, welche reversible und irreversible Zerstörung parodontaler Strukturen zur Folge haben, sind Teil der Abwehrreaktionen des Körpers. Solche Reaktionen beruhen auf dem Zusammenwirken einer Vielzahl von Komponenten:
– Der Mikrozirkulation (innerhalb von Arteriolen, Kapillaren und postkapillären, z.T. hochendothelialen Venolen),
– ortsständiger (Fibroblasten, Makrophagen, Mastzellen usw.) und
– aus der Blutbahn emigrierender (neutrophiler und anderer Granulozyten, Monozyten, Lymphozyten usw.) Zellen,
– von durch solche Zellen produzierten Stoffen oder Mediatoren (lysosomale Enzyme, Metalloproteinasen, Histamin, Kinine, Prostaglandine, Zyto- und Lymphokine, Antikörper usw.) und
– anderer Blutbestandteile (Fibrinogen, Komplement, Gerinnungsfaktoren usw.).

Abb. 10/12. Zahlenmässige Vermehrung parodontal pathogener Bakterien der losen nichtadhärenten (anaeroben gramnegativen motilen) Plaque (LMB) in der Tiefe der Tasche (von **a** zu **c**) führt zu lokalisierter hochakuter Entzündung, Taschenepithelulzeration, bakterieller Gewebsinvasion, Abszessbildung und, im Umkreis von etwa 1,5–2,5 mm, zu osteoklastischem Knochenabbau und Vertiefung der Tasche [auf der Basis von Newman 1979].

10 Parodontale Veränderungen

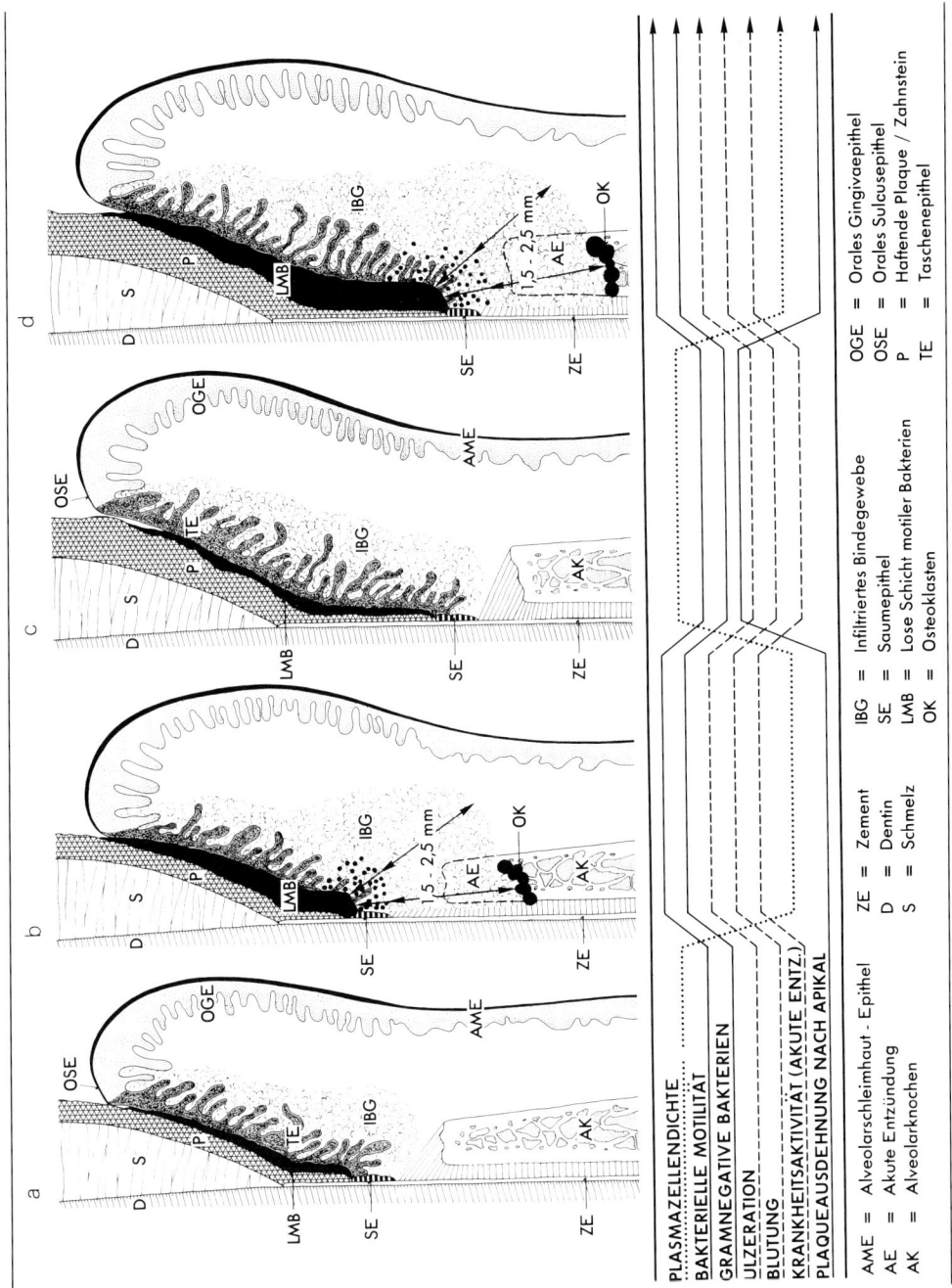

PLASMAZELLENDICHTE
BAKTERIELLE MOTILITÄT
GRAMNEGATIVE BAKTERIEN
ULZERATION
BLUTUNG
KRANKHEITSAKTIVITÄT (AKUTE ENTZ.)
PLAQUEAUSDEHNUNG NACH APIKAL

AME = Alveolarschleimhaut - Epithel
AE = Akute Entzündung
AK = Alveolarknochen

ZE = Zement
D = Dentin
S = Schmelz

IBG = Infiltriertes Bindegewebe
SE = Saumepithel
LMB = Lose Schicht motiler Bakterien
OK = Osteoklasten

OGE = Orales Gingivaepithel
OSE = Orales Sulcusepithel
P   = Haftende Plaque / Zahnstein
TE = Taschenepithel

Abwehrreaktionen sind, je nach Art der beteiligten Komponenten, unspezifisch oder spezifisch, rein entzündlicher und/oder immunologischer Natur und umfassen akute Entzündung und vier immunpathologische (Typ I = anaphylaktische, Typ II = zytotoxisch-autoimmune, Typ III = Arthus-, Typ IV = verzögerte) Reaktionen, die entweder humoraler – z.B. antikörperbedingter – oder zellvermittelter Natur sein können.
Im Rahmen von periapikalen Läsionen und der Gingivitis/Parodontitis wird eine Reihe solcher Reaktionen durch Bakterien der Zahnplaque ausgelöst. Die Zerstörung parodontaler Strukturen ist daher die Folge bzw. eine Nebenerscheinung der durch bakterielle Produkte oder bakteriellen Infekt ausgelösten Abwehrreaktionen.

Die bei Gingivitis meist reversible, bei Parodontitis meist irreversible Zerstörung betrifft in der Hauptsache den aus kollagenen Fibrillen bestehenden supraalveolären und desmodontalen Faserapparat und Teile des Alveolarfortsatzes.

Bindegewebssubstanzen, vor allem Kollagen, können entweder durch Phagozytose (intrazellulär) oder durch Enzymfreisetzung (extrazellulär) abgebaut werden:
- *Kollagenphagozytose* ist vorwiegend Aufgabe der Fibroblasten, die schon normalerweise kollagene Fibrillen und andere Bindegewebssubstanzen nicht nur produzieren, sondern auch in regelmässigem Turnover wieder abbauen [Ten Cate 1972, Melcher und Chan 1981]. Als Destruktionsmechanismus per se dürfte die Kollagenphagozytose kaum in Frage kommen, aber sie ist im Rahmen von desmodontaler Reorganisation, nach teilweisem Verlust der Alveolenwand, beobachtet worden [Schroeder und Lindhe 1980].
- Andererseits kann durch Schädigung, Abtötung oder Subselektion und Stimulation der Fibroblastenpopulation die Kollagensynthese im Bereich der Gewebsreaktion (d.h. im gingivalen Bindegewebe) gedrosselt, verändert (andere Kollagentypen), total unterdrückt oder stark angekurbelt (Fibrose) werden.
- *Extrazellulärer Kollagenabbau* durch Freisetzung von lysosomalen Enzymen und Proteasen ist die Folge der Abwehrtätigkeit von neutrophilen Granulozyten und Makrophagen [Konttinen et al 1989]:
  1. *Neutrophile Granulozyten* repräsentieren etwa 50–60% der zirkulierenden Blutleukozyten. Ein bestimmter neutrophiler Granulozyt reift während 14 Tagen im Knochenmark heran und zirkuliert anschliessend während nur etwa 6 h im Körper. Nach seinem Austritt aus der Blutbahn hat er noch etwa 1–2 Tage Zeit, als Abwehrzelle zu funktionieren, bevor er stirbt [Konttinen et al 1989]. Bei einem normalen Erwachsenen werden daher täglich etwa 75 g dieser Zellen verbraucht und ersetzt. Neutrophile Granulozyten sind amöboide, auf Chemotaxine (Peptide, aktiviertes Komplement, Immunkomplexe) ansprechende, primär protektive Zellen, die mittels Phagozytose und lysosomaler Verdauung Bakterien und andere Fremdkörper zerstören. Ihre Waffen, eine Batterie verschiedener lysosomal gebundener Enzyme, werden nur einmal während des Reifungsprozesses in diesen Zellen angelegt, aber nicht erneuert. Solche lysosomalen Enzyme (saure Hydrolasen, Peroxidase, Kollagenase, Kathepsin G [Capodici und Berg 1989, Capodici et al 1989] usw.) und andere Substanzen, wie Prostaglandine, werden jedoch auch während phagozytierender Aktivität aus diesen Zellen freigesetzt und können das bindegewebige Kollagen und Knochenbestandteile angreifen, besonders dann, wenn neutrophile Granulozyten massenweise (hochakute Entzündung, Abszesse) auftreten. Sterben neutrophile Granulozyten im entzündeten Gewebe, so werden Enzyme in grossen Mengen freigesetzt [Miyasaki 1991].
  2. *Makrophagen* werden ebenfalls im Knochenmark gebildet und zirkulieren als Monozyten während etwa 4 Tagen im Blut. Erst extravasal, nach Ankunft im Erfolgsgewebe, werden Monozyten aktiviert und zu Makrophagen umgebildet. Diese können sich teilen, d.h. vermehren, sind langlebig (etwa 1–5 Wochen) und können fortwährend Stoffe (lysosomale Enzyme, Prostaglandine, Interleukin-1, Interleukin-6 usw.) synthetisieren. Sie sind auf Chemotaxine ansprechende, primär protektive Zellen, die Bakterien und andere Fremdkörper, aber auch körpereigenes Material phagozytieren und abzubauen vermögen. Ihre Einsatzbereit-

schaft und Funktion (Grad der Aktivierung, Enzymproduktion usw.) wird jedoch von vielen extrazellulären Mediatoren (Lymphokine, Komplement usw.) gesteuert. Auch helfen sie Lymphozyten bei der Antigenerkennung. Aktivierte Makrophagen, besonders während der Phagozytose, sezernieren jedoch auch ihre Enzyme (Metalloproteinasen) in den Extrazellularraum, wo diese die entsprechenden Substrate, d.h. Bindegewebskomponenten, angreifen können [Birkedal-Hansen 1993 a, b, Kjeldsen et al 1993].

3. Die Wahrscheinlichkeit, dass von neutrophilen Granulozyten und Makrophagen stammende lysosomale Enzyme im Entzündungsbereich der Gingivitis und Parodontitis bindegewebiges Kollagen abbauen, ist sehr gross.

Knochen, d.h. der Alveolarknochen und andere Teile des Alveolarfortsatzes, kann direkt oder indirekt abgebaut werden:

– *Direkter Knochenabbau* wird durch Bakterien oder ihre Produkte ausgelöst:
Bakterien selbst vermögen Knochen (wie auch Dentin bei Karies!) mittels geeigneter Enzyme aufzulösen. Die Mechanismen dieser Auflösung sind kaum bekannt und können nur bei direktem Bakterien-Knochen-Kontakt zur Wirkung gelangen. Anzeichen dafür wurden in Endstadien schwerer Parodontitis und bei Noma beobachtet [Frank und Voegel 1978, Merrell et al 1981]. Mittels geeigneter Mediatoren (z.B. Endotoxinen) können Bakterien jedoch auch Osteoklasten aktivieren und dadurch Knochenresorption veranlassen.

– *Indirekter Knochenabbau* wird durch von körpereigenen Zellen produzierte Mediatoren ausgelöst. Solche Mediatoren (das von Makrophagen sowie T- und B-Lymphozyten und anderen Zellen produzierte Interleukin-1 [Jandinski 1988, Tatakis 1993] und Prostaglandin E$_2$) vermögen Osteoklasten zu aktivieren und zur Knochenresorption zu veranlassen. Interleukin-1, dessen Wirkung von anderen Zytokinen moduliert wird, tritt bei Parodontitis im Gewebe und Taschenexsudat in erhöhter Konzentration auf. Prostaglandin E$_2$ dürfte bei hochakut abszedierenden Entzündungen zum Einsatz kommen und *rasch* zum Abbau grösserer Knochenpartien führen. Die experimentelle oder therapeutische Verabreichung von Indomethazin (ein Prostaglandinsynthetaseblocker) unterbindet diesen Mechanismus [Feldman et al 1983].

Im Hinblick auf die Pathogenese der verschiedenen, insbesondere der rasch progredienten und stark destruktiven Formen der Parodontitis bzw. ihrer aktiven Phasen erscheint es folgerichtig, allen Mechanismen, die während akuter und abszedierender Entzündung (hervorgerufen durch Bakterien und ausgelöst durch körpereigene Enzyme und Mediatoren) zum Einsatz kommen, eine besondere Zerstörungspotenz zuzuerkennen. Das gilt besonders dann, wenn die ursprünglich protektive Wirkung dieser Reaktionen und der an ihr teilnehmenden Zellen (neutrophile Granulozyten, Makrophagen) sich nur in geschwächtem oder ganz unzureichendem Grade auswirken kann, wie es offensichtlich immer dann geschieht, wenn neutrophile Granulozyten und/oder Makrophagen genetisch bedingte oder erworbene, nur temporär wirksame Funktionsdefekte aufweisen oder zahlenmässig stark reduziert sind.

Rasche und fortschreitende Gewebsdestruktion im Parodont (Parodontitis) ist die Folge unzureichender Infektabwehr und individueller Entzündungsanfälligkeit. Die primäre Infektabwehr wird von der Achse neutrophile Granulozyten/Antikörper gestellt. Die von Mediatoren und Botenstoffen beeinflussten Entzündungsvorgänge dürften zu nicht geringem Anteil von Lymphozyten gesteuert, d.h. verstärkt oder gedämpft sein. Dabei könnten sogenannte Th-1- und Th-2-Untergruppen von CD4$^+$-T-Lymphozyten eine Rolle spielen [Genco 1992, Gemmell und Seymour 1994]. Auf zellulärer und molekularbiologischer Basis beruhende Modelle für die Pathogenese der Gingivitis/Parodontitis bei anfälligen und nichtanfälligen Menschen gehen davon aus, dass pathogene und andere Keime zunächst von neutrophilen Granulozyten unspezifisch abgefangen und von

Antikörpern spezifisch neutralisiert werden. Wenn dies nicht oder unvollkommen gelingt und eine subgingivale bakterielle Flora und damit eine Tasche entsteht, kommt es zur chronisch-immunpathologisch gesteuerten Entzündung, die von Lymphozyten und Zytokinen verstärkt oder gedrosselt werden kann. Je nach dem wird die Parodontitis einen oberflächlich-leichten oder fortschreitend-ausgedehnten Schweregrad annehmen [Offenbacher et al 1993, Seymour und Gemmell 1993].

10.4 Gingivoparodontale Atrophie

Die gingivoparodontale Atrophie ist eine oft nur lokalisierte Rückbildung von parodontalen Strukturen infolge Abnahme von Zellen und ihren Produkten. Sie tritt in zwei Formen auf, der gingivalen Rezession und der Inaktivitätsatrophie.
- *Gingivale Rezession* ist der international gebräuchliche Ausdruck für gingivale Atrophie oder Gewebsverlust, die entweder in Form von Einziehungen an einzelnen Zähnen oder mehr generalisiert auftreten können. Die gingivale Rezession wird durch lokalisierte Entzündungsvorgänge in der marginalen Gingiva (Gingivitis simplex) oder durch chronisch-mechanische Traumatisierung [mit grosser Kraft ausgeführtes und falsch gerichtetes Zähnebürsten während jeweils langer Zeit; Mierau und Spindler 1984, Mierau und Fiebig 1987] ausgelöst, ist aber häufig dort zu finden, wo bereits vorher infolge der anatomisch-topographischen Stellung der Zähne Dehiszenzen oder Fenestrationen des Alveolarfortsatzes bestanden hatten oder die Zähne orthodontisch nach vestibulär gekippt wurden [Löst 1984, Löst und Gerkhardt 1984].
- *Inaktivitätsatrophie* kommt vor allem bei impaktierten oder nach Extraktion der Antagonisten funktionslos gewordenen Zähnen vor.
- Beide Formen der gingivoparodontalen Atrophie haben per se weder Taschenbildung noch totale Zahnbettzerstörung zur Folge. Sie zählen daher zu den eher harmlosen, nicht zu Zahnverlust führenden Parodontalveränderungen.

10.5 Okklusales parodontales Trauma

Unter «okklusalem parodontalem Trauma» ist eine mechanisch-physikalische Traumatisierung des Zahnhalteapparates, insbesondere des Desmodonts und der knöchernen Alveolenwandung, zu verstehen, die im Rahmen von orthodontischer Therapie und bei okklusalen Über- und Fehlbelastungen (z.B. bei Abgleitbewegungen des Unterkiefers nach vorzeitigem Zahnkontakt) auftreten kann.
Traumatisierungen können auch experimentell erzeugt werden, indem durch mit Federspannung geladene und zum Teil bei Kieferschluss aktivierbare Vorrichtungen eine bestimmte Zahnkrone in mesiodistaler Richtung kräftig hin und her bewegt oder mit Hilfe überhöhter Füllungen okklusal überbelastet wird.
Bei derartiger entsprechend starker und langwährender Druckeinwirkung kommt es zu Veränderungen im Zahnhalteapparat (d.h. im Desmodont, im Alveolarknochen, in den interdentalen und interradikulären Knochensepten), die – sofern anfänglich ein gesundes Parodont vorlag – total reversibel sind, d.h. innerhalb kurzer Zeit nach Beseitigung der Traumatisierung wieder verschwinden.

Diese Veränderungen umfassen akute Entzündung (steril!), Hämorrhagie, Nekrose, Verdünnung bzw. Abbau von kollagenen Faserbündeln und Knochenresorption. Letztere kann besonders in histologischen Schnitten ein erschreckendes Ausmass annehmen. Die Lokalisation und Ausdehnung dieser Veränderungen hängt von Grad und Dauer der Traumatisierung, von der Richtung des einwirkenden Traumas und von der Topographie von Zahn und Alveole ab. Bei verstärktem Knochenabbau sind röntgenologisch ein erweiterter Desmodontalspalt und Triangulationen am Eingang ins Desmodont zu erkennen.

Das Resultat dieser Veränderungen ist eine erhöhte Zahnbeweglichkeit, die ebenfalls voll reversibel ist. Hingegen hat parodontale Traumatisierung *keine* Entzündung im Bereich der marginalen Gingiva und *keine* Taschenbildung zur Folge. Ob sich die traumatisch erzeugten Veränderungen und gleichzeitige bakteriell bedingte Taschenbildung zu einer rasch fortschreitenden Zerstörung des Parodonts vereinen können, ist ungewiss.

11 Parodontale Regeneration («Reattachment / New Attachment / Repair»)

Das höchste Ziel parodontaler Therapie war von jeher die voraussagbare Wiederherstellung funktionell orientierter Strukturen am Ort einer von Parodontitis oder anderen Parodontalerkrankungen verursachten – insbesondere einer taschenartigen – Destruktion. Dieses Ziel ist heute dank intensiver Forschung während der letzten 15 Jahre einerseits deutlicher definierbar, andererseits aber nicht erreichbarer geworden.
Als biologische Möglichkeiten solcher Wiederherstellung lassen sich drei Heilungsprozesse definieren: die Wiederanheftung, die Regeneration und die reparative Heilung:
- *Wiederanheftung* («reattachment») bedeutet, dass die meist instrumentell-operativ oder traumatisch – und nur während kurzer Zeit – voneinander getrennten Gewebsanteile sich nach ihrer Zusammenfügung wieder aneinander heften, d.h. dass ein biologischer Reparationsprozess die strukturelle und funktionelle Geschlossenheit des betreffenden Gewebes wiederherstellt.
- *Regeneration* («new attachment») bedeutet, dass die durch Krankheit (z.B. Parodontitis) zerstörten und anschliessend operativ entfernten Gewebsanteile von den Randgebieten des Defekts her neu gebildet und ihrer ursprünglichen Architektur und Funktion gemäss wieder aufgebaut werden.
- *Heilung* («repair») bedeutet, dass die zerstörten Gewebsanteile nicht im Sinne der Regeneration, sondern unter Ausnutzung verschiedener Möglichkeiten reparativ ersetzt werden.

Bei diesen Prozessen im Parodont beteiligen sich mehrere verschiedene Gewebe: Ein mehrschichtiges Plattenepithel (Saumepithel, orales Gingivaepithel), das Bindegewebe der gingivalen Lamina propria, desmodontales Bindegewebe, das Wurzelzement und der Alveolarfortsatz einschliesslich des Knochenmarks. Das Saumepithel, das gingivale und desmodontale Bindegewebe und der Alveolarfortsatz werden von der durch Parodontitis verursachten Destruktion direkt betroffen. Das Wurzelzement wird von Bakterien schichtweise überwachsen, teilweise von Bakterien durchsetzt und nimmt dabei zytotoxische Stoffe (Antigene, wie Muraminsäure der bakteriellen Zellwand, Endotoxine, Leukotoxine usw.) auf, die entzündungsfördernde Eigenschaften besitzen und einer Regeneration von neuem Zement entgegenwirken könnten. Solche Stoffe dringen jedoch kaum in das Zement ein, haften nur leicht an seiner Oberfläche und lassen sich von ihr loswaschen [Hughes und Smales 1986, Moore et al 1986].

Eine Wiederherstellung des Saumepithels findet unter allen Umständen statt:
- *Epitheliale Wiederanheftung* ist biologisch unmöglich, da das Saumepithel, wie auch jedes andere mehrschichtige Plattenepithel, bei artifizieller Verletzung (d.h.

Basisliteratur

Egelberg J: Regeneration and repair of periodontal tissues. J Periodont Res *22:* 233–242 (1987).
Minabe M: A critical review of the biologic rationale for guided tissue regeneration. J Periodontol *62:*171–179 (1991).
Pitaru S, McCulloch CAG, Narayanan SA: Cellular origins and differentiation control mechanisms during periodontal development and wound healing. J Periodont Res *29:* 81–94 (1994).

Sondierung) nicht inter-, sondern intrazellulär aufreisst. Die Wiederherstellung des Saumepithels erfolgt daher immer über Regenerationsmechanismen.
- *Epitheliale Regeneration* erfolgt auf der Basis noch bestehender Saumepithelreste wie auch de novo. Nach lokaler Verletzung (Sondierung, temporäres Abdrängen des Gingivalsaumes usw.) heilt der intraepitheliale Spalt durch rasch produzierte basale Tochterzellen, die von zervikal her den lädierten Teil des Saumepithelringes in weniger als 5 Tagen wieder auffüllen. Die ursprünglich abgetrennten, zum Teil intrazellulär zerrissenen und an der Zahnoberfläche haftengebliebenen Saumepithelzellen beteiligen sich kaum an dieser Regeneration [Taylor und Campbell 1972, Braga und Squier 1980, Wirthlin et al 1980].

Vollständige De-novo-Regeneration des Saumepithels kommt nach allen grossflächigen operativen Eingriffen (Wurzelglättung, Kürettage, Gingivektomie, Lappenoperationen usw.) im Bereich der dentogingivalen Grenzfläche zustande. Die dafür nötigen Zellen entstammen dem oralen Gingivaepithel, dessen Tochterzellen aus dem gingivalen Wundrand aussprossen, die äusseren und inneren (der Zahnoberfläche zugewandten) Wundflächen überziehen und ein neues Saumepithel hervorbringen. Dieses de novo entstandene Saumepithel ist dem ursprünglichen in Struktur und Funktion gleich. Nach einer Gingivektomie (vgl. Kap. 12) erfolgt die Regeneration des Saumepithels innerhalb von 2 Wochen [Listgarten 1972a, Braga und Squier 1980]. Das de novo entstehende Saumepithel hat die Tendenz, die dentogingivale Grenzfläche zwischen Gingivalsaum und restlichem gingivalem oder desmodontalem Faseransatz rasch und vollständig abzudichten, d.h. es wird nach bestimmten parodontalchirurgischen Eingriffen um viele Millimeter länger als das normale (etwa 2 mm hohe) Saumepithel.

Die Wiederherstellung des bindegewebigen gingivalen oder desmodontalen Faseransatzes am Zahn (und am regenerierenden Knochen) ist an sehr rigorose Voraussetzungen gebunden und tritt bereitwillig in Form der Wiederanheftung, aber nur sehr unvollkommen als Regeneration ein:
- *Bindegewebige Wiederanheftung* kann dann erfolgen, wenn ein vorübergehend vom Zahn instrumentell getrennter Gingivallappen reponiert wird, bei replantierten Zähnen oder wenn in der Tiefe einer parodontalen (Knochen-)Tasche der Destruktionsprozess paradental verlief. In diesen Fällen bleibt an der betreffenden Wurzeloberfläche ein Rest des supraalveolären Faseransatzes bzw. ein Restdesmodont einschliesslich der im Zement inserierenden Faserbündel und der Zellen (Zementoprogenitorzellen, Zementoblasten, Fibroblasten) erhalten. Diese der Zahnwurzel anhaftenden Gewebsreste bilden die entscheidende Voraussetzung für die Wiederanheftung und anschliessende Regeneration des Faserapparates (vgl. Kap. 8) [Stahl 1977, Karring et al 1980]. Wird der nicht bakteriell versuchte Teil der freigelegten Wurzeloberfläche mechanisch-instrumentell «gesäubert» – d.h. mit Hilfe von Küretten bearbeitet – und das Restgewebe entfernt, so entfällt diese Voraussetzung: Eine bindegewebige Wiederanheftung ist dann nicht mehr möglich. Das einmal total oder partiell von einer Zahnwurzel entfernte Restdesmodont kann sich nicht neu entwickeln und auch nicht durch ein anderes Bindegewebe ersetzt werden (Abb. 11/1).

Die Wiederanheftung ist – so sie stattfinden kann – die Folge normaler bindegewebiger Wundheilungsprozesse. Aus dem organisierten Blutkoagulum entsteht über Granulationsgewebsbildung (vgl. Kap. 12) eine narbige Vernetzung des noch beste-

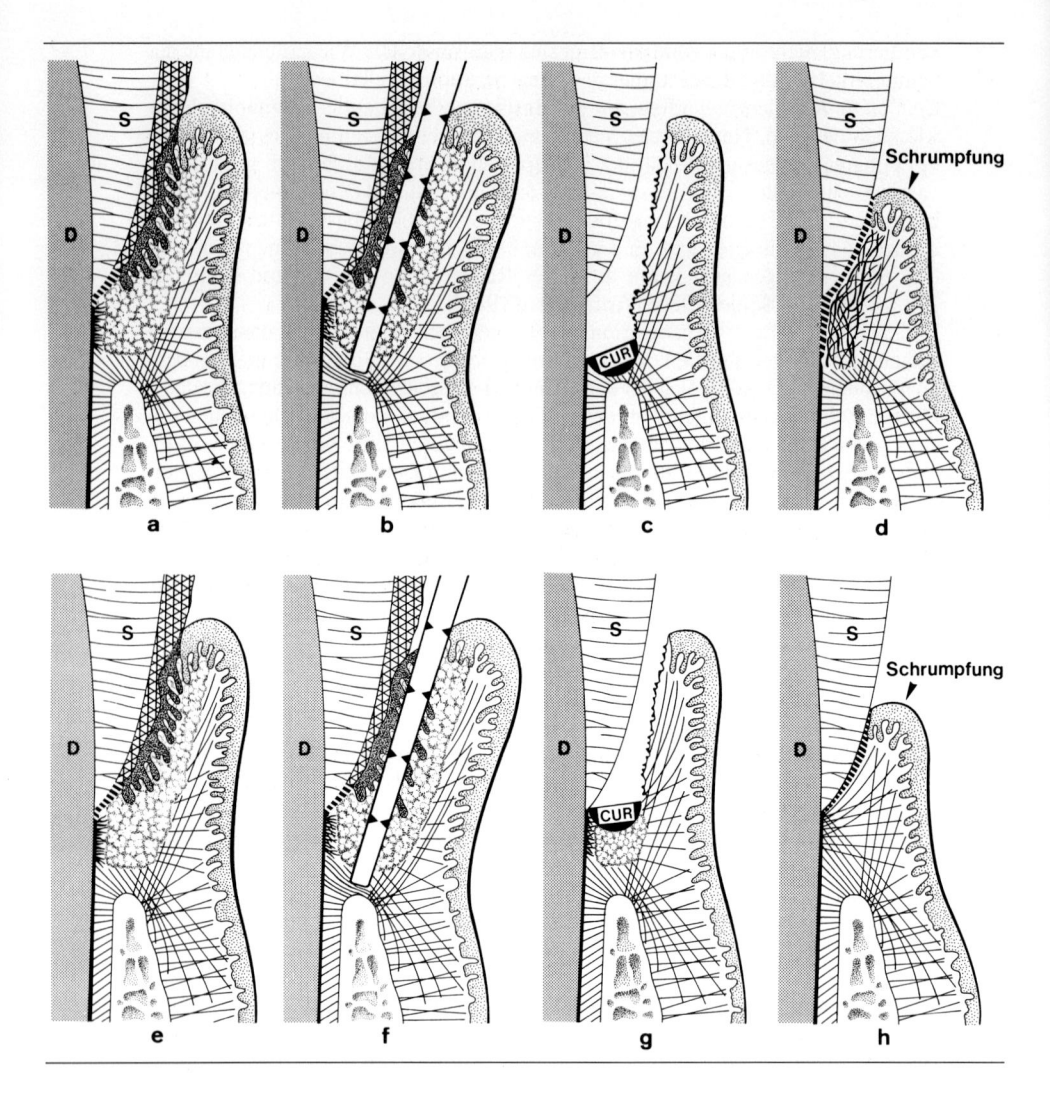

Abb. 11/1. Wurzelglättung und Kürettage ohne (**a–d**) und mit (**e–h**) bindegewebiger Wiederanheftung («reattachment»). Bei der etwa 3 mm tiefen Tasche mit subgingivaler Plaque bleibt supraalveolär ein Wurzelhautrest am Zement erhalten (**a, e**), obwohl die Sonde etwa 4 mm weit durch das entzündete Weichgewebe bis fast zum Alveolarknochenkamm vorstösst (**b, f**). Wird im supraalveolären Bereich der Wurzel, der noch plaquefrei ist, die Wurzel geglättet (**c**), so wächst das regenerierende Saumepithel der schrumpfenden Gingiva der Wurzel entlang vor, bis es auf den noch erhaltenen Faseransatz stösst (**d**). Wird der supraalveoläre Wurzelrest erhalten (**g**), so regeneriert das supraalveoläre Bindegewebe und verwächst mit dem Faseransatz (**h**). Das neue Saumepithel breitet sich nur bis etwa zur Schmelz-Zement-Grenze aus. Es entsteht gingivale Schrumpfung, aber kein Verlust an bindegewebigem Faseransatz («attachment»). D = Dentin; S = Schmelz; CUR = Kürette oder Skaler.

henden, in der Zahnwurzel inserierenden Restdesmodonts mit dem neu gebildeten Bindegewebe [Kohler und Ramfjord 1960, Levine und Stahl 1972, Stahl 1977, 1979]. Wiederanheftung über narbige Bindegewebsvernetzung kommt auch dann zustande, wenn Zahnwurzeln mit voll erhaltenem, bis zur Schmelz-Zement-Grenze reichendem desmodontalem Restfaseransatz in Alveolen mit stark reduzierter Knochenhöhe replantiert oder transplantiert werden. Das im Weichgewebe neu entstehende Fasersystem wird über die gesamte stark verlängerte supraalveoläre Wurzelpartie mit dem Restdesmodont der Zahnwurzel vereinigt, auch ohne dass der Alveolarknochenkamm regeneriert [Houston et al 1985, Polson 1987]. Der Wiederanheftungsprozess verläuft im supraalveolären Bereich sogar schneller als im vom Alveolarknochen gestützten Desmodontalbereich [Proye und Polson 1982].

- *Bindegewebige Regeneration* parodontaler Strukturen, das höchste therapeutische Ziel, würde erfordern, dass entlang der vom übrigen Parodontalgewebe destruktiv getrennten, mit subgingivaler Plaque bedeckten und dann mechanisch bearbeiteten Wurzeloberfläche im Bereich einer (Knochen-)Tasche ein Granulationsgewebe entsteht, aus dem sich Zementoblasten differenzieren, die neue Zementschichten, d.h. entweder rein azelluläres Fremdfaserzement oder zelluläres Gemischtfaserzement mit einer oberflächlichen Lage von Fremdfaserzement produzieren, in die gleichzeitig neu entstehende desmodontale Faserbündel endständig eingebettet werden, die an ihrem entgegengesetzten Ende in ebenfalls gleichzeitig regenerierenden Alveolarknochen verankert werden müssten. Diese Forderung, d.h. die zur restitutio ad integrum führende parodontale Regeneration (Abb. 11/2c) wird im Anschluss an irgendeine lokal-instrumentelle oder parodontalchirurgische Behandlung aus folgenden Gründen *nicht* erfüllt [Caton und Nyman 1980, Caton et al 1980]:

1 Die bei der Heilung und Regeneration beteiligten Gewebe proliferieren unterschiedlich rasch (hohe epitheliale, niedere bindegewebige Umsatzraten) und sind anteilmässig zu unterschiedlichem Volumen und auf unterschiedlich grossen Wundflächen vertreten: Gingivales Bindegewebe und Alveolarknochen nehmen vergleichsweise grosse, das desmodontale Bindegewebe nimmt einen sehr kleinen Anteil der Wundgrenzfläche ein.

2 Die beteiligten Gewebe weisen Zellpopulationen mit sehr unterschiedlichem Differenzierungs- und Funktionspotential auf. Gingivale Fibroblasten vermögen kollagenreiches Bindegewebe, nicht aber Wurzelzement zu erzeugen. Desmodontale Fibroblasten haben die Fähigkeit, grössere Mengen an Protein und Kollagen zu produzieren und besitzen andere Anheftungseigenschaften als gingivale Fibroblasten [Somerman et al 1988, 1989]. Aus dem Knochenmark und vom Periost abstammendes Granulationsgewebe besitzt resorptive und knochenbildende Eigenschaften: In Kontakt mit der instrumentell bearbeiteten Wurzeloberfläche erzeugt es eine Substitutionsresorption und Ankylose (vgl. Kap. 8) [Nyman et al 1980, Karring et al 1980, Aukhil et al 1986].

3 Das rasch proliferierende Saumepithel überzieht die postoperativ entstandene dentogingivale Wundfläche rascher, als die übrigen Gewebe sich dort etablieren können. Deshalb entsteht zwischen Gingivalsaum und dem verbliebenen supra- oder infraalveolär gelegenen Faseransatz am Zement ein überlanges, meist sehr dünnes Saumepithel, das im Bereich von Knochentaschen apikal des knöchernen Kraterrandes endet [Listgarten und Rosenberg 1979, Caton und Nyman 1980].

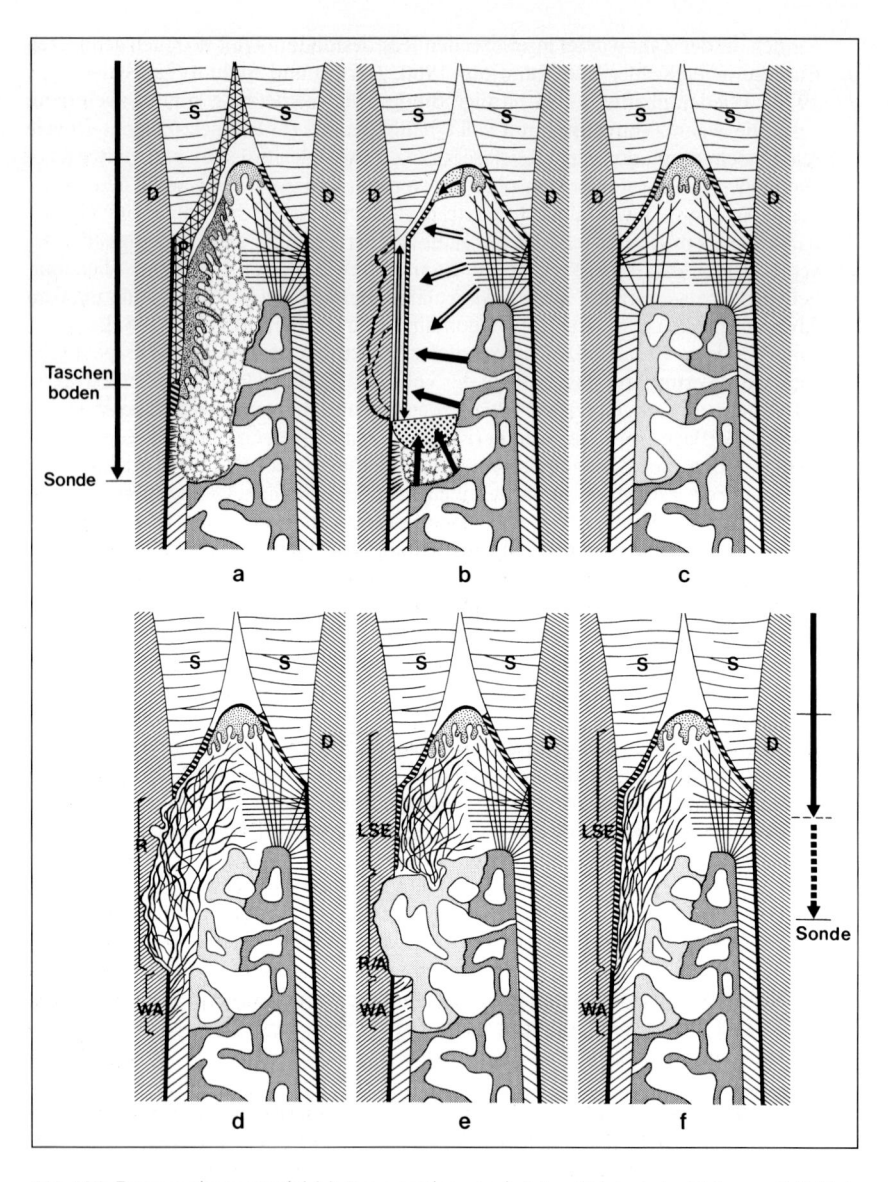

Abb. 11/2. Regenerationspotential (**b**), Regenerationsutopie (**c**) und biologische Heilungsmöglichkeiten (**d–f**) nach Lokalbehandlung einer interdentalen Knochentasche (**a**). **d** Heilung mit Wurzelresorption und teilweiser Knochenregeneration. **e** Heilung mit Wurzelresorption, Knochenregeneration und Ankylose. **f** Heilung mit überlangem Saumepithel, teilweiser Knochenregeneration und bindegewebiger Wiederanheftung am Taschenfundus. Erklärungen im Text. D = Dentin; LSE = überlanges Saumepithel; P = subgingivale Plaque; R/A = Resorption und Ankylose; S = Schmelz; WA = Wiederanheftung.

Pathobiologie oraler Strukturen

4. Gingivales Bindegewebe, das in Kontakt mit der instrumentell bearbeiteten Wurzeloberfläche kommt, regeneriert mit einem faserreichen Narbengeflecht, das sich der Wurzeloberfläche anlegt, ohne in Zement zu inserieren [Nyman et al 1980, Cole et al 1980].
5. Knöcherne Regeneration des Alveolarfortsatzes kann unter strikt plaque- und entzündungsfreien Heilungsbedingungen teilweise zur Auffüllung einer Knochentasche führen. Dieser Prozess ist jedoch von den Ereignissen an der dentogingivalen (Wiederanheftung oder Deckung mit überlangem Saumepithel) und an der dentodesmodontalen (Wiederanheftung, überlanges Saumepithel, regenerative Zementbildung, Proliferation des Desmodonts) Grenzfläche vollständig unabhängig und impliziert nicht eine Wiederherstellung des Desmodonts und seines Faseransatzes in Zement und Knochen [Polsen und Heijl 1978, Caton und Nyman 1980, Houston et al 1985].

– Eine Regeneration des Wurzelzementes und des Desmodonts entlang instrumentell bearbeiteter Wurzeloberflächen könnte möglicherweise von einem noch bestehenden (apikal oder seitlich der taschenartigen Destruktion gelegenen) intakten Desmodont, möglicherweise unter Beteiligung von Zellen des Alveolarknochens, ausgehen [Melcher 1976, Isidor et al 1986, Iglhaut et al 1988]. Dafür spricht eine Reihe verschiedener experimenteller und klinischer Beobachtungen an Hund, Affe und Mensch:
  1. Das Desmodont ist wie die Pulpa und deren beider Vorläufer, das eigentliche Zahnsäckchen und die Zahnpapille, ektomesenchymaler Herkunft; seine Zellen waren ursprünglich für die Bildung ihrer Derivate Zement, Desmodont und eigentlichem Alveolarknochen verantwortlich. In vitro kultiviert, wachsen fibroblastenartige Zellen aus dem Desmodont aus. Wenn man diese Zellen eine instrumentell bearbeitete Zahnwurzel überwachsen lässt und diese Wurzel in eine künstlich in vivo angelegte Alveole replantiert, entsteht ein neues Desmodont mit kollagenen Faserbündeln, die in neugebildetes Zement und Knochen inserieren [Boyko et al 1981].
  2. Wird vestibulär am bezahnten Alveolarfortsatz ein Mukoperiostlappen gebildet und in die bukkale Alveolenwandung ein Knochenfenster geschnitten und wird dann die freigelegte Wurzeloberfläche instrumentell von Desmodont und Zement entblösst und mit einem Filter (Membran) gegen das Bindegewebe des reponierten Mukosalappens abgedeckt, so wachsen vom Fensterrand desmodontale Zellen, Alveolarknochenzellen und Bindegewebe in den Defekt ein und vermehren sich dort. Nach einigen Wochen werden Zement, Desmodont und Knochen grösstenteils regeneriert, sofern die Fensterfläche nicht allzu gross ist [Nyman et al 1982a, Iglhaut et al 1988].
  3. Histologische Befunde nach chirurgisch-lokaltherapeutischer Behandlung von parodontalen Knochentaschen oder von Parodontitis mit horizontalem Knochenschwund bei Tier und Mensch haben gezeigt, dass gelegentlich entlang der instrumentell bearbeiteten Wurzeloberfläche vom Taschengrund ausgehend höchstens über eine Distanz von 1 bis 2 mm neues Zement und mit ihm mehr oder weniger gut verwachsenes Desmodont entstehen. Diese Befunde deuten darauf hin, dass dem proliferierenden Desmodont potentielle Regenerationsfähigkeit innewohnt [Listgarten und Rosenberg 1979, Bowers et al 1985].

Diese Erkenntnisse führten zum Schluss, dass die instrumentell bearbeitete Wurzeloberfläche, sofern an ihr überall parodontales Gewebe regenerieren soll, mit Hilfe physikalischer Barrieren (z.B. Millipore®-Filter, Gore-Tex®-Teflon-Membranen, biologisch zersetzbaren Polymermembranen, wie Vicryl®, Guidor® und Resolut®, Kollagenmembranen usw.) vom Restknochenkamm bis weit koronal abgedeckt und vor Kontakt mit gingivalem Bindegewebe und Epithel geschützt werden müsse. Auf diese Weise erhielte das von so kleiner Fläche am Taschenrand auswachsende Desmodont eine Chance, die exponierte Wurzeloberfläche zu überdecken und mit desmodontalen Zellen zu bevölkern, bevor Epithel (überlanges Saumepithel) oder gingivales Bindegewebe (narbige Anlagerung) diesen Platz einnehmen können. Dieser mechanische Kunstgriff wurde erstmals 1982 am Menschen durchgeführt [Nyman et al 1982b] und ist seither unter der Bezeichnung «guided tissue regeneration» oder «geleitete Geweberegeneration» [Gottlow et al 1984, 1986] bekannt geworden. In einer Reihe experimenteller und klinischer Studien wurde versucht, die therapeutischen Möglichkeiten der geleiteten Gewebsregeneration auszuloten und ihre klinische Verwendbarkeit zu testen [Gottlow et al 1984, Magnusson et al 1985, 1988]. Besondere Aufmerksamkeit wurde der Regeneration von Furkationsdefekten gewidmet [Klinge et al 1985, Gottlow et al 1986, Pontoriero et al 1988, 1989]. Diese Studien haben gezeigt, dass mit Hilfe mechanischer Barrieren, die die Dimensionen zellulärer Topographie und Aktivität nur in sehr grob-klinischem Sinne berücksichtigen, das Ziel totaler parodontaler Regeneration nur sehr unvollkommen angesteuert wird. Die geleitete Geweberegeneration, sofern klinisch-topographisch korrekt anwendbar, bewirkt, dass die desmodontalen und alveolarknochenständigen Zellen bevorzugt Zugang zur instrumentell bearbeiteten Wurzeloberfläche erhalten. Ob und aus welchen der vielen Quellen Zementoblasten geliefert werden können ist unklar. Obwohl entlang dieser Wurzeloberflächen eine neue, oft viele Millimeter lange Hartsubstanz entstehen kann, ist nicht sicher, ob es sich dabei um zelluläres Zement oder Knochen handelt. Diese offensichtlich Zellen (Zementozyten, Osteozyten?) enthaltende Hartsubstanz wird der instrumentell bearbeiteten Wurzeloberfläche (Dentin oder Zement) nur aufgelagert, aber nicht an ihr befestigt. Die an der Zahnwurzel normalerweise entstehende integrative Vereinigung von Zement und Dentin wird regenerativ nicht nachvollzogen, da die nur aufgelagerte neue Hartsubstanz sich während der histologischen Gewebsverarbeitung, wahrscheinlich infolge Schrumpfung, wieder von der Zahnoberfläche trennt. Die Art der neu entstehenden Hartsubstanz dürfte dem natürlichen Vorbild, d.h. einem azellulären Fremdfaserzement als Träger der Zahnverankerung, nicht entsprechen. Die histologisch sichtbare, oft nur sehr lockere Faserverankerung des neuen Desmodonts im «neuen Zement» ist häufig nur sehr spärlich ausgeprägt und entspricht möglicherweise nicht dem Einbau neuer Kollagenfaserbündel in neuer Hartsubstanz. Dort wo der Neubildung zementartiger Hartsubstanz eine leichte Resorption der Wurzeloberfläche vorausgeht, wird die Verbindung zwischen alter und neuer Hartsubstanz deutlich sicherer. Die gleiche biologische Problematik [Schroeder 1992] besteht auch bei der Verwendung von Zytokinen als die Regeneration fördernde Mittel. In Hund und Affe sind mit Hilfe von Prostaglandin E_1 [Marks und Miller 1994], knochenmorphogenetischen Proteinen [Ripamonti et al 1994, Sigurdsson et al 1995] und einer Kombination von blutplättchenabgeleitetem Wachstumsfaktor und insulinartigem Wachstumsfaktor [Giannobile et al 1994] über grosse, klinisch relevante Strecken parodontale Strukturen (Knochen, Desmodont, Zement) experimentell regeneriert worden, jedoch ohne Zement-Dentin-Verbund. Dieser tritt möglicherweise dann ein, wenn die entblösste Wurzeloberfläche einige Minuten lang mit saturierter Zitronensäure anent-

kalkt und anschliessend mit dem von Blutplättchen abgeleiteten Wachstumsfaktor behandelt wird [Park et al 1995].
Die regenerativen Ergebnisse sind auch durch bisher erprobte Verfahren, die bearbeitete Wurzeloberfläche mit Säure [Zitronensäure, Tetrazyklin-Hydrochlorid; Cole et al 1980, 1981, Ririe et al 1980, Kashani et al 1984, Marks und Metha 1986, Wikesjö et al 1988], biologischem Adjuvans [Wirthlin et al 1981, Wirthlin und Hancock 1982] oder Fibronektin [Prato et al 1988] zu konditionieren und dadurch regenerationsfähiger zu machen, nicht grundsätzlich verbessert worden. Die Vernetzung oberflächlich (durch Säureentkalkung) freigelegter kollagener Fibrillen des Dentins (oder Zementes) mit denen der neugebildeten Hartsubstanz ist – obwohl der Natur abgelauscht – keine Garantie dafür, dass dieses neue Attachment klinischen Bedürfnissen entspricht [Selvig et al 1988]. Auch biokompatible und resorbierbare Kollagenmembranen, die als vorübergehende Barriere eingesetzt wurden, haben die Ergebnisse nicht verbessert [Tanner et al 1988, Pitaru et al 1989]. Die für eine klinisch erfolgreiche Regeneration entscheidenden Faktoren sind die absolute Ruhigstellung des Wundgebietes, um die Fibrinverklebung zwischen Wurzeloberfläche und Blutkoagulum zu schützen [Wikesjö et al 1992], und eine professionelle Wundhygiene, um eine Reinfektion zu verhindern. Der zu erwartende Heilungs- und Regenerationserfolg hängt eindeutig davon ab, ob, in welcher Keimzahl und mit welcher Keimart eine solche Reinfektion, auch entlang der implantierten Membranen, stattfindet oder nicht [Nowzari und Slots 1994].
– Als *reparative Heilung* wird daher dasjenige Ergebnis parodontaler Wund- und Defektauffüllung bezeichnet, bei dem es je nach topographischer und klinischer Ausgangslage weder zu grossflächiger Wiederanheftung noch zu allgemeiner Regeneration kommt, sondern alle Möglichkeiten, auch die der Substitution, Verwendung finden. Klinische Zeichen erfolgreicher Heilung sind das weitgehend entzündungsfreie Parodont, die stark reduzierte Sondierungstiefe, die Festigung des zuvor gelockerten Zahnes, und (bei Knochentaschen) die teilweise Auffüllung des Defekts mit Knochen (Röntgenkontrolle!).
Die Problematik der bindegewebig-parodontalen Regeneration soll an einem Beispiel erläutert werden (Abb. 11/2a–f):
Es besteht im Interdentalraum eine etwa 7 mm tiefe Parodontaltasche einschliesslich einer etwa 4 mm tiefen Knochentasche distal eines Prämolaren oder Molaren des Unterkiefers (Abb. 11/2a). Der Taschenboden befindet sich innerhalb des Knochendefektes, das kurze Saumepithel apikal davon. Der grösste Teil der erkrankten Wurzeloberfläche ist von subgingivaler Plaque und Zahnstein bedeckt, nur am Grunde des Knochenkraters besteht noch ein Rest eines desmodontalen Faseransatzes. Die Sonde dringt an diesem Restansatz vorbei bis zum knöchernen Defektboden vor (Abb. 11/2a). Würden die nach lokaltherapeutischer Kürettage und Wurzelglättung potentiell an der Defektauffüllung teilnehmenden Gewebe, das orale Gingivalepithel und das aus ihm de novo entstehende Saumepithel, das gingivale Bindegewebe, der Alveolarfortsatz und Alveolarknochen und das am Defektrand seitlich und apikal bestehende Desmodont (Abb. 11/2b), den Defekt und die exponierte Wurzel- und Kronenoberfläche anteilmässig im Sinne normaler parodontaler Architektur bevölkern, so könnte das Resultat eine totale Regeneration, eine institutio ad integrum sein (Abb. 11/2c). Dieses Resultat wird jedoch bisher mit keiner verfügbaren Methode erreicht. Bei der Darstellung der verschiedenen Möglichkeiten real existierender Heilungsvorgänge wird davon ausgegangen, dass der Skaler (Kürette) aus Dimensionsgründen die tiefste

Stelle des Knochendefektes nicht erreicht hat und daher ein Rest desmodontalen Faseransatzes am Wurzelzement bestehen bleibt (Abb. 11/2b). Im Verlauf einiger Monate nach dem Eingriff können folgende Heilungs-, Substitutions- oder Regenerationsprozesse stattfinden:
- Wird die instrumentell bearbeitete Wurzeloberfläche vom Granulationsgewebe des gingivalen Bindegewebes *zuerst* erreicht, kann die Zahnwurzel anresorbiert werden (Abb. 11/2d). Gleichzeitig könnte der Knochendefekt teilweise regenerativ mit neuem Knochen aufgefüllt werden, wobei am Boden des Knochenkraters, im Bereich der noch erhaltenen Reste des Faseransatzes am Zement, ein kleines Stück Desmodont regeneriert und im Sinne der Wiederanheftung mit der Wurzeloberfläche und dem neuen Alveolarknochen vereinigt würde. Das oberflächliche Gingivaepithel würde interdental regenerieren und das neue Saumepithel die Zahnoberfläche bis etwa auf die Höhe der Resorptionslakunen, später auch weiter apikal, bedecken. Die postoperative Schrumpfung wäre infolge des einseitigen Defekts minim, aber der supraalveoläre Faserapparat würde nicht wiederhergestellt werden (Abb. 11/2d).
- Wird die instrumentell bearbeitete Wurzeloberfläche im Bereich des Knochendefekts *zuerst* vom regenerierenden Knochen erreicht, wird die Zahnwurzel anresorbiert und ankylotisch mit dem Knochen vereinigt (Abb. 11/2e). Die übrigen Prozesse würden wiederum zu einer partiellen Wiederanheftung am Boden des Knochendefektes, zur Ausbildung eines langen Saumepithels, aber nicht zur Wiederherstellung des supraalveolären Faserapparates führen (Abb. 11/2e).
- Wird eine normal ablaufende nichtgeleitete Wundheilung vorausgesetzt, so wird infolge seiner Proliferationskapazität das überlange Saumepithel den grössten Teil der exponierten Wurzeloberfläche überwachsen und damit Bindegewebs- oder Knochenkontakt ausschliessen (Abb. 11/2f). Das überlange Saumepithel würde von narbigem, nicht normal im Sinne des Faserapparates organisiertem Bindegewebe gestützt und mehr oder weniger weit apikal des knöchernen Septumkammes enden, dort, wo die apikal am Boden des Knochendefektes stattfindende Wiederanheftung aufhört, d.h. das Saumepithel überdeckt den gesamten instrumentell bearbeiteten Wurzelbereich. Der knöcherne Defekt würde teilweise reparativ aufgefüllt, der supraalveoläre Faserapparat nicht wiederhergestellt (Abb. 11/2f).

In allen Fällen würde nach Abschluss der Heilung (die jedoch von neuer Plaquebildung stark beeinträchtigt oder verzögert werden kann) eine drastische Abnahme der Entzündungssymptome und der Sondierungstiefe resultieren. Ein Röntgenbild würde den Knochenzuwachs demonstrieren. Aus diesen Zeichen möchte der Kliniker eine Wiederanheftung («reattachment») oder sogar eine Regeneration («new attachment») von mehreren Millimetern ableiten, obgleich das eine *und* das andere nicht oder kaum stattgefunden hat. Der scheinbare Anheftungs(Regenerations-)gewinn basiert auf der Tatsache, dass eine Sonde ein langes Saumepithel, unterstützt von derbem entzündungsfreiem Bindegewebe, nicht durchfährt, auch das angelegte Bindegewebe nicht von der Wurzeloberfläche trennt, sondern bei etwa 2 mm Sondierungstiefe zwischen Zahn und Bindegewebe im Saumepithel steckenbleibt [Listgarten 1980].

Merke: Sonde, Röntgenbild und klinisch-operative Inspektion sind als Hilfsmittel zum Nachweis einer desmodontal-parodontalen Regeneration untauglich.

12 Wundheilung und Regeneration in der Mundhöhle

Wundheilung ist ein grundlegendes pathobiologisches Phänomen, das für die Existenz und Gesundung eines Individuums unabdingbare Bedeutung hat. Jeder Unterbruch der Kontinuität der äusseren oder inneren Körperoberfläche muss rasch mit Hilfe regenerativer und/oder substituierender Zellaktivität geschlossen werden, um Infektion und weitere Gewebszerstörung zu verhindern. Idealerweise sollte die Wundheilung das verletzte, zerstörte oder tote Gewebe in seinen Normalzustand zurückverwandeln. Dies gelingt nur in Geweben, die einen kontinuierlichen Umsatz («turnover») aufweisen, z.B. Epithel und Bindegewebe. Die möglichen Formen und der Ablauf der Wundheilung sind in der Mundhöhle nicht prinzipiell anders als im Bereich der Epidermis und Dermis. Die Heilung oraler Gewebe muss jedoch unter besonderen Bedingungen ablaufen:
- Die anatomisch-topographischen und pathophysiologischen Gegebenheiten im Bereich des Zahnhalses und des tieferen Parodonts lassen eine restitutio ad integrum nur selten zu (vgl. Kap. 11).
- Die hohe Luftfeuchtigkeit (100%) und die ständige Anwesenheit verschiedener Mikroorganismen (Bakterien, Pilze, Viren) erschweren den oralen Heilungsverlauf.
- Die besonders nach bestimmten diagnostischen und therapeutischen Eingriffen (Biopsieentnahme, Zahnextraktion usw.) notwendige Regeneration grösserer Hart- und Weichgewebspartien verlängert die orale Wundheilungsdauer.

Die folgenden Abschnitte beschränken sich bewusst auf die Heilungsvorgänge bei Schleimhaut- und Extraktionswunden, schliessen also die Vorgänge bei tiefen Operationswunden, Kieferfrakturen, Tumorexzisionen usw. nicht ein.
Von alters her unterscheidet man zwei verschiedene Formen oberflächlicher Wundheilung: Heilung per primam intentionem und Heilung per secundam intentionem:
- Eine *primäre Wundheilung* erfolgt bei glatten, lückenlos eng aneinanderliegenden Wundrändern (d.h. Schnittwunden bei nicht spontan klaffendem Gewebe);
- eine *sekundäre Wundheilung* erfolgt, «wenn die Wundränder weit voneinander entfernt sind und zwischen ihnen ein Gewebsdefekt besteht» [Sandritter und Beneke 1974].

Beide Formen unterscheiden sich nur in quantitativer Hinsicht (grössere Defektüberbrückung, längere Heilungsdauer usw. bei sekundärer Wundheilung), nicht jedoch qualitativ.

Basisliteratur

Clark RAF: Overview and general considerations of wound repair; in Clark, Henson, The molecular and cellular biology of wound repair, pp 3–33 (Plenum Press, New York 1988).
Lavelle CLB: Applied oral physiology; 2nd 4d, pp 74–82 (Wright, London 1988).
Shafer WG, Hine MK, Levy MB: A textbook of oral pathology; 4th ed, pp 594–614 (Saunders, Philadelphia 1983).

Jeder Wundheilungsprozess durchläuft drei Entwicklungszustände (Entzündung, Granulationsgewebsbildung, Matrixbildung und Remodellierung) oder vier Phasen, die exsudative, resorptive, proliferative und reparative Phase, welche ineinander übergehen und sich überlappen:
- Die *exsudative Phase* setzt unmittelbar bei der Wundsetzung ein: Aus der eröffneten Blutbahn tritt Blut (Zellen und Plasma) aus, welches im Defekt gerinnt, ein Koagulum bildet und den primären Wundverschluss herbeiführt. Dieses Koagulum ist bei glatten Schnittwunden oder bei sehr gut mit Nähten adaptierten Wundrändern sehr klein (d.h. der Wundspalt ist kaum sichtbar), bei flächigen Wunden oder solchen mit nicht oder nur teilweise adaptierbaren Wundrändern variabel gross. Gleichzeitig wandern neutrophile Granulozyten in den Defekt ein, um die bakterielle Kontamination zu beseitigen und einer Infektion entgegenzuwirken.
- Die *resorptive Phase* führt zur Beseitigung nekrotischer Gewebstrümmer. Soweit die Gewebskontinuität bei der Wundsetzung unterbrochen wurde, wird innerhalb einer schmalen Randzone um den Defekt (d.h. im Wundrandgebiet) das verletzte Gewebe nekrotisch. In unmittelbarer Umgebung der nekrotischen Zone werden die terminalen Blutgefässe durch Thromben verschlossen: Der Defekt und die nekrotischen Gewebsanteile werden gegen das gesunde Gewebe abgegrenzt. Danach folgt die Resorption des nekrotischen Gewebes: Innerhalb weniger Stunden nach der Wundsetzung wandern nicht nur Granulozyten, sondern auch Monozyten entlang chemotaktischer Gradienten in das Wundrandgebiet ein. Dort differenzieren die Monozyten zu Makrophagen, die die von Plasmafibronektin überschichteten [Martin et al 1988] nekrotischen Gewebstrümmer phagozytieren und lysosomal abbauen. Die Dauer dieser Phase ist vom Ausmass der Nekrose und vom Volumen der Gewebstrümmer abhängig. Exsudative und resorptive Phase bilden den frühen und späteren Abschnitt des ersten Heilungszustandes: der Entzündung.
- Die *proliferative Phase* begleitet und folgt auf den Abbau des nekrotischen Materials und ist durch Granulationsgewebsbildung und Reepithelisierung charakterisiert. Letztere kann die *Granulationsgewebsbildung* begleiten oder ihr vorausgehen [Fejerskov 1972]. Ausgehend vom Wundrandgebiet wachsen Kapillarsprossen in den Defekt (d.h. das Blutkoagulum) ein, werden nach und nach durchgängig und eröffnen den Blutzellen eine Bahn ins Defektzentrum. Diese Sprossen organisieren das gesamte Koagulum. Gleichzeitig proliferieren Epithelzellen am Wundrand und wandern über die Defektoberfläche. Die Dauer dieser Phase wird durch die Grösse und Ausdehnung des Defektes bestimmt.
- Die *reparative Phase* (d.h. *Matrixbildung* und *Remodellierung*) schliesst sich übergangslos der proliferativen Phase an und überlappt diese. Jetzt entsteht innerhalb der netzartigen Kapillarsprossen ein junges Bindegewebe, das vom Wundrandgebiet aufgebaut wird. Fibroblasten, die als Tochterzellen des perivaskulären Bindegewebes dem Wundrand entstammen, beginnen mit der Synthese der Interzellularsubstanzen. Während das junge Bindegewebe gegen das Zentrum des Wunddefektes vorwächst und es ausfüllt, ändert sich, wieder vom Wundrandgebiet ausgehend, seine Zusammensetzung. Infolge Verminderung der Fibroblastendichte und gleichzeitiger Zunahme der Interzellularsubstanzen entsteht ein relativ zell- und gefässarmes, aber kollagenfaserreiches Bindegewebe, d.h. Narbengewebe, welches an die Stelle des Originalgewebes tritt. Gleichzeitig erfolgt die Redifferenzierung der neuen Epitheldecke.

Je nach den Bedingungen der Wundsetzung und den Möglichkeiten der Adaptation der Wundränder werden in einer grösseren Wunde diese Phasen innerhalb einzelner Wundbereiche unterschiedlich schnell ablaufen.

Während die exsudative und die resorptive Phase normalerweise (Ausnahme: mangelnde Blutgerinnung bei Blutern!) einem stereotypen Muster folgen (vgl. Blutplättchen, Gerinnungsfaktoren, Fibronektin- und Fibrinbildung, Leukozytenemigration usw.), sind die Heilungsvorgänge, die sich in der proliferativen und reparativen Phase in Epithel und Bindegewebe abspielen, von besonderem Interesse.

Heilungsgeschehen im Epithel

Die Fähigkeit zur raschen Regeneration ist eine grundlegende Eigenschaft auch der oralen Epithelien. Die Reepithelisierung einer Wundoberfläche basiert auf der Kombination von Migration, zellulärer Teilung und Differenzierung.

Die Migration beginnt etwa 12–24 h nach der Wundsetzung. Vom Stratum basale und Stratum suprabasale der epithelialen Wundränder beginnt sich eine flache Schicht von Zellen gegen das Zentrum des Defektes vorzuschieben. Dabei entstehen epitheliale Lippenränder, die an der Führungskante einschichtig, dahinter mehrschichtig sind und aus grossen dedifferenzierten hydratisierten Zellen bestehen. Diese Zellen, die nach rascher Metamorphose einen niedrigeren Differenzierungsstatus als die entsprechenden Basalzellen aufweisen, enthalten nur wenige zytoplasmatische Filamente, sehr viel Grundsubstanz, eine stark herabgesetzte Desmosomen- und Organellendichte, zahlreiche lysosomale Körper und zeigen phagozytäre Aktivität [Odland und Ross 1968, Fejerskov 1972, Andersen 1978, Gibbins 1978]. Die maximal dedifferenzierten Zellen an der Front der Lippenränder weisen Pseudopodien und amöboide Bewegungen auf. Wandernde Zellen enthalten einen gegenüber Basalzellen stark erhöhten Anteil von Aktinfilamenten, der später wieder absinkt [Piper 1979]. Die migratorische Bewegung der Zellen der Lippenränder ist unabhängig von mitotischer Aktivität, folgt chemotaktischen Faktoren und besteht in einem stetigen Übereinanderhinwegrollen der vom Wundrand nachrückenden Zellen, d.h. die oberflächlich hinter der Front befindlichen Zellen bewegen sich rascher als die an vorderster Front liegenden Zellen (Abb. 12/1) [Krawczyk 1971, Gibbins 1978]. Diese Bewegung wird durch die gleichzeitig de novo entstehenden Desmosome und Hemidesmosome vermittelt [Krawczyk und Wilgram 1973]. Die migrierenden Zellen der Wundlippen sind mitotisch inaktiv. Der mitotische «Motor», der weitere Wanderzellen bereitstellt, befindet sich innerhalb des intakten Wundrandepithels.

Die epithelialen Lippen schieben sich unter den nekrotisch-oberflächlichen Teil des Blutkoagulums, d.h. auf dem noch bestehenden Bindegewebe oder dem mit Fibronektin überschichteten Fibringerüst des Koagulums, über das neu entstehende Granulationsgewebe gegen die Wundmitte vor und fusionieren dort miteinander [bei Schnittwunden innerhalb der ersten 24 h, bei flächigen Wunden etliche Tage oder Wochen später; Fejerskov und Philipsen 1972, Fejerskov 1972]. Sobald die epitheliale Migration endet, beginnt vom Wundrand zur Mitte fortschreitend die De-novo-Synthese der Basalmembran, d.h. die neuen Basalzellen produzieren zuerst Typ-IV-Kollagen, dann Laminin, während Fibronektin und Fibrin verschwinden.

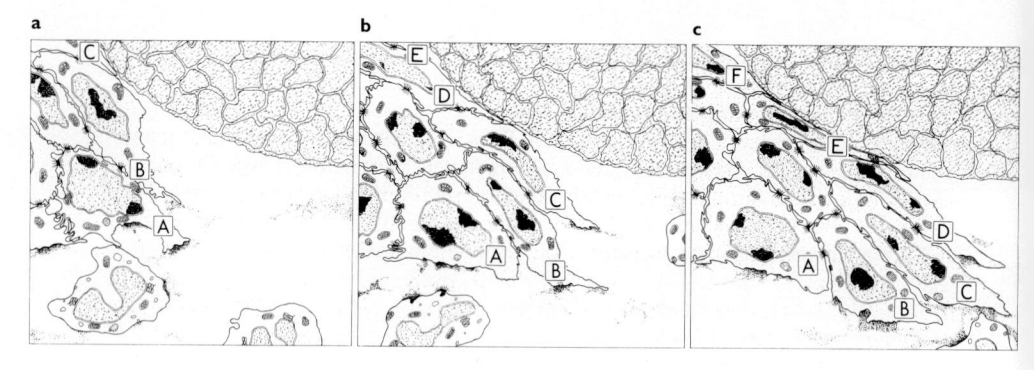

Abb. 12/1. Schematische Darstellung der epithelialen Migration (von **a** nach **c**) bei offenen Wunden. A, B, C, D, E, F = Übereinander hinweggleitende Zellen, die jeweils nacheinander an der Migrationsfront Fuss fassen [nach Krawczyk 1971].

Sobald die epitheliale Kontinuität erreicht ist, setzt 1–2 Tage später in der neuen, nur wenige Zellen dicken Epitheldecke die mitotische Aktivität wieder ein, das dünne Epithel wird dicker, erlangt seine Mehrschichtigkeit wieder und unterliegt einem Redifferenzierungsprozess, der – je nach Ausdehnung der reepithelisierten Wundfläche – erst Tage oder Wochen nach der Lippenfusion zum Abschluss kommt. Während der vorausgegangenen Dedifferenzierung wie auch der nun ablaufenden Redifferenzierung ändern sich sowohl die Differenzierungsmarken wie auch der Gehalt (und die Synthese) an verschiedenen Keratinen der Epithelzellen [Mansbridge und Knapp 1988]. Auch der Redifferenzierungsprozess beginnt vom ehemaligen Wundrandgebiet und bewirkt, dass auf der Basis einer Bindegewebssteuerung und der sich über die Epithelstraten wiederherstellenden strukturellen Dichtegradienten der zytoplasmatischen Organellen und Filamente ein sowohl histo- wie auch zytoarchitektonisch dem Originalepitheltyp gleichwertiges Oberflächenepithel entsteht [Andersen 1978]. Im Falle eines keratinisierenden Epithels erscheinen das Stratum granulosum und das Stratum corneum zuerst in den Wundrandgebieten. Häufig bleibt das regenerierte Epithel für einige Zeit akanthotisch.

Heilungsgeschehen im Bindegewebe

Der Heilungsprozess beginnt mit einer akuten Entzündung und endet mit der Regeneration eines narbigen Bindegewebes. Bei primär heilenden Schnittwunden geht die Reepithelisierung der bindegewebigen Regeneration (Proliferation von Fibroblasten usw.) voraus [Ross und Odland 1968, Fejerskov und Philipsen 1972], bei ausgedehnten und tiefen, sekundär heilenden Wunden wird die Reepithelisierung abgeschlossen, während die Granulationsgewebsbildung eben erst begonnen hat oder noch im Gange ist (vgl. Extraktionswunden).
Nach der Gerinnung des Blutes und der Koagulumbildung im Wunddefekt vernetzen sich Fibrinogenmoleküle zu Fibrinsträngen, deren Netzwerk, von Fibronektin überschichtet, die Wundränder zusammenhalten hilft. Während der ersten 4–6 h nach der

Wundsetzung manifestiert sich eine akute Entzündung, die sich mit Ödembildung, Rötung und Schwellung anzeigt und in deren Verlauf zunächst neutrophile Granulozyten, angelockt von einer Reihe chemotaktischer Faktoren (z.B. Kallikrein, Fibrinopeptiden, C5a, Blutplättchensubstanzen), aus den umliegenden Gefässen emigrieren und in das Koagulum eintreten, wo sie einer bakteriellen Infektion entgegenwirken. Etwa 12 h nach der Wundsetzung, wenn der Zustrom von Granulozyten bereits nachzulassen beginnt, erscheinen in stets zunehmender Zahl Monozyten, die dem Knochenmark entstammen, aus den randständigen Gefässen emigrieren und im Defekt- und Koagulumbereich als Makrophagen das nekrotische Material phagozytieren. Während die neutrophilen Granulozyten in den ersten 3–12 h die zahlenmässig dominierenden Zellen sind und nach etwa 3 Tagen zu verschwinden beginnen, erreichen Makrophagen ihre grösste Dichte erst am 2.–3. Tag nach der Wundsetzung und nehmen je nach der Menge des zu phagozytierenden Materials danach an Zahl wieder ab. Auch diese Zellen werden chemotaktisch angelockt (z.B. von Kollagenfragmenten, Fibronektin, Thrombin) und produzieren ihrerseits wundheilungsaktive Substanzen, wie Enzyme, vasoaktive Regulatoren, Wachstumsstoffe und chemotaktische Faktoren. Gleichzeitig mit den Monozyten wandern auch Fibroblasten ein, die als Tochterzellen den Fibroblasten des randständigen perivaskulären Bindegewebes entstammen, stetig an Zahl zunehmen und erst am 5.–6. Tag ihre maximale Dichte erreichen. Diese in das Wundgebiet einwandernden Fibroblasten gehören wahrscheinlich zu zwei verschiedenen Subpopulationen der normalerweise heterogenen Fibroblastenpopulation. Eine der Subpopulationen besitzt Membranbindungsstellen für den Komplementfaktor C1q und kann sehr rasch proliferieren (etwa 4fach schnellere DNS-Synthese) und dabei grosse Mengen an Protein (etwa 2fach stärkere Synthesekapazität), vor allem Typ-III- und Typ-V-Kollagen, produzieren [Bordin et al 1984]. Die Produkte dieser Zellen, darunter auch mukoproteinhaltige Interzellularsubstanzen, ersetzen das fibronektinreiche Fibrinnetz im Wundbereich. Eine zweite Subpopulation von Fibroblasten, die anteilmässig wohl die stärkste ist, unterzieht sich einer Metamorphose und wird zu Myofibroblasten, also kontraktilen Fibroblasten. Etwa 2 Tage nach der Wundsetzung beginnt auch die Proliferation der Kapillarendothelien, die schlaufenartig in das Koagulum einsprossen, durchgängig werden und ein dichtes Kapillarnetzwerk aufbauen. Makrophagen, Fibroblasten und Kapillarsprossen bilden daher das junge Granulationsgewebe, das den Bindegewebsdefekt aufzufüllen hat (Abb. 12/2).
Mit steigender Dichte der Myofibroblasten beginnt im Rahmen einer sekundären Wundheilung die Wundkontraktion. Während der ersten 5–10 Tage ziehen sich die Wundränder spontan zusammen. Diese Kontraktion wird besonders in locker gebauten Schleimhautarealen beobachtet, findet aber auch in der Schleimhaut des harten Gaumens statt [Searls et al 1979, Squier et al 1983]. Die Wundkontraktion basiert auf der Kontraktilität der Myofibroblasten und ihrer Verknüpfung mit der extrazellulären Matrix. Innerhalb des Granulationsgewebes bilden die Myofibroblasten einerseits ein Synzytium [über Zell-zu-Zell-Verknüpfungen zusammenhängendes zelluläres Netzwerk; Majno et al 1971], andererseits wird dieses Netzwerk mit der Matrix verbunden. Diese Verbindung, *Fibronexus* genannt, besteht darin, dass intrazelluläre Aktinfilamente der Myofibroblasten durch die Zellmembran hindurch mit fibronektinüberschichteten Typ-I- und Typ-III-Prokollagenfibrillen der extrazellulären Matrix verbunden werden. Auf diese Weise entsteht ein kohäsiver Komplex von Zell-Matrix-Zell-Verbindungen, über den die kontraktilen Kräfte der Myofibroblasten zur Wund-

12/2

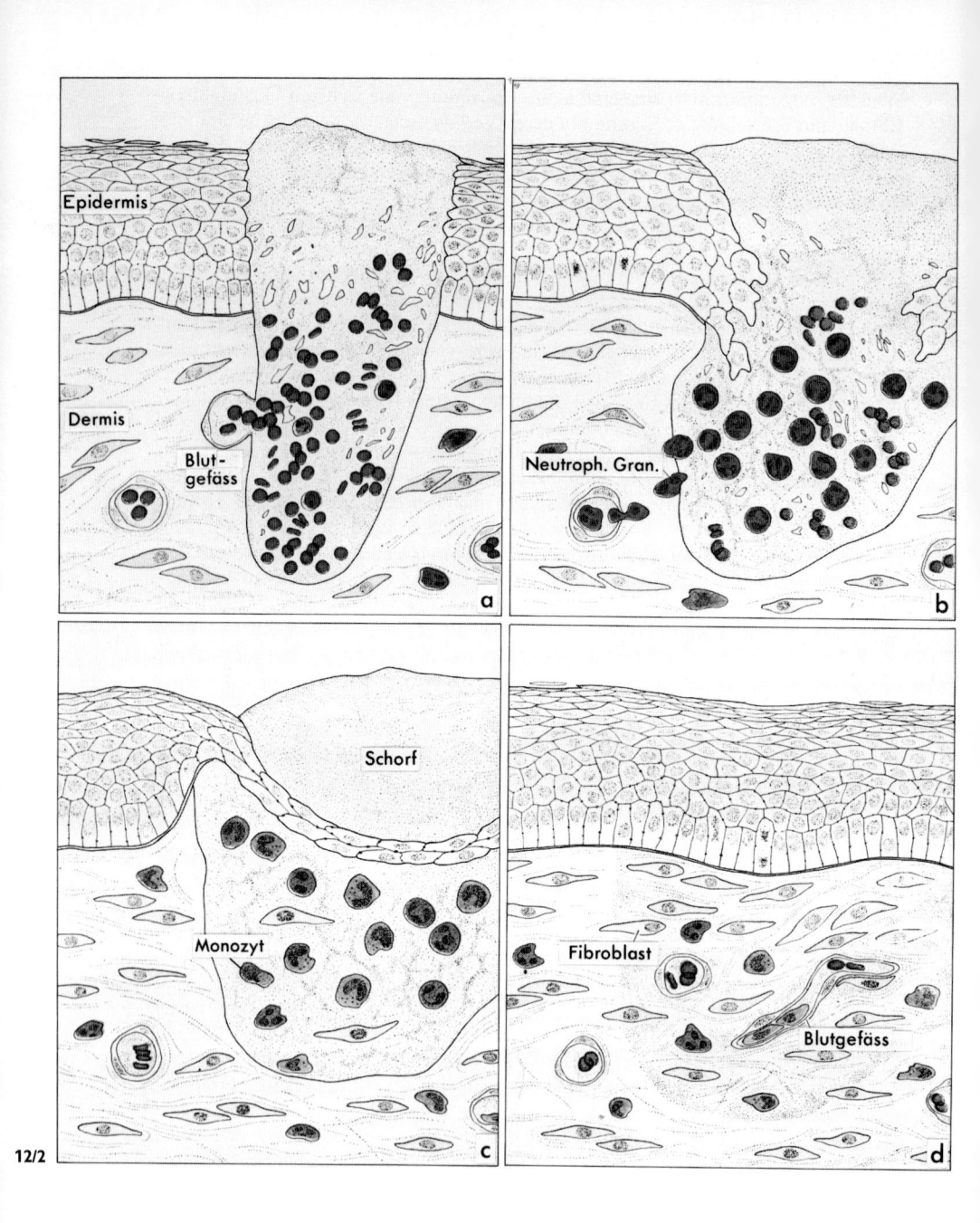
Epidermis
Dermis
Blut-
gefäss
a
Neutroph. Gran.
b
Schorf
Monozyt
c
Fibroblast
Blutgefäss
d

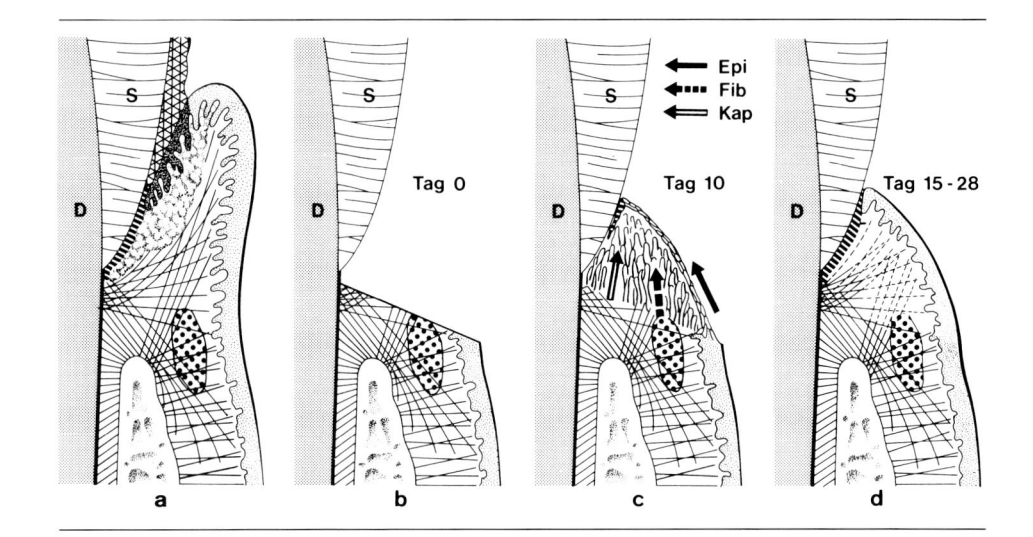

Abb. 12/3a–d. Schematisierte Darstellung der sekundären Wundheilung und Regeneration der Gingiva nach Gingivektomie. Beachte die in bestimmten aufeinanderfolgenden Zeitabschnitten ablaufenden Phasen der Granulationsgewebsbildung, Reepithelisierung, De-novo-Bildung des Saumepithels und Remodellierung der bindegewebigen Lamina propria. Epi = Epithel, Fib = Fibroblasten, Kap = Kapillarsprossen; D = Dentin, S = Schmelz.

kontraktion führen [Skalli und Gabbiani 1988, Welch et al 1990]. Während dieser Kontraktionsperiode steigt die Volumendichte der Interzellularsubstanz, insbesondere des Kollagens vom Typ I, das das Typ-III-Kollagen ersetzt, und die Zelldichte nimmt langsam ab, so dass ein kollagenreiches Narbengewebe entsteht. Letzteres gehört zu den weniger geschätzten Folgen der Wundkontraktion, das besonders im Bereich der auskleidenden Schleimhaut, abhängig von der Grösse der Wunde, zu sehr behindernder Konstriktion des Gewebes führen kann. Möglicherweise kann eine Zytokinmodulation diese Narbenbildung verhindern [Shah et al 1992].

Als Beispiel einer sekundären Wundheilung sei die Gingivaregeneration nach Gingivektomie genannt (Abb. 12/3): Wird die marginale Gingiva, meist in schräg apikokoronaler Richtung unter Erhaltung einer Restgingiva koronal der mukogingivalen Grenzlinie gingivektomiert, so gehen das entzündlich infiltrierte Bindegewebe, das orale Gingivaepithel am Gingivalsaum und das Saumepithel verloren. Die resultierende Wunde wird einerseits durch das angeschnittene orale Gingivaepithel, anderseits

Abb. 12/2. Schematisierte Darstellung der sekundären Wundheilung. **a** Exsudative Phase zur Zeit der Wundsetzung. **b** Resorptive und beginnende proliferative Phase 1 Tag nach der Wundsetzung; Bildung der epithelialen Wundlippen. **c** Mehrere Tage nach der Wundsetzung ist die epitheliale Kontinuität unter der Blutkruste wiederhergestellt, das Granulationsgewebe wird organisiert. **d** 1 Woche und später nach der Wundsetzung ist das Epithel wiederhergestellt, es entsteht das Narbengewebe [nach Ross 1969].

durch die supraalveoläre Zahnoberfläche (auch interdental) begrenzt. Etwa 1–2 Tage nach der Operation ist die Wunde von einem gräulichen Koagulum bedeckt, in dessen tieferen Schichten bereits Endothelsprossung und Fibroblastenproliferation (d.h. Granulationsgewebsbildung) stattfinden, während der oberflächliche Teil vorwiegend aus Fibrin und neutrophilen Granulozyten besteht. Auch die Epithelzellen beginnen aus dem oralen Gingivaepithel auszuwandern. Diese Prozesse verstärken sich über den 4. Tag nach der Operation hinaus, bis nach 8–10 Tagen die Reifung des Granulationsgewebes und seine Verdichtung zu Bindegewebe einsetzt und die Front der epithelialen Lippenränder die Zahnoberfläche erreicht hat. Zu dieser Zeit präsentiert sich die regenerierende Gingiva klinisch als rötliches, leicht blutendes Gewebe. Das Epithel beginnt an der dentogingivalen Grenze nach apikal vorzustossen, erreicht den restlichen Faseransatz im Zement und regeneriert das Saumepithel, dessen Ultrastruktur und Epithelansatz dem originalen, vom Schmelzepithel abgeleiteten Saumepithel gleicht [Listgarten 1972b]. Die Reepithelisierung ist 10–14 Tage nach der Gingivektomie abgeschlossen, die Redifferenzierung des oralen Gingivaepithels beginnt jedoch erst jetzt und dauert etwa weitere 2 Wochen. Im Interdentalraum geht dieser Prozess langsamer vor sich als marginal. Nach Abschluss einer plaquefreien Heilungsphase ist die regenerierte Gingiva entzündungsfrei [Takata 1994].

Bei Schnittwunden in stark entzündeter Gingiva erfolgt die Reepithelisierung rascher, aber das Epithel wandert in das entzündete Bindegewebe ein und bildet grosse akanthotische Stränge [Yumet und Polson 1985]. Nach Entnahme einer Wangenbiopsie mit dem CO_2-Laserstrahl fällt infolge minimaler Gewebsschädigung die entzündliche Phase der Wundheilung schwächer aus und – da weniger Myofibroblasten entstehen – die Wundkontraktion bleibt gering. Allerdings läuft die Reepithelisierung verzögert ab [Fisher et al 1983].

Heilung von Extraktionswunden

Die knöcherne Regeneration ist ein spezialisierter Fall bindegewebiger Heilung. Im Gegensatz zur Regeneration des Alveolarfortsatzes im Rahmen parodontaler Taschen (vgl. Kap. 11) ist die Regeneration des Alveolarfortsatzes innerhalb der zahnlosen Alveole ein in seinem Ablauf voraussehbares und meist komplikationsloses Ereignis.

Die Heilung der Extraktionswunde erfolgt primär über die Organisation des sich in der Alveole und im darüberliegenden Weichgewebsdefekt bildenden Blutkoagulums. Das Koagulum und das sich in ihm bildende Fibringerüst dienen als biologischer Wundverband, als Schutz des eröffneten Knochens und als Leitstruktur für die nachfolgende Gewebseinsprossung. Die spontane Entstehung und Erhaltung dieses Koagulums während der Heilung ist deshalb für deren komplikationslosen Verlauf von grundlegender Wichtigkeit.

Die Heilung von Extraktionswunden ist aus experimentellen Studien an Ratte, Hund und Affe sowie aus bioptisch-histologischen und röntgenologischen Untersuchungen am Menschen gut bekannt [Euler 1923, Meyer 1935, Claflin 1936, Amler et al 1960, Simpson 1969, Amler 1969, 1993].

Unmittelbar nach der Extraktion strömt aus den eröffneten Gefässen des Alveolarfortsatzes Blut in die Alveole und gerinnt. Die eröffneten Gefässe werden durch Thromben verschlossen und im Koagulum entsteht ein dichtmaschiges Fibringerüst, das mit

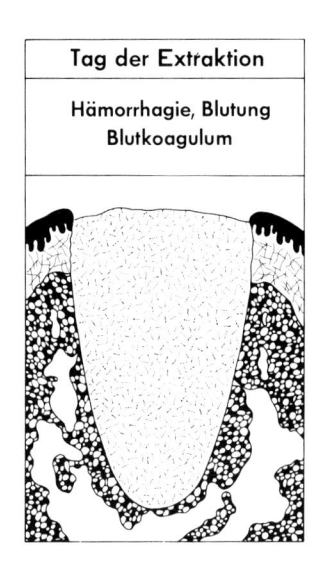

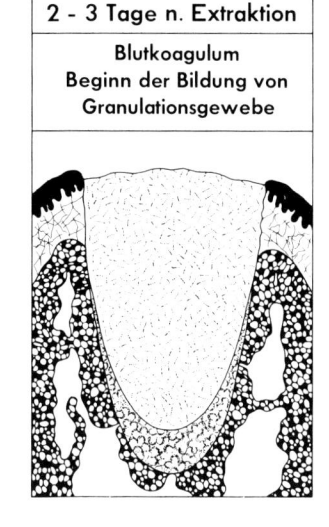

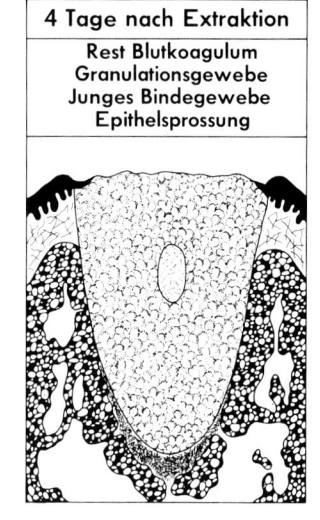

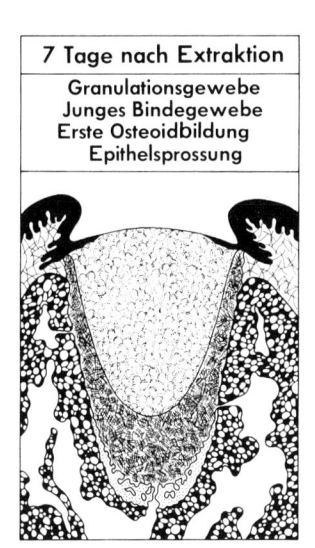

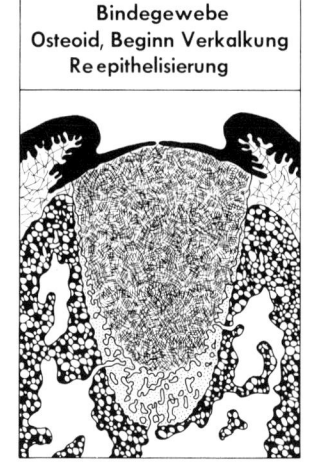

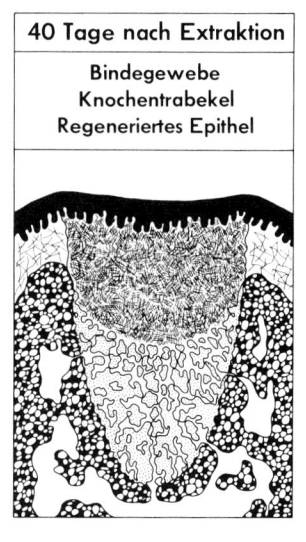

Tag der Extraktion	2 - 3 Tage n. Extraktion	4 Tage nach Extraktion
Hämorrhagie, Blutung Blutkoagulum	Blutkoagulum Beginn der Bildung von Granulationsgewebe	Rest Blutkoagulum Granulationsgewebe Junges Bindegewebe Epithelsprossung

7 Tage nach Extraktion	20 Tage nach Extraktion	40 Tage nach Extraktion
Granulationsgewebe Junges Bindegewebe Erste Osteoidbildung Epithelsprossung	Bindegewebe Osteoid, Beginn Verkalkung Reepithelisierung	Bindegewebe Knochentrabekel Regeneriertes Epithel

Abb. 12/4. Heilungssequenz und Gewebsregeneration in der Extraktionswunde [nach Amler 1969].

einer dicken Schicht auch die Oberfläche des Koagulums nach aussen abdeckt. Bereits während der ersten 48 h beginnen im Rahmen einer akuten Entzündung neutrophile Granulozyten, Monozyten und Fibroblasten entlang des Fibringerüstes in das Koagulum einzuwandern. An der Koagulumoberfläche entsteht eine Exsudatschicht emigrierender Granulozyten, die von der Mundflüssigkeit feucht gehalten wird. Entlang der Wundperipherie, d.h. hauptsächlich vom Knochenmark und vom Restdesmodont ausgehend, entstehen die ersten endothelialen Sprossen: Das Koagulum wird durch Granulationsgewebe ersetzt.

Die *1. Heilungswoche* umfasst daher die Entstehung des Blutkoagulums und seinen Ersatz durch Granulationsgewebe. Letzteres wächst vom Alveolenrand, besonders im apikalen Drittel der Alveole, gegen das Zentrum ein. Ab dem 4. Tag beginnt die Fibroblastendichte im Koagulum stark anzusteigen, das Koagulum kontrahiert und sinkt ein und das orale Gingivaepithel beginnt zu proliferieren und Wundlippen zu bilden, die unter dem Oberflächenexsudat, aber über dem Fibringerüst des Koagulums, vorwandern. Nach 7 Tagen ist das Koagulum meist vollständig von Granulationsgewebe ersetzt. Am Knochenkamm der Alveole treten Osteoklasten auf, die den Alveolenrand resorptiv zu glätten beginnen. Am Fundus der Alveole erscheinen Osteoblasten und die ersten Osteoidsäume. Die Knochenneubildung geht vom Rand des bestehenden Alveolarknochens aus (Abb. 12/4).

Die *2. Heilungswoche* ist durch den Umbau des Granulationsgewebes in junges Bindegewebe und durch osteoide Trabekelbildung charakterisiert. Während sich das orale Gingivaepithel mit seinen Wundlippen weiter über die Oberfläche des Koagulums schiebt, wird das Granulationsgewebe vom Rand der Alveole her durch junges Bindegewebe ersetzt, d.h. die dichte Fibroblastenpopulation synthetisiert kollagene Fibrillen zunächst der Typen III und V, später vermehrt vom Typ I [Kurita et al 1985], und andere Interzellularsubstanzen in zunehmender Menge. Die Bildung osteoider Trabekel schreitet vom Fundus und der tiefen Alveolenwand gegen die Alveolenmitte und nach koronal voran, während am Alveolenrand die remodellierende Knochenresorption anhält. Klinisch sind 10–14 Tage nach der Extraktion die ungestützten Randgebiete der Gingiva gegen die Alveole und das Koagulum hineingekippt. Dadurch wird die Wundöffnung kleiner (Abb. 12/4).

In der *3. Heilungswoche* und danach kommt der Umbau des Granulationsgewebes in junges Bindegewebe etwa am 20. Tag zum Abschluss, die Fusion der epithelialen Wundlippen erfolgt etwa 24–35 Tage nach der Extraktion. Die Knochenneubildung schreitet nach koronal voran, histologisch sind ab dem 24. Tag verkalkte Knochenbälkchen zu erkennen, so dass um den 38. Tag etwa die apikalen zwei Drittel der Alveole knöchern regeneriert sind. Röntgenologisch ist zu gleicher Zeit die Auflösung der ehemaligen Lamina dura zu erkennen. Jedoch erst etwa 6–8 Wochen nach der Extraktion wird Knochenbildung auch röntgenologisch deutlicher, und erst etwa 15 Wochen nach der Extraktion ist die Alveole knöchern aufgefüllt, wobei der neue Knochenkamm die Höhe der benachbarten bezahnten Partien nicht mehr erreicht (Abb. 12/4).

Extraktionswunden heilen beim Menschen eindeutig langsamer als bei Hunden und Affen, wobei bei älteren Menschen (über 50 Altersjahre) gegenüber jungen Menschen (unter 20 Altersjahren) nochmals eine Verzögerung der Heilung, vor allem in der Bindegewebs- und Knochenneubildung, auftritt [Amler 1993]. Gestörte und daher noch langsamere Heilung kommt bei mangelndem, infiziertem oder durch Tamponierung ersetztem Koagulum zustande.

Literatur

Abe K, Ooshima T, Lily TSM, Yasufuku Y, Sobue S: Structural deformities of deciduous teeth in patients with hypophosphatemic vitamin D-resistant rickets. Oral Surg Oral Med Oral Pathol *65,* 191–198 (1988).

Adler P, Adler-Hradecky C: Die Agenesie des Weisheitszahnes. Dtsch Zahnärztl Z *18,* 1361–1369 (1963).

Ahmad T: Anodontie, das klinische Bild, die möglichen Ursachen und eine Auflistung aller bisher publizierten Fälle. Inaug-Diss, Med Fakultät, Universität Zürich (1989).

Aine L, Baer M, Mäki M: Dental erosions caused by gastroesophageal reflux disease in children. J Dent Child *60,* 210–214 (1993).

Al-Alousi W, Jackson D, Crompton G, Jenkins OC: Enamel mottling in a fluoride and in a non-fluoride community. A study. Br Dent J *138,* 9–15, 56–60 (1975).

Alcoforado GAP, Kristoffersen T, Johannessen AC, Nilsen R: The composition of gingival inflammatory cell infiltrates in children studied by enzyme histochemistry. J Clin Periodontol *17,* 335–340 (1990).

Alexander MB, Damoulis PD: The role of cytokines in the pathogenesis of periodontal disease; in William RC, Yukna SA, Newman MG (eds): Curr Opin Periodontol 2nd ed, pp 39–53 (Current Science, London 1994).

Allard U, Strömberg T: Inflammatory reaction in the apical area of pulpectomized and sterile root canals in dogs. Oral Surg *48,* 463–466 (1979).

Amler MH: The time sequence of tissue regeneration in human extraction wounds. Oral Surg *27,* 309–318 (1969).

Amler MH: Age factor in human alveolar bone repair. J Oral Implantol *19,* 138–142 (1993).

Amler MH, Johnson PL, Salman I: Histological and histochemical investigation of human alveolar socket healing in undisturbed extraction wounds. J Am Dent Assoc *61,* 32–44 (1960).

Andersen L: Quantitative analysis of epithelial changes during wound healing in palatal mucosa of guinea pigs. Cell Tissue Res *193,* 231–246 (1978).

Ando N, Hoshino E: Predominant obligate anaerobes invading the deep layers of root canal dentine. Int Endod J *23,* 20–27 (1990).

Andreasen FM: Transient apical breakdown and its relation to color and sensibility changes after luxation injuries to teeth. Endod Dent Traumatol *2,* 9–19 (1986).

Andreasen FM: Pulpal healing after luxation injuries and root fracture in the permanent dentition. Endod Dent Traumatol *5,* 111–131 (1989).

Andreasen FM, Andreasen JO: Diagnosis of luxation injuries: the importance of standardized clinical, radiographic and photographic techniques in clinical investigations. Endod Dent Traumatol *1,* 160–169 (1985).

Andreasen FM, Sewerin I, Mandel U, Andreasen JO: Radiographic assessment of simulated root resorption cavities. Endod Dent Traumatol *3,* 21–27 (1987a).

Andreasen FM, Vestergaard-Pedersen B: Prognosis of luxated permanent teeth – the development of pulp necrosis. Endod Dent Traumatol *1,* 207–220 (1985).

Andreasen FM, Zhijie Y, Thomsen BL: Relationship between pulp dimensions and development of pulp necrosis after luxation injuries in the permanent dentition. Endod Dent Traumatol *2,* 90–98 (1986).

Andreasen FM, Zhijie Y, Thomsen BL, Andersen PK: Occurrence of pulp canal obliteration after luxation injuries in the permanent dentition. Endod Dent Traumatol *3,* 103–115 (1987b).

Andreasen JO: The influence of traumatic intrusion of primary teeth on their permanent successors. A radiographic and histologic study in monkeys. Int J Oral Surg *5,* 207–219 (1976).

Andreasen JO: Interrelation between alveolar bone and periodontal ligament repair after replantation of mature permanent incisors in monkeys. J Periodont Res *16,* 228–235 (1981).
Andreasen JO: External root resorption: its implication in dental traumatology, paedodontics, periodontics, orthodontics and endodontics. Int Endod J *18,* 109–118 (1985).
Andreasen JO: Experimental dental traumatology: development of a model for external root resorption. Endod Dent Traumatol *3,* 269–287 (1987).
Andreasen JO, Hjörting-Hansen E: Replantation of teeth. I. Radiographic and clinical study. Acta Odontol Scand *24,* 263–286 (1966a).
Andreasen JO, Hjörting-Hansen E: Replantation of teeth. II. Histological study of 22 replanted anterior teeth in humans. Acta Odontol Scand *24,* 287–306 (1966b).
Andreasen JO, Hjörting-Hansen E: Intraalveolar root fractures: radiographic and histologic study of 50 cases. J Oral Surg *25,* 414–426 (1967).
Andreasen JO, Riis I: Influence of pulp necrosis and periapical inflammation of primary teeth on their permanent successors. Int J Oral Surg *7,* 178–187 (1978).
Andreasen JO, Sundström B, Ravn JJ: The effect of traumatic injuries to primary teeth on their permanent successors. I. A clinical and histologic study of 117 injured permanent teeth. Scand J Dent Res *79,* 219–283 (1971).
Anneroth G, Sigurdson A: Hyperplastic lesions of the gingiva and alveolar mucosa. A study of 175 cases. Acta Odontol Scand *41,* 75–86 (1983).
Appleton J, Williams MJR: Ultrastructural observations on the calcification of human dental pulp. Cell Tissue Res *11,* 222–237 (1973).
Archard HO, Witkop CJ: Hereditary hypophosphatemia (vitamin D resistant rickets) presenting primary dental manifestations. Oral Surg *22,* 184–193 (1966).
Arends J, Christoffersen J: The nature of early caries lesions in enamel. J Dent Res *65,* 2–11 (1986).
Arends J, Gelhard TBFM: In-vivo-Remineralisation menschlichen Schmelzes. Oralprophylaxe *5,* 21–27 (1983).
Arends J, Jongebloed W, Ögaard B, Rölla G: SEM and microradiographic investigation of initial enamel caries. Scand J Dent Res *95,* 193–201 (1987).
Arwill T, Bergenholtz A, Olsson O: Epidermolysis bullosa hereditaria. III. A histologic study of changes in teeth in the polydysplastic dystrophic and lethal forms. Oral Surg *19,* 723–744 (1965).
Arys A, Dourov N: Les perles d'émail des dents de lait. J Biol Buccale *15,* 249–255 (1987).
Asikainen S, Jousimies-Somer H, Kanervot A, Laxén L: *Actinobacillus actinomycetemcomitans* and clinical periodontal status in Finnish juvenile periodontitis patients. J Periodontol *57,* 91–93 (1986).
Astemborski JA, Boughman JA, Myrick PO, Goodman SB, Wooten RK, Agarwal S, Vincent JW, Suzuki JB: Clinical and laboratory characterization of early onset periodontitis. J Periodontol *60,* 557–563 (1989).
Attala MN, Noujaim AA: Role of calcium hydroxide in the formation of reparative dentine. Can Dent Assoc J *35,* 267–269 (1969).
Augsburger RA, Peters DD: In vitro effects of ice, skin refrigerant and CO_2-snow on intrapulpal temperature. J Endod *7,* 110–116 (1981).
Aukhil I, Greco G, Torney D, Suggs C, Torney D: Root resorption potentials of granulation tissue from bone and flap connective tissues. J Periodont Res *21,* 531–542 (1986).
Azaz B, Michaeli Y, Nitzan D: Aging of tissues of the roots of nonfunctional human teeth (impacted canines). Oral Surg *43,* 572–578 (1977).
Azaz B, Ulmansky M, Moshev R, Sela J: Correlation between age and thickness of cementum in impacted teeth. Oral Surg *38,* 691–694 (1974).

Backer Dirks O: Posteruptive changes in dental enamel. J Dent Res *45,* suppl 3, 503–511 (1966).
Bäckman B, Angmar-Mansson B: Mineral distribution in the enamel of teeth with amelogenesis imperfecta as determined by quantitative microradiography. Scand J Dent Res *102,* 193–197 (1994).
Bäckman B, Anneroth G, Hörstedt P: Amelogenesis imperfecta: a scanning electron microscopic and microradiographic study. J Oral Pathol Med *18,* 140–145 (1989).
Bäckman B, Holm A-K: Amelogenesis imperfecta: prevalence and incidence in a northern Swedish county. Community Dent Oral Epidemiol *14,* 43–47 (1986).

Bäckman B, Holmgren G: Amelogenesis imperfecta: a genetic study. Hum Hered *38,* 189–206 (1988).

Bäckman B, Lundgren T, Engström EU, Falk LKL, Chabala JM, Levi-Setti R, Norén JG: The absence of correlations between a clinical classification and ultrastructural findings in amelogenesis imperfecta. Acta Odontol Scand *51,* 79–89 (1993).

Ball SP, Cook PJL, Mars M, Buckton KE: Linkage between dentinogenesis imperfecta and Gc. Ann Hum Genet *46,* 35–40 (1982).

Bang G, Ramm E: Determination of age in humans from root dentine transparency. Acta Ondontol Scand *24,* 3–35 (1970).

Barabas GM: Ehlers-Danlos syndrome: abnormalities of the enamel, dentine and cementum and the dental pulp. Br Dent J *126,* 509–515 (1969).

Barclay S, Thomason JM, Idle JR, Seymour RA: The incidence and severity of nifedipine-induced gingival overgrowth. J Clin Periodontol *19,* 311–314 (1992).

Barkhordar RA: Determining the presence and origin of collagenase in human periapical lesions. J Endod *13,* 228–232 (1987).

Barkhordar RA, Desouza YG: Human T-lymphocyte subpopulations in periapical lesions. Oral Surg Oral Med Oral Pathol *65,* 763–766 (1988).

Barkhordar RA, Hussain MZ, Hayashi C: Detection of interleukin-1 beta in human periapical lesions. Oral Surg Oral Med Oral Pathol *73,* 334–336 (1992).

Barnett F: Pulpal response to restorative procedures and materials. Curr Opin Dent *2,* 93–98 (1992).

Bartold PM: Distribution of chondroitin sulfate and dermatan sulfate in normal and inflamed human gingivae. J Dent Res *71,* 1587–1593 (1992).

Bauer WH: Effect of periapical processes of deciduous teeth on the buds of permanent teeth. Am J Orthod Oral Surg *32,* 232–241 (1946).

Baume LJ: Dental pulp conditions in relation to carious lesions. Int Dent J, London *20,* 309–337 (1970).

Beck DJ: Dental health status of the New Zealand population in late adolescence and young adulthood. Spec Res No 29, Department of Health, Wellington (1968).

Bender IB, Freedland JB: Adult root fracture. J Am Dent Assoc *107,* 413–419 (1983a).

Bender IB, Freedland JB: Clinical considerations in the diagnosis and treatment of intra-alveolar root fractures. J Am Dent Assoc *107,* 595–600 (1983b).

Bennet CG, Kelln EE, Biddington WR: Age changes of the vascular pattern of the human dental pulp. Arch Oral Biol *10,* 995–998 (1965).

Benzer S: The development and morphology of physiological secondary dentin. J Dent Res *27,* 640–646 (1948).

Bergenholtz G: Effect of bacterial products on inflammatory reactions in the dental pulp. Scand J Dent Res *85,* 122–129 (1977).

Bergenholtz G, Warfvinge J: Migration of leukocytes in dental pulp in response to plaque bacteria. Scand J Dent Res *90,* 354–362 (1982).

Bergeron E: The ulcerative stomatitis of soldiers and its identity with the stomatitis of children (Labe, Paris 1859).

Bergman G, Engfeld B, Sundvall-Hagland I: Studies on mineralized dental tissues. VIII. Histologic and microradiographic investigation of hereditary opalescent dentin. Acta Odontol Scand *14,* 103–117 (1956).

Berkowitz RJ, Jones P: Mouth-to-mouth transmission of the bacterium *Streptococcus mutans* between mother and child. Arch Oral Biol *30,* 377–379 (1985).

Bernick S: Age changes in the blood supply to human teeth. J Dent Res *46,* 544–550 (1967).

Bernick S: Age changes to the dental pulp. Front Oral Physiol *6,* 7–30 (1987).

Berten J: Hypoplasie des Schmelzes (congenitale Schmelzdefekte; Erosionen). Dtsch Monatsschr Zahnheilk *13,* 425–439, 483–498, 533–548, 587–600 (1895).

Beumer J, Curtis T, Harrison RE: Radiation therapy of the oral cavity: sequelae and management, part 1. Head Neck Surg *1,* 301–312 (1979).

Beumer J, Trowbridge HO, Silverman S, Eisenberg E: Childhood hypophosphatasia and the premature loss of teeth. A clinical and laboratory study of seven cases. Oral Surg *35,* 631–640 (1973).

Bhaskar N: Periapical lesions – types, incidence and clinical features. Oral Surg *21,* 657–671 (1966).

Biggerstaff RH: Heritability of the Carabelli cusp in twins. J Dent Res *52,* 40–44 (1973).
Bimstein E, Ebersole JL: The age-dependent reaction of the periodontal tissues to dental plaque. J Dent Child *56,* 358–362 (1989).
Binus W, Walther G, Stiefel A: Die retikuläre Atrophie der Zahnpulpa. Ein Artefakt oder pathomorphologische Realität? Zahn Mund Kieferheilkd *76,* 393–398 (1988).
Birkedal-Hansen H: Role of cytokines and inflammatory mediators in tissue destruction. J Periodont Res *28,* 500–510 (1993a).
Birkedal-Hansen H: Role of matrix metalloproteinases in human periodontal diseases. J Periodontol *64,* 474–484 (1993b).
Birkedal-Hansen H, Taylor RE, Zambon JJ, Barwa PK, Neiders ME: Charaterization of collagenolytic activity from strains of *Bacteroides gingivalis.* J Periodont Res *23,* 258–264 (1988).
Bjorvatn K, Skaug N, Selvig KA: Tetracycline-impregnated enamel and dentin: duration of antimicrobial capacity. Scand J Dent Res *93,* 192–197 (1985).
Black GV: A work on operative dentistry, vol 1: The pathology of the hard tissues of the teeth (Medico Dental Publishing Co, Chicago 1908).
Blackwood HJJ: Tissue repair in intra-alveolar root fractures. Oral Surg *12,* 360–370 (1959).
Block RM, Bushell A, Rodriguez H, Langeland K: A histopathologic, histobacteriologic and radiographic study of periapical endodontic surgical specimens. Oral Surg *42,* 656–678 (1976).
Block RM, Lewis RD, Sheats JB, Burke SH: Antibody formation to dog pulp tissue altered by N2-type paste within the root canal. J Endod *3,* 309–315 (1977).
Blomlöf L: Milk and saliva as possible storage media for traumatically exarticulated teeth prior to replantation. Swed Dent J (Suppl) 8 (1981).
Bodin I, Julin P, Thomsson M: Hyperodontia. I. Frequency and distribution of supernumerary teeth among 21,609 patients. Dentomaxillofac Radiol *7,* 15–17 (1978).
Böhm G: Über Schmelztropfen unter besonderer Berücksichtigung des histologischen Baues. Dtsch Zahnärztl Wochenschr *41,* 1013–1020 (1938).
Bohne W, Pouëzat JA, Kerebel B: Etude structurale, ultrastructurale et microanalyse de perles d'émail multiples. Bull Group Int Rech Sci Stomatol Odontol *32,* 53–61 (1989).
Boraz RA: Hypophosphatasia: report of a case with unique oral manifestations. J Pedod *13,* 44–52 (1988).
Bordin S, Page RC, Narayanan AS: Heterogeneity of normal human diploid fibroblasts: isolation and characterization of one phenotype. Science *223,* 171–173 (1984).
Borssen E, Sundqvist G: Actinomyces of infected dental root canals. Oral Surg Oral Med Oral Pathol *51,* 643–647 (1981).
Bosshardt DD: Formation and attachment of new cementum matrix following root resorption in human teeth: a light- and electronmicroscopic study; in Davidovitch Z (ed): The biological mechanisms of tooth eurption, resorption and replacement by implants, pp 617–630 (Harvard Society Advance Orthodontics, Boston, 1994).
Bosshardt DD, Schroeder HE: How repair cementum becomes attached to the resorbed roots of human permanent teeth. Acta Anat *150,* 253–266 (1994).
Boughman JA, Halloran SL, Roulston D, Schwartz S, Suzuki JB, Weitkamp CR, Wenk RE, Wooten R, Cohen MM: An autosomal-dominant form of juvenile periodontitis: its localization to chromosome 4 and linkage to dentinogenesis imperfecta and Gc. J Craniofac Genet Dev Biol *6,* 341–350 (1986).
Bouyssou M, Lepp FH: Les critères radiologiques pour le diagnostic différentiel des processus de résorption intradentaires progressifs. Schweiz Monatsschr Zahnheilk *67,* 313–341 (1957).
Bowers GM, Granet M, Stevens M, Emerson J, Corio R, Mellonig J, Lewis SB, Peltzman B, Romberg E, Risom L: Histologic evaluation of new attachment in humans. A preliminary report. J Periodontol *56,* 381–395 (1985).
Boyko GA, Melcher AH, Brunette DM: Formation of new periodontal ligament by periodontal ligament cells implanted in vivo after culture in vitro. J Periodont Res *16,* 73–88 (1981).
Bradlaw RV: The dental stigmata of prenatal syphilis. Oral Surg *6,* 147–158 (1953).
Braga AM, Squier CA: Ultrastructure of regenerating junctional epithelium in the monkey. J Periodontol *51,* 386–392 (1980).

Brain EB, Wigglesworth JS: Developing teeth in epidermolysis bullosa hereditaria letalis. Br Dent J *124,* 255–260 (1968).
Brearly LJ, McKibben DH: Ankylosis of primary molar teeth. I. Prevalence and characteristics. J Dent Child *40,* 54–63 (1973).
Brecx M, Theilade J, Attström R: An ultrastructural quantitative study of the significance of microbial multiplication during early dental plaque growth. J Periodont Res *18,* 177–186 (1983).
Breivik M, Kvam E: Histometric study of root resorption on human premolars following experimental replantation. Scand J Dent Res *95,* 273–280 (1987).
Brekhus PJ, Oliver CP, Montelius G: A study of the pattern and combinations of congenitally missing teeth in man. J Dent Res *23,* 117–131 (1944).
Brezniak N, Wasserstein A: Root resorption after orthodontic treatment. Part 2. Literature review. Am J Orthod Dentofac Orthop *103,* 138–146 (1993).
Brin I, Ben-Bassat Y, Fuks A, Zilberman Y: Trauma to the primary incisors and its effect on the permanent successors. Pediatr Dent *6,* 78–82 (1984).
Brook AH: A unifying aetiological explanation for anomalies of human tooth number and size. Arch Oral Biol *29,* 373–378 (1984).
Brook AH, Winter GB: Double teeth. A retrospective study of 'geminated' and 'fused' teeth in children. Br Dent J *129,* 123–130 (1970).
Brown LJ, Oliver RC, Löe H: Evaluating periodontal status of US-employed adults. J Am Dent Assoc *121,* 226–232 (1990).
Brown RV: The pattern and frequency of congenital absence of teeth. Iowa Dent J *43,* 60–61 (1957).
Bruggen Ten Cate HJ: Dental erosion in industry. Br J Ind Med *25,* 249–266 (1968).
Brustlein-Rathle D, Hediger P, Holz J: Influence de l'anatomie radiculaire sur le choix de l'ancrage canalaire. Schweiz Monatsschr Zahmed *98,* 1316–1327 (1988).
Burke FJT, Frame JW: The effect of irradiation on developing teeth. Oral Surg *47,* 11–13 (1979).
Burzynski NJ, Escobar VH: Classification and genetics of numeric anomalies of dentition. Birth Defects *19,* 95–106 (1983).
Byers MR, Taylor PE: Effect of sensory denervation on the response of rat molar pulp to exposure injury. J Dent Res *72,* 613–618 (1993).

Calteux JP: Die Schmelzhypoplasie. Dtsch Zahnheilk, Heft 88 (Thieme, Leipzig 1934).
Capodici C, Berg RA: Cathepsin G degrades denatured collagen. Inflammation *13,* 137–145 (1989).
Capodici C, Muthukumaran G, Amoruso MA, Berg RA: Activation of neutrophil collagenase by cathepsin G. Inflammation *13,* 245–258 (1989).
Carl W, Wood R: Effects of radiation on the developing dentition and supporting bone. J Am Dent Assoc *101,* 646–648 (1980).
Carrassi A, Abati S, Santarelli G, Vogel G: Periodontitis in a patient with chronic neutropenia. J Periodontol *60,* 352–357 (1989).
Caton J, Nyman S: Histometric evaluation of periodontal surgery. I. The modified Widman flap procedure. J Clin Periodontol *7,* 212–223 (1980).
Caton J, Nyman S, Zander H: Histometric evaluation of periodontal surgery. II. Connective tissue attachment levels after four regenerative procedures. J Clin Periodontol *7,* 224–231 (1980).
Cavanha AO: Enamel pearls. Oral Surg *19,* 373–382 (1965).
Chapple ILC: Hypophosphatasia: dental aspects and mode of inheritance. J Clin Periodontol *20,* 615–622 (1993).
Chate RAC: Supernumerary molars. Oral Surg *45,* 857–859 (1978).
Chavrier C, Couble ML, Hartmann D, Grimaud JA, Magloire H: Immunohistochemical study of types I, III and IV collagen in fibrosis of diseased gingiva during chronic periodontitis: a light and electron microscopic study. J Periodont Res *22,* 29–36 (1987).
Chosack A, Eidelman E, Wisotski I, Cohen T: Amelogenesis imperfecta among Israeli jews and the description of a new type of local hypoplastic autosomal recessive amelogenesis imperfecta. Oral Surg *47,* 148–156 (1979).
Christersson LA, Albini B, Zambon JJ, Wikesjö UME, Genco RJ: Tissue localization of *Actinobacillus actinomycetemcomitans* in human periodontitis. I. Light, immunofluorescence and electron microscopic studies. J Periodontol *58,* 529–539 (1987).

Cipriano TJ, Walton RE: The ischemic infarct pulp of traumatized teeth: a light and electron microscopic study. Endod Dent Traumatol *2*, 196–204 (1986).
Claffey N, Russell R, Shanley D: Peripheral blood phagocyte function in acute necrotizing ulcerative gingivitis. J Periodont Res *21*, 288–297 (1986).
Claflin RS: Healing of disturbed and undisturbed extraction wounds. J Am Dent Assoc *23*, 945–959 (1936).
Clayton JM: Congenital dental anomalies occurring in 3,557 children. J Dent Child *23*, 206–208 (1956).
Clergeau-Guerithault S, Jasmin JR: Dentinogenesis imperfecta type III with enamel and cementum defects. Oral Surg Oral Med Oral Pathol *59*, 505–510 (1985).
Cockburn F, Belton NR, Purvis RJ, Giles MM, Brown JK, Turner TL, Wilkinson EM, Forfar JO, Barrie WJM, McKay GS, Pocock SJ: Maternal vitamin-D intake and mineral metabolism in mothers and their newborn infants. Br Med J *281*, 11–14 (1980).
Cohen JS, Reader A, Fertel R, Beck FM, Meyers WJ: A radioimmunoassay determination of the concentrations of prostaglandins E_2 and $F_{2\alpha}$ in painful and asymptomatic human dental pulps. J Endod *11*, 330–335 (1985).
Cohen SC: Human pulpal response to bleaching procedures on vital teeth. J Endod *5*, 134–138 (1979).
Cole R, Nilvéus R, Ainamo J, Bogle G, Crigger M, Egelberg J: Pilot clinical studies on the effect of topical citric acid application on healing after replaced periodontal flap surgery. J Periodont Res *16*, 117–122 (1981).
Cole RT, Crigger M, Bogle G, Egelberg J, Selvig KA: Connective tissue regeneration to periodontally diseased teeth. A histological study. J Periodont Res *15*, 1–9 (1980).
Commerell C: Zum Problem der Kariesresistenz. Dtsch Zahnärztl Z *10*, 1418–1420 (1955).
Congleton J, Burkes EJ: Amelogenesis imperfecta with taurodontism. Oral Surg *48*, 540–544 (1979).
Conklin WW: Long-term follow-up and evaluation of transplantation of fully developed teeth. Oral Surg *46*, 477–485 (1978).
Conry JP, Messer LB, Boraas JC, Aeppli DP, Bouchard TJ Jr: Dental caries and treatment characteristics in human twins reared apart. Archs Oral Biol *38*, 937–943 (1993).
Copeland S, Green LJ: Root resorption in maxillary central incisors following active orthodontic treatment. Am J Orthod *89*, 51–55 (1986).
Courtois GJ, Cobb CM, Killoy WJ: Acute necrotizing ulcerative gingivitis. A transmission electron microscope study. J Periodontol *54*, 671–679 (1983).
Cox CF, Bergenholtz G: Healing sequence in capped inflamed dental pulps of Rhesus monkeys *(Macaca mulatta)*. Int Endod J *19*, 113–120 (1986).
Crawford J-L: Concomitant taurodontism and amelogenesis imperfecta in the American Caucasian. J Dent Child *37*, 171–175 (1970).
Crawford PJM, Aldred MJ: Regional odontodysplasia: a bibliography. J Oral Pathol Med *18*, 251–263 (1989).
Crawford PJM, Aldred MJ: X-linked amelogenesis imperfecta. Presentation of two kindreds and a review of the literature. Oral Surg Oral Med Oral Pathol *73*, 449–455 (1992).
Crawford PJM, Evans RD, Aldred MJ: Amelogenesis imperfecta: autosomal dominant hypomaturation-hypoplasia type with taurodontism. Br Dent J *164*, 71–73 (1988).
Crona-Larsson G, Norén JG: Luxation injuries to permanent teeth – a retrospective study of etiological factors. Endod Dent Traumatol *5*, 176–179 (1989).
Curzon MEJ, Spector PC: Enamel mottling in a high strontium area of the USA. Community Dent Oral Epidemiol *5*, 243–247 (1977).
Cvek M, Granath L, Cleaton-Jones P, Austin J: Hard tissue barrier formation in pulpotomized monkey teeth capped with cyanoacrylate or calcium hydroxide for 10 and 60 minutes. J Dent Res *66*, 1166–1174 (1987).
Czarnecki RT, Schilder H: A histological evaluation of the human pulp in teeth with varying degrees of periodontal disease. J Endod *5*, 242–253 (1979).

Daculsi G, LeGeros RZ, Jean A, Kerebel B: Possible physico-chemical processes in human dentin caries. J Dent Res 66, 1356–1359 (1987).

Dahlén G, Möller AJR: Microbiology of endodontic infections; in Slots J, Taubman MA (eds): Contemporary oral microbiology and immunology, pp 444–475 (Mosby, St. Louis 1992).

Danielsen B, Manji F, Nagelkerke N, Fejerskov O, Baelum V: Transition dynamics in experimental gingivitis in humans. J Periodont Res 24, 254–260 (1989).

Dard M, Kerebel B, Orly I, Kerebel LM: Transmission electron microscopy of the morphological relationship between fibroblasts and pulp calcifications in temporary teeth. J Oral Pathol 17, 124–128 (1988).

Davies RM, Smith RG, Porter SR: Destructive forms of periodontal disease in adolescents and young adults. Br Dent J 158, 429–436 (1985).

Dayan D, Gat H, Begleiter A, Moskona D: Taurodontism in primary and secondary dentitions. A case report and review of the literature. Clin Prevent Dent 6, 28–30 (1984).

Dean HT: Classification of mottled enamel diagnosis. J Am Dent Assoc 21, 1421–1426 (1934).

Delzangles B: Apical periodontitis and resorption of the root canal wall. Endod Dent Traumatol 4, 273–277 (1988).

De Smit A, Jansen HWB, Dermaut L: An histological investigation of invaginated human incisors. J Biol Buccale 12, 201–209 (1984).

Dixon DA: Defects of structure and formation of the teeth in persons with cleft palate and the effect of reparative surgery on the dental tissues. Oral Surg 25, 435–446 (1968).

Dixon GH, Stewart RE: Genetic aspects of anomalous tooth development; in Stewart RE, Prescott GH, Oral Facial Genetics, pp 124–150 (Mosby, St Louis 1976).

Dolder E: Zahn-Unterzahl. Schweiz Monatsschr Zahnheilk 46, 663–701 (1936).

Doline S, Needleman HL, Petersen RA, Cassady JR: The effect of radiotherapy in the treatment of retinoblastoma upon the developing dentition. J Pediatr Ophthalmol Strabismus 17, 109–113 (1980).

Dongari A, Lambrianidis T: Periodontally derived pulpal lesions. Endod Dent Traumatol 4, 49–54 (1988).

Dummer PMH, Hicks R, Huws D: Clinical signs and symptoms in pulp disease. Int Endod J 13, 27–35 (1980).

Ebersole JL: Systemic humoral immune responses in periodontal disease. Crit Rev Oral Biol Med 1, 283–331 (1990).

Ebersole JL, Cappelli D, Sandoval M-N: Subgingival distribution of *A. actinomycetemcomitans* in periodontitis. J Clin Periodontol 21, 65–75 (1994).

Ebersole JL, Taubman MA, Smith DJ, Genco RJ, Frey DE: Human immune responses to oral microorganisms. I. Association of localized juvenile periodontitis (LJP) with serum antibody responses to *Actinobacillus actinomycetemcomitans*. Clin Exp Immunol 47, 43–52 (1982).

Ebersole JL, Taubman MA, Smith DJ, Goodson JM: Gingival crevicular fluid antibody to oral microorganisms. I. Method of collection and analysis of antibody. J Periodont Res 19, 124–132 (1984).

Eccles JD: Erosion affecting the palatal surfaces of upper anterior teeth in young people. A report of 19 cases. Br Dent J 152, 375–378 (1982).

Edwardsson S: Bacteriological studies on deep areas of carious dentine. Odont Revy 25, suppl 32, 1–143 (1974).

Ekfeldt A, Hugoson A, Bergendal T, Helkimo M: An individual tooth wear index and an analysis of factors correlated to incisal and occlusal wear in an adult Swedish population. Acta Odontol Scand 48, 343–349 (1990).

Eli I, Sarnat H, Talmi E: Effect of the birth process on the neonatal line in primary tooth enamel. Pediatr Dent 11, 220–223 (1989).

Elsahy NI, Waters WR: The brachio-skeleto-genital syndrome. Plastic Reconstr Surg 48, 542–550 (1971).

Emilson C-G, Krasse B: Support for and implications of the specific plaque hypothesis. Scand J Dent Res 93, 96–104 (1985).

Escobar VH, Goldblatt LI, Bixler D: A clinical, genetic, and ultrastructural study of snowcapped teeth: amelogenesis imperfecta, hypomaturation type. Oral Surg 52, 607–614 (1981).

Euler H: Die Heilung von Extraktionswunden. Eine tierexperimentelle Studie. Dtsch Monatsschr Zahnheilk *41*, 685–700 (1923).

Euler H: Zum Einfluss des Gesamtorganismus auf den reifen Zahn. Dtsch Zahnärztl Z *6*, 13–21 (1951).

Euler H: Das «interne Granulom» in der neueren Fachliteratur. Zahn Mund Kieferheilk *27*, 319–332 (1957).

Euler H, Meyer W: Pathohistologie der Zähne mit besonderer Berücksichtigung der Pathobiologie, pp 3–9 (Bergmann, München 1927).

Evans MW: Further observations on dental defects in infants subsequent to maternal rubella during pregnancy. Med J Aust *1*, 780–785 (1947).

Ewers U, Brockhaus A, Genter E, Idel H, Schürmann EA: Untersuchungen über den Zahnbleigehalt von Schulkindern aus zwei unterschiedlich belasteten Gebieten in Nordwestdeutschland. Int Arch Occup Environ Health *44*, 65–80 (1979).

Fabricius L, Dahlén G, Holm SE, Möller AJR: Influence of combinations of oral bacteria on periapical tissues of monkeys. Scand J Dent Res *90*, 200–206 (1982a).

Fabricius L, Dahlén G, Öhman AE, Möller AJR: Predominant indigenous oral bacteria isolated from infected root canals after varied times of closure. Scand J Dent Res *90*, 134–144 (1982b).

Falkler WA Jr, Martin SA, Vincent JW, Tall BD, Nauman RK, Suzuki JB: A clinical, demographic and microbiologic study of ANUG patients in an urban dental school. J Clin Periodontol *14*, 307–314 (1987).

FDI: An epidemiological index of developmental defects of dental enamel (DDE Index). FDI Technical Report No 15 (1982).

Fearne JM, Bryan EM, Elliman AM, Brook AH, Williams DM: Enamel defects in the primary dentition of children born weighing less than 2000 g. Br Dent J *168*, 433–437 (1990).

Fearne J, Williams DM, Brook AH: Regional odontodysplasia: a clinical and histological evaluation. J Int Assoc Dent Child *17*, 21–25 (1986).

Featherstone JDB, Cutress TW, Rodgers BE, Demison PJ: Remineralization of artificial caries-like lesions in vivo by a self-administered mouth rinse or paste. Caries Res *16*, 235–242 (1982).

Feiglin B: Root resorption. Aust Dent J *31*, 12–22 (1986).

Fejerskov O: Excision wounds in palatal epithelium in guinea pigs. Scand J Dent Res *80*, 139–154 (1972).

Fejerskov O, Manji F, Baelum V: The nature and mechanisms of dental fluorosis in man. J Dent Res *69*, 692–700 (1990).

Fejerskov O, Philipsen HP: Incisional wounds in palatal epithelium in guinea pigs. Scand J Dent Res *80*, 47–62 (1972).

Fejerskov O, Silverstone LM, Melsen B, Möller IJ: Histological features of fluorosed human dental enamel. Caries Res *9*, 190–210 (1975).

Fejerskov O, Thylstrup A, Larsen MJ: Clinical and structural features and possible pathogenic mechanisms of dental fluorosis. Scand J Dent Res *85*, 510–534 (1977).

Fejerskov O, Yaeger JA, Thylstrup A: Microradiography of the effect of acute and chronic administration of fluoride on human and rat dentine and enamel. Arch Oral Biol *24*, 123–130 (1979).

Feldman RS, Szeto B, Chauncey HH, Goldhaber P: Non-steroidal antiinflammatory drugs in the reduction of human alveolar bone loss. J Clin Periodontol *10*, 131–136 (1983).

Fischer-Brandies E, Dielert E: Ein Fall von extremer Zahnüberzahl. Dtsch Zahnärztl Z *39*, 70–72 (1984).

Fish EW: Surgical pathology of the mouth (Pitman, London 1948).

Fisher SE, Frame JW, Browne RM, Tranter RMD: A comparative histological study of wound healing following CO_2 laser and conventional surgical excision of canine buccal mucosa. Arch Oral Biol *28*, 287–291 (1983).

Fitzgerald M, Chiego DJ Jr, Heys DR: Autoradiographic analysis of odontoblast replacement following pulp exposure in primate teeth. Archs Oral Biol *35*, 707–715 (1990).

Fleischer-Peters A, Quast U: Klinisch-röntgenologische Untersuchungen über Art und Häufigkeit von Zahnanomalien. Dtsch Zahnärztebl *24*, 255–260 (1970).

Foreman PC, Barnes IE: A review of calcium hydroxide. Int Endod J 23, 283–297 (1990).
Frank RM: Apposition et résorption de l'os alvéolaire. Rev Orthod Dent Faciale 6, 201–220 (1972).
Frank RM: Bacterial penetration in the apical pocket wall of advanced human periodontitis. J Periodont Res 15, 563–573 (1980).
Frank RM, Haag R, Hemmerle J: Rôle des facteurs mécaniques dans le développement des lacunes cunéiformes cervicales. Schweiz Monatsschr Zahnmed 99, 521–529 (1989a).
Frank RM, Steuer P, Hemmerle J: Ultrastructural study on human root caries. Caries Res 23, 209–217 (1989b).
Frank RM, Voegel JC: Bacterial bone resorption in advanced cases of human periodontitis. J Periodont Res 13, 251–261 (1978).
Franquin JC, Salomon JP: Réactions pulpo-dentinaires après traitement de la dentine au laser à CO_2. J Biol Buccale 14, 53–64 (1986).
Franz FE, Holz J: Néoformation d'un pont dentinaire après coiffage pulpaire direct à l'hydroxyde de calcium sur prémolaires humaines. Schweiz Monatsschr Zahmed 94, 377–388 (1984).
Franz FE, Holz J, Baume LJ: Ultrastructure (SEM) of dentine bridging in the human dental pulp. J Biol Buccale 12, 239–246 (1984).
Franz FE, Holz J, Baume LJ: Microradiographic assessment of neodentinal bridging following direct pulp capping in human teeth. J Endod 11, 6–10 (1985).
Fried K: Changes in innervation of dentine and pulp with age. Front Oral Physiol 6, 63–84 (1987).
Friskopp J, Isacsson G: Mineral content of supragingival and subgingival dental calculus. A quantitative microradiographic study. Scand J Dent Res 92, 417–423 (1984).
Fröhlich E: Altersveränderungen der Pulpa und des Paradontiums. Dtsch Zahnärztl Z 25, 175–183 (1970).
Fujitani M, Inokoshi S, Hosoda H: Effect of acid etching on the dental pulp in adhesive composite restorations. Int Dent J 42, 3–11 (1992).
Furseth R, Mjör IA, Skogedal O: The fine structure of induced pulpitis in a monkey *(Cercopithecus aethiops)*. Arch Oral Biol 24, 883–888 (1980).

Gage JP, Francis MJO, Smith R: Abnormal amino acid analyses obtained from osteogenesis imperfecta dentin. J Dent Res 67, 1097–1102 (1988).
Gao Z, Mackenzie IC, Williams DM, Cruchley AT, Leigh I, Lane EB: Patterns of keratin-expression in rests of Malassez and periapical lesions. J Oral Pathol 17, 178–185 (1988).
Gartner AH, Mack T, Sommerlott RG, Walsh LC: Differential diagnosis of internal and external root resorption. J Endod 2, 329–334 (1976).
Gašperšič D: Histogenetic aspects of the composition and structure of human ectopic enamel, studied by scanning electron microscopy. Archs Oral Biol 37, 603–611 (1992).
Gemmell E, Seymour GJ: Modulation of immune responses to periodontal bacteria; in William RC, Yukna SA, Newman MG (eds): Curr Opin Periodontol, 2nd ed, pp 28–38 (Current Science, London 1994).
Genco RJ: Host responses in periodontal diseases: current concepts. J Periodontol 63, 338–355 (1992).
Giannobile WV, Finkelman RD, Lynch SE: Comparison of canine and non-human primate animal models for periodontal regenerative therapy: results following a single administration of PDGF/IGF-I. J Periodontol 65, 1158–1168 (1994).
Gibbins JR: Epithelial migration in organ culture. A morphological and time lapse cinematographic analysis of migrating stratified squamous epithelium. Pathology 10, 207–218 (1978).
Gillett IR, Johnson NW, Curtis MA, Griffiths GS, Sterne JAC, Carman RJ, Bampton JLM, Wilton JMA: The role of histopathology in the diagnosis and prognosis of periodontal diseases. J Clin Periodontol 17, 673–684 (1990).
Glass RL, Zander HA: Pulp healing. J Dent Res 28, 97–107 (1949).
Glenn FB: Incidence of congenitally missing permanent teeth in a private pedodontic practice. J Dent Child 28, 317–320 (1961).
Goldberg F, Massone EJ, Spielberg C: Evaluation of the dentinal bridge after pulpotomy and calcium hydroxide dressing. J Endod 10, 318–320 (1984).

Goodis HE, Schein B, Stauffer P: Temperature changes measured in vivo at the dentinoenamel junction and pulpodentin junction during cavity preparation in the *Macaca fascicularis* monkey. J Endod *14,* 336–339 (1988).
Goodman AH, Armelagos GJ: Factors affecting the distribution of enamel hypoplasias within the human permanent dentition. Am J Phys Anthropol *68,* 479–493 (1985).
Goodson JM, Tanner ACR, Haffajee AD, Sornberger GC, Socransky SS: Patterns of progression and regression of advanced destructive periodontal disease. J Clin Periodontol *9,* 472–481 (1982).
Gordon TM, Ranly DM, Boyan BD: The effects of calcium hydroxide on bovine pulp tissue: variations in pH and calcium concentration. J Endod *11,* 156–160 (1985).
Gorelick L, Geiger AM, Gwinnett AJ: Incidence of white spot formation after bonding and banding. Am J Orthod *81,* 93–98 (1982).
Gotoh T, Kawahara K, Imai K, Kishi K, Fujiki Y: Clinical and radiographic study of dens invaginatus. Oral Surg *48,* 88–91 (1979).
Gottlow J, Nyman S, Karring T, Lindhe J: New attachment formation as the result of controlled tissue regeneration. J Clin Periodontol *11,* 494–503 (1984).
Gottlow J, Nyman S, Lindhe J, Karring T, Wennström J: New attachment formation in the human periodontium by guided tissue regeneration. Case reports. J Clin Periodontol *13,* 604–616 (1986).
Goward PE: Enamel mottling in a non-fluoride community in England. Community Dent Oral Epidemiol *4,* 111–114 (1976).
Goward PE: Mottling on deciduous incisor teeth. A study of 5-year-old Yorkshire children from districts with and without fluoridation. Br Dent J *153,* 367–369 (1982).
Graber LW: Congenital absence of teeth: a review with emphasis on inheritance patterns. J Am Dent Assoc *96,* 266–275 (1978).
Grahnén H, Larsson PG: Enamel defects in the deciduous dentition of prematurely born children. Odont Revy *9,* 193–204 (1958).
Grahnén H, Sjölin S, Stenström A: Mineralization defects of primary teeth in children born pre-term. Scand J Dent Res *82,* 396–400 (1974).
Grahnén JH: Hypodontia in the permanent dentition. Odont Revy *7,* Suppl 3 (1956).
Grajower R, Kaufman E, Stern N: Temperature of the pulp chamber during impression taking of full crown preparations with modelling compound. J Dent Res *54,* 212–217 (1975).
Greening AB, Schonfeld SE: Apical lesions contain elevated immunoglubulin G levels. J Endod *6,* 867–869 (1980).
Griffee MB, Patterson SS, Miller CH, El-Kafrawy AH, Newton CW: The relationship of *Bacteroides melaninogenicus* to symptoms associated with pulpal necrosis. Oral Surg *50,* 457–461 (1980).
Grossman LI: Origin of microorganisms in traumatized, pulpless, sound teeth. J Endod *8,* 16–17 (1982).
Grulich F, Roewer M, Kleber B-M: Häufigkeiten und Lokalisation von Schmelzparaplasien an mehrwurzeligen menschlichen Zähnen. Dtsch Zahnärztl Z *48,* 247–249 (1993).
Gullikson JS: Tooth morphology in rubella syndrome children. J Dent Child *42,* 479–482 (1975).
Gülzow HJ: Schwarze und grüne Zahnbeläge. Untersuchungen über ihre Beziehungen zur Kariesfrequenz. Dtsch Zahnärztl Z *18,* 1370–1376 (1963).
Gülzow HJ, Peters R: Zur Epidemiologie der Zahnunterzahl im bleibenden Gebiss. Dtsch Zahnärztl Z *32,* 545–549 (1977).
Gustafson G, Sundberg S: Dens in dente. Br Dent J *88,* 83–88, 111–112, 144–146 (1950).

Haapasalo M: *Bacteroides* spp. in dental root canal infections. Endod Dent Traumatol *5,* 1–10 (1989).
Haapasalo M, Ranta H, Ranta K, Shah H: Black-pigmented *Bacteroides* spp. in human apical periodontitis. Infect Immun *53,* 149–153 (1986).
Hagman FT: Anomalies of form and number, fused primary teeth, a correlation of the dentitions. J Dent Child *55,* 359–361 (1988).
Haffajee AD, Socransky SS: Microbial etiological agents of destructive periodontal diseases. Periodontol 2000 *5,* 78–111 (1994).

Hahn C-L, Falkler WA Jr, Minah GE: Microbiological studies of carious dentine from human teeth with irreversible pulpitis. Archs Oral Biol 36, 147–153 (1991).
Hahn CL, Falkler WA, Siegel MA: A study of T and B cells in pulpal pathosis. J Endod 15, 20–26 (1989).
Haikel Y, Frank RM, Voegel JC: Scanning electron microscopy of the human enamel surface layer of incipient carious lesions. Caries Res 17, 1–13 (1983).
Hals E, Olow M: Turner teeth. Odont Tidskr 66, 199–212 (1958).
Ham AW: Histology; 7th ed, p 630 (Lippincott, Philadelphia 1974).
Hammarström L, Blomlöf L, Lindskog S: Dynamics of dentoalveolar ankylosis and associated root resorption. Endod Dent Traumatol 5, 163–175 (1989).
Hammer H: Die Heilungsvorgänge bei Wurzelbrüchen. Zahn Mund Kieferheilk 6, 297–317 (1939).
Hamner JE, Reed OM, Stanley HR: Reimplantation of teeth in the baboon. J Am Dent Assoc 81, 662–670 (1970).
Hamner JE, Witkop CJ, Metro PS: Taurodontism. Oral Surg 18, 409–418 (1964).
Hansen J, Fibaek B: Clinical experience of auto- and allotransplantation of teeth. Int Dent J 22, 270–285 (1972).
Happonen R-P: Periapical actinomycosis: a follow-up study of 16 surgically treated cases. Endod Dent Traumatol 2, 205–209 (1986).
Harris M, Jenkins MV, Bennett A, Wills MR: Prostaglandin production and bone resorption by dental cysts. Nature 245, 213–215 (1973).
Harvey W, Guat-Chen F, Gordon D, Meghji S, Evans A, Harris M: Evidence for fibroblasts as the major source of prostacyclin and prostaglandin synthesis in dental cyst in man. Arch Oral Biol 29, 223–229 (1984).
Hattab FN, Yassin OM, Rawashdeh MA: Supernumerary teeth: report of three cases and review of the literature. J Dent Child 61, 382–393 (1994).
Hediger P, Baume LJ, Holz J: Réactions pulpo-dentinaires à l'égard de 3 techniques de condensation de l'amalgame: manuelle, mécanique, ultrasonique. Schweiz Monatsschr Zahmed 94, 149–168 (1984).
Hedin CA, Karpe B, Larsson A: Plasma-cell gingivitis in children and adults. A clinical and histological description. Swed Dent J 18, 117–124 (1994).
Heins PJ, Thomas RG, Newton JW: The relationship of interradicular width and alveolar bone loss. J Periodontol 59, 73–79 (1988).
Helpin ML, Duncan WK: Ankylosis in monozygotic twins. J Dent Child 53, 135–139 (1986).
Henry JL, Weinmann JP: The pattern of resorption and repair of human cementum. J Am Dent Assoc 42, 270–290 (1951).
Herforth A, Menzel HJ: Zur Frage der Ätiologie intradentärer Resorptionen. Dtsch Zahnärztl Z 29, 971–980 (1974).
Herman NG, Moss SJ: Anodontia of the permanent dentition: report of case. J Dent Child 44, 55 (1977).
Herold RC: Fine structure of tooth dentine in human dentinogenesis imperfecta. Arch Oral Biol 17, 1009–1013 (1972).
Heylings RT: Electron microscopy of acute ulcerative gingivitis (Vincent's type). Br Dent J 122, 51–56 (1967).
Hojo S, Takahashi N, Yamada T: Acid profile in carious dentin. J Dent Res 70, 182–186 (1991).
Holmen L, Thylstrup A, Artun J: Surface changes during the arrest of active enamel carious lesions in vivo. A scanning electron microscope study. Acta Odont Scand 45, 383–390 (1987a).
Holmen L, Thylstrup A, Artun J: Clinical and histological features observed during arrestment of active enamel carious lesions in vivo. Caries Res 21, 546–554 (1987b).
Holmen L, Thylstrup A, Øgaard B, Kragh F: A scanning electron microscopic study of progressive stages of enamel caries in vivo. Caries Res 19, 355–367 (1985a).
Holmen L, Thylstrup A, Øgaard B, Kragh F: A polarized light microscopic study of progressive stages of enamel caries in vivo. Caries Res 19, 348–354 (1985b).
Höner I, Donath K: Histopathologische Studie zur Häufigkeit und Lokalisation von Schmelzheterotopien und deren möglicher Einfluss auf den Ablauf der Parodontitis marginalis profunda. Z Stomatol 85, 1–13 (1988).

Horowitz HS: Indexes of measuring dental fluorosis. J Public Health Dent 46, 179–183 (1986).
Horowitz HS, Driscoll WS, Meyers RJ, Heifetz SB, Kingman A: A new method for assessing the prevalence of dental fluorosis – the tooth surface index of fluorosis. J Am Dent Assoc 109, 37–41 (1984).
Hörsted P, El Attar K, Langeland K: Capping of monkey pulps with Dycal and Ca-eugenol cement. Oral Surg 52, 531–553 (1981).
Hoshino E: Predominant obligate anaerobes in human carious dentin. J Dent Res 64, 1195–1198 (1985).
Hotz P: Erosion des Zahnschmelzes. Schweiz Monatsschr Zahmed 97, 219–222 (1987).
Hotz R: Wurzelresorptionen an bleibenden Zähnen. Fortschr Kieferorthop 28, 217–224 (1967).
Hou G-L, Tsai C-C: Relationship between periodontal furcation involvement and molar cervical enamel projections. J Periodontol 58, 715–721 (1987).
Hou G-L, Tsai C-C: Relationship between palatoradicular grooves and localized periodontitis. J Clin Periodontol 20, 678–682 (1993).
Houston F, Sarhed G, Nyman S, Lindhe J, Karring T: Healing after root reimplantation in the monkey. J Clin Periodontol 12, 716–727 (1985).
Huang W-H, Tsai T-P, Su H-L: Mesiodens in the primary dentition stage: a radiographic study. J Dent Child 59, 186–189 (1992).
Hughes FJ, Smales FC: Immunohistochemical investigation of the presence and distribution of cementum-associated lipopolysaccharides in periodontal disease. J Periodont Res 21, 660–667 (1986).
Hugoson A, Thorstensson H, Falk H, Kuylenstierna J: Periodontal conditions in insulin-dependent diabetics. J Clin Periodontol 16, 215–223 (1989).
Humerfelt D, Hurlen B, Humerfelt S: Hyperdontia in children below four years of age: a radiographic study. J Dent Child 83, 121–124 (1985).
Hunter J: A practical treatise on the diseases of the teeth, p 55 (Johnson, London 1773).
Hursey RJ, Witkop CJ, Miklashek D, Sackett LM: Dentinogenesis imperfecta in a racial isolate with multiple hereditary defects. Oral Surg 9, 641–658 (1956).

Iglhaut J, Aukhil I, Simpson DM, Johnston MC, Koch G: Progenitor cell kinetics during guided tissue regeneration in experimental periodontal wounds. J Periodont Res 23, 107–117 (1988).
Imfeld T: Zahnbestand in Relation zum Alter. Erhebungen in der Schweiz 1980–1990. Schweiz Monatsschr Zahmed 102, 549–551 (1992).
Ishii T, Suckling G: The severity of dental fluorosis in children exposed to water with a high fluoride content for various periods of time. J Dent Res 70, 952–956 (1991).
Isidor F, Karring T, Nyman S, Lindhe J: The significance of coronal growth of periodontal ligament tissue for new attachment formation. J Clin Periodontol 13, 145–150 (1986).

Jacobsen I, Kerekes K: Long-term prognosis of traumatized permanent anterior teeth showing calcifying processes in the pulp cavity. Scand J Dent Res 85, 588–598 (1977).
Jandinski JJ: Osteoclast activating factor is now interleukin-1 beta: historical perspective and biological implications. J Oral Pathol 17, 145–152 (1988).
Jasmin JR, Clergeau-Guerithault S: A scanning electron microscopic study of dentin dysplasia type II in primary dentition. Oral Surg 58, 57–63 (1984).
Jensen BL, Kreiborg S: Development of the dentition in cleidocranial dysplasia. J Oral Pathol Med 19, 89–93 (1990).
Johansson G, Bergman M, Anneroth G, Eskafi M: Human pulpal response to direct filling gold restorations. Scand J Dent Res 101, 78–83 (1993).
Johnsen D, Krejci C, Hack M, Fanaroff A: Distribution of enamel defects and the association with respiratory distress in very low birthweight infants. J Dent Res 63, 59–64 (1984).
Johnson BD, Narayanan AS, Pieters HP, Page RC: Effect of cell donor age on the synthetic properties of fibroblasts obtained from phenytoin-induced gingival hyperplasia. J Periodont Res 25, 74–80 (1990).
Johnson G: Age determination from human teeth. Odont Revy 22, Suppl 22, 68–126 (1971).

Johnson NW: Detection of high-risk groups and individuals for periodontal diseases. Int Dent J *39*, 33–47 (1989).
Jones OJ, Lally ET: Biosynthesis of immunoglobulin isotypes in human periapical lesions. J Endod *6*, 672–677 (1980).
Jones RRH, Cleaton-Jones P: Depth and area of dental erosions, and dental caries, in bulimic women. J Dent Res *68*, 1275–1278 (1989).
Jongebloed WL, 's-Gravenmade EJ, Retief DH: Radiation caries. A review and SEM study. Am J Dent *1*, 139–146 (1988).
Jorgenson RJ: The conditions manifesting taurodontism. Am J Med Genet *11*, 435–442 (1982).
Jorgenson RJ: Problems in nomenclature of craniofacial disorders. J Craniofac Genet Dev Biol *9*, 7–20 (1989).
Jorgenson RJ, Salinas CF, Shapiro SD: The prevalence of taurodontism in a select population. J Craniofac Genet Dev Biol *2*, 125–135 (1982).
Jorgenson RJ, Warson RW: Dental abnormalities in the trichodento-osseous syndrome. Oral Surg *36*, 693–700 (1973).
Juhl M: Localization of carious lesions in occlusal pits and fissures of human premolars. Scand J Dent Res *91*, 251–255 (1983).

Kalmar JR, Arnold RR, van Dyke TE: Direct interaction of *Actinobacillus actinomycetemcomitans* with normal and defective (LJP) neutrophils. J Periodont Res *22*, 179–181 (1987).
Kani T, Kani M, Moriwaki Y, Doi Y: Microbeam X-ray diffraction analysis of dental calculus. J Dent Res *62*, 92–95 (1983).
Kantorowicz FA: Über den Bau und die Entstehung der Schmelztropfen. Dtsch Monatsschr Zahnheilk *22*, 17–23 (1904).
Karjalainen S, Söderling E, Pelliniemi L, Foidart JM: Immunohistochemical localization of types I and III collagen and fibronectin in the dentine of carious human teeth. Arch Oral Biol *31*, 801–806 (1986).
Karring T, Nyman S, Lindhe J: Healing following implantation of periodontitis affected roots into bone tissue. J Clin Periodontol *7*, 96–105 (1980).
Kashani HG, Magner AW, Stahl SS: The effect of root planing and citric acid applications on flap healing in humans. A histologic evaluation. J Periodontol *55*, 679–683 (1984).
Kassowitz K: Die Schmelzhypoplasie der Zähne als Index der Erkrankungen während der ersten Lebensjahre. Z Kinderheilk *38*, 224–231 (1924).
Kates GA, Needleman HL, Holmes LB: Natal and neonatal teeth: a clinical study. J Am Dent Assoc *109*, 441–443 (1984).
Keil A, Speth-Eschenbrenner J: Über Zahnanomalien bei 3400 Patienten nach Röntgenstaten. Zahn Mund Kieferheilk *40*, 360–376 (1963).
Kerebel B, Dard M, Le Cabellec MT, Kerebel LM: Les perles d'émail: étude histopathologique. J Biol Buccale *14*, 239–248 (1986).
Kerebel B, Kerebel LM: Enamel in odontodysplasia. Oral Surg *52*, 404–410 (1981).
Kerebel B, Kerebel LM: Structural, ultrastructural microradiographic, and electronprobe studies of an unusual case of regional odontodysplasia. J Dent Res *61*, 1056–1062 (1982).
Kerebel B, Kerebel L-M, Daculsi G, Doury J: Dentinogenesis imperfecta with dens in dente. Oral Surg *55*, 279–285 (1983).
Ketcham AH: A progress report of an investigation of apical root resorption of vital permanent teeth. Int J Orthod *15*, 310–328 (1929).
Kettering JD, Torabinejad M: Presence of natural killer cells in human chronic periapical lesions. Int Endod J *26*, 344–347 (1993).
Kettering JD, Torabinejad M, Jones SL: Specificity of antibodies present in human periapical lesions. J Endod *17*, 213–216 (1991).
Kieser JA, van der Merwe CA: Classificatory reliability of the Carabelli trait in man. Arch Oral Biol *29*, 795–801 (1984).
Kilian M, Ellegaard B, Mestecky J: Distribution of immunoglobulin isotypes including IgA subclasses in adult, juvenile, and rapidly progressive periodontitis. J Clin Periodontol *16*, 179–184 (1989).

Kinane DF, Cullen CF, Johnston FA, Evans CW: Neutrophil chemotactic behaviour in patients with early-onset forms of periodontitis. I. Leading front analysis in Boyden chambers. J Clin Periodontol *16*, 242–246 (1989a).

Kinane DF, Cullen CF, Johnston FA, Evans CW: Neutrophil chemotactic behaviour in patients with early-onset forms of periodontitis. II. Assessment using the under agarose technique. J Clin Periodontol *16*, 247–251 (1989b).

Kinirons MJ: Unerupted premaxillary supernumerary teeth. Br Dent J *153*, 110–111 (1982).

Kinirons MJ, O'Brien FV, Gregg TA: Regional odontodysplasia: an evaluation of three cases based on clinical, microradiographic and histopathological findings. Br Dent J *165*, 136–139 (1988).

Kirchner W, Sonnabend E: Zur Statistik der radikulären Kieferzysten. Zahnärztl Rdsch *19*, 569–571 (1954).

Kjeldsen M, Holmstrup P, Bendtzen K: Marginal periodontitis and cytokines: a review of the literature. J Periodontol *64*, 1013–1022 (1993).

Klastersky-Genot M-T: Effets sur la denture temporaire de la tetracycline administrée pendant la grossesse (une étude contrôlée 'double-blind'). Acta Stomatol Belg *67*, 107–124 (1970).

Klimm W, Herbert J, Böhm B, Häckert M: Klinische Variationen des sogenannten keilförmigen Defektes. Zahn-Mund-Kieferheilkd *78*, 713–716 (1990).

Klinge B, Matsson L, Attström R: Histopathology of initial gingivitis in humans. A pilot study. J Clin Periodontol *10*, 364–369 (1983).

Klinge B, Nilvéus R, Egelberg J: Bone regeneration pattern and ankylosis in experimental furcation defects in dogs. J Clin Periodontol *12*, 456–464 (1985).

Klinger HG, Wiedemann W: Grenzen der Remineralisierbarkeit initialer Karies. Dtsch Zahnärztl Z *40*, 16–22 (1985).

Knychalska-Karwan Z, Pawlicki R, Jakób-Dolezal K, Karwan T: Ultrastructure and X-ray microanalysis of natal and neonatal teeth. J Int Assoc Dent Child *19*, 3–12 (1988).

Koblin I, Schübel F: Beitrag zur Odontodysplasie. Dtsch Zahnärztl Z *24*, 219–225 (1969).

Koch G, Hallonsten A-L, Ludvigsson N, Hansson BO, Holst A, Ullbro C: Epidemiologic study of idiopathic enamel hypomineralization in permanent teeth of Swedish children. Community Dent Oral Epidemiol *15*, 279–285 (1987).

Koçkapan C: Rasterelektronenmikroskopische Untersuchungen über die Oberflächenstruktur keilförmiger Defekte. Zahnärztl Praxis *39*, 366–368 (1988).

Koçkapan C, Wetzel WE, Hering HJ: Elektronenmikroskopische Befunde bei erblicher Dentindysplasie. Dtsch Zahnärztl Z *36*, 60–66 (1981).

Kodaka T, Debari K, Higashi S: Magnesium-containing crystals in human dental calculus. J Electron Microsc *37*, 73–80 (1988).

Kodaka T, Ohohara Y, Debari K: Scanning electron microscopy and energy-dispersive x-ray microanalysis studies of early dental calculus on resin plates exposed to human oral cavities. Scan Microsc *6*, 475–486 (1992).

Köhler B, Andréen I, Jonsson B: The earlier the colonization by mutans streptococci, the higher the caries prevalence at 4 years of age. Oral Microbiol Immunol *3*, 14–17 (1988).

Kohler CA, Ramfjord SP: Healing of gingival muco-periosteal flaps. Oral Surg *13*, 89–103 (1960).

Kontiainen S, Ranta H, Lautenschlager I: Cells infiltrating human periapical inflammatory lesions. J Oral Pathol *15*, 544–546 (1986).

Konttinen M-L, Alvesalo L, Sainio P, Ryynänen M: Supernumerary teeth in a family. Proc Finn Dent Soc *80*, 80–84 (1984).

Konttinen YT, Sorsa T, Grönblad M, Malmström M, Saari H, Segerberg-Konttinen M, Saito T: Cellular and molecular aspects of inflammation. Proc Finn Dent Soc *85*, 95–107 (1989).

Kopp W: Immunologische Prozesse im apikalen Granulationsgewebe. 1. Die humorale Immunantwort. Dtsch Zahnärztl Z *40*, 944–948 (1985).

Kopp W, Schwarting R: Differentiation of T lymphocyte subpopulations, macrophages, and HLA-DR-restricted cells of apical granulation tissue. J Endod *15*, 72–75 (1989).

Kovacs Z: Maradofog aplasia altlanos iskolasokon. Fogorv Sz *55*, 262–265 (1962).

Krawczyk WS: A pattern of epidermal cell migration during wound healing. J Cell Biol *49*, 247–263 (1971).

Krawczyk WS, Wilgram GF: Hemidesmosome and desmosome morphogenesis during epidermal wound healing. J Ultrastruct Res *45*, 93–101 (1973).
Krenkel C, Grunert I: Hartgewebliche Ausheilung von Zahnwurzelfrakturen. Zahnärztl Praxis *4*, 138–141 (1986).
Kreter F, Reineck K: Zur Sekundärdentin- und Dentikelbildung verlagerter Zähne. Dtsch Zahnärztl Z *36*, 367–371 (1981).
Kröncke A: Schmelzflecken unter den Bedingungen fluoridreicher und fluoridarmer Trinkwasser. Dtsch Zahnärztl Z *34*, 714 (1979).
Kronfeld R: Dens in dente. Z Stomatol *32*, 452–461, 525–534 (1934).
Kubala R: Dentindysplasie Typ I: Literaturübersicht und Beschreibung eines Falles. Inaug-Diss, Med Fakultät, Universität Zürich (1985).
Kula K, Tatum BM, Owen D, Smith RJ, Rule J: An occlusal and cephalometric study of children with ankylosis of primary molars. J Pedod *8*, 146–159 (1984).
Kumar S, Chandra S, Jaiswal JN: Pulp calcifications in primary teeth. J Endod *16*, 218–220 (1990).
Kurita K, Hashimoto Y, Takei T, Kawai T, Hayakawa T: Changes in collagen types during the healing of rabbit tooth extraction wounds. J Dent Res *64*, 28–32 (1985).
Kurol J, Koch G: The effect of extraction of infraoccluded deciduous molars: a longitudinal study. Am J Orthod *87*, 46–55 (1985).
Kurol J, Olson L: Ankylosis of primary molars – a future periodontal threat to the first permanent molars? Eur J Orthod *13*, 404–409 (1991).

Lalonde ER, Luebke RG: The frequency and distribution of periapical cysts and granulomas. Oral Surg *25*, 861–868 (1968).
Lamster IB, Oshrain RL, Harper DS, Celenti RS, Hovliaras CA, Gordon JM: Enzyme activity in crevicular fluid for detection and prediction of clinical attachment loss in patients with chronic adult periodontitis. J Periodontol *59*, 516–523 (1988).
Lamster IB, Smith QT, Celenti RS, Singer RE, Grbic JT: Development of a risk profile for periodontal disease: microbial and host response factors. J Periodontol *65*, 511–520 (1994).
Langford SR, Sims MR: Root surface resorption, repair, and periodontal attachment following rapid maxillary expansion in man. Am J Orthod *81*, 108–115 (1982).
Lappalainen R, Knuuttila M, Salminen R: The concentrations of Zn and Mg in human enamel and dentine related to age and their concentrations in the soil. Arch Oral Biol *26*, 1–6 (1981).
Larjava H, Sandberg M, Vuorio E: Altered distribution of type I collagen mRNA in periodontal disease. J Periodont Res *24*, 171–177 (1989).
Larmas M: Response of pulp-dentinal complex to caries attack. Proc Finn Dent Soc *82*, 298–304 (1986).
Larsen MJ, Fejerskov O: Chemical and structural challenges in remineralization of dental enamel lesions. Scand J Dent Res *97*, 285–296 (1989).
Larsen MJ, Kirkegaard E, Poulsen S: Patterns of dental fluorosis in a European country in relation to the fluoride concentration of drinking water. J Dent Res *66*, 10–12 (1987).
Larsen MJ, Melsen F, Mosekilde L, Christensen MS: Effects of a single dose of fluoride on calcium metabolism. Calcif Tissue Res *26*, 199–202 (1978).
Lehmann RR, Sluka H: Distribution of TiO_2 after partial and total pulpectomy. Int Endod J *15*, 114–120 (1982).
Le May O, Kaqueler JC: Electron probe micro-analysis of human dental pulp stones. Scan Microsc *7*, 267–272 (1993).
Lepp FH: Progressive intradental resorption. Oral Surg *27*, 184–185 (1969).
Levenson GE: The effect of fluoride on ameloblasts of mouse molar tooth germs 'in vitro'. J Biol Buccale *8*, 255–263 (1980).
Levine HL, Stahl SS: Repair following periodontal flap surgery with the retention of gingival fibers. J Periodontol *43*, 99–103 (1972).
Liard-Dumtschin D, Holz J, Baume LJ: Le coiffage pulpaire direct – essai biologique sur 8 produits. Schweiz Monatsschr Zahnmed *94*, 4–22 (1984).
Lin L, Langeland K: Light and electron microscopic study of teeth with carious pulp exposures. Oral Surg *51*, 292–316 (1981).

Lin LM, Pascon EA, Skribner J, Gängler P, Langeland K: Clinical, radiographic, and histologic study of endodontic treatment failures. Oral Surg Oral Med Oral Pathol *11*, 603–611 (1991).
Lind V: Medfödda antalsvariationer i permanenta dentitionen. Odont Revy *10*, 176–189 (1959).
Lindenmann H: Histologische Untersuchung einer geheilten Zahnfraktur. Zahn Mund Kieferheilk *5*, 915–925 (1938).
Lindhe J, Parodi R, Liljenberg B, Fornell J: Clinical and structural alterations characterizing healing gingiva. J Periodont Res *13*, 410–424 (1978).
Listgarten MA: Electron microscopic observations on the bacterial flora of acute necrotizing ulcerative gingivitis. J Periodontol *36*, 328–339 (1965).
Listgarten MA: Electron microscopic study of the junction between surgically denuded root surfaces and regenerated periodontal tissues. J Periodont Res *7*, 68–90 (1972a).
Listgarten MA: Ultrastructure of the dento-gingival junction after gingivectomy. J Periodont Res *7*, 151–160 (1972b).
Listgarten MA: Structure of surface coatings on teeth. A review. J Periodontol *47*, 139–147 (1976).
Listgarten MA: Periodontal probing: what does it mean? J Clin Periodontol *7*, 165–176 (1980).
Listgarten MA, Rosenberg MM: Histological study of repair following new attachment procedures in human periodontal lesions. J Periodontol *50*, 333–344 (1979).
Loesche WJ, Eklund S, Earnest R, Burt B: Longitudinal investigation of bacteriology of human fissure decay: epidemiological studies in molars shortly after eruption. Infect Immun *46*, 765–772 (1984).
Loesche WJ, Syed SA, Laughon BE, Stoll J: The bacteriology of acute necrotizing ulcerative gingivitis. J Periodontol *53*, 223–230 (1982).
Logan J, Becks H, Silverman S, Pindborg JJ: Dentinal dysplasia. Oral Surg *15*, 317–333 (1962).
Losee FL: Untreated tooth fracture. Report of three cases. Oral Surg *1*, 464–473 (1948).
Löst C: Depth of alveolar bone dehiscences in relation to gingival recessions. J Clin Periodontol *11*, 583–589 (1984).
Löst C, Gerkhardt KG: Kasuistischer Beitrag über mögliche Zusammenhänge zwischen orthodontischen Bewegungen und gingivalen Rezessionen. ZWR *93*, 460–468 (1984).
Lovelace BM, Thompson JJ, Yukna RA: Evidence for local immunoglobulin synthesis in periodontitis. J Periodontol *53*, 626–630 (1982).
Luder HU, Zimmerli I, Schroeder HE: Do collagen fibrils of the periodontal ligament shrink with age? J Periodont Res *23*, 46–52 (1988).
Lukinmaa P-L: Developmental dental aberrations in osteogenesis imperfecta. A clinical, radiographic, histological and immunohistochemical study. Academic Diss, Helsinki (1988).
Lussi A: Validity of diagnostic and treatment decisions of fissure caries. Caries Res *25*, 296–303 (1991).
Lustman J, Klein H, Ulmansky M: Odontodysplasia. Oral Surg *39*, 781–793 (1975).
Lutz F, Mörmann W, Lutz T: Schmelzsprünge durch die Vitalitätsprüfung mit Kohlensäureschnee? Schweiz Monatsschr Zahnheilk *84*, 709–725 (1974).
Lyon MF: Gene action in the X-chromosome of the mouse (*Mus musculus* L.). Nature *190*, 372–373 (1961).
Lyon MF: Sex chromatin and gene action in the mammalian X-chromosome. Am J Hum Genet *14*, 135–148 (1962).
Lysell L: Taurodontism: a case report and a survey of the literature. Odont Revy *13*, 158–174 (1962).

Macfarlane JD, Swart JGN: Dental aspects of hypophosphatasia: a case report, family study, and literature review. Oral Surg Oral Med Oral Pathol *67*, 521–526 (1989).
Madeira MC, Faig Leite H, Niccoli Filho WD, Simoes S: Prevalence of taurodontism in premolars. Oral Surg Oral Med Oral Pathol *61*, 158–162 (1986).
Magnusson I, Batich C, Collins BR: New attachment formation following controlled tissue regeneration using biodegradable membranes. J Periodontol *59*, 1–6 (1988).
Magnusson I, Nyman S, Karring T, Egelberg J: Connective tissue attachment formation following exclusion of gingival connective tissue and epithelium during healing. J Periodont Res *20*, 201–208 (1985).

Majno G, Gabbiani G, Hirschel BJ, Ryan GB, Statkov PR: Contraction of granulation tissue in vitro: similarity to smooth muscle. Science 173, 548–549 (1971).
Mallison SM, Kaugars C, Szakal AK, Schenkein HA, Tew JG: Synthesis of antibody specific for nonoral antigen in the gingiva of periodontitis patients. J Periodont Res 24, 214–216 (1989).
Malmgren B, Lundberg M, Lindskog S: Dentinogenesis imperfecta in a six-generation family. Swed Dent J 12, 73–84 (1988).
Mandell RL: A longitudinal microbiological investigation of *Actinobacillus actinomycetemcomitans* and *Eikenella corrodens* in juvenile periodontitis. Infect Immun 45, 778–780 (1984).
Mannerberg F: Changes in the enamel surface in cases of erosion. A replica study. Arch Oral Biol 4, 59–62 (1961).
Mansbridge JN, Knapp AM: Changes in keratinocyte maturation during wound healing. J Invest Dermatol 89, 253–263 (1988).
Marks SC, Mehta NR: Lack of effect of citric acid treatment of root surfaces on the formation of new connective tissue attachment. J Clin Periodontol 13, 109–116 (1986).
Marks SC Jr, Miller SC: Local delivery of prostaglandin E_1 induces periodontal regeneration in adult dogs. J Periodont Res 29, 103–108 (1994).
Mars M, Farrant S, Roberts GJ: Dentinogenesis imperfecta, report of a 5-generation family. Br Dent J 140, 206–209 (1976).
Martin DE, Reece MC, Maher JE, Reese AC: Tissue debris at the injury site is coated by plasma fibronectin and subsequently removed by tissue macrophages. Arch Dermatol 124, 226–229 (1988).
Massler M, Malone AJ: Root resorption in human permanent teeth. Am J Orthod 40, 619–633 (1954).
Massler M, Savara BS: Natal and neonatal teeth. A review of twenty-four cases reported in the literature. J Pediatr 36, 349–359 (1950).
Massler M, Schour I, Poncher HG: Developmental pattern of the child as reflected in the calcification pattern of the teeth. Am J Dis Child 62, 33–67 (1941).
Masters DH, Hoskins SW: Projection of cervical enamel into molar furcations. J Periodontol 35, 49–53 (1964).
Matsson L: Development of gingivitis in pre-school children and young adults. J Clin Periodontol 5, 24–34 (1978).
Matsumiya S: Experimental pathological study on the effect of treatment of infected root canals in the deciduous tooth on growth of the permanent tooth germ. Int Dent J 18, 546–559 (1968).
Matsumoto Y: Monoclonal and oligoclonal immunoglobulins localized in human dental periapical lesion. Microbiol Immunol 29, 751–757 (1985).
Matsuo T, Ebisu S, Shimabukuro Y, Ohtake T, Okada H: Quantitative analysis of immunocompetent cells in human periapical lesions: correlations with clinical findings of the involved teeth. J Endod 18, 497–500 (1992).
Matthews WG, Showman CD, Pashley DH: Air blast-induced evaporative water loss from human dentine, in vitro. Archs Oral Biol 38, 517–523 (1993).
McCallum RE, Urbaschek R, Ditter B, Urbaschek B: Host response to mixed anaerobic infection with *Bacteroides melaninogenicus* and *Fusobacterium necrophorum.* Infection 11, 35–40 (1983).
McCormick J, Filostrat DJ: Injury to the teeth of succession by abscess of the temporary teeth. J Dent Child 34, 501–504 (1967).
McDougall WA: Analytical transmission electron microscopy of the distribution of elements in human supragingival dental calculus. Arch Oral Biol 30, 603–608 (1985).
McKevitt KMB, Irwin CR: Phenotypic differences in growth, matrix synthesis and response to nifedipine between fibroblasts derived from clinically healthy and overgrown gingival tissue. J Oral Pathol Med 24, 66–71 (1995).
McKinney RV Jr: Clarification of the terms granulomatous and granulation tissue. J Oral Pathol 10, 307–310 (1981).
McNicholas S, Torabinejad M, Blankenship J, Bakland L: The concentration of prostaglandin E_2 in human periradicular lesions. J Endod 17, 97–100 (1991).
McWalter GM, El-Kafrawy AH, Mitchell DF: Rate of reparative dentinogenesis under a pulpcapping agent in monkeys. J Dent Res 56, 93 (1977).

Melcher AH: On the repair potential of periodontal tissues. J Periodontol *47*, 256–260 (1976).

Melcher AH, Chan J: Phagocytosis and digestion of collagen by gingival fibroblasts in vivo: a study of serial sections. J Ultrastruct Res *77*, 1–36 (1981).

Melnick M, Burzynski NJ, Escobar VH: Oral dysmorphology and genetics; in Melnick, Shields, Burzynski, Clinical dysmorphology of oral-facial structures, pp 447–472 (Wright, Boston 1982).

Mendis BRRN, Darling AI: Distribution with age and attrition of peritubular dentine in the crowns of human teeth. Arch Oral Biol *24*, 131–139 (1979a).

Mendis BRRN, Darling AI: A scanning electron microscope and microradiographic study of closure of human coronal dentinal tubules related to occlusal attrition and caries. Arch Oral Biol *24*, 725–733 (1979b).

Mercuri LG, O'Neill R: Multiple impacted and supernumerary teeth in sisters. Oral Surg Oral Med Oral Pathol *50*, 293 (1980).

Merrell BR, Joseph SW, Casazza LJ, Duncan JF: Bacterial bone resorption in noma (gangrenous stomatitis). J Oral Pathol *10*, 173–185 (1981).

Meyer H: Heilungsvorgänge in der Alveole nach normaler Zahnextraktion. Schweiz Monatsschr Zahnheilk *45*, 571–601 (1935).

Meyer W: Lehrbuch der normalen Histologie und Entwicklungsgeschichte der Zähne des Menschen, pp 127–129 (Lehmanns, München 1932).

Meyle J: Leukocyte adhesion deficiency and prepubertal periodontitis. Periodontol 2000 *6*, 26–36 (1994).

Michon FJ, Carr RF: Repair of a coronal fracture that involved the pulp of a deciduous incisor: report of a case. J Am Dent Assoc *87*, 1416–1417 (1973).

Mierau H-D: Beziehungen zwischen Plaquebildung, Rauhigkeit der Zahnoberfläche und Selbstreinigung. Dtsch Zahnärztl Z *39*, 691–698 (1984).

Mierau H-D: Der freiliegende Zahnhals. Dtsch Zahnärztl Z *47*, 643–653 (1992).

Mierau H-D, Fiebig A: Zur Epidemiologie der Gingivarezessionen und möglicher klinischer Begleiterscheinungen. Untersuchungen an 2410 18- bis 22jährigen. Dtsch Zahnärztl Z *42*, 515–520 (1987).

Mierau H-D, Spindler T: Beitrag zur Ätiologie der Gingivarezessionen. Dtsch Zahnärztl Z *39*, 634–639 (1984).

Miyasaki KT: The neutrophil: mechanisms of controlling periodontal bacteria. J Periodontol *62*, 761–774 (1991).

Mizrahi E: Enamel opacities in primary and high school pupils. J Dent *10*, 28–38 (1982).

Mizrahi E: Surface distribution of enamel opacities following orthodontic treatment. Am J Orthod *84*, 323–331 (1983).

Mjör IA, Karlsen K: The interface between dentine and irregular secondary dentine. Acta Odontol Scand *28*, 363–376 (1970).

Mjör IA, Nordahl I, Tronstad L: Glas ionomer cements and the dental pulp. Endod Dent Traumatol *7*, 59–64 (1991).

Mjör IA, Tronstad L: Experimentally induced pulpitis. Oral Surg *34*, 102–108 (1972).

Modéer T, Dahllöf G, Theorell K: Oral health in non-institutionalized epileptic children with special reference to phenytoin medication. Community Dent Oral Epidemiol *14*, 165–168 (1986).

Möller AJR, Fabricius L, Dahlén L, Öhman AE, Heyden G: Influence on periapical tissues of indigenous oral bacteria and necrotic pulp tissue in monkeys. Scand J Dent Res *89*, 475–484 (1981a).

Möller B, Schröder U, Granath L: Effect of IRM on human dental pulp. Scand J Dent Res *91*, 281–287 (1983).

Möller H, Schröder U: Early natural subsurface caries. A SEM study of the enamel surface before and after remineralization. Caries Res *20*, 97–102 (1986).

Möller P, Berg K, Ruud AF, Kvien TK: Variable expression of familial hypodontia in monozygotic triplets. Scand J Dent Res *89*, 16–18 (1981b).

Molnar S, McKee JH, Molnar IM, Przybeck TR: Tooth wear rates among contemporary Australian aborigines. J Dent Res *62*, 562–565 (1983).

Moore J, Wilson M, Kieser JB: The distribution of bacterial lipopolysaccharide (endotoxin) in relation to periodontally involved root surfaces. J Clin Periodontol *13*, 748–751 (1986).

Moore WEC, Holdeman LV, Cato EP, Smibert RM, Burmeister JA, Palcanis KG, Ranney RR: Comparative bacteriology of juvenile periodontitis. Infect Immun 48, 507–519 (1985).
Moore WEC, Holdeman LV, Smibert RM, Good IJ, Burmeister JA, Palcanis KG, Ranney RR: Bacteriology of experimental gingivitis in young adult humans. Infect Immun 38, 651–667 (1982a).
Moore WEC, Holdeman LV, Smibert RM, Hash DE, Burmeister JA, Ranney RR: Bacteriology of severe periodontitis in young adult humans. Infect Immun 38, 1137–1148 (1982b).
Mor BM, Rodda JC: In vitro remineralisation of artificial caries-like lesions with milk. NZ Dent J 79, 10–15 (1983).
Moreau JL, Schvartz A, Saffieddine G, Baume LJ: Etudes du taurodontisme au Sénégal. Schweiz Monatsschr Zahnmed 95, 515–521 (1985).
Morfis AS: Chemical analysis of a dens invaginatus by S.E.M. microanalyses. J Clin Pediatr Dent 17, 79–82 (1992).
Morse DR, Lasater DR, White D: Presence of immunoglobulin-producing cells in periapical lesions. J Endod 1, 338–343 (1975).
Mortensen H, Winther JE, Birn H: Periapical granulomas and cysts. Scand J Dent Res 78, 241–250 (1970).
Mühlemann HR: Zur Erosion des Zahnschmelzes. Dtsch Zahnärztebl 16, 328–333 (1962).
Muller TP, Hill IN, Petersen AC, Blayney JR: A survey of congenitally missing permanent teeth. J Am Dent Assoc 81, 101–107 (1970).
Murray JJ, Shaw L: Classification and prevalence of enamel opacities in the human deciduous and permanent dentitions. Arch Oral Biol 24, 7–13 (1979).

Nagaoka S, Miyazaki Y, Liu H-J, Iwamoto Y, Kitano M, Kawagoe M: Bacterial invasion into dentinal tubules of human vital and nonvital teeth. J Endod 21, 70–73 (1995).
Nagy I: Hypodontia elöfordulása a debreceni középiskolák tanulóin. (Das Vorkommen von Hypodontie an Mittelschülern in Debrecen, Ung.). Fogorv Sz 46, 110–112 (1953).
Nair PNR: Light and electron microscopic studies of root canal flora and periapical lesions. J Endod 13, 29–39 (1987).
Nair PNR, Pajarola G, Schroeder HE: Types and incidence of human periapical lesions obtained with extracted teeth. Oral Surg Oral Med Oral Pathol 81, 93–102 (1996).
Nair PNR, Schroeder HE: Epithelial attachment at diseased human tooth-apex. J Periodont Res 20, 293–300 (1985).
Nair PNR, Sjögren U, Krey G, Kahnberg K-E, Sundqvist G: Intraradicular bacteria and fungi in root-filled, asymptomatic human teeth with therapy-resistant periapical lesions: a long-term light and electron microscopic follow-up study. J Endod 16, 580–588 (1990).
Nair PNR, Sjögren U, Schumacher E, Sundqvist G: Radicular cyst affecting a root-filled human tooth: a long-term post-treatment follow-up. Int Endod J 26, 225–233 (1993).
Nakagawa S, Fujii H, Machida Y, Okuda K: A longitudinal study from prepuberty to puberty of gingivitis. Correlation between the occurrence of *Prevotella intermedia* and sex hormones. J Clin Periodontol 21, 658–665 (1994).
Nalbandian J, Hagopian M, Patters M: The microscopic distribution of tetracycline in human teeth. J Biol Buccale 10, 271–279 (1982).
Narayanan AS, Clagett JA, Page RC: Effect of inflammation on the distribution of collagen types I, III, IV, and V and type I trimer and fibronectin in human gingivae. J Dent Res 64, 1111–1116 (1985).
Narayanan AS, Hassell TM: Characterization of collagens in phenytoin-enlarged human gingiva. Coll Relat Res 5, 513–518 (1985).
Natkin E, Oswald RJ, Carnes LI: The relationship of lesion size to diagnosis, incidence, and treatment of periapical cysts and granulomas. Oral Surg 57, 82–94 (1984).
Needleman HL, Leviton A, Allred E: Macroscopic enamel defects of primary anterior teeth – types, prevalence, and distribution. Pediatr Dent 13, 208–216 (1991).
Neely AL: Prevalence of juvenile periodontitis in a circumpubertal population. J Clin Periodontol 19, 367–372 (1992).
Nevitt GA, Frankel JM, Witter DM: Occurrence of non-fluoride opacities and non-fluoride hypoplasias of enamel in 588 children aged 9 to 14 years. J Am Dent Assoc 66, 65–69 (1963).

Newman MG: The role of *Bacteroides melaninogenicus* and other anaerobes in periodontal infections. Rev Infect Dis *1*, 313–323 (1979).
Nielsen CJ: Collagen changes in dental pulp. Front Oral Physiol *6*, 111–125 (1987).
Nik-Hussein N-N, Salcedo AH: Double teeth with hypodontia in identical twins. J Dent Child *54*, 179–181 (1987).
Nikolopoulou-Papaconstantinou A-A, Johannessen AC, Kristoffersen T: Deposits of immunoglobulins, complement, and immune complexes in inflamed human gingiva. Acta Odontol Scand *45*, 187–193 (1987).
Nitzan DW, Michaeli Y, Weinreb M, Azaz B: The effect of aging on tooth morphology: a study on impacted teeth. Oral Surg Oral Med Oral Pathol *61*, 54–60 (1986).
Nowzari H, Slots J: Microorganisms in polytetrafluorethylene barrier membranes for guided tissue regeneration. J Clin Periodontol *21*, 203–210 (1994).
Nyborg H, Brännström M: Pulp reaction to heat. J Prosthet Dent *19*, 605–612 (1968).
Nyman S, Gottlow J, Karring T, Lindhe J: The regenerative potential of the periodontal ligament. J Clin Periodontol *9*, 257–265 (1982a).
Nyman S, Karring T, Lindhe J, Plantén S: Healing following implantation of periodontitis-affected roots into gingival connective tissue. J Clin Periodontol *7*, 394–401 (1980).
Nyman S, Lindhe J, Karring T, Rylander H: New attachment following surgical treatment of human periodontal disease. J Clin Periodontol *9*, 290–296 (1982b).
Nyvad B, Fejerskov O: Transmission electron microscopy of early microbial colonization of human enamel and root surfaces in vivo. Scand J Dent Res *85*, 297–307 (1987).
Nyvad B, Fejerskov O: Structure of dental plaque and the plaque-enamel interface in human experimental caries. Caries Res *23*, 151–158 (1989).
Nyvad B, Fejerskov O: An ultrastructural study of bacterial invasion and tissue break-down in human experimental root-surface caries. J Dent Res *69*, 1118–1125 (1990).
Nyvad B, ten Cate JM, Fejerskov O: Microradiography of experimental root surface caries in man. Caries Res *23*, 218–224 (1989).

O'Carroll MK, Duncan WK, Perkins TM: Dentin dysplasia: review of the literature and a proposed subclassification based on radiographic findings. Oral Surg Oral Med Oral Pathol *72*, 119–125 (1991).
Odland G, Ross R: Human wound repair. I. Epidermal regeneration. J Cell Biol *39*, 135–151 (1968).
Oehlers FAC: Periapical lesions and residual dental cysts. Br J Oral Surg *8*, 103–113 (1970).
Oehlers FAC: The radicular variety of dens invaginatus. Oral Surg *11*, 1251–1260 (1975).
Offenbacher S, Collins JG, Arnold RR: New clinical diagnostic strategies based on pathogenesis of disease. J Periodont Res *28*, 523–535 (1993).
Offenbacher S, Haesman PA, Collins JG: Modulation of host PGE_2 secretion as a determinant of periodontal disease expression. J Periodontol *64*, 432–444 (1993).
Offenbacher S, Odle BM, van Dyke TE: The use of cervicular fluid prostaglandin E_2 levels as a predictor of periodontal attachment loss. J Periodont Res *21*, 102–112 (1986).
Øgaard B, Rolla G: The in vivo orthodontic banding model for vital teeth and the in situ orthodontic banding model for hard-tissue slabs. J Dent Res *71* (Spec Iss), 832–835 (1992).
Ogawa K, Yamashita Y, Ichijo T, Fusayama T: The ultrastructure and hardness of the transparent layer of human carious dentin. J Dent Res *62*, 7–10 (1983).
Oguntebi BR, Heaven T, Clark AE, Pink FE: Quantitative assessment of dentin bridge formation following pulp-capping in miniature swine. J Endod *21*, 79–82 (1995).
Opitz C, Richter W, Blümke M, Blümke B: Die Anlage des seitlichen Schneidezahnes bei Spaltpatienten und ihr Einfluss auf die kieferorthopädische Therapieplanung im Wechselgebissalter. Stomatol DDR *32*, 373–383 (1982).
Osborn JW: Dental anatomy and embryology, pp. 151–154 (Blackwell, Oxford 1981).
Ott RW, Pröschel P: Zur Ätiologie des keilförmigen Defektes. Ein funktionsorientierter epidemiologischer und experimenteller Beitrag. Dtsch Zahnärztl Z *40*, 1223–1227 (1985).
Ozaki K, Matsuo T, Nakae H, Noiri Y, Yoshiyama M, Ebisu S: A quantitative comparison of selected bacteria in human carious dentine by microscopic counts. Caries Res *28*, 137–145 (1994).

Page RC, Altman LC, Ebersole JL, Vandesteen GE, Dahlberg WH, Williams BL, Osterberg SK: Rapidly progressive periodontitis. A distinct clinical condition. J Periodontol 54, 197–209 (1983).
Page RC, Schroeder HE: Pathogenesis of inflammatory periodontal disease. A summary of current work. Lab Invest 33, 235–249 (1976).
Page RC, Sims TJ, Geissler F, Altman LC, Baab DA: Defective neutrophil and monocyte motility in patients with early onset periodontitis. Infect Immun 47, 169–175 (1985).
Palamara J, Phakey PP, Rachinger WA, Orams HJ: Ultrastructure of the intact surface zone of white spot and brown spot carious lesions in human enamel. J Oral Pathol 15, 28–35 (1986).
Pantera TG, Pantera RL: Intraoral third molar transplants: report of three cases and long-term follow-up. J Am Dent Assoc 97, 486–490 (1978).
Pantera EA, Zambon JJ, Shih-Levine M: Indirect immunofluorescence for the detection of *Bacteroides* species in human dental pulp. J Endod 14, 218–223 (1988).
Papapanou PN, Wennström JL, Gröndahl K: A 10-year restrospective study of periodontal disease progression. J Clin Periodontol 16, 403–411 (1989).
Park JB, Matsuura M, Han KY, Norderyd O, Lin WL, Genco RJ, Cho MI: Periodontal regeneration in class III furcation defects of beagle dogs using guided tissue regenerative therapy with platelet-derived growth factor. J Periodontol 66, 462–477 (1995).
Pashley EL, Talman R, Horner JA, Pashley DH: Permeability of normal versus carious dentin. Endodont Dent Traumatol 7, 207–211 (1991).
Pasler FA: Zahnärztliche Radiologie (Thieme, Stuttgart 1981).
Patters MR, Niekrash CE, Lang NP: Assessment of complement cleavage in gingival fluid during experimental gingivitis in man. J Clin Periodontol 16, 33–37 (1989).
Patterson SS, Shafer WG, Healey HJ: Periapical lesions associated with endodontically treated teeth. J Am Dent Assoc 68, 191–194 (1964).
Payne M, Craig GT: A radicular dens invaginatus. Br Dent J 169, 94–95 (1990).
Pedersen PO: The East Greenland Eskimo dentition, p 38 (Reitzel, Copenhagen 1949).
Pekovic DD, Adamkiewicz VW, Gornitsky M: Immunoglobulins in human dental caries. Arch Oral Biol 33, 135–141 (1988).
Pereira JC, Stanley HR: Pulp capping: influence of the exposure site on pulp healing – histologic and radiographic study in dogs' pulp. J Endod 7, 213–223 (1981).
Philippas GG: Influence of occlusal wear and age on formation of dentin and size of pulp chamber. J Dent Res 40, 1186–1198 (1961).
Philippas GG, Applebaum E: Age changes in the permanent upper lateral incisor. J Dent Res 46, 1002–1109 (1967).
Philippas GG, Applebaum E: Age changes in the permanent upper canine teeth. J Dent Res 47, 411–417 (1968).
Pilot T, Miyazaki H: Periodontal conditions in Europe. J Clin Periodontol 18, 353–357 (1991).
Pilot T, Miyazaki H: Global results: 15 years of CPITN epidemiology. Int Dent J 44, 553–560 (1994).
Piper MA: Immunofluorescent detection of actin and myosin in healing gingival epithelium. J Dent Res 58, 2219–2229 (1979).
Pisanty S, Sciaky I: Origin of calcium in the repair wall after pulp exposure in the dog. J Dent Res 43, 641–644 (1964).
Pitaru S, Tal H, Soldinger M, Noff M: Collagen membranes prevent apical migration of epithelium and support new connective tissue attachment during periodontal wound healing in dogs. J Periodont Res 24, 247–253 (1989).
Pitts NB: Regression of approximal carious lesions diagnosed from serial standardized bitewing radiographs (short communication). Caries Res 20, 85–90 (1986).
Pitts NB, Renson CE: Monitoring the behaviour of posterior approximal carious lesions by image analysis of serial standardised bitewing radiographs. Br Dent J 162, 15–21 (1987).
Plačková A, Vahl J: Ultrastructure of mineralizations in the human pulp. Caries Res 8, 172–180 (1974).
Plant CG, Knibbs PJ, Tobias RS, Britton AS, Rippin JW: Pulpal response to a glass-ionomer luting cement. Br Dent J 165, 54–58 (1988).

Plaut HC: Studien zur bakteriellen Diagnostik der Diphtherie und der Anginen. Dtsch Med Wochenschr 20, 920–923 (1894).
Polson AM: Mechanisms of new attachment formation. Endod Dent Traumatol 3, 45–57 (1987).
Polson AM, Heijl LC: Osseous repair in infrabony defects. J Clin Periodontol 5, 13–23 (1978).
Pontoriero R, Lindhe J, Nyman S, Karring T, Rosenberg E, Sanavi F: Guided tissue regeneration in degree II furcation-involved mandibular molars. A clinical study. J Clin Periodontol 15, 247–254 (1988).
Pontoriero R, Lindhe J, Nyman S, Karring T, Rosenberg E, Sanavi F: Guided tissue regeneration in the treatment of furcation defects in mandibular molars. A clinical study of degree III involvements. J Clin Periodontol 16, 170–174 (1989).
Pope FM, Komorowska A, Lee KW, Speight P, Zorawska H, Ranta H, Coonar HS, MacKenzie JL: Ehlers Danlos syndrome type I with novel dental features. J Oral Pathol Med 21, 418–421 (1992).
Pot T, Groeneveld A, Purdell-Lewis DJ: The origin and behavior of white spot enamel lesions. Ned Tijdschr Tandheelkd 85, suppl 15, 6–18 (1977).
Pöyry M, Ranta R: Anomalies in the deciduous dentition outside the cleft region in children with oral clefts. Proc Finn Dent Soc 81, 91–97 (1985).
Prato GPP, Cortellini P, Clauser C: Fibrin and fibronectin sealing system in a guided tissue regeneration procedure. A case report. J Periodontol 59, 679–683 (1988).
Priebe WA, Lazansky JP, Wuehrmann AH: The value of the roentgenographic film in the differential diagnosis of periapical lesions. Oral Surg 7, 979–983 (1954).
Proye MP, Polson AM: Repair in different zones of the periodontium after tooth reimplantation. J Periodontol 53, 379–389 (1982).
Pulver WH, Taubman MA, Smith DJ: Immune components in human dental periapical lesions. Arch Oral Biol 23, 435–443 (1978).
Purvis RJ, MacKay GS, Cockburn F, Barrie WJ McK, Wilkinson EM, Belton NR, Forfar JO: Enamel hypoplasia of the teeth associated with neonatal tetany: a manifestation of maternal vitamin-D deficiency. Lancet ii, 811–814 (1973).
Putkonen P: Dental changes in congenital syphilis. Acta Derm Venerol (Stockh) 42, 44–62 (1962).

Quigley MB: Functional and geriatric changes of the human pulp. Oral Surg 32, 795–806 (1971).

Rabie G, Lally ET, Shenker BJ: Immunosuppressive properties of *Actinobacillus actinomycetemcomitans* leukotoxin. Infect Immun 56, 122–127 (1988).
Ramfjord SP: Indices for prevalence and incidence of periodontal disease. J Periodontol 30, 51–59 (1959).
Ranta R: Hereditary agenesis of ten maxillary posterior teeth: a family history. J Dent Child 53, 125–127 (1985).
Ranta R: A review of tooth formation in children with cleft lip/palate. Dentofac Orthop 90, 11–18 (1986).
Ranta R: Numeric anomalies of teeth in concomitant hypodontia and hyperdontia. J Craniofac Genet Dev Biol 8, 245–251 (1988).
Ranta R, Ylipaavalniemi P: Developmental course of supernumerary premolars in childhood: report of two cases. J Dent Child 48, 385–388 (1981).
Rao SR, Witkop CJ, Yamane GM: Pulpal dysplasia. Oral Surg 30, 682–689 (1970).
Rateitschak EM, Rateitschak KH, Hefti A, Lori A, Gratwohl A, Speck B: Zahnärztliche Betreuung von Patienten mit Knochenmark-Transplantation. Schweiz Monatsschr Zahnmed 98, 472–477 (1988).
Rateitschak KH, Herzog-Specht FA: Reaktion und Regeneration des Parodonts auf orthodontische Behandlung mit festsitzenden Apparaten. Schweiz Monatsschr Zahnheilk 75, 741–755 (1965).
Rateitschak-Plüss EM, Hefti A, Lörtscher R, Thiel G: Initial observation that cyclosporin-A induces gingival enlargement in man. J Clin Periodontol 10, 237–246 (1983a).
Rateitschak-Plüss EM, Hefti A, Rateitschak KH: Gingivahyperplasie bei Cyclosporin-A-Medikation. Schweiz Monatsschr Zahnheilk 93, 57–65 (1983b).

Ravn JJ: Follow-up study of permanent incisors with enamel fracture as a result of an acute trauma. Scand J Dent Res 89, 213–217 (1981a).
Ravn JJ: Follow-up study of permanent incisors with enamel dentin fractures after acute trauma. Scand J Dent Res 89, 355–365 (1981b).
Ravn JJ: Follow-up study of permanent incisors with complicated crown fractures after acute trauma. Scand J Dent Res 90, 363–372 (1982).
Rayne J: Porphyria erythropoietica. Br J Oral Surg 5, 68–74 (1967).
Reid JS, Beelley JA, MacDonald DG: Investigations into black extrinsic tooth strain. J Dent Res 56, 895–899 (1977).
Reinhardt RA, Bolton RW, McDonald TL, DuBois LM, Kaldahl WB: In situ lymphocyte subpopulations from active versus stable periodontal sites. J Periodontol 59, 656–670 (1988).
Reisstein J, Lustman I, Hershkovitz J, Gedalia I: Abrasion of enamel and cementum in human teeth due to toothbrushing estimated by SEM. J Dent Res 57, 42 (1978).
Reuling N, Siebert G: In-vitro Messungen der Temperatur am Pulpakammerdach bei marktoten, überkronten und nichtüberkronten Zähnen unter dem Einfluss isolierter thermischer Reize. Schweiz Monatsschr Zahmed 97, 311–316 (1987).
Richards A, Kragstrup J, Josephsen K, Fejerskov O: Dental fluorosis developed in post-secretory enamel. J Dent Res 65, 1406–1409 (1986).
Rieder CH: Verlauf von Gingivaveränderungen bei Cyclosporin-A-Medikation. Med Diss, Basel (1987).
Rinderer LA: Zur unterminierenden Resorption der zweiten Milchmolaren beim Durchbruch der 6-Jahr-Molaren. Schweiz Monatsschr Zahnmed 94, 471–497 (1984).
Ripamonti U: Paleopathology in *Australopithecus africanus*: a suggested case of a 3-million-year-old prepubertal periodontitis. Am J Phys Anthropol 76, 197–210 (1988).
Ripamonti U, Heliotis M, van den Heever B, Reddi AH: Bone morphogenetic proteins induce periodontal regeneration in the baboon *(Papio ursinus):* J Periodont Res 29, 439–445 (1994).
Ririe CM, Crigger M, Selvig KA: Healing of periodontal connective tissues following surgical wounding and application of citric acid in dogs. J Periodont Res 15, 314–327 (1980).
Risnes S: The prevalence and distribution of cervical enamel projections reacting into the bifurcation on human molars. Scand J Dent Res 82, 413–419 (1974).
Ritchie GM: Repair of coronal fractures in upper incisor teeth. Br Dent J 112, 459–460 (1962).
Roberts MW, Li S-H: Oral findings in anorexia nervosa and bulimia nervosa: a study of 47 cases. J Am Dent Assoc 115, 407–410 (1987).
Rølling S: Hypodontia of permanent teeth in Danish schoolchildren. Scand J Dent Res 88, 365–369 (1980).
Ross IF, Evanchik PA: Root fusion in molars: incidence and sex linkage. J Periodontol 52, 663–667 (1981).
Ross R: Wound healing. Sci Am 220, 40–48 (1969).
Ross R, Odland G: Human wound repair. II. Inflammatory cells, epithelial-mesenchymal interrelations, and fibrinogenesis. J Cell Biol 39, 152–168 (1968).
Roth KK-F, Domnick E, Ahrens G: Untersuchungen über die Effektivität von Caridex® bei Kariesentfernung. Dtsch Zahnärztl Z 44, 463–465 (1989).
Rule JT, Zacherl WA, Pfefferle AM: The relationship between ankylosed primary molars and multiple enamel defects. J Dent Child 39, 29–35 (1972).
Rune B, Sarnäs K-V: Root resorption and submergence in retained deciduous second molars. A mixed-longitudinal study of 77 children with developmental absence of second premolars. Eur J Orthod 6, 123–131 (1984).
Ruprecht A, Batniji S, El-Neweihi E: Double teeth: the incidence of gemination and fusion. J Pedod 9, 332–337 (1985).
Rushton MA: On the fine contour lines of the enamel of milk teeth. Dent Rec 53, 170–171 (1933).
Rushton MA: A new form of dentinal dysplasia: shell teeth. Oral Surg 7, 543–549 (1954).
Rushton MA: Odontodysplasia 'ghost teeth'. Br Dent J 119, 109–113 (1965).
Russell AL: A system of classification and scoring for prevalence surveys of periodontal disease. J Dent Res 35, 350–359 (1956).

Sabah E, Eden E, Unal T: Odontodysplasia: report of a case. J Clin Pediatr Dent *16*, 115–118 (1992).

Saglie FR, Marfany A, Camargo P: Intragingival occurrence of *Actinobacillus actinomycetemcomitans* and *Bacteroides gingivalis* in active destructive periodontal lesions. J Periodontol *59*, 259–265 (1988).

Saito I, Komiyama K, Moro I, Akachi K, Shiomi N, Ito K, Murai S, Umemura S: Ultrastructural and immunocytochemical characterization of polymorphonuclear leukocytes from gingival crevice in man. J Periodontol *58*, 493–497 (1987).

Sandritter W, Beneke G: Allgemeine Pathologie, pp 602–611 (Schattauer, Stuttgart 1974).

Sangnes G: Traumatization of teeth and gingiva related to habitual tooth cleaning procedures. J Clin Periodontol *3*, 94–103 (1976).

Sarnat GG, Shaw NG: Dental development in congenital syphilis. A J Dis Child *64*, 771–788 (1942).

Sasaki T, Motegi N, Suzuki H, Watanabe C, Tadokoro K, Yanagisawa T, Higashi S: Dentin resorption mediated by odontoclasts in physiological root resorption of human deciduous teeth. Am J Anat *183*, 303–315 (1988).

Sauk JJ, Gai R, Miller EJ, Gay S: Immunohistochemical localization of type III collagen in the dentin of patients with osteogenesis imperfecta and hereditary opalescent dentin. J Oral Pathol *9*, 210–220 (1980).

Sayegh FS, Reed AJ: Calcification in the dental pulp. Oral Surg *25*, 873–882 (1968).

Schenkein HA, Van Dyke TE: Early-onset periodontitis: systemic aspects of etiology and pathogenesis. Periodontol 2000 *6*, 7–25 (1994).

Scheutzel P: Möglichkeiten und Grenzen des Caridex-Systems als Alternative zur herkömmlichen Kariesentfernung. Dtsch Zahnärztl Z *44*, 612–614 (1989).

Schincaglia GP, Forniti F, Cavallini R, Piva R, Calura G, del Senno L: Cyclosporin-A increases type I procollagen production and mRNA level in human gingival fibroblasts in vitro. J Oral Pathol Med *21*, 181–185 (1992).

Schlegel D, Mrosek H: Zahnveränderungen durch Tetracycline im Kleinkindalter. Dtsch Zahnärztebl *24*, 106–117 (1970).

Schmuziger P: Verschmelzung, Zwillingsbildung, Verwachsung. Schweiz Monatsschr Zahnheilk *58*, 777–796 (1948).

Schneider LC, Weisinger E: The true gingival fibroma: an analysis of 129 fibrous gingival lesions. J Periodontol *49*, 423–424 (1978).

Schonfeld SE, Greening AB, Glick DH, Frank AL, Simon JH, Herles SM: Endotoxic activity in periapical lesions. Oral Surg *53*, 82–87 (1982).

Schonfeld SE, Kagan JM: Specificity of gingival plasma cells for bacterial somatic antigens. J Periodont Res *17*, 60–69 (1982).

Schour I: The neonatal line in the enamel and dentin of human deciduous teeth and first permanent molar. J Am Dent Assoc *23*, 1946–1955 (1936).

Schröder U: Evaluation of healing following experimental pulpotomy of intact human teeth and capping with calcium hydroxide. Odont Revy *23*, 329–340 (1972).

Schröder U: Effect of an extra-pulpal blood clot on healing following experimental pulpotomy and capping with calcium hydroxide. Odont Revy *24*, 57–69 (1973a).

Schröder U: Reaction of human dental pulp to experimental pulpotomy and caping with calcium hydroxide. Odont Revy *24*, suppl 25 (1973b).

Schröder U: A 2-year follow-up of primary molars pulpotomized with a gentle technique and capped with calcium hydroxide. Scand J Dent Res *86*, 273–278 (1978).

Schröder U, Granath LE: Early reaction of intact human teeth to calcium hydroxide following experimental pulpotomy and its significance to the development of hard tissue barrier. Odont Revy *22*, 379–396 (1971).

Schroeder HE: Klinik und Pathologie verschiedener Formen von Parodontitis. Dtsch Zahnärztl Z *42*, 417–421 (1987).

Schroeder HE: Biological problems of regenerative cementogenesis: synthesis and attachment of collagenous matrices on growing and established root surfaces. Int Rev Cytol *142*, 1–59 (1992).

Schroeder HE: Alternsveränderungen der Pulpakammer und ihrer Wandung in menschlichen Eckzähnen. Schweiz Monatsschr Zahnmed *103*, 141–149 (1993).
Schroeder HE, Attström R: Pocket formation: an hypothesis; in Lehner, Cimasoni, The borderland between caries and periodontal disease, vol 2, pp 99–123 (Academic Press, London 1980).
Schroeder HE, Krey G, Preisig E: Alternsveränderungen der pulpalen Dentinwandung in menschlichen Frontzähnen. Schweiz Monatsschr Zahnmed *100*, 1450–1461 (1990).
Schroeder HE, Lindhe J: Conditions and pathologic features of rapidly destructive, experimental periodontitis in dogs. J Periodontol *51*, 6–19 (1980).
Schroeder HE, Rossinsky K, Listgarten MA: Sulkus und koronales Saumepithel bei leichter Gingivitis. Schweiz Monatsschr Zahnmed *99*, 1131–1142 (1989).
Schroeder HE, Scherle WF: Warum die Furkation menschlicher Zähne so unvorhersehbar bizarr gestaltet ist. Schweiz Monatsschr Zahnmed *97*, 1495–1508 (1987).
Schübel F: Über eine dysplastische Form einer Dentinogenesis imperfecta. Dtsch Zahnärztl Z *24*, 887–894 (1969).
Schulze C: Über Heilungsvorgänge nach intraalveolären Frakturen vitaler Zähne. Dtsch Zahnärztebl *12*, 666–673 (1957).
Schulze C: Über ungewöhnliche Formen koronaler Invagination (Dens in dente) und ähnlich aussehende Zwillingsbildungen. Zahn Mund Kieferheilkd *58*, 73–101 (1972).
Schulze C, Brand E: Über den Dens invaginatus (Dens in dente): ZWR *81*, 569–573, 613–620, 653–660, 699–703 (1972).
Schüpbach P, Guggenheim B, Lutz F: Human root caries: histopathology of initial lesion in cementum and dentin. J Oral Pathol Med *18*, 146–156 (1989).
Schüpbach P, Guggenheim B, Lutz F: Human root caries: histopathology of advanced lesions. Caries Res *24*, 145–158 (1990a).
Schüpbach P, Guggenheim B, Lutz F: Histopathology of root surface caries. J Dent Res *69*, 1195–1204 (1990b).
Schüpbach P, Lutz F, Guggenheim B: Human root caries: histopathology of arrested lesions. Caries Res *26*, 153–164 (1992).
Schüpbach P, Osterwalder V, Guggenheim B: Human root caries: microbiota of root caries lesions. Caries Res *29*, 382–395 (1995).
Schürch E Jr, Minder CE, Lang NP, Geering AH: Periodontal conditions in a randomly selected population in Switzerland. Community Dent Oral Epidemiol *16*, 181–186 (1988).
Schuurs AHB, Abraham-Inpijn L, van Straalen JP, Sastrowijoto SH: An unusual case of black teeth. Oral Surg Oral Med Oral Pathol *64*, 427–431 (1987).
Schwartz O, Bergmann P, Klausen B: Resorption of autotransplanted human teeth: a retrospective study of 291 transplantations over a period of 25 years. Int Endod J *18*, 119–131 (1985).
Schweitzer G: Interne Granulome der Zahnpulpa und ihre resorbierende Wirkung im Innern des Zahnkörpers. Dtsch Zahnärztl Z *34*, 175–193, 245–259 (1931).
Scott JN, Weber DF: Microscopy of the junctional region between human coronal primary and secondary dentin. J Morphol *154*, 133–145 (1977).
Searls JC, Kremenak CR, Rittman BRJ: Quantitative characterization of changes in cellularity and collagen fiber size in contracting palatal wounds. Cleft Palate J *16*, 373–380 (1979).
Sedano HO, Grolin RJ: Familial occurrence of mesiodens. Oral Surg *27*, 360–362 (1969).
Seeto E, Seow WK: Scanning electron microscopic analysis of dentin in vitamin D-resistant rickets – assessment of mineralization and correlation with clinical findings. Pediatr Dent *13*, 43–48 (1991).
Selvig KA, Bogle G, Claffey NM: Collagen linkage in periodontal connective tissue reattachment. An ultrastructural study in beagle dogs. J Periodontol *59*, 758–768 (1988).
Seltzer S, Soltanoff W, Bender IB: Epithelial proliferation in periapical lesions. Oral Surg *27*, 111–121 (1969).
Seow WK: Dental development in amelogenesis imperfecta: a controlled study. Pediatr Dent *17*, 26–30 (1995).
Seow WK, Brown JP, Tudehope DA, O'Callaghan M: Dental defects in the deciduous dentition of premature infants with low birth weight and neonatal rickets. Pediatr Dent *6*, 88–92 (1984).

Seow WK, Humphrys C, Tudehope DI: Increased prevalence of developmental dental defects in low birth-weight, prematurely born children: a controlled study. Pediatr Dent 9, 221–225 (1987).
Seymour GJ, Crouch MS, Powell RN: The phenotypic characterization of lymphoid cell subpopulations in gingivitis in children. J Periodont Res 16, 582–592 (1981).
Seymour GJ, Gemmell E, Reinhardt RA, Eastcott J, Taubman MA: Immunopathogenesis of chronic inflammatory periodontal disease: cellular and molecular mechanisms. J Periodont Res 28, 478–486 (1993).
Shafer WG, Hine MK, Levy BM: A textbook of oral pathology; 3rd ed, pp 441ff (Saunders, Philadelphia 1974).
Shah M, Foreman DM, Ferguson MWJ: Control of scarring in adult wounds by neutralising antibody to transforming growth factor β. Lancet 339, 213–214 (1992).
Shapiro SD, Quattromani FL, Jorgenson RJ, Young RS: Tricho-dento-osseous syndrome: heterogeneity or clinical variability. Am J Med Genet 16, 225–236 (1983).
Sharpe MS: Internal resorption in a deciduous incisor: an unusual case. J Am Dent Assoc 81, 947–948 (1970).
Shaw JCM: Taurodont teeth in South African races. J Anat 62, 476–499 (1928).
Shields ED: A new classification of heritable human enamel defects and a discussion of dentin defects. Birth Defects 19, 107–127 (1983).
Shields ED, Bixler D, El-Kafrawy AM: A proposed classification for heritable human dentine defects with a description of a new entity. Arch Oral Biol 18, 543–553 (1973).
Siar CH: Quantitative histological analysis of the human coronal dentine in dentinogenesis imperfecta types I and II. Arch Oral Biol 31, 387–390 (1986).
Sigurdsson TJ, Lee MB, Kubota K, Turek TJ, Wozney JM, Wikesjö UME: Periodontal repair in dogs: recombinant human bone morphogenetic protein-2 significantly enhances periodontal regeneration. J Periodontol 66, 131–138 (1995).
Siirilä HS, Heikinheimo O: Odontogenesis imperfecta. Suom Hammaslääk Seur Toim 58, 35–47 (1962).
Silness J, Gustavsen F, Fejerskov O, Karring T, Löe H: Cellular, afibrillar coronal cementum in human teeth. J Periodont Res 11, 331–338 (1976).
Silverstone LM: Remineralization and enamel caries: significance of fluoride and effect on crystal diameter; in Leach, Edgar, Demineralization and remineralization of teeth, p 185 (IRL-Press, Oxford 1983).
Silverstone LM: The significance of remineralization in caries prevention. Can Dent Assoc J 50, 157–167 (1984).
Silverstone LM, Hicks MJ: The structure and ultrastructure of the carious lesion in human dentin. Gerodontics 1, 185–193 (1985).
Silverstone LM, Wefel JS, Zimmerman BF, Clarkson BH, Featherstone MJ: Remineralization of natural and artificial lesions in human dental enamel in vitro. Caries Res 15, 138–157 (1981).
Simmelink JW, Nygaard VK: Ultrastructure of striations in carious human enamel. Caries Res 16, 179–188 (1982).
Simon JHS: Incidence of periapical cysts in relation to the root canal. J Endod 6, 845–848 (1980).
Simpson HE: The healing of extraction wounds. Br Dent J 126, 550–557 (1969).
Sjödin B, Crossner C-G, Unell L, Östlund P: A retrospective radiographic study of alveolar bone loss in the primary dentition in patients with localized juvenile periodontitis. J Clin Periodontol 16, 124–127 (1989).
Sjöholm E: En studie över emaljehypoplasiernes frekvens och datering bland folkskole barn i Malmö hösten 1938 och varen 1939. Svensk Tandläk Tidskr 37, 340–355 (1944).
Skalli O, Gabbiani G: The biology of the myofibroblast relationship to wound contraction and fibrocontractive diseases; in Clark, Henson, The molecular and cellular biology of wound repair, pp 373–402 (Plenum Press, New York 1988).
Skogedal O, Mjör IA: Pulp reactions to silicate cement in teeth with healing pulpitis. Scand J Dent Res 85, 575–582 (1977).
Škrinjarić I, Bačić M: Hereditary gingival fibromatosis: report on three families and dermatoglyphic analysis. J Periodont Res 24, 303–309 (1989).

Slagsvold O,Bjercke B: Indications for autotransplantation in cases of missing premolars. Oral Surg 74, 241–257 (1978a).
Slagsvold O, Bjercke B: Applicability of autotransplantation in cases of missing upper anterior teeth. Oral Surg 74, 410–421 (1978b).
Slots J: The microflora of black stain on human primary teeth. Scand J Dent Res 82, 484–490 (1974).
Slots J, Rams TE: Microbiology of periodontal disease, chap. 23; in Slots J, Taubman MA (eds): Contemporary oral microbiology and immunology, pp 425–443 (Mosby Year Book, St. Louis 1992).
Small BW, Murray JJ: Enamel opacities: prevalence, classifications and aetiological considerations. J Dent 6, 33–42 (1978).
Smith DMH, Miller J: Gastro-enteritis, coeliac disease and enamel hypoplasia. Br Dent J 147, 91–95 (1979).
Smith G, Matthews JB, Smith AJ, Browne RM: Immunoglobulin-producing cells in human odontogenic cysts. J Oral Pathol 16, 45–48 (1987).
Smith QT, Wilson MM, Germaine GR, Pihlström BL: Microbial flora and clinical parameters in phenytoin associated gingival overgrowth. J Periodont Res 18, 56–66 (1983).
Soames JV, Kuyebi TA: A radicular dens invaginatus. Br Dent J 152, 308–309 (1982).
Soeno K: A roentgenological study of morphologic change of pulp cavity with aging of human lower first molar. Shigaku 64, 1389–1404 (1977).
Somerman MJ, Archer SY, Imm GR, Foster RA: A comparative study of human periodontal ligament cells and gingival fibroblasts in vitro. J Dent Res 67, 66–70 (1988).
Somerman MJ, Foster RA, Imm GM, Sauk JJ, Archer SY: Periodontal ligament cells and gingival fibroblasts respond differently to attachment factors in vitro. J Periodontol 60, 73–77 (1989).
Sommer RF, Östlander FD, Crowley MC: Clinical endodontics. A manual of scientific endodontics, 3rd ed, pp 409–413 (Saunders, Philadelphia 1966).
Sonnabend E: Zur Unterzahl der Zähne, insbesondere der 3. Molaren. Zahn Mund Kieferheilkd 46, 34–43 (1966).
Sonnabend E, Oh CS: Zur Frage des Epithels im apikalen Granulationsgewebe (Granulom) menschlicher Zähne. Dtsch Zahnärztl Z 21, 627–643 (1966).
Sorsa T, Uitto V-J, Suomalainen K, Vauhkonen M, Lindy S: Comparison of interstitial collagenases from human gingiva, sulcular fluid and polymorphonuclear leukocytes. J Periodont Res 23, 386–393 (1988).
Southam JC, Hodson JJ: Neurohistology of human dental pulp polyps. Arch Oral Biol 18, 1255–1260 (1973).
Spatafore CM, Griffin JA, Keyes GG, Wearden S, Skidmore AE: Periapical biopsy report: an analysis over a 10-year period. J Endod 16, 239–241 (1990).
Spyropoulos ND, Patsakas AJ, Angelopoulos AP: Simultaneous presence of partial anodontia and supernumerary teeth. Oral Surg 48, 53–56 (1979).
Squier CA, Leranth CS, Ghoneim S, Kremenak CR: Electron microscopic immunochemical localization of actin in fibroblasts in healing skin and palate wounds of beagle dog. Histochemistry 78, 513–522 (1983).
Stafne EC: Supernumerary teeth. Dent Cosmos 74, 653–659 (1932).
Stahl SS: Repair potential of the soft tissue-root interface. J Periodontol 48, 545–552 (1977).
Stahl SS: Repair or regeneration following periodontal therapy? J Clin Periodontol 6, 389–396 (1979).
Stamm JW: Epidemiology of gingivitis. J Clin Periodontol 13, 360–366 (1986).
Stanley HR: Importance of the leucocyte to dental and pulpal health. J Endod 3, 334–341 (1977).
Stanley HR, Pereira JC, Spiegel E, Broom C, Schultz M: The detection and prevalence of reactive and physiologic sclerotic dentin, reparative dentin and dead tracts beneath various types of dental lesions according to tooth surface and age. J Pathol 12, 257–289 (1983).
Stanley HR, Weisman MI, Michanowicz AE, Bellizzi R: Ischemic infarction of the pulp: sequential degenerative changes of the pulp after traumatic injury. J Endod 4, 325–335 (1978).

Stanley HR, White CL, McCray L: The rate of tertiary (reparative) dentine formation in the human tooth. Oral Surg 21, 180–189 (1966).
Stark MM, Myers HM, Morris M, Gardner R: The localization of radioactive calcium hydroxide Ca[45] over exposed pulps in Rhesus monkey teeth: a preliminary report. J Oral Ther Pharm 1, 290–297 (1964).
Steidler NE, Radden BG, Reade PC: Dentinal dysplasia: a clinico-pathological study of eight cases and review of the literature. Br J Oral Maxillofac Surg 22, 274–286 (1984).
Steigman S, Koyoumdjisky-Kaye E, Matrai J: Submerged deciduous molars in preschool children, an epidemiologic survey. J Dent Res 52, 322–326 (1973).
Steinbach HL, Young DA: The roentgen appearance of pseudohypoparathyroidism (PH) and pseudo-pseudo-hypoparathyroidism (PPH). Am J Roentg 97, 49–66 (1966).
Steiner M, Menghini G: Vorkommen von Schmelzopazitäten an Schneidezähnen bei Schulkindern einer Gemeinde des Kantons Zürich. Schweiz Monatsschr Zahnmed 94, 1150–1155 (1984).
Stenvik A, Mjör IA: Epithelial remnants and denticle formation in the human dental pulp. Acta Odontol Scand 28, 721–728 (1970a).
Stenvik A, Mjör IA: Pulp and dentin reactions to experimental tooth intrusion. A histologic study of the initial changes. Am J Orthod 57, 370–385 (1970b).
Stern MH, Dreizen S, Mackler BF, Levy BM: Antibody-producing cells in human periapical granulomas and cysts. J Endod 7, 447–452 (1981a).
Stern MH, Dreizen S, Mackler BF, Selbst AG, Levy BM: Quantitative analysis of cellular composition of human periapical granuloma. J Endod 7, 117–122 (1981b).
Stern MH, Mackler BF, Dreizen S: A quantitative method for the analysis of human periapical inflammation. J Endod 7, 70–74 (1981c).
Stewart D: Tetracyclines: their prevalence in children's teeth. Br Dent J 124, 318–320 (1968).
Stewart D: Prevalence of tetracyclines in children's teeth – study II: a resurvey after 5 years. Br Dent J 3, 320–322 (1973).
Stillwell KD, Coke JM: Bilateral fusion of the maxillary central incisors to supernumerary teeth: report of case. J Am Dent Assoc 112, 62–64 (1986).
Stimmler L, Snodgrass GJAI, Jaffe E: Dental defects associated with neonatal symptomatic hypocalcaemia. Arch Dis Child 48, 217–220 (1973).
Stockdale CR, Chandler NP: The nature of the periapical lesion – a review of 1108 cases. J Dent 16, 123–129 (1988).
Summers L: The incidence of epithelium in periapical granulomas and the mechanism of cavitation in apical dental cysts in man. Arch Oral Biol 19, 1177–1180 (1974).
Sundberg M, Friskopp J: Crystallography of supragingival and subgingival human dental calculus. Scand J Dent Res 93, 30–38 (1985).
Sundell JR, Stanley HR, White CL: The relationship of coronal pulp stone formation to experimental operative procedures. Oral Surg 25, 579–589 (1968).
Sundell S, Koch G: Hereditary amelogenesis imperfecta. I. Epidemiology and clinical classification in a Swedish child population. Swed Dent J 9, 157–169 (1985).
Sundell S, Valentin J: Hereditary aspects and classification of hereditary amelogenesis imperfecta. Community Dent Oral Epidemiol 14, 211–216 (1986).
Sunderland EP, Smith CJ: The teeth in osteogenesis and dentinogenesis imperfecta. Br Dent J 149, 287–289 (1980).
Sundqvist G: Bacteriological studies of necrotic dental pulps. Umea Univ Odont Diss No 7 (1976).
Sundqvist G: Taxonomy, ecology and pathogenicity of the root canal flora. Oral Surg Oral Med Oral Pathol 78, 522–530 (1994).
Sundqvist G, Johansson E, Sjögren U: Prevalence of black-pigmented *Bacteroides* species in root canal infections. J Endod 15, 13–19 (1989).
Sundqvist GK, Eckerbom MI, Larsson AP, Sjögren UT: Capacity of anaerobic bacteria from necrotic dental pulps to induce purulent infections. Infect Immun 25, 685–693 (1979).
Sundström B, Arends J, Jongebloed WL, Bouchouchi M: Morphology of outer regions of fluorosed human deciduous enamel. Caries Res 14, 381–388 (1980).
Sundström B, Myhrberg H: Light and scanning electron microscopy of fluorosed enamel from human permanent teeth. Caries Res 12, 320–328 (1978).

Sutalo J, Ciglar I, Bačić M: Häufigkeit von Schmelzformationen an Wurzeln bleibender Zähne. Schweiz Monatsschr Zahnmed 99, 174–180 (1989).
Suzuki JB: Diagnosis and classification of the periodontal diseases. Dent Clin North Am 32, 195–216 (1988).
Suzuki JB, Collison C, Falkler WA Jr, Nauman RK: Immunologic profile of juvenile periodontitis. II. Neutrophil chemotaxis, phagocytosis and spare germination. J Periodontol 55, 461–467 (1984).
Syrjänen S, Markkanen H, Syrjänen K: Inflammatory cells and their subsets in lesions of juvenile periodontitis. A family study. Acta Odontol Scand 42, 285–292 (1984).

Takagi Y, Koshiba H, Kimura O, Kuboki Y, Sasaki S: Dentinogenesis imperfecta: evidence of qualitative alteration in the organic dentin matrix. J Oral Pathol 9, 201–209 (1980).
Takata T: Oral wound healing concepts in periodontology; in William RC, Yukna SA, Newman MG (eds): Curr Opin Periodontol, 2nd ed, pp 119–127 (Current Science, London 1994).
Takata T, Donath K: The mechanism of pocket formation. A light microscopic study on undecalcified human material. J Periodontol 59, 215–221 (1988).
Takuma S, Tohda H, Tanaka N, Kobayashi T: Lattice defects in and carious dissolution of human enamel crystals. J Electron Microsc 36, 387–391 (1987).
Tal H: Relationship between the interproximal distance of roots and the prevalence of intrabony pockets. J Periodontol 55, 604–607 (1984).
Tamse A, Kaffe I, Littner MM, Shani R: Statistical evaluation of radiologic survey of pulp stones. J Endod 8, 455–458 (1982).
Tannenbaum KA, Alling EE: Anomalous tooth development. Oral Surg 16, 883–887 (1963).
Tanner MG, Solt CW, Vuddhakanok S: An evaluation of new attachment formation using a microfibrillar collagen barrier. J Periodontol 59, 524–530 (1988).
Tatakis DN: Interleukin-1 and bone metabolism: a review. J Periodontol 64, 416–431 (1993).
Tay F, Pang A, Yuen S: Unerupted maxillary anterior supernumerary teeth: report of 204 cases. J Dent Child 51, 289–294 (1984).
Taylor AC, Campbell MM: Reattachment of gingival epithelium to the tooth. J Periodontol 43, 281–293 (1972).
Ten Cate AR: Morphological studies of fibrocytes in connective tissue undergoing rapid remodeling. J Anat 112, 401–414 (1972).
Tew J, Engel D, Mangan D: Polyclonal B-cell activation in periodontitis. J Periodont Res 24, 225–241 (1989).
Tew JG, Marshall DR, Burmeister JA, Ranney RR: Relationship between gingival crevicular fluid and serum antibody titers in young adults with generalized and localized periodontitis. Infect Immun 49, 487–493 (1985).
Theilade E, Fejerskov O, Karring T, Theilade J: Predominant cultivable microflora of human dental fissure plaque. Infect Immun 36, 977–982 (1982).
Theilade J, Pang KM: Scanning electron microscopy of black stain on human permanent teeth. Scanning Microsc 1, 1983–1989 (1987).
Theilade J, Slots J, Fejerskov O: The ultrastructure of black stain on human primary teeth. Scand J Dent Res 81, 528–532 (1973).
Thilo BE, Baehni P, Holz J: Dark-field observation of the bacterial distribution in root canals following pulp necrosis. J Endod 12, 202–205 (1986).
Thylstrup A: Distribution of dental fluorosis in the primary dentition. Community Dent Oral Epidemiol 6, 329–337 (1978).
Thylstrup A: Posteruptive development of isolated and confluent pits in fluorosed enamel in a 6-year-old girl. Scand J Dent Res 91, 243–246 (1983).
Thylstrup A, Andreasen JO: The influence of traumatic intrusion of primary teeth on their permanent successors in monkeys. A macroscopic, polarized light and scanning electron microscopic study. J Oral Pathol 6, 296–306 (1977).
Thylstrup A, Boyar RM, Holmen L, Bowden GH: A light and scanning electron microscopic study of enamel decalcification in children living in a water-fluoridated area. J Dent Res 69, 1626–1633 (1990).

Thylstrup A, Fejerskov O: Clinical appearance of dental fluorosis in permanent teeth in relation to histologic changes. Community Dent Oral Epidemiol 6, 315–328 (1978).
Thylstrup A, Fejerskov O: A scanning electron microscopic and microradiographic study of pits in fluorosed human enamel. Scand J Dent Res 87, 105–114 (1979).
Thylstrup A, Fejerskov O: Dental fluorose – klinik og mulige patogenetiske mekanismer; in Fejerskov, Fluoridi tandplejen, pp 79–92 (Munksgaard, Copenhagen 1981).
Thylstrup A, Fejerskov O, Mosha HJ: A polarized light and microradiographic study of enamel in human primary teeth from a high fluoride area. Archs Oral Biol 23, 373–380 (1978).
Tiainen L, Asikainen S, Saxén L: Puberty-associated gingivitis. Comm Dent Oral Epidemiol 20, 87–89 (1992).
Tipton DA, Fry HR, Dabbous MKH: Altered collagen metabolism in nifedipine-induced gingival overgrowth. J Periodont Res 29, 401–409 (1994).
Tohda H, Takuma S, Tanaka N: Intracrystalline structure of enamel crystals affected by caries. J Dent Res 66, 1647–1653 (1987).
Topoll HH, Zwadlo G, Lange DE, Sorg C: Phenotypic dynamics of macrophage subpopulations during human experimental gingivitis. J Periodont Res 24, 106–112 (1989).
Torabinejad M: The role of immunological reactions in apical cyst formation and the fate of epithelial cells after root canal therapy: a theory. Int J Oral Surg 12, 14–22 (1983).
Torabinejad M, Clagett J, Engel D: A cat model for the evaluation of mechanisms of bone resorption: induction of bone loss by simulated immune complexes and inhibition by indomethacin. Calcif Tissue Int 29, 207–214 (1979).
Torabinejad M, Kettering JD: Detection of immune complexes in human dental periapical lesions by anticomplement immunofluorescence technique: Oral Surg 48, 256–261 (1979).
Torabinejad M, Kettering JD: Identification and relative concentration of B and T lymphocytes in human chronic periapical lesions. J Endod 11, 122–125 (1985).
Torabinejad M, Kiger RD: Experimentally induced alterations in periapical tissues of the cat. J Dent Res 59, 87–96 (1980).
Torneck CD: A report of studies into changes in the fine structure of the dental pulp in human caries pulpitis. J Endod 7, 8–16 (1981).
Triller M: Structural and histochemical observations of fluorotic enamel matrix. J Dent Res 58, (B), 1028–1029 (1979).
Tronstad L: Optical and microradiographic appearance of intact and worn human coronal dentine. Arch Oral Biol 17, 847–858 (1972).
Tronstad L: Root resorption – etiology, terminology and clinical manifestations. Endod Dent Traumatol 4, 241–252 (1988).
Tronstad L, Barnett F, Riso K, Slots J: Extraradicular endodontic infections. Endod Dent Traumatol 3, 86–90 (1987).
Trope M, Pettigrew J, Petras J, Barnett F, Tronstad L: Differentiation of radicular cyst and granulomas using computerized tomography. Endod Dent Traumatol 5, 69–72 (1989).
Trowbridge HO: Pathogenesis of pulpitis resulting from dental caries. J Endod 7, 52–60 (1981).
Trowbridge HO, Franks M, Korostoff E, Emling R: Sensory response to thermal stimulation in human teeth. J Endod 6, 405–412 (1980).
Trowbridge HO, Stevens BH: Microbiologic and pathologic aspects of pulpal and periapical disease. Curr Opin Dent 2, 85–92 (1992).
Turner C, Courts FJ, Stanley HR: A histological comparison of direct pulp capping agents in primary canines. J Dent Child 54, 423–428 (1987).
Turner J: Injury to the teeth of succession by abscesses of the temporary teeth. Br Dent J 30, 1233–1237 (1909).
Tziafas D, Kolokuris I: Effect of pulpal inflammation on bacterial penetration of acid-etched and non-etched dentin. Endod Dent Traumatol 3, 75–79 (1987).

Ulvestad H, Lökken P, Mjörud F: Discoloration of permanent front teeth in 3157 Norwegian children due to tetracyclines and other factors. Scand J Dent Res 86, 147–152 (1978).

Valderhaug J: A histologic study of experimentally induced periapical inflammation in primary teeth in monkeys. Int J Oral Surg *3*, 111–123 (1974).
Van der Burgt TP, Eronat C, Plasschaert AJM: Staining patterns in teeth discolored by endodontic sealers. J Endod *12*, 187–191 (1986).
Van Dyke TE: Role of the neutrophil in oral disease: receptor deficiency in leukocytes from patients with juvenile periodontitis. Rev Infect Dis *7*, 419–425 (1985).
Van Dyke TE, Duncan RL, Cutler CW, Kalmar JR, Arnold RR: Mechanisms and consequences of neutrophil interaction with the subgingival microbiota; in Guggenheim B (ed), Periodontology today, pp 209–217 (Karger, Basel 1988).
Van Dyke TE, Schweinebraten M, Cianciola LJ, Offenbacher S, Genco RJ: Neutrophil chemotaxis in families with localized juvenile periodontitis. J Periodont Res *20*, 503–514 (1985).
Van Houte J, Gibbs G, Butera C: Oral flora of children with 'nursing bottle caries'. J Dent Res *61*, 382–385 (1982).
Van Steenbergen TJM, van Winkelhoff AJ, Mayrand D, Grenier D, de Graaff J: *Bacteroides endodontalis* sp.nov., and asaccharolytic black-pigmented *Bacteroides* species from infected dental root canals. Int J Systematic Bacteriol *34*, 118–120 (1984).
Van Waes H, Grossniklaus B, Ben-Zur E: Erscheinungsformen der Odontodysplasie: Drei Fälle mit unterschiedlichem Befall. Quintessenz *43*, 957–964, 1103–1110 (1992).
Van Winkelhoff AJ, Carlee AW, de Graaff J: *Bacteroides endodontalis* and other black-pigmented *Bacteroides* species in odontogenic abscesses. Infect Immun *49*, 494–497 (1985).
Van Winkelhoff AJ, van Steenbergen TJM, de Graaff J: The role of black-pigmented *Bacteroides* in human oral infections. J Clin Periodontol *15*, 145–155 (1988).
Vardimon AD, Graber TM, Pitaru S: Repair process of external root resorption subsequent to palatal expansion treatment. Am J Orthod Dentofac Orthop *103*, 120–130 (1993).
Via WF, Churchill JA: Relationship of enamel hypoplasia to abnormal events of gestation and birth. J Am Dent Assoc *59*, 702–707 (1959).
Vincent MH: Sur l'étiologie et sur les lésions anatomo-pathologiques. Ann Inst Pasteur (Paris) *10*, 488–510 (1896).
Vincentelli R, Lepp FH, Bouyssou M: Les «taches rosées de la couronne» («pink spots») – leurs localisations intra- et extra-camérales. Schweiz Monatsschr Zahnheilk *83*, 1132–1150 (1973).
Voegel JC, Frank RM: Microscopie électronique de haute résolution du cristal d'apatite d'émail humain et de sa dissolution carieuse. J Biol Buccale *2*, 39–50 (1974).
Volk A: Über die Häufigkeit des Vorkommens von fehlenden Zahnanlagen. Schweiz Monatsschr Zahnheilk *73*, 320–324 (1963).
Von Arx T: Traumatologie im Milchgebiss – Diagnostik, Therapie und Spätfolgen. Phillip J *10*, 561–567 (1993)

Wais FT: Significance of findings following biopsy and histologic study of 100 periapical lesions. Oral Surg Oral Med Oral Pathol *11*, 650–653 (1958).
Walsh LJ, Armitt KL, Seymour GJ, Powell RN: The immunohistology of chronic gingivitis in children. Pediatr Dent *9*, 26–32 (1987).
Walton JL, Messer LB: Dental caries and fluorosis in breast-fed and bottle-fed children. Caries Res *15*, 124–137 (1981).
Walton RE, Langeland K: Migration of materials in the dental pulp of monkeys. J Endod *4*, 167–177 (1978).
Walton RE, Michelich RJ, Smith GN: The histopathogenesis of vertical root fractures. J Endod *10*, 48–56 (1984).
Wang C-Y, Stashenko P: Characterization of bone-resorbing activity in human periapical lesions. J Endod *19*, 107–111 (1993).
Warfvinge J, Bergenholtz G: Healing capacity of human and monkey dental pulps following experimentally-induced pulpitis. Endod Dent Traumatol *2*, 256–262 (1986).
Warner GR, Orban B, Hine MK, Ritchey BT: Internal resorption of teeth: interpretation of histological findings. J Am Dent Assoc *34*, 468–483 (1947).

Warren KS: A functional classification of granulomatous inflammation. Ann NY Acad Sci *278*, 7–18 (1976).
Wayman BE, Murata SM, Almeida RJ, Fowler CB: A bacteriological and histological evaluation of 58 periapical lesions. J Endod *18*, 152–155 (1992).
Weber DF, Eisenmann DR: Microscopy of the neonatal line in developing human enamel. Am J Anat *132*, 375–392 (1971).
Wedenberg C, Zetterqvist L: Internal resorption in human teeth – a histological, scanning electron microscopic, and enzyme histochemical study. J Endod *13*, 255–259 (1987).
Wefel JS, Clarkson BH, Heilman JR: Natural root caries: a histologic and microradiographic evaluation. J Oral Pathol *14*, 615–623 (1985).
Weinmann JP, Svoboda JF, Woods RW: Hereditary disturbances of enamel formation and calcification. J Am Dent Assoc *32*, 397–418 (1945).
Weisskopf N, Gülzow HJ, Maeglin B: Idiopathische oder fluoridbedingte Schmelzflecken. Schweiz Monatsschr Zahnheilk *82*, 47–56 (1972).
Welch MP, Odland GF, Clark RAF: Temporal relationships of F-actin bundle formation, collagen and fibronectin matrix assembly, and fibronectin receptor expression to wound contraction. J Cell Biol *110*, 133–145 (1990).
Wenzel A, Larsen MJ, Fejerskov O: Detection of occlusal caries without cavitation by visual inspection, film radiographs, xeroradiographs, and digitized radiographs. Caries Res *25*, 365–371 (1991).
Wenzel A, Thylstrup A: Dental fluorosis and localized enamel opacities in fluoride and nonfluoride Danish communities. Caries Res *16*, 340–348 (1982).
Werther R, Rothenberg F: Anodontia: a review of its etiology with presentation of a case. Am J Orthod Oral Surg *25*, 61–81 (1939).
Westergaard J: Structural changes induced by tetracycline in secretory ameloblasts in young rats. Scand J Dent Res *88*, 481–495 (1980).
Wetzel W-E, Weckler C: Erbliche Dentindysplasie – Typ II. Dtsch Zahnärztl Z *40*, 1249–1253 (1985).
Weyman J: The clinical appearances of tetracycline staining of the teeth. Br Dent J *118*, 289–291 (1965).
Whittaker DK, Molleson T, Daniel AT, Williams JT, Rose P, Resteghini R: Quantitative assessment of tooth wear, alveolar-crest height and continuing eruption in a Romano-British population. Arch Oral Biol *30*, 493–501 (1985).
Whittaker DK, Richards D: Scanning electron microscopy, of the neonatal line in human enamel. Arch Oral Biol *23*, 45–50 (1978).
Wikesjö UME, Claffey N, Christersson LA, Franzetti LC, Genco RJ, Terranova VP, Egelberg J: Repair of periodontal furcation defects in beagle dogs following reconstructive surgery including root surface demineralization with tetracycline hydrochloride and topical fibronectin application. J Clin Periodontol *15*, 73–80 (1988).
Wikesjö UME, Nilvéus RE, Selvig KA: Significance of early healing events on periodontal repair: a review. J Periodontol *63*, 158–165 (1992).
Winstock D: Apical disease: an analysis of diagnosis and management with special reference to root lesion resection and pathology. Ann R Coll Surg *62*, 171–179 (1980).
Winter GB, Brook AH: Enamel hypoplasia and anomalies of the enamel. Dent Clin North Am *19*, 3–24 (1975).
Wirthlin MR, Hancock EB: Regeneration and repair after biologic treatment of root surfaces in monkeys. II. Proximal surfaces posterior teeth. J Periodontol *53*, 302–308 (1982).
Wirthlin MR, Hancock EB, Gaugler RW: Regeneration and repair after biologic treatment of root surfaces in monkeys. I. Facial surfaces maxillary incisors. J Periodontol *52*, 729–735 (1981).
Wirthlin MR, Yaeger JE, Hancock EB, Gaugler RW: The healing of gingival wounds in miniature swine. J Periodontol *51*, 318–327 (1980).
Witkop CJ: Genetics and dentistry. Eugen Q *5*, 15–21 (1958).
Witkop CJ: Partial expression of sex-linked recessive amelogenesis imperfecta in female compatible with the Lyon hypothesis. Oral Surg *23*, 174–182 (1967).

Witkop CJ: Hereditary defects of dentine. Dent Clin North Am *19,* 25–45 (1975).
Witkop CJ: Amelogenesis imperfecta, dentinogenesis imperfecta and dentin dysplasia revisited: problems in classification. J Oral Pathol *17,* 547–553 (1989).
Witkop CJ, Brearley LJ, Gentry WC: Hypoplastic enamel, onycholysis and hypohidrosis inherited as an autosomal dominant trait: a review of ectodermal dysplasia syndromes. Oral Surg *39,* 71–86 (1975).
Witkop CJ, Kuhlmann W, Sauk J: Autosomal recessive pigmented hypomaturation amelogenesis imperfecta. Oral Surg *36,* 367–382 (1973).
Witkop CJ, MacLean CJ, Schmid PJ, Henry JL: Medical and dental findings in the Brandywine isolate. Ala J Med Sci *3,* 382–403 (1966).
Witkop CJ, Rao S: Inherited defects in tooth structure. Birth Defects *7,* 153–184 (1971).
Witkop CJ, Sauk JJ: Heritable defects of enamel; in Stewart, Prescott, Oral facial genetics, pp 151–226 (Mosby, St. Louis 1976).
Wittgow WC, Sabiston CB: Microorganisms from pulpal chambers of intact teeth with necrotic pulps. J Endod *1,* 168–171 (1975).
Wondimu B, Dahllöf G, Berg U, Modéer T: Cyclosporin-A-induced gingival overgrowth in renal transplant children. Scand J Dent Res *101,* 282–286 (1993).
Wright JT, Butler WT: Alteration of enamel proteins in hypomaturation amelogenesis imperfecta. J Dent Res *68,* 1328–1330 (1989).
Wright JT, Duggal MS, Robinson C, Kirkham J, Shore R: The mineral composition and enamel ultrastructure of hypocalcified amelogenesis imperfecta. J Craniofac Genet Dev Biol *13,* 117–126 (1993a).
Wright JT, Gantt DG: Epidermolysis bullosa. J Oral Pathol *12,* 73–83 (1983).
Wright JT, Gantt DG: The ultrastructure of the dental tissue in dentinogenesis imperfecta in man. Arch Oral Biol *30,* 201–206 (1985).
Wright JT, Johnson LB, Fine J-D: Developmental defects of enamel in humans with hereditary epidermolysis bullosa. Archs Oral Biol *38,* 945–955 (1993b).
Wright JT, Lord V, Robinson C, Shore C: Enamel ultrastructure in pigmented hypomaturation amelogenesis imperfecta. J Oral Pathol Med *21,* 390–394 (1992a).
Wright JT, Robinson C, Kirkham J: Enamel protein in smooth hypoplastic amelogenesis imperfecta. Pediatr Dent *14,* 331–337 (1992b).
Wright JT, Robinson C, Shore R: Characterization of the enamel ultrastructure and mineral content in hypoplastic amelogenesis imperfecta. Oral Surg Oral Med Oral Pathol *72,* 594–601 (1991).
Wynne SE, Walsh LJ, Seymour GJ, Powell RN: In situ demonstration of natural killer (NK) cells in human gingival tissue. J Periodontol *57,* 699–702 (1986).

Xenophon (370 v. Chr.): Des Kyros Anabasis. Der Zug der Zehntausend (Reclam, Stuttgart 1958).
Xhonga FA, Wolcott RB, Sognnaes RF: Dental erosion. II. Clinical measurements of dental erosion progress. J Am Dent Assoc *84,* 577–582 (1972).

Yaacob HB, Hamid JAB: Pulpal calcifications in primary teeth: a light microscope study. J Pedod *10,* 254–264 (1986).
Yamamura T: Differentiation of pulpal cells and inductive influences of various matrices with reference to pulpal wound healing. J Dent Res *64,* spec iss, pp 530–540 (1985).
Yamamura T, Shimono M, Koike H, Terao M, Tanaka Y, Sakai Y, Inoue T, Yoshiki S, Tachikawa T, Kawahara H, Watanabe O: Differentiation and induction of undifferentiated mesenchymal cells in tooth and periodontal tissue during wound healing and regeneration. Bull Tokyo Dent Coll *21,* 181–222 (1980).
Yumet JA, Polson AM: Gingival wound healing in the presence of plaque-induced inflammation. J Periodontol *56,* 107–119 (1985).

Zach GA: Oculodentoosseous dysplasia syndrome. Oral Surg *40*, 122–125 (1975).
Zachrisson BU, Jacobsen I: Long-term prognosis of 66 permanent anterior teeth with root fracture. Scand J Dent Res *83*, 345–354 (1975).
Zachrisson BU, Skogan Ö, Höymyhr S: Enamel cracks in debonded, debanded, and orthodontically untreated teeth. Am J Orthod *77*, 307–319 (1980).
Zambon JJ: *Actinobacillus actinomycetemcomitans* in human periodontal disease. J Clin Periodontol *12*, 1–20 (1985).
Zander HA, Hürzeler B: Continuous cementum apposition. J Dent Res *37*, 1035–1044 (1958).
Zee KY, Chiu MLB, Holmgren CJ, Walker RT, Corbet EF: Cervical enamel projections in Chinese first permanent molars. Aust Dent J *36*, 356–360 (1991).
Zegarelli EV, Kutscher AH, Applebaum E, Archard HO: Odontodysplasia. Oral Surg *16*, 187–193 (1963).
Zerman N, Cavalleri G: Traumatic injuries to permanent incisors. Endod Dent Traumatol *9*, 61–64 (1993).
Zilberman Y, Ben Bassat Y, Lustmann J, Fuks A, Brin I: Effect of trauma to primary incisors on root development of their permanent successors. Pediatr Dent *8*, 289–293 (1986).

Sachregister

Abrasion 59, 60
Actinobacillus actinomycetemcomitans
　177–183, 186, 188, 190
Actinomyces 91, 122, 183
　gerencseriae 97
　israelii 139
　naeslundii 97, 139, 160, 186
　odontolyticus 160
　propionica 139
　viscosus 186
Akute nekrotisierende ulzerative Gingivitis
　154–157, 176
　Epidemiologie 155
　Histopathologie 155–157
　Pathogenese 155–157
　Ursache 155
Aktinomykose 139
Altersveränderungen 57–62
　physiologisch 57–59
　　Dentin 57, 58
　　Desmodont 59
　　Pulpa 58
　　Schmelz 57
　　Zement 58, 59
　umweltbedingt 59–62
　　Dentin 60
　　Pulpa 60
　　Schmelz 59, 60
　　Zement 60
Amelogenesis imperfecta 18–23
　auf Hypoplasie beruhend 19–21
　auf partieller Unreife und Unterverkalkung
　　(mit Taurodontismus) beruhend 23
　auf Unreife beruhend 20, 22
　auf Unterverkalkung beruhend 20, 23–25
　Formen 18, 20
　　aplastisch-rauh 21
　　geschlechtsgebunden-hypoplastisch 21
　　geschlechtsgebunden-unreif 22
　　glatt-hypoplastisch 20, 21
　　grübchenartig-hypoplastisch 19
　　lokal-hypoplastisch 19, 20
　　pigmentiert-unreif 22
　　rauh-hypoplastisch 21
　　Schneekappenzähne 22
Amelo-Onychohypohydrose-Syndrom 32
Anachorcsc 138

Ankylose 105, 107, 199, 200, 204
Ankylosiert-retinierte Zähne 105, 106
Anodontie 7
Anorexia nervosa 100
Antigene 122
Antikörper, *siehe* Immunglobuline
Antikörpertiter 157, 179, 181, 183, 186, 188
Apikales Granulom 143–147
　Definition 143
　Differentialdiagnose 152
　Histopathologie 144–146
　Pathogenese 144
　Ursache 144
Apikale Parodontitis, *siehe* Periapikale
　Läsionen
Arachnia 91
Arthus-Reaktion 139, 146, 192
Asphyxie 40, 43
Attrition 59, 61
Auflösungsvermögen 2
Australopithecus africanus 177

Bakterielle Plaque 76, 77, 158, 160, 174
　subgingival 183–185
　　Wirkungsradius 188
Bifidobakterium 91
Bilirubin 74
Biliverdin 74
Brachio-skeletal-genitales Syndrom 26, 33
Brown spot 81
Brushit 77, 78
Bulimia 100

Candida 127
Caridex® 95
Caries sicca 88
Cavity liner 132
Cercopithecus aethiops 41
Chediak-Higashi-Syndrom 176
Chemotaxie 178–183
Chemotaxine 122, 192
Chlorhexidin 132
Chloroform 132
Cholesterinkristalle 149–151
Chromogene Bakterien 75, 76
Ciclosporinwucherung 153, 169, 170

Dead tract 58, 89, 92, 93
Dehiszenz 194
Dens invaginatus 11, 13–15
   Invaginationsformen 13–15
Dentikel 114–117
   adhärente 114–116
   echte 114, 117
   falsche 115–117
      Faserdentikel 115–117
      Zwiebelschalendentikel 115–117
   freie 114
   interstitielle 114
Dentinbrücke, *siehe* Pulpaüberkappung
Dentindysplasie 25, 26, 30, 31
   Klassifikation 26, 27
   Typ I (radikulär) 27, 30, 31
   Typ II (koronal) 26, 27, 31
Dentinhypoplasie 49–51
   Histopathologie 49–51
   Ursachen 49
      Fluorintoxikation 49
      Infektion 49
      ionisierende Strahlen 49
      Traumata 49
Dentinkaries 88–96
   Abwehrreaktion 89–91
   akut 91, 96
   bakterielle Invasion 93–96
   chronisch 91, 96
   Definition 88
   Histopathologie 91–95
      Ampullen 94–96
      Kavernen 95
      Rosenkränze 94, 95
      Spalten 94–96
   penetrierend 92–94
   unterminierend 92–94
Dentinogenesis imperfecta 25–30
   Klassifikation 26, 27
   Typ I 26–29
   Typ II 26, 27, 29, 31
   Typ III 26, 27, 29, 30
Dentinsklerosierung 58, 60–62, 89, 90, 92, 93
Diabetes, juveniler 176, 177
Dilantinhyperplasie, *siehe* Phenytoinwucherung
Dilazeration 37, 39, 49
Distomolar 6
Doppelzähne 13
Down-Syndrom 8, 43, 176
Dysostosis cleidocranialis 7

Ehlers-Danlos-Syndrom 26, 33
Eikenella corrodens 160, 177, 179, 181, 183

Ektodermale Dysplasie 8
Elephantiasis gingivae, *siehe* Gingivale Fibromatose
Elfenbein 135
Enamelom, *siehe* Schmelzperlen
Endotoxine 122, 160, 202
Enzyme, lysosomale 165, 190, 192
Epidermolysis bullosa 33
Epulis
   fibromatosa, *siehe* fibröse Hyperplasie
   gigantocellularis, *siehe* Riesenzellgranulom, peripheres
   granulomatosa, *siehe* Granuloma pyogenicum
Erosion 99, 100
   Definition 99
   Klassen 99
   Ursache 100
Erythroblastose 43, 74
Eubakterium 91, 98, 122, 138
Eugenol 132
Extraktionswunden 212–214
Extrusion 37, 69–71

Farbstoffauflagerungen 75, 76
Farbstoffeinlagerungen 73–75
   posteruptiv 74, 75
   präeruptiv 73, 74
Fenestration 194
Fibrodentin 58, 118, 120, 121, 130, 131
Fibrom 173
Fibronektin 203, 209
Fibronexus 209
Flaschenkaries 79
Fluor 36, 44–49, 87
   Schmelzveränderungen 36, 44–49
Fluorose, *siehe* Zahnfluorose
Füllungsmaterialien 132, 133
   Amalgam 133
   Glasionomerzemente 133
   Komposite 133
   Kunststoffe 133
   Phosphatzemente 133
   Silikate 132, 133
Fusobacterium 139
   fusiforme 155, 156
   necrophorum 139
   nucleatum 138, 141, 155–157, 160, 179, 181–183, 186, 190

Geleitete Geweberegeneration 202
Gemination, *siehe* Zahnkeimpaarung
Genetisch bedingte Dysplasien 17–33
   Definition 17
   des Dentins 25–32

des Schmelzes 18–23
und des Dentins 32
Diagnose 17
Gingivahyperplasie, fibröse 153, 172, 173
Gingivale Fibromatose (Elephantiasis gingivae) 171
Gingivale Rezession 194
Gingivaregeneration 211, 212
Gingivektomie 211
Gingivitis 153–167
    acuta simplex 153, 154
    acuta ulcerosa necroticans 153–157
    chronica 153, 157–166
        Definition 160
        Histopathologie 161–165
        Initialstadium 157–159
        Phasen 158, 161–163
        Ursache 158, 160
    hormonal modulierte 166, 167
    hyperplastica 153, 170, 171
Glutenzöliakie 43
Gore-Tex®-Membran 202
Granulom, *siehe* Apikales Granulom
Granuloma
    externum 108–110
    internum 108, 111
    pyogenicum 153, 172
Guided tissue regeneration, *siehe* Geleitete Geweberegeneration
Guidor®-Membran 202

Hämatoporphyrin 74
Hämosiderin 173
Hepatitis, neonatal 73
Herbivoren 56
Hochendotheliale Venolen (HEV) 161
Howship-Lakunen 101–103, 107, 111
Hutchinson-Trias 42
Hutchinson-Zähne 42
Hydantoinhyperplasie, *siehe* Phenytoinwucherung
Hydroxylapatit 77, 78
Hyperodontie 5–7
Hyperparathyreoidismus 49
Hypodontie 7–9
Hypokalzämie 40, 43, 46, 49
Hypoparathyreoidismus 40, 43
Hypophosphatämie 33
Hypophosphatasie 33
Hypoplasien 33–51
    des Dentins 49–51
    des Schmelzes 33–49
Hypothyreoidismus 43
Hypovitaminosen 43

Immunkomplexe 163
Immunglobuline
    bei Gingivitis 157
    bei Parodontitis 179, 181, 183, 186
    im apikalen Granulom 144
    bei radikulärer Zyste 151
Inaktivitätsatrophie 194
Indomethazin 139, 193
Interglobulardentin 49–51
Interleukine 192
Intrusion 37, 69–71
Ionenwippekonzept 80, 81, 86, 87
Ionisierende Strahlen 38–40

Kalziumhydroxid 130, 131, 133–135
    Wirkungsweise 133
Kapnozytophagen 177, 178, 186
Karies 79–98
    des Dentins 88–96
    des Schmelzes 79–88
    der Wurzel 96–98
Keilförmiger Defekt 60, 62, 100
Keratitis parenchymatosa 42
Knochenabbau 193
Knochentasche 188, 200
Kollagenphagozytose 192
Kongenitale Porphyrie 74
Konkussion, *siehe* Zahnluxation, Erschütterung
Kontrazeptiva 167
Koronale Dentindysplasie, *siehe* Dentindysplasie Typ II
Koronales Zement 56
    Zementfladen 56
    Zementzungen 56
Kronenfraktur 64
    einfache 64
    komplizierte 64
Kronenrisse 63, 64
Kronen-Wurzel-Fraktur 64
    einfache 64
    komplizierte 64

Laktobazillen 80, 91, 95, 97, 122
Leukotoxin 179, 183
Life® 135
Lippen-Kiefer-Gaumen-Spalten 7–9, 14, 38
Lobodontie 11
Lues, konnatale 42, 43
Luxation 37, 69–71, 104
Lymphokine 190, 193

Magensäure 100
Makrodontie 9
Malassez-Epithelreste 145, 147, 148

Malteserkreuz 115
Materialaufbereitung 1, 2
Mesiodens 5, 6, 13
Mikrodontie 9, 11
Milchzahnintrusion 37, 49
Milchzahnluxation 37, 49
Milipore®-Filter 202
Mitogene 122, 183, 186
Monozyten 177–182, 192, 193
   Funktionsdefekte 177, 178, 181, 182
Mottling 44–48
Mukopolysaccharidosen 33
Myofibroblasten 209

Naphtochinon 167
Natale/neonatale Zähne 14, 16
Natrium-5,5-Diphenylhydantoin 168
Neonatallinie 40, 49
Neutropenie 176, 177
Neutrophile Granulozyten 161, 165, 176–182, 185, 192
   Emigration 165, 185
   Funktionsdefekte 176–182
New attachment, *siehe* Parodontale Regeneration
Nichtanlagen, *siehe* Hypodontie
Nifedipinwucherung 153, 170
Noma 193

Odontodysplasie 26, 32
Odontogenesis imperfecta 32
Odontom 11
Okklusales Trauma 194, 195
Oktakalziumphosphat 77, 78
Okulodentoossäre Dysplasie 33
Oligodontie 7, 8
Opaleszierendes Dentin, *siehe* Dentinogenesis imperfecta Typ II
Orodigitofaziale Dysostose 8
Orthodentin 113
Osteogenesis imperfecta 26–28
Östrogene 166, 167
Owen-Linien 49–51

Papillon-Lefèvre-Syndrom 176
Paramolar 6
Paraplasien 52–56
   Definition 52
   koronales Zement 56
   Schmelzinseln 53, 55
   Schmelzperlen 52–56
   Schmelzsporne 54–56
   Schmelztropfen 52, 53
Parodont, nomenklatorische Begriffe 3, 4

Parodontale Regeneration 196–204
   Heilung 196, 203, 204
   Regeneration ('new attachment') 196, 199–203
      bindegewebig 199–201
      epithelial 197
   Wiederanheftung ('reattachment') 196–200
      bindegewebig 197–199
      epithelial 196, 197
Parodontitis 174–194
   Anfälligkeit 175–177
   Definition 174
   Epidemiologie 175
   Formen 175–183
      Erwachsene 176, 182, 183
      juvenile 176, 178–180
      präpubertäre 176–178
      rasch fortschreitende 176, 180–182
   Histopathologie 183–190
   Mechanismen der Gewebszerstörung 190–194
   Pathogenese 183–190
   Taschenbildung 184–188, 191
   Ursache 174
   Zyklizität 188–190
Peptostreptococcus 138, 141
   anaerobicus 139
   micros 139
Periapikale Läsionen 137–152
   Abszess 140–143
   akute 140, 141
   Ätiologie 138–140
   chronische 140, 143–146
   experimentelle 138, 139
   Granulom 140, 143–146, 152
   Pathogenese 138–140, 144, 147–149
   Röntgenlatenzzeit 141
   Zyste 140, 147–152
Pflüger-Molaren 43
Phenol 132
Phenytoinwucherung 153, 168, 169
   Histopathologie 168, 169
   Pathogenese 168
Phönixabszess 140, 143
Pillengingivitis 153, 166, 167
Pitting 46–49
Plaut-Vincent-Gingivitis, *siehe* Gingivitis acuta ulcerosa necroticans
Porphyromonas
   endodontalis 126, 138, 139, 141, 143
   gingivalis 138, 139, 143, 155, 160, 177–179, 181–183
Prevotella
   buccae 138

denticula 138
intermedia 126, 139, 141, 143, 155-157, 160, 167, 177-183, 186, 190
melaninogenica 126
oralis 138, 139
Primärdentin 113, 114
Progesteron 167
Propionibakterium 91
Prostaglandine 123, 139, 149, 189, 192
Pseudohypoparathyreoidismus 26, 33
Pubertätsgingivitis 153, 166, 167
Pulpa-Dentin-Einheit 112-114, 122
  Abwehrbarriere 119, 122
Pulpanekrose 68, 70, 71, 124, 126, 127
Pulpaobliteration 71, 117
Pulpapolyp, *siehe* Pulpitis chronica aperta granulomatosa
Pulpasteine, *siehe* Dentikel
Pulpaüberkappung 130, 131, 133-136
Pulpaveränderungen 112-136
  Abszess 123, 124
  Artefaktbildung 112, 113
  Degeneration 112
  Diagnostik 127, 128
  Entzündung 122-127
  Fibrose 112
  iatrogene Schäden 127, 128-133
    chemisch 130-133
    physikalisch 128-130
  Infektion via Desmodont 124
  ischämischer Infarkt 118
  retikuläre Atrophie 112
  Schmerzempfindung 127-129
  Strukturerhaltung 112
  Verkalkung 113-117
    Dentikel 114-117
    diffus-streifig 117
Pulpitis 122-127
  chronica aperta 124-126
    granulomatosa 124-126
    ulcerosa 124-126
  Diagnostik 127, 128
  purulenta 120, 121, 123, 124

Rachitis 26, 33, 40, 49
Radikuläre Dentindysplasie, *siehe* Dentindysplasie Typ I
Radikuläre Zyste 147-152
  Definition 147
  Differentialdiagnose 152
  Fistelbildung 151
  Histopathologie 149-151
  Pathogenese 147-149
  Residualzyste 152
  Ursache 147
  Wachstum 149
Reaktionsdentin, *siehe* Tertiärdentin
Reattachment, *siehe* Parodontale Regeneration
Reepithelisierung 206-208, 210, 211, 214
Refluxösophagitis 100
Reizdentin, *siehe* Tertiärdentin
Remineralisationslösung 83, 86, 87
Remineralisationsphänomen 86, 87
Reparationsdentin 121, 122, 134, 135
  Anbaurate 122
Resolut®-Membran 202
Rhizomegalie 9
Rhizomikrie 9
Riesenzellgranulom
  peripher 153, 173
  zentral 173
Rosa-Flecken-Krankheit 109, 111
Röteln 43
Rubeolsyndrom, *siehe* Röteln

Salmonelleninfektion 42, 43
Säureschaden 100
Schalenzähne, *siehe* Dentinogenesis imperfecta Typ III
Schaufelform (Schneidezähne) 9
Schizodontie, *siehe* Zwillingsbildung
Schmelzflecken, *siehe* Schmelzopazitätsänderungen
Schmelzhypoplasie 35-51
  Definition 33
  Formdefekte 34, 36-43
  Morbidität 34-37
  Ursachen 34-49
    Allgemeinerkrankungen 43
    direkte 34
    indirekte 34
    Infektion 40-43
    Pharmaka 36, 43-49
    Traumata 37-40
Schmelzkaries 79-88
  Definition 79
  experimentell 86
  Fissuren 87
  Histopathologie 81-86
  Kavitation 86, 91-93
  Kristallauflösung 82-85
  Pathogenese 80, 81
  Porengrösse 83-85
  Prädilektionsstellen 79
  Remineralisation 85-87
Schmelzopazitätsänderungen 34-38
  Morbidität 34-36
  Pathogenese 37, 38

Schmelzperlen 52–56
    echte 52, 53
    zusammengesetzte 53–56
Schmelzsporn 56
Schmelztropfen 52–54
Schwangerschaftsgingivitis 153, 166, 167
Schwangerschaftstumor 172
Sekundärdentin 57, 60, 113, 114, 117
Silbernitrat 132
Spirochäten 156, 183
Strahlenkaries 79
Streptococcus
    anginosus 97, 160
    mitis 160
    mutans 79, 80, 97
Strontium 43, 44, 46
Sulkus(taschen)flüssigkeit 158, 161, 163, 167, 181, 186, 189

Tasche
    gingivale 161, 163–165
    parodontale 184–186, 198, 200
    Formen 188
Taschenepithel 163, 165, 184–187
Taurodontismus 10, 11
Teflon®-Membran 202
Tertiärdentin 60, 89–94, 113, 114, 117–121
    Anbaurate 119, 121
Tetrazyklin 73, 74, 203
    Chlortetrazyklin 73
        Aureomyzin® 73
    Dimethylchlortetrazyklin 73
        Achromyzin® 73
        Ledermyzin® 73
    Minozyklin® 74
    Oxytetrazyklin 73
        Terramyzin® 73
Treponema 160
    microdentium 155
    pallidum 42
    vincentii 155
Trichodental-osteosklerotisches Syndrom 23, 33
Tuberculum carabelli 9
Tubuläre Sklerose 89, 90
Turner-Zahn 40–42

Überlanges Saumepithel 197–201
Untersuchungsmaterial 1
Untersuchungsmethoden 2, 4
    chemische 4
    mikroskopische 2
    quantitativ-analytische 4

Veillonella parvula 160
Vicryl®-Membran 202
Vitamin-D-Mangel 40

White spot 81
Whitlockit 77, 78, 89, 93
Wundheilung 205–214
    Phasen 206, 207
    primäre 205
    sekundäre 205
Wundkontraktion 209, 211
Wurzelfraktur 65–68
    Art der Heilung 65–68
    Histopathologie 65–68
    vertikale 68
Wurzelfurche, palatinal 14
Wurzelkaries 96–98
    Histopathologie 97, 98
    Prävalenz 97
    Ursache 97
Wurzelresorption 68, 71, 101–111
    externe 101–109
        Art der Ausprägung 102, 103
        Ursache 101–104
    interne 109–111
    Lakunen 101–103
    oberflächlich-flache 103, 104
    schüsselförmige 103, 107
    Substitution 103–107

Xerostomie 79

Zahnbelag 72, 76–78
    Arten 76
    bakterielle Plaque 76, 77
        Mikroretention 76, 77
    Zahnstein 77, 78
Zahnfluorose 44–49
    Grade 47, 48
    Histopathologie 47–49
Zahnfrakturen 63–68
    Inzidenz 63
    Kronenfraktur 64
    Ursachen 63
    Wurzelfraktur 64–68
Zahnkeimpaarung 11, 12, 14, 15
    unechte, *siehe* Zahnverschmelzung
Zahnluxation 69–71
    Formen 69, 70
        Erschütterung 69, 71
        Extrusion 69, 71
        Intrusion 70, 71
        laterale Luxation 69–71
        Subluxation 69, 71

Spätfolgen 70, 71
Überlebensrate 70, 71
Zahnoberhäutchen 76
  exogen 76
Zahnreplantation 104, 106, 199
Zahnstein 77, 78
  Belagsbildungsrate 77
  Mineralisation 77, 78
  Zahnsteinbildungszeit 77
Zahntransplantation 106, 107, 199
Zahnüberzahl, *siehe* Hyperodontie
Zahnunterzahl, *siehe* Hypodontie
Zahnverfärbung 72–76
  Definition 72
  Farbänderungen 73–76

Ursachen 72
  Farbstoffauflagerung 75, 76
  Farbstoffeinlagerung 73–75
  struktur-, dimensionsbedingt 72, 73
Zahnverschmelzung 11, 12
  Wurzelverschmelzung 13
Zahnverwachsung 12, 13
Zapfenzähne 6
Zement 56
  koronales 56
Zementfladen 56
Zementkaries 97, 98
Zementzungen 56
Zwillingsbildung 11–13